Peter Stratmeyer
Das patientenorientierte Krankenhaus

Grundlagentexte
Pflegewissenschaft

Peter Stratmeyer

Das patientenorientierte Krankenhaus

Eine Einführung in das System Krankenhaus
und die Perspektiven für die Kooperation zwischen
Pflege und Medizin

Juventa Verlag Weinheim und München 2002

Der Autor
Peter Stratmeyer, Jg. 1955, Dr. phil., Krankenpfleger und Dipl.-Pflegepädagoge ist Vertretungsprofessor für Pflegewissenschaft im Studiengang Pflege im Fachbereich Sozialpädagogik an der Hochschule für angewandte Wissenschaften Hamburg.

Seine Arbeitsschwerpunkte sind Versorgungsstrukturen im Gesundheitswesen, Krankenhaussystemanalyse, Pflegeorganisation im Krankenhaus, Qualitätsmanagement im Gesundheitswesen und Pflegeberatung.

Das Werk wurde unter gleichlautendem Titel als Dissertation zur Erlangung des akademischen Grades eines Doktors der Philosophie von der Universität Hannover, Fachbereich Erziehungswissenschaften, anerkannt.

Die Deutsche Bibliothek - CIP-Einheitsaufnahme

Ein Titeldatensatz für diese Publikation ist bei
der Deutschen Bibliothek erhältlich.

© 2002 Juventa Verlag Weinheim und München
Umschlaggestaltung: Atelier Warminski, 63654 Büdingen
Umschlagabbildung: Wassily Kandinsky: Schwarzer Fleck, 1921 © VG Bild-Kunst, Bonn 2001
Printed in Germany

ISBN 3-7799-1621-5

Meiner Frau Annette
und meinen Kindern
Steffen und Hannah

Vorwort

Über 15 Jahre war ich in der praktischen Krankenhauspflege in verschiedenen Abteilungen und Funktionen tätig. Eine Zeit, die ich selten langweilig, oft genug als Herausforderung, aber auch als Belastung empfunden habe. Wie so vielen anderen, hat mich an dem Beruf am meisten gestört, dass er keine authentische, sondern lediglich eine mitleidsvolle Anerkennung erfahren hat und v.a., dass die Arbeit, für die ich eigentlich ausgebildet war, keinerlei Aufstiegschancen bot. Ich habe den Weg, den viele andere vor mir und auch nach mir gegangen sind, beschritten: eine berufliche Entwicklung außerhalb des Patientenkontaktes.

Zwei Gedanken haben mich seit dieser Zeit beschäftigt: Es muss erstens schlecht für die Pflege sein, wenn so häufig gerade die aus der patientennahen Arbeit gehen, die viel Engagement aufbieten und den Berufsalltag kritisch reflektieren. Zweitens sind mir im Laufe der Jahre immer größere Zweifel an der populären Formel gekommen, dass an dem Leid der Krankenhauspflege v.a. die Ärzte Schuld sein sollten.

Am Ende meines (späten) Studiums (1997) wollte ich mich mit dem Thema der Kooperation von Medizin und Pflege theoretisch auseinandersetzen. Die Bilanz war ernüchternd. Während die Pflege in nahezu stereotyper Einmütigkeit damit beschäftigt war, Puzzlesteine für das Feindbild Arzt zusammenzutragen, hat die Medizin in ihren Publikationen mit Ausnahme der kurzen Phase Pflegenotstand das Thema Kooperation mit der Pflege überhaupt nicht zur Kenntnis genommen. Ich entschloss mich daher zu einer theoretischen Aufarbeitung, die im Rahmen meiner Diplomarbeit den Anfang fand.

Mein Ziel der jetzt vorliegenden Dissertation war es, wegzukommen von allem, was vordergründig ist, und nicht den gedanklichen Konstruktionen der handelnden Akteure zu vertrauen, sondern eine theoretische Analyse vorzunehmen, die versucht, das Problem der unzureichender Kooperation möglichst gründlich, vielseitig und unter Berücksichtigung aller relevanten Perspektiven zu beleuchten. Darüber hinaus wollte ich nicht nur analysieren, warum die Zusammenarbeit zwischen beiden Berufsgruppen so schwierig ist, sondern ich wollte auch einen Weg zeigen; einen konstrukti-

ven Vorschlag zur Überwindung der Disharmonien und Widersprüchlich-
keiten unterbreiten.

Oftmals hatte ich den Eindruck, so sehr im Dickicht von Geschriebenem
und meinen Gedanken unterzugehen, dass ich mich weder in meiner Gliederung, noch in meinen einzelnen Kapiteln zurecht fand. Ich bin mir nicht
sicher, ob ich ohne die Unterstützung Anderer überhaupt zu diesem Ende
vorgestoßen wäre. Daher gilt mein besonderer Dank Herrn Univ.-Prof. Dr.
Laga, der mich über die Jahre begleitete, sehr viel Verständnis gezeigt und
mir bei meinen Fragen und Problemen immer mit Rat zur Seite gestanden
hat. Zu großem Dank bin ich auch meiner geschätzten Kollegin Frau Prof.
Weber verpflichtet, die den wohl schwierigsten Teil dieser Arbeit – die Analyse des Pflegesystems im Krankenhaus – kritisch gelesen, mich auf eine
Reihe von Ungereimtheiten aufmerksam gemacht hat und mir wichtige Anregungen gab. Gleichsam danke ich Herrn Univ.-Prof. Dr. van der Bussche,
der sich kritisch über den Abschnitt gebeugt hat, der sich mit der Sozialisation von Ärzten und Ärztinnen beschäftigt. Seine Hinweise waren von großem Wert.

Am meisten waren in der Zeit der Erstellung dieser Arbeit meine Frau Annette und meine Kinder Steffen und Hannah beeinträchtigt, die zu wenig
Ehemann und Vater hatten. Sie haben diese schwierige Zeit immer ver-
ständnisvoll mitgetragen. Ihnen danke ich mit der Aussicht auf bessere Zeiten. Last but not least bin ich meinem Schwiegervater, Herrn Rektor a.D.
Moß, verbunden, der sich mit großem Engagement die Mühe machte, die
übrig gebliebenen Fehler im Skript ausfindig zu machen und mir hier und
da mit Formulierungsvorschlägen weiterhalf.

Barsinghausen, März 2001
Peter Stratmeyer

Inhalt

Machbar?
Seit die Maus
eine tote Katze
gesehen hat
in einer Rattenfalle
plant sie die Revolution
(Erich Fried)

Einleitung

Seit Jahren steht das Krankenhaus in der Kritik. Von gesundheitspolitischer Seite wird ihm zu großer gesellschaftlicher Ressourcenverbrauch vorgeworfen. Ähnlich argumentieren Krankenhausökonomen – allerdings mit anderen Interessen –, wenn sie den Krankenhausakteuren, allen voran den Ärzten, mangelnde Leistungs- und Kostendisziplin vorhalten, die in fast steter jährlicher Regelhaftigkeit die vereinbarten Budgets zu sprengen droht. Wenn auch ärztliche Standesorganisationen nicht müde werden, den hohen Versorgungsstandard der deutschen Krankenhausmedizin zu preisen, droht auch in der Frage nach der qualitätsgerechten Leistungserstellung Unheil. Seit Jahren reißt die Kritik von Gesundheitswissenschaftlern und Medizinsoziologen nicht ab, in den Krankenhäusern werde zu viel Unnötiges getan, das für Patienten mehr Schaden als Nutzen bringe und auch nicht selten die Grenzen des ethisch Vertretbaren überschreite. Insbesondere auf die Versorgung chronisch Kranker sei das Krankenhaus schlecht eingestellt, und die Krankenhausärzte wüssten viel zu wenig über die Spätfolgen ihres Handelns. Zudem seien die Krankenhausbehandlungen unzureichend mit den anderen Gesundheitsdienstleistungen verzahnt.

Organisationsberater wittern angesichts des notleidenden Patienten *Krankenhaus* ein lukratives Betätigungsfeld, müssen jedoch schnell feststellen, dass die Außenperspektive keineswegs mit einer selbstkritischen und reformbereiten Innenperspektive in Deckung zu bringen ist. Die Kritik wird in den Kliniken als überzogen und weitgehend ungerechtfertigt klassifiziert, größerer organisationsbezogener Reformbedarf, der zudem die ohnehin zu knappen Mittel von den Primärleistungen abziehen würde, wird angezweifelt. Stattdessen dominieren ein ‚Weiter-so' und gelegentliche Verhaltensappelle zur Kosteneinsparung. Wenn das alles nichts nützt, werden rigorose Sparmaßnahmen beim Personal vorgenommen.

Den Organisationsberatern erscheint die Organisation Krankenhaus als ein Moloch, der schwer zu durchschauen und v.a. noch schwerer zu steuern ist. Erfolge können allemal in kleinen, gut abgegrenzten Projekten erzielt werden. Für die Erstellung der teuren Kernleistungen – Diagnostik, Therapie und Pflege –, die den eigentlichen Daseinszweck von Krankenhäusern begründen, sind neue, innovative Wege kaum in Sicht.

Zwar hat sich insbesondere die Krankenhauspflege in den letzten Jahren mit einigen Reformvorhaben hervorgetan, sie verpuffen allerdings in der Wirkung, da sie nicht in ein verändertes, die Gesamtorganisation umfassendes Handlungsprogramm eingebettet sind. In den wesentlichen Aufbaustrukturen erweisen sich die Kliniken weitgehend unbeschadet aller gesellschaftlichen und epidemiologischen Wandlungsprozesse als höchst resistent, nicht so sehr, weil sich diese Strukturen bewährt hätten, sondern weil es an einer breiten Allianz von Reformwilligen mangelt.

Dieses Defizit ist nicht nur der Reaktanz der Akteure anzulasten, vielmehr liegt es auch daran, dass die o.g. Kritiken selber Innovationen auf völlig unterschiedlichen Organisationsebenen anmahnen sowie teilweise auch widersprüchliche Steuerungsbotschaften implizieren, die bisher eben nicht zu einem konsistenten Reformkonzept geführt haben. Besonders auffällig ist, dass die Kritik an der Organisation des Krankenhauses bisher nur unzureichend mit der medizinsoziologischen, gesundheits- und pflegewissenschaftlichen Kritik am Akteurshandeln verknüpft wurde, obwohl beide eng zusammen gehören. Der Organisationssoziologie und -lehre des Krankenhauses mangelt es an der Integration mit den gesundheitswissenschaftlichen Disziplinen, und jenen mangelt es an der ausreichenden Berücksichtigung des Organisationsverständnisses.

Genau an dieser Stelle versucht diese Arbeit anzusetzen. Sie will einen Beitrag zu einer *Theorie des Krankenhauses* leisten, indem sie sich diesem *Querschnittsthema* in einer interdisziplinären Perspektive nähert.

Sowohl Anlass als auch Fokus der Arbeit stellen das Kooperationsgefüge zwischen den Hauptberufsgruppen Ärzte und Pflegende dar. Dieser Schwerpunkt wurde gewählt, weil sich die Beziehung beider Gruppen zu einem konkurrenzvollen Arrangement entwickelt hat, das die Probleme des Krankenhauses in geeigneter Weise abbildet. Die wesentlichen Schwierigkeiten, in denen die Krankenhäuser heute stecken, sind ebenso wenig zu trennen von dem Selbstverständnis und den Funktionsweisen der Medizin und Pflege wie von ihrem gemeinsamen – oder wie man treffender sagen müsste – von ihrem divergierenden Handeln. Die Institution Krankenhaus wird ihre Reformwiderstände nur überwinden können, wenn beide Berufsgruppen zur selbstkritischen Handlungsrevision bereit sind und sich auf einen gemeinsamen auf die Gesundheitsbedürfnisse der Patienten orientierten Handlungsrahmen verständigen.

Dieser Prozess folgt keineswegs nur guten Einsichten, sondern er muss, um überhaupt erfolgreich sein zu können, durch eine Reihe von tiefen und schmerzhaften Einschnitten in die Krankenhausstrukturen begleitet werden,

10

die letztlich zu einer radikalen Neukonzeption der Organisationsstrukturen führen sollten. Für die Perspektive eines konsequenten patientenorientierten Organisationskonzepts will diese Arbeit eine Vorleistung erbringen.

Die Studie ist so aufgebaut, dass sich der Leser zunächst einen etwas genaueren Überblick über den Reformbedarf von Krankenhäusern verschaffen kann. Der derzeitige empirische Forschungsstand zur Kooperation von Ärzten und Pflegenden wird anschließend referiert. Der erste Teil endet sodann mit einer genaueren Darlegung des Analysekonzepts. Der zweite Teil der Arbeit ist ausschließlich der Krankenhaussystemanalyse gewidmet. Ziel ist es dabei, ein möglichst umfassendes Bild von den Funktionsweisen des Krankenhauses und den Handlungsprogrammatiken der beiden Akteursgruppen zu erarbeiten. Während für die Medizin auf eine mittlerweile längere Forschungstradition zur theoretischen Durchdringung ihrer Handlungsweisen zurückgegriffen werden kann, stehen solche Analysen für die Krankenhauspflege bisher noch aus. Diese Studie soll daher gerade für die Pflegewissenschaft, der der Verfasser in erster Linie verbunden ist, Pionierarbeit leisten.

Der letzte Teil ist Konzeptualisierung eines patientenorientierten Krankenhauses gewidmet, indem die Berufsgruppen der Medizin und Pflege komplementäre Verantwortungs- und Aufgabenbereiche zugewiesen bekommen. Dieser Entwurf trägt deutlich visionäre Züge und ist nicht dazu gedacht, rezepthafte Vorschläge – an denen es ja auch jetzt schon nicht mangelt – zu unterbreiten. Vielmehr soll dieses Konstrukt geeignet sein, den Diskurs um ein besseres Krankenhaus voranzutreiben. Besonderheit dieses Entwurfes ist es, dass er nicht von den bisherigen etablierten Selbstverständnissen ausgeht, sondern das Krankenhaus von denen aus denkt, denen es in erster Linie nützen soll: den Patienten. Dieser Teil ist daher weder unparteiisch noch wissenschaftlich neutral, ist nicht zwingend aus der vorhergehenden Analyse determiniert. Vielmehr ist er gedacht von denen aus, die in der ökonomistisch dominierten Diskussion um die Krankenhausreform bedroht sind, ins Abseits zu rutschen. Gemeint sind die chronisch Kranken, alten und moribunden Patienten, um die sich kein Wettbewerb lohnt, deren Versorgungsanforderungen in Zeiten chronischer Krankheit aber die eigentliche Nagelprobe für ein patientenorientiertes Krankenhaus darstellt.

Teil I: Problemstellung und Analysekonzept

Im ersten Kapitel der Arbeit wird ein Überblick über den aktuellen Reformdruck, unter dem die Krankenhäuser stehen, vermittelt. Damit soll ein Eindruck von den komplexen zukünftig zu bewältigenden Entwicklungsaufgaben vermittelt werden. Es folgt eine Darstellung und Zusammenfassung des bisherigen Forschungsstandes über die Kooperationsprobleme zwischen Ärzten und Pflegekräften, die dann den Ausgangspunkt für das weitere Analysekonzept darstellen.

1. Die Zukunftsaufgaben des Krankenhauses

Krankenhäuser stehen heute mehr denn je unter einem erheblichen Veränderungsdruck. Es lassen sich im Wesentlichen 8 Drucksäulen identifizieren:

- Demografische und epidemische Transitionen bedeuten für Krankenhäuser, dass sie sich heute einer anderen Klientel gegenüber sehen. Es sind dies in erster Linie betagte und immer häufiger hochbetagte Menschen mit chronischen Krankheiten, sehr häufig auch mit Mehrfacherkrankungen, bei denen Krankenhausbehandlungen lediglich häufig wiederkehrende Episoden zur Krisenintervention bei progredient verlaufenden Krankheitsprozessen darstellen (vgl. z.B. Badura 1993: 29ff.; Murrhardter Kreis 1995: 63, 84.). Demgegenüber nimmt, insbesondere auch vor dem Hintergrund neuer mikroinvasiver Behandlungsmethoden, der Anteil akut erkrankter Krankenhauspatienten kontinuierlich ab. Die Veränderungen im Patientenaufkommen in der stationären Behandlung bedeuten zum einen für die Akteure im Krankenhaus eine erhebliche Zunahme der Konfrontation mit psycho-sozialen Problemen der Patienten, die mit der Bewältigung chronischer Krankheiten vergesellschaftet sind: Sorgen, Leid, Elend, Hoffnungslosigkeit, die sich als berufliche psycho-soziale Belastungen konstituieren (vgl. z.B. Breymann/Schahn 1992: 32ff.; Badura, 1994: 79f.; Murrhardter Kreis 1995: 111ff.). Zum anderen wird damit aber auch der größere Bedarf an professioneller Interaktionsarbeit bei den patientennah tätigen Berufsgruppen sichtbar. Darüber hinaus stellt sich die grundlegende Frage, ob die Orientierung am Paradigma der Akutmedizin überhaupt eine brauchbare Handlungsoption für diese Patientengruppe bedeutet (vgl. z.B. Müller/Behrens 1989, Badura 1993; 1994 78f.).

- Erhöhter medizinischer Aufklärungsgrad, publizierte ärztliche Kunstfehler und Abrechnungsbetrügereien haben den Glauben an die Korrektheit,

Uneigennützigkeit und Unantastbarkeit ärztlicher Heilkunst stark erodieren lassen. Medizinisches, aber auch pflegerisches Handeln gerät damit unter einen zunehmenden Legitimationsdruck zumindest des kritischeren Teils der Patienten und/oder ihrer Angehörigen sowie einer aufmerksamen Presse.

• Gesellschaftlicher Wertewandel und das Bewusstsein des Übergangs in die Dienstleistungsgesellschaft haben zudem ihren Niederschlag im Anspruchsverhalten vieler Patienten und ihrer Angehörigen gefunden. Damit sind Intoleranzen gegenüber mangelnder Information, Aufklärung, unzureichender Servicequalität, langen Wartezeiten u. dergl. verbunden (vgl. z.B. Schweitzer 1998: 21; Murrhardter Kreis 1995: 97, 98, 108, 126).

• Die nun schon seit vielen Jahren andauernde Diskussion um die hohen Kosten im Gesundheitswesen im Allgemeinen, des Krankenhaussektors im Besonderen, die in den unterschiedlichen Etappen und Stufen der Gesundheits- und Krankenhausreform ihre politische Entsprechung gefunden hat, nährt sich v.a. aus der Annahme, dass es eine Reihe systemimmanenter Dysfunktionalitäten mit Verschwendungstendenz gibt. Diese Annahme führte zu einem erheblichen Kosteneinspardruck der Häuser. Stagnierende oder auch absinkende Steueraufkommen und hohe Soziallasten haben dabei zudem die Bereitschaft der Kommunen, Städte und Länder zur Subventionierung ihrer verlustträchtigen Krankenhäuser reduziert. So hat der politische Druck damit erheblich zugenommen (vgl. z.B. Arnold 1993: 20ff.; Murrhardter Kreis 1995: 84ff.). In diesem Zusammenhang sind zum einen neue Anforderungen an das betriebliche Controlling zur Kosten- und Leistungstransparenz und -steuerung entstanden. Zum anderen hat auch eine Tendenz zur betriebswirtschaftlichen Verselbständigung in Eigenbetriebe oder privatwirtschaftliche Unternehmensformen eingesetzt.[1]

• Die politische Proklamierung eines zunehmend liberaleren Krankenhausmarktes, neue pauschalisierte Kostenerstattungsformen und gesetzliche Auflagen haben den Anforderungsdruck an die Häuser, Maßnahmen zur Qualitätssicherung zu ergreifen, in den letzten Jahren deutlich anschwellen lassen. Insbesondere die neuen Entgeltformen der Fallpau-

---

1 So hat sich der Bestand öffentlicher Krankenhäuser im Zeitraum von 1991 bis 1995 um 13,4% verringert und der Bestand von freigemeinnützigen Häusern mit einem Zuwachs von 0,8% leicht erhöht. Einen erheblichen Zuwachs von 13% haben in diesem Zeitraum die privaten Krankenhäuser erfahren. Dramatischer fallen die Ergebnisse bei den Veränderungen der Bettenzahlen aus. So wurden von 1991 bis 1995 in den öffentlichen Krankenhäusern 12,9% der Betten abgebaut, während sie bei den freigemeinnützigen leicht um 2,7% anwuchsen. Krankenhäuser in privater Trägerschaft konnten dagegen eine Zunahme um 34% verbuchen, womit sich ihr Anteil an den Gesamtbetten von immerhin 3,6% auf 5,3% erhöhte (vgl. Bundesminister für Gesundheit 1997: 230; eigene Berechnungen).

schalen und die geplante Einführung der Diagnosis Related Groups (DRGs) verlagern das Kostenrisiko einseitig auf die Leistungsersteller. Die damit verbundenen Anreize, Patienten notwendige Leistungen vorzuenthalten, sollen mit einer stärkeren externen Qualitätskontrolle begegnet werden. Nach der neuesten Gesundheitsreform sind die Krankenhäuser nunmehr auch gehalten, Qualitätsmanagementsysteme aufzubauen.

- Es wurden politisch-strukturelle Voraussetzungen geschaffen, um Dysfunktionalitäten in der gesamten Versorgungskette des Krankheitenmanagements zwischen den einzelnen Leistungserbringern zu reduzieren. Zum einen wurden die Versorgungsstufen Prävention, Rehabilitation und Pflege gegenüber der Kuration aufgewertet, und zum anderen wurde die starre Grenze zwischen den Versorgungssektoren ambulant und stationär gelockert. Damit hat sich das potenzielle Handlungsspektrum von Krankenhäusern erheblich ausgeweitet. In diesem Zusammenhang stehen auch die Diskussionen um Gesundheitszentren und die im Gesundheitsreformgesetz 2000 politisch intendierte integrierte Versorgung (vgl. z.B. Tuschen 2000: 8; Hildebrandt/Rippmann/Seipel 2000: 390ff.).

- Wissenschaftlicher Erkenntniszuwachs, der sich in der Erforschung neuer Untersuchungstechniken und Behandlungsmethoden niederschlägt, bringt eine Reihe von Systemeffekten hervor, die zunehmend an gesellschaftlich akzeptierte Grenzen stoßen. Zu einem kleineren Teil werden neue kostengünstigere mikroinvasive Behandlungen entwickelt. Insgesamt trägt Medizin aber zu einem abnehmenden Teil zur Überwindung von Krankheiten bei. Vielmehr führt sie zu einer Lebensverlängerung unter Krankheit. Medizinökonomisch bedeutet dies einen abnehmenden Grenzwertnutzen, d.h. einen vergleichsweise kleinen medizinischen Fortschritt bei nicht selten kleinen Patientenpopulationen und großem Ressourcenverbrauch. Stattdessen bleibt der Fortschritt bei den großen Massenerkrankungen begrenzt (vgl. z.B. Schweitzer 1998: 45). Hier stellen sich einmal gesundheitsökonomische Fragen der Verteilungsgerechtigkeit und zum anderen grundsätzliche ethische Fragen des ungezügelten Vordringens in Grenzbereiche des Lebens (vgl. Krämer 1992: 63ff.; Murrhardter Kreis 1995: 91ff.).

Insbesondere die Pflege, die in Deutschland erst seit wenigen Jahren systematischen Anschluss an den wissenschaftlichen Erkenntniszuwachs hat, wird durch die zunehmende Schere zwischen Ansprüchen an eine ‚gute' Pflege und der institutionellen Wirklichkeit auf eine harte Belastungsprobe gestellt.

- Über die genannten Wirkfaktoren hinaus, ist auch eine Tendenz zur Zunahme der Mitarbeitersouveränität, zumindest eines relevanten Teils der Beschäftigten, zu beobachten. So hat sich im Zuge des Pflegenotstands Ende der 80er Jahre das Selbstbewusstsein vieler Pflegekräfte gestärkt,

Einfluss auf Arbeitsbedingungen und Arbeitsaufkommen nehmen zu können.

Vor dem hier lediglich kursorisch dargelegten Anforderungspanorama, das sich im Wesentlichen aus der Verschränkung von gesellschaftlichen, politischen, medizin- und pflegewissenschaftlichen Veränderungsprozessen ergibt, stellt sich die Frage, ob und wie sich das System Krankenhaus auf die Bewältigung ihrer Zukunftsaufgaben vorbereitet. Es ist aber auch zu fragen, ob die Steuerungsbotschaften und Anreize der Systemumwelt des Krankenhauses überhaupt eindeutig, d.h. widerspruchsfrei und mächtig genug sind, um den gesundheitspolitischen Intentionen nach qualitativ hochwertiger, patientengerechter und kostengünstiger Krankenversorgung zu genügen.

Es ist zu beobachten, dass sich der Druck zur Einsparung bisher als der mächtigste Veränderungsanreiz für Krankenhäuser heraus gestellt hat. Die Palette der Aktivitäten reicht dabei von der bereits genannten Umwandlung der Betriebsform über Neukonstruktionen der Leitungsebenen bis zur Reorganisation betrieblicher Strukturen und Prozesse. Allerdings ist auffällig, dass sich die Maßnahmen vordringlich auf den unproblematischeren Bereich der patientenfernen Leitungserstellung erstrecken. Hierzu zählen u.a. Straffung und Controlling im Sachmittel- und Arzneimittelsortiment, Optimierung der Logistikketten. Tradition haben auch Rationalisierung und Outsourcing von Servicedienstleistungen wie Essenversorgung, Wäscherei und Reinigung. Weiterführende Reformen erreichen etwa die Umwandlung von medizinischen Betriebsabteilungen wie Röntgenabteilungen, Labore, Physiotherapie u.Ä. in verselbständigte Einheiten (z.B. Service-Center).

Bei allen diesen Bemühungen zur systematischen und konzeptionell getragenen Optimierung des Aufwand-Nutzen-Verhältnisses ist auffällig, dass sie bisher das Kerngeschäft des Krankenhauses der medizinisch-pflegerischen Leistungserstellung weitgehend aussparten. Übliche Praxis der Häuser ist allerdings die wenig phantasievolle Kostensenkung durch Einstellungsstops, Wiederbesetzungssperren, pauschale Streichung von Planstellen oder auch die Stellenbesetzung mit weniger qualifizierten Ärzten oder Pflegekräften. Die Rückwirkungen solcher singulärer, nicht in die betrieblichen Gesamtarbeitsabläufe integrierter Maßnahmen auf die Qualität der Patientenversorgung ist, abgesehen von gelegentlichen Pressemeldungen über Kliniken, die wegen Budgetüberschreitungen Patienten abgewiesen haben, nicht bekannt. Es ist aber nahe liegend und auch erkennbar, dass Systemirritationen entstehen, die ein neues, in dieser Form bisher nicht gekanntes Ausmaß von Verteilungskämpfen wirksam werden lassen, die den Fokus und das Interesse der Akteure immer stärker nur auf den eigenen Arbeitsbereich lenken. Solche Formen betrieblichen Departementdenkens laufen der genauso hochkomplexen wie hocharbeitsteiligen und auf Leistungsintegration angewiesenen Krankenhausarbeit zuwider.

Vor dem Hintergrund dieser Reflexionen wird es im Interesse einer am gesellschaftlichen Bedarf orientierten, qualitativ hochwertigen und kostengünstigen Versorgung der Bevölkerung mit Krankenhausleistungen in der Zukunft besonders darauf ankommen, die Entwicklungsaufgaben zur Reorganisation des Kernprozesses der medizinisch-pflegerischen Arbeit zu bewältigen.

Eine der wohl bedeutsamsten organisatorischen Schnittstellen im Kerngeschäft eines Krankenhauses ist die zwischen den Berufsgruppen der Ärzte, die im Wesentlichen das gesamte Leistungsgeschehen unmittelbar oder mittelbar beeinflussen, und den Pflegekräften, deren Tätigkeiten wie bei keiner anderen Berufsgruppe den Ärzten unmittelbar vor-, zu- und nachgeordnet sind. Sie sind im hohen Maße an ärztliche Weisungen gebunden und sind zentral für das stationsgebundene Patientenmanagement verantwortlich.

Das Verhältnis dieser beiden Gruppen ist Ergebnis tradierten beruflichen Handelns. Mit dieser traditionell zugewiesenen Rolle haben sich zunehmend jedoch die Pflegekräfte nicht mehr abfinden wollen, was in den Diskussionen um Tätigkeitsabgrenzung, Eigenständigkeit und berufsfremde Aufgaben einmündete.

Durch eine im Verhältnis zu den Ärzten zunehmend machtvollere Pflegedienstleitung und genährt durch die Zugeständnisbereitschaft der Krankenhäuser an die Pflege im Zusammenhang mit dem Pflegenotstand sowie zunehmend über Fachzeitschriften, Berufsverbände, Aus-, Fort- und Weiterbildung transportierte Eigenständigkeitsdiskussion und Tätigkeitsabgrenzungsdebatte ist es den Pflegekräften zunehmend gelungen, aus der Rolle der im vollen Zugriff und im Belieben der Ärzte liegenden ‚Restfunktion' im Krankenhaus zu einer konturierten, zumindest in den Randbereichen definierten Arbeit zu gelangen.

Diverse z.T. auch wissenschaftlich begleitete Modelle zur Reorganisation der stationären Arbeitsorganisation haben es notwendig werden lassen, auch die Strukturen der Arbeitsteilung und der Zusammenarbeit neu zu definieren. So waren Ärzte erstmals gezwungen, sich bestimmten Zeittakten, die durch neue Stationsorganisation hervorgerufen wurden, anzupassen (z.B. Visitenzeiten). Bisher konnten sie darauf vertrauen, dass sich die gesamte Krankenhausorganisation und eben auch die Krankenstationen um ihre Belange herumorganisiert.

Sicherlich ist aus berufsständischer und berufspolitischer Sicht diese Entwicklung, die häufig auch als Professionalisierung bezeichnet wird, historisch notwendig gewesen, um sich überhaupt von der ärztlichen Übermacht zumindest ansatzweise lösen zu können. Es darf allerdings nicht übersehen werden, dass damit das ohnehin nur mangelhaft integrierte Versorgungssystem um eine weitere konfliktträchtige Schnittstelle angereichert ist, auf deren beiden Seiten sich zunehmend verselbständigende Systeme befinden.

Dem Management dieser wichtigen Schnittstelle muss in Zukunft größere Aufmerksamkeit geschenkt werden, wenn nicht eine weitere systembedingte Desintegration von Krankenhausleistungen in Kauf genommen werden soll.

Ziel und Zweck von Krankenhäusern mit öffentlichem Versorgungsauftrag ist die Sicherstellung einer solidarischen und bedarfsgerechten Versorgung der Bevölkerung mit Krankenhausleistungen. Angesichts der genannten Zukunftsaufgaben ist diese Aufgabe komplexer und schwieriger geworden. Reformen jedweder Art haben sich aber letztendlich darüber zu legitimieren, in wie weit sie geeignet sind, diesem Zweck zu entsprechen. So zielt diese Arbeit im Wesentlichen darauf ab, die Kooperationsbeziehungen zwischen den beiden Berufsgruppen im Dienste einer bedarfsgerechten Patientenorientierung von Krankenhäusern einer genaueren Analyse zu unterziehen. Zunächst werden die systemischen Anschlussmöglichkeiten aber auch Inkompatibilitäten beider Gruppen zueinander und ihre vielfältigen Vernetzungen im System Krankenhaus identifiziert, um sie im Weiteren für die Diskussion um Reformoptionen fruchtbar zu machen. Das nachfolgende Kapitel soll einen ersten überwiegend deskriptiven Überblick über die vielfältigen Kooperationsprobleme bieten, um damit ihre Dimensionen und unterschiedlichen Qualitäten aufzudecken.

2. Kooperationsprobleme zwischen Pflege und Medizin: Ein bekanntes Phänomen? Reflexionen zum bisherigen Erkenntnisstand

Zusammenarbeitsprobleme zwischen Ärzten und Pflegekräften haben mittlerweile eine längere Tradition und werden zumindest bei den Pflegenden unter dem Gesichtspunkt der Belastungsforschung seit Anfang der 80er Jahre verstärkt thematisiert. Neben quantitativen Ergebnissen, die einen Eindruck vom Ausmaß der Konflikte vermitteln, verweisen qualitative Forschungen stärker auf die Gründe und die Deutung der Konflikte aus Akteurssicht. Neben diesen psychologischen und sozialwissenschaftlichen Belastungsforschungen sind in den letzten Jahren vermehrt systemtheoretisch und auch konstruktivistisch orientierte Arbeiten erschienen. Wesentliche Arbeiten werden nachfolgend beschrieben.

1989 haben WILHELM und BATZER (1989) eine empirische Arbeit vorgestellt, in der das Kooperationsverhältnis zwischen Medizin und Pflege auf zwei Intensivstationen von Universitätskliniken beleuchtet wurde. Sie gingen dabei von der Annahme aus, dass das Verhältnis der beiden Berufsgruppen durch die Autonomiebestrebungen der Pflege gestört wird. Aus Sicht von Ärzten entbehre die Krankenpflege jedoch berufliche Eigenständigkeit und mithin Ebenbürtigkeit zur Medizin. Kern der pflegerischen Arbeit sei „eine um psychische Fürsorge erweiterte Grundpflege" (a.a.O.:

170). Um die Auswirkungen dieser „ideologisch-professionellen Gegensätze" zu untersuchen, wurden 34 Pflegekräfte im Rahmen einer aktiv teilnehmenden Beobachtung über einen Zeitraum von 2 Monaten interviewt. Vergleichende Interviews mit den Ärzten wurden nicht geführt, vielmehr wurde die Sichtweise der Pflegenden als „Konstituens der Realität" verstanden (a.a.O.: 172).

Die Autoren kennzeichnen eine Reihe von Systembedingungen, die das Verhältnis von Medizin und Pflege nachhaltig auf diesen Stationen belasten. So fungieren Universitätskliniken als Ausbildungsraum und Forschungsstätte, in denen „herumexperimentiert" sowie viel „gepfuscht und Fehler ... vertuscht" werden (a.a.O.: 177). Die Patientenstruktur ist für das Pflegepersonal stark belastend, da sie überwiegend hochselektiert, schwer krank, häufig anderen Ortes erfolglos vorbehandelt sind und in der Universitätsklinik nicht sterben dürfen, sondern vielmehr als „Versuchskaninchen" für experimentelle Operationen dienen (a.a.O.). Zudem wurde das Prinzip der Maximaltherapie als „Systemdefekt der Intensivpflege" identifiziert, die den Pflegenden abverlangt, gegen „eigene Überzeugungen, religiöse Einstellungen und humanistische Prinzipien zu verstoßen, die den Gewissenshintergrund der Pflege bilden" (a.a.O.: 178).[2] Die lediglich punktuelle ärztliche Präsenz, die mit der hierarchischen Stellung weiter abnimmt, erschwert sowohl die Therapiefolgenabschätzung als sie auch „jene Kühle und technische Distanz" erzeugt, „von der man nicht weiß, ob sie eine professionelle Attitüde ist oder einer objektivierenden Sicht sich verdankt, die dazu führt, dass Kranke als Leidende kaum wahrgenommen werden" (a.a.O.). Die Position der Pflege als Patientenanwälte ist mühevoll, da sie ihre genauen Kenntnisse z.b. über Medikamentenreaktionen nur durch „Erinnern, Bitten, Ermahnen, Nachtelefonieren und Nachlaufen, Korrigieren usw." geltend machen können (a.a.O.: 179).

Der Kompetenzstreit der medizinischen Fakultäten mit den je „unterschiedlichen Denk- und Therapiestilen" insbesondere zwischen der Inneren Medizin und Chirurgie führt ebenso zur Verwirrung bei den Pflegenden, wie die unzureichenden Informationsflüsse der beteiligten Ärzte innerhalb der Disziplin. Damit entstehen aber auch Verantwortungslücken, die von von den Pflegenden als eigene Handlungsspielräume ausgenutzt werden (a.a.O.). Hinzu kommt die hohe Ärzterotation, die den Intensivstationen immer wieder junge und unerfahrene Mediziner beschert. „Das rasche Wechseln verhindert, dass man den allmählich angepassten und kompetenteren Ärzten die Früchte der eigenen Mühen und Erziehungsanstrengungen – nämlich Entlastung – abverlangen könnte" (a.a.O.: 180). Die Informati-

---

2 Vgl. hierzu auch die Untersuchung WEIDNERS, in der er mittels qualitativen Interviews mit Pflegekräften auch ihren Umgang mit ethischen Problemen und alltäglichen Dilemmata erforscht hat (vgl. Weidner 1995: 255ff.).

onsflüsse wurden von den Pflegekräften auf der Intensivstation sogar noch als besser eingeschätzt als auf ‚Normalstationen'.

Eingedenk aller Kritik der Pflegenden, gibt es aber auch positive Urteile über die Ärzte. So werden einerseits „fachlich versierte Mediziner hoch geschätzt" und zum anderen auch jüngere, die „bereit sind, fachlichem Rat der Pflegenden zu folgen" (a.a.O.: 181).

Die geschilderten systemischen Bedingungen führen nach WILHELM und BALZER zu einer Reihe von Problemen, unter denen das Pflegepersonal leidet. Erheblicher Kritik wird das patientenbezogene Verhalten unterzogen, das „eklatant gegen Gesetze der Menschlichkeit und Natürlichkeit verstoßen würde" (a.a.O.). Gerade hier zeige sich der Wertekonflikt zwischen den Berufsgruppen, wenn die Pflegekräfte sich bspw. über die Gefühllosigkeit und „an Brutalität grenzende Grobheit" (a.a.O.: 182) der Ärzte beklagen. Ärzte meiden direkten Kontakt sowie Patienten- und Angehörigenaufklärung über Therapiefolgen, vergessen ihre eigenen Anordnungen und „kümmern sich nicht darum, was aus einer therapeutischen Maßnahme geworden ist (a.a.O.). Pflegende müssen über diverse Taktiken (bspw. Drohen und Schmeicheln) versuchen, angemessene Therapien (z.B. Schmerzlinderung) und patientenschonende Arbeitsweisen bei den Ärzten durchzusetzen.

Über das patientenbezogene Verhalten hinaus gehend, werden die Pflegekräfte von den Ärzten auch schlecht behandelt und müssen Demütigungen und Kränkungen hinnehmen. Eigene Richtungslosigkeit und Entscheidungsverzögerung sei verbunden mit Panik, Hektik und Angst, die auf das Pflegepersonal übertragen werden (vgl. a.a.O.: 183). Arbeit wird abgewälzt und der Kompetenzrahmen der Pflegenden im Unklaren gelassen, was dem Wunsch nach „Linie, Ziel und Klarheit" überhaupt nicht entspricht (a.a.O.: 184). Als besonders demütigend wird die unangemessene Machtausübung der Ärzte empfunden, die ihren Ausdruck u.a. in Arroganz, Ignoranz, Hängen- und Springenlassen findet, wobei im „taktlosen Auftreten ... die Chirurgen Meister (sind)" (a.a.O.).

Die Autoren beobachteten bei den Pflegekräften Ohnmacht und Wut, mit denen sie machtlos der geringen Erfahrung und Souveränität der Ärzte gegenüberstehen. „Nun wird den hochmotivierten, tatkräftigen, ehrgeizigen, erfolgsuchenden und aufstiegsorientierten Pflegekräften schmerzlich bedeutet, dass ihre Sonderstellung in der Krankenpflege und ihrem professionellen Autonomiestreben in der Arbeitsrealität keine Gleichstellung gegenüber Ärzten entspricht, auch nicht gegenüber unerfahrenen, die gelegentlich von sich aus mit ihrem unbefangenen und informellen Verhalten eine Art fiktiver Egalität herbeizuführen suchen" (a.a.O.: 185f.).

Die Pflegenden reagieren auf ihre Verletztheit auf der chirurgischen Intensivstation in erster Linie mit versteckten Äußerungsformen: „Kritik, Lachen, Belächeln hinter dem Rücken des Arztes, Einwickeln des Arztes,

Meideverhalten, Auflaufenlassen der Ärzte mit ihren Fehlern und Versäumnissen, Unterlassen von Korrekturen ..., direkter Affront ..., Fallenstellen ..." (a.a.O.). Gefühlsregungen wie Hass und Ärger bleiben den Ärzten gegenüber genauso verborgen wie kindliche Reaktionen (z.b. Naserümpfen, Vogelzeigen). „Direkte Formen der Auseinandersetzung (wie Kritik äußern, Nachbohren, Nachfragen, Verhandeln u.Ä., P.S.) treten gegenüber den indirekten eher zurück und sind auf der kleinen interdisziplinären Station eher zu beobachten" (a.a.O.: 187). Resümierend stellen die Verfasser fest, dass der „Patient als leidendes Subjekt ... gegen seine Helfer, die sich ihm objektivierend-technizistisch nähern, oftmals (von den Pflegenden, P.S.) in Schutz genommen werden (muss)" (a.a.O.: 188).

In der von BREYMANN/SCHAHN Anfang der 90er Jahre durchgeführten qualitativen Untersuchung zu psychischen Belastungen lassen sich deutliche Parallelen zu der o.g. Arbeit ausmachen. In dieser Studie, bei der insgesamt 25 Krankenschwestern mittels Leitfadeninterviews befragt wurden, wurden Konflikte mit der ärztlichen Berufsgruppe unter zwei Fragestellungen thematisiert.

In der ersten Frage sollten die Krankenschwestern angeben, ob und welche Probleme es in der Abgrenzung zwischen ärztlichen und pflegerischen Tätigkeiten gibt. „Zu keinem anderen Themenkomplex haben die Befragten spontan so viel berichtet" (Breymann/Schahn 1992: 59). So wurde die Unterbewertung pflegerischer Arbeit, die mangelnde Einsicht für originär pflegerische Erfordernisse in der Arbeit mit Patienten und der absolute Vorrang ärztlicher Tätigkeiten und ärztlicher Assistenzaufgaben als sehr belastend empfunden. Aufgaben im weiteren Umfeld ärztlicher Assistenz, wie z.B. „Wegräumen von Abfall, das Vorbereiten von Konsil- und Entlassungsbriefen und die Beschaffung von Krankenakten, Röntgenbildern und Befunden" wurde als „nicht notwendigerweise in den pflegerischen Aufgabenbereich" gehörend verstanden (a.a.O.: 60). Die Erwartung der Ärzte an pflegerischer Zuarbeit und Unterstützung (z.B. Gedächtnisstütze des Arztes zu sein) wurde als unangemessene Zumutung gewertet.

Insgesamt wurde auch ein Mangel an formalen Regeln konstatiert. Dadurch, dass die ärztliche Arbeitsorganisation eigenen und variablen Zeitmustern folgt, für Pflegekräfte mithin zum großen Teil unvorhersehbare Tagesereignisse darstellen, kollidieren sie offenbar häufig mit der pflegerischen Dienstplangestaltung, wie in der Untersuchung besonders an den Beispielen der Visiten hervorgehoben wurde.

Belastend wurde auch empfunden, wenn Ärzte ihren vermeintlichen patientenbezogenen Aufgaben aus Sicht der Pflegekräfte nur unzulänglich nachkamen, die Pflegekräfte aber keinerlei Möglichkeiten zur formalen Anweisung hatten. Erschwerend wurde in diesem Zusammenhang festgestellt, dass Ärzte sehr häufig die Stationen wechselten, Beziehungskonstruktionen daher immer wieder aufs Neue mühselig und Zeit raubend ausgehandelt werden müssen. Auch wurde der routinemäßige Aufwand zur Überwachung von Patienten mit gutem Allgemeinzustand, der im hohen Maße pflegerische Arbeit bindet, für nicht erforderlich gehalten. Wie in der Untersuchung deutlich wird, entwickeln Pflegepersonen Abwehrstrategien, indem sie „die Übernahme von ärztlichen Tätigkeiten" (a.a.O.) ablehnen.[3] Hiermit ist dann auch angedeutet, wie die Spannungen der beiden Berufsgruppen die patientenbezogene Leistungsintegration beeinträchtigen. In der Studie wurden als Beispiele für vermeintliche ärztliche Tätigkeiten i.v.-Injektionen, Blutentnahmen und Aufgaben im Zusammenhang mit dem Wechseln von Wundverbänden genannt.

Interessant ist nun, dass zwei Typen von Kooperationsformen aus den Interviews identifiziert werden konnten: „eine teamartige und eine hierarchische. In der teamartigen Kooperation arbeiten Pflegekräfte und ärztliches Personal Hand in Hand, und die Abgrenzung der Tätigkeiten zwischen den beiden Berufsgruppen ist im gewissen Maße fließend. Das Gefühl, in einem weisungsabhängigen Verhältnis zu arbeiten, ist kaum vorhanden. ... Wenn die Situation es erfordert, werden ärztliche Aufgaben von den Pflegekräften selbständig übernommen. Es entsteht der Eindruck, dass nicht die starre Aufteilung von Tätigkeiten Priorität hat, sondern ein Zusammenarbeiten in der Form, die für die Erledigung der anstehenden Arbeit optimal ist" (a.a.O.: 63). Ob diese Form kooperativen Handelns gelingt, hängt aus Sicht der Krankenschwestern offenbar sehr stark davon ab, inwieweit die Ärzte bereit sind, sich auf den pflegerischen Arbeitsablauf einzustellen und auch einmal Hilfestellungen bei pflegerischen Tätigkeiten zu übernehmen. „Im Bewusstsein, dass es ein wechselseitiges Geben und Nehmen ist, ist es für die Pflegekräfte akzeptabel, ärztliche Aufgaben zu übernehmen, bei denen zweifelhaft ist, ob es eine klare rechtliche Grundlage für die Delegation gibt, wie z.B. i.v.-Spritzen. Die Pflegekräfte übernehmen diese Aufgaben, weil sie sich in dem beschriebenen Kooperationsstil abgesichert und aufgehoben fühlen" (a.a.O.).

Die zweite Frage des Leitfadeninterviews zielte auf Belastungen ab, die in Konflikten um die Behandlung von Patienten begründet sind. Auch hier ähneln die Befunde auffällig der Untersuchung von WILHELM und BALZER. Die untersuchten Krankenschwestern waren sich im Allgemeinen darüber im Klaren, dass Diagnostik und Therapie in den originären Zuständigkeitsbereich der Ärzte fallen, in den sie sich auch nicht ‚einmischen' wollen. Jenseits dieser formalen Kompetenzanerkennung existiert aber offenbar ein Feld, das es Pflegekräften schwer macht, ärztliche Entscheidungen widerspruchslos zu akzeptieren. Konfliktbeladen und für Pflegekräfte emotional

---

3 Hierzu bereits Schreiner 1986: „Im Übrigen sollten wir Krankenpflegekräfte uns nicht scheuen, uns auf die traditionelle Zuordnung verschiedener Tätigkeiten zum ärztlichen Bereich auf der einen und zum pflegerischen Bereich auf der anderen Seite zu besinnen" (a.a.O.: 311).

beeinträchtigend ist es, wenn Ärzte diagnostische und therapeutische Anordnungen treffen, die aus ihrer Sicht, den Patienten mehr Schaden als Nutzen zufügen. „Am häufigsten wurden Konfliktsituationen geschildert, in denen es um Diagnostik und/oder Therapie von PatientInnen hohen Alters bzw. mit aussichtsloser Prognose geht. Meistens handelt es sich um KrebspatientenInnen, bei denen schwerwiegende Eingriffe vorgenommen werden sollen, die mit Schmerzen und Unannehmlichkeiten oder sogar mit einer Reduktion des Allgemeinzustandes einhergehen" (a.a.O.: 73). Während sie mit Stationsärzten noch am ehesten gemeinsame Einschätzungen herstellen können, bleiben sie dennoch meist folgenlos, da Ober- oder Chefärzte die Letztentscheidungen treffen. Die Krankenschwestern nehmen solche Situationen als aussichtslos wahr: Einerseits fühlen sie sich in der Rolle als Anwälte der Patienten zu deren Unterstützung verpflichtet, andererseits haben sie weder Mandat noch angemessene Chancen, im Prozess ärztlicher Entscheidungsfindung maßgeblich Einfluss nehmen zu können.[4]

Als ein weiterer für die befragten Krankenschwestern konfliktträchtiger Arbeitsbereich wurden die unsicheren Handlungssituationen ausgemacht, die im Zusammenhang mit der Patientenaufklärung stehen. So wissen die Pflegekräfte mitunter nicht, welche Informationen sie beim Patienten voraussetzen dürfen, was die Beziehungsgestaltung zu ihnen undeutlich macht und erschwert. „Mit großer Sensibilität und erheblichem Zeitaufwand bemühen sie sich, durch Beobachtung und Rückfragen die Situation so zu klären, dass sie die PatientInnen nicht durch widersprüchliche Informationen belasten" (a.a.O.: 78). Kritisiert wird außerdem die unvollständige Information über diagnostische Maßnahmen, die nur die medizinischen Aspekte berücksichtigt, nicht aber für den Patienten unangenehme Begleitumstände oder Verhaltenseinschränkungen. Für die Pflegekräfte „ist dies eine unbefriedigende Form der Arbeitsteilung: sie sollen für ärztliche Maßnahmen, die sie nicht angeordnet haben und für die sie nicht verantwortlich sind, das notwendige Vertrauen herstellen und Aufklärung leisten" (a.a.O.: 79). Als besonders gravierend stellten sich allerdings Situationen dar, in denen Patienten aus Sicht der befragten Krankenschwestern über ihre Krankheiten und Prognose nicht ausreichend aufgeklärt wurden und die sich mit Fragen über den Krankheitsverlauf an sie wandten. Da die Aufklärung von Patienten zu den nicht delegierbaren ärztlichen Tätigkeiten gehört, fühlen sie sich in solchen Situationen gegenüber den Patienten stark verunsichert. „In An-

---

4 Diese Ergebnisse entsprechen den Befunden von WEBER, FEHR und LAGA, die sie bei Gruppendiskussionen mit Pflegekräften erzielten. „Als problematisch wird von den Pflegekräften die Auswirkung der Tatsache gesehen, dass sie einerseits über die große Nähe zum Patienten auch über dessen Bedürfnisse, Probleme und Wünsche besser informiert sind als die Ärzte, dass sie aber andererseits keine Entscheidungsbefugnis haben, wenn es um Entscheidungen zur weiteren Therapie geht wie z.B. die Verschreibung von Medikamenten und die Einleitung von lebensverlängernden Maßnahmen" (1997: 179).

betracht dessen, dass sie den ganzen Tag in Kontakt mit den PatientInnen stehen, liegt die Belastung darin, dass sie ihnen nicht ehrlich begegnen können, sie zum Teil explizit belügen müssen, kurz, ihnen etwas vorspielen müssen, und das gegen ihre eigene Überzeugung. ... Es bleibt Ihnen nur übrig, auf die Aufklärungskompetenz des ärztlichen Personals zu verweisen oder sich durchzulavieren." (a.a.O.: 79f.)

Bereits 1984 legten Ulrich PRÖLL und Waldemar STREICH eine umfangreiche quantitative Studie zur Arbeitszeit und Arbeitsbedingungen im Krankenhaus vor, mit der die Gesellschaft für Arbeitsschutz- und Humanisierungsforschung mbH von der Bundesanstalt für Arbeitsschutz beauftragt wurde. Die Untersuchung wurde an insgesamt 3770 (entsprach 6% aller) Krankenhausärzten und 510 Krankenpflegekräften verschiedener Kliniken und Fachabteilungen durchgeführt. Die Ergebnisse korrespondieren mit der von BREYMANN und SCHAHN durchgeführten Untersuchung und geben einen – wenn auch nicht mehr aktuellen – Eindruck von der Problemgewichtung. Auch hier werden nur die Bereiche aus der Untersuchung ausgewählt, die im Kontext der Fragestellung stehen. So rangieren die Belastungsmomente der Pflegekräfte, die einen Zusammenhang mit der ärztlichen Arbeitsteilung und Interaktion nahe legen, an den obersten Stellen des Rankings. Es wurden von 69% der Befragten häufig wechselnde Anforderungen, von 61% starke Konzentrationsanforderungen, von 60% starke Leidbelastung, von 55% unregelmäßiger Arbeitsanfall und von 51% starker Zeitdruck genannt (vgl. Bundesanstalt für Arbeitsschutz 1984: 69).

Ein weiteres Item beschäftigte sich mit dem Arbeitsklima, das von immerhin 43% der Befragten mit dem Prädikat „freundschaftlich, guter Gemeinschaftsgeist" belegt wurde (vgl. a.a.O.: 75). „Problematischer scheint sich dagegen die Zusammenarbeit mit dem ärztlichen Dienst zu gestalten, denn etwa 40% der Befragten versprechen sich von Verbesserungen in diesem Bereich eine nachhaltig positive Veränderung ihrer Arbeitssituation" (a.a.O.: 75f.), wobei die Intensivpflege mit 47% und die Pflege chronischer Patienten mit 46% die beiden obersten Plätze einnehmen (vgl. a.a.O.: 96). „Jeweils etwa vier von zehn Befragten erwarten nachhaltige Verbesserungen ... durch Optimierung der Zusammenarbeit mit dem ärztlichen Dienst ... Offenbar verbirgt sich hinter dieser Schwerpunktsetzung das bekannte und von vielen Pflegekräften als Ärgernis empfundene Problem der mangelnden Eigenständigkeit des Pflegedienstes, d.h. der zu starken arbeitsorganisatorischen Unterordnung unter den ärztlichen Dienst" (a.a.O.: 97). Bereits diese frühe Untersuchung vermittelt einen ersten Eindruck in die Zielkonflikte pflegerischer Arbeit. „Der Zeitdruck wird vor allem bei den Grundpflegearbeiten spürbar. Knapp $^2/_3$ der Befragten finden nur eingeschränkt oder teilweise genügend Zeit, um die Patienten ausreichend in der Grundpflege zu versorgen. Deutlich schlechter sieht es sogar für Gespräche mit den Patienten aus: fast 90% der Befragten haben nur eingeschränkt oder teilweise für Gespräche mit den Patienten Zeit" (a.a.O.: 130).[5]

Ein weiterer Korrespondenzbefund zur qualitativen Studie ist darin zu sehen, dass sich das Pflegepersonal zu 29% nicht ausreichend von den Ärzten über Diagnostik und Therapie informiert fühlt.

Bei allgemein hohen Belastungen und Beanspruchungen der Krankenhausärzte nehmen die Tätigkeits- und arbeitsplatzbezogenen Anforderungen und Belastungen, die im direkten Zusammenhang mit Pflegepersonalinteraktionen stehen, lediglich einen mittleren Platz im Ranking ein. So wurde eine ‚erschwerte Patientenversorgung durch Pflegepersonalmangel' von 17,6% als stark und von 32% der befragten Ärzte als in eher hohem Maße belastend gewertet. Eine erschwerte Patientenversorgung durch nicht ausreichend qualifiziertes Pflegepersonal belasteten 12,2% stark und gut 30% im eher hohen Maße. Im Vergleich hierzu sind die drei obersten Plätze ‚Zeitdruck/Stress', ‚hohe Konzentrationsanforderungen über lange Zeiträume' und ‚häufiger, schneller Entscheidungszwang' zu nennen, die dagegen zu etwa jeweils 30% häufiger angegeben wurden (vgl. a.a.O.: 214).

1996 wurde als gemeinsame Veröffentlichung der Autoren Reinhard GRAHMANN und Alfred GUTWETTER das Buch „Konflikte im Krankenhaus" herausgegeben. Beide Autoren verfügen über langjährige Krankenhauserfahrung, der eine als Krankenpflegehelfer, der andere als Stationsarzt. Beide bemühen sich um eine psychologische Deutung und Aufarbeitung der Konfliktsituationen jeweils aus einer der beiden beruflichen Perspektiven. Basis der Untersuchung sind jeweils eigene über ein halbes Jahr angefertigte Stationstagebücher und insgesamt sechs Interviews (mit einem Stationsarzt, einer Stationsärztin im Mutterschutz, einer Stationsschwester, zwei Krankenschwestern und einem Krankenpflegehelfer).

Der Teil des Buches, der sich dem Bereich Pflege widmet, befasst sich in verschiedenen Kapiteln zu einem größeren Teil mit dem Konflikt zwischen Medizin und Pflege, der hier in der Hauptseite als „Rivalität" gekennzeichnet wird. „In Prestige, Einfluss, Entscheidungskompetenz und Einkommen dominiert die Ärzteschaft. Die Pflege wird als untergeordneter, zuarbeitender Bereich begriffen. Die besondere Kompetenz der Pflegekräfte, resultierend aus ihrem spezifischen Zugang zu den Patienten, wird in der Regel in der medizinischen Diagnostik und Therapie nicht genutzt. Die stiefmütterliche Behandlung der Pflege durch die Medizin führt dazu, dass Selbstwertgefühl der Pflegekräfte und Selbstverständnis negativ berührt sind und sie zur Selbstbehauptung einen ständigen mehr oder weniger verdeckten (Kon-

---

5 In der 1992 von LAGA, BÖTTGER und SCHMIDT durchgeführten Studie an insgesamt 109 Pflegekräften mittels standardisiertem Interview konnten ähnliche Ergebnisse erzielt werden „Von unseren Probanden fühlten sich 21% immer und 55% häufig bei der Arbeit unter Zeitdruck" (1997: 155; vgl. auch Schlüter 1994: 315).

kurrenz-)Kampf gegen den Medizinbereich führen" (Grahmann, Gutwetter 1996: 21f.). Ärzte besitzen die Macht, denen die Pflegekräfte ausgeliefert sind und gegen die sie sich behaupten. Pflegekräfte gehen aber unterschiedlich mit dem Machtpotenzial um. Neben der Auflehnung und Abgrenzung gibt es jene, die in „devoter Akzeptanz ärztlicher Privilegien" verharren. Hier vermuten die Autoren die Ursache im „Qualifikationsgefälle innerhalb der Pflege" und ihrem „Abstand zur Medizin" (vgl. a.a.O.: 22f.). „Psychologisch erklären ließ sich das so, dass je niedriger die relative Position, desto geringer das Selbstwertgefühl und das Vermögen zur Selbstbehauptung" (a.a.O.: 23). Komplementär hierzu wird bei den Ärzten ein arrogantes Verhalten gegenüber den Pflegekräften festgestellt, das sich besonders dann konstituiert, wenn sie in der Gruppe auftreten und es zu einer „gruppendynamischen Verstärkung des subjektives Überlegenheitsgefühls" kommt (vgl. a.a.O.).

Als weiterer „Ausdruck der Konkurrenz zwischen Medizin und Pflege" sehen die Autoren, „dass sich Pflegekräfte in der Zuwendung durch Patienten und Anerkennung ihrer Arbeit häufig zu kurz gekommen fühlen" (vgl. a.a.O.). Es wird aber auch darauf verwiesen, dass Pflegekräfte sehr wohl auch über eigene Machtinstrumente gegenüber Ärzten verfügen, indem sie „Unterstützung und Information verweigern oder zu noch rigideren Mitteln greifen", wie an einer Interviewpassage mit der Ärztin illustriert wird.[6]

Kontrastierend zum ersten Teil des Buches, erfolgt die im zweiten Teil vorgenommene Analyse des ärztlichen Bereichs ausschließlich über Konflikte innerhalb der Ärztegruppe. Die Kooperationsprobleme zwischen den Berufsgruppen werden hier nicht mehr aufgenommen. Offenbar rangieren die Kooperationsprobleme aus ärztlicher Sicht in der Wertigkeit nicht so weit oben, dass sie in der Konfliktanalyse hervorstechen.

In der Gesamtbetrachtung lässt sich feststellen, dass der Gesichtspunkt der sozialen Distanz als möglicher Auslöser bzw. Verstärker der interdisziplinären Beziehungsstörungen als ein weiteres Konstituens heraus gearbeitet wurde, wenn auch die individualpsychologische Perspektive der Autoren mit der Merkmalsursache ‚Rivalität' insgesamt zu verengt erscheint.

---

6 In seinem autobiografischen Roman schildert der Arzt MEYER-HÖRSTGEN eine Impression von der Macht der Pflege, die hier nahtlos anschließt. „Ihre Macht (der Pfleger, P.S.) bestand nämlich darin, dass sie entscheiden konnten, bei welchen Vorfällen der Arzt herbeizurufen war. Den Araber zum Beispiel riefen sie in der Nacht beinahe jede Viertelstunde aus dem Bett, weil er einmal den ehemaligen Matrosen (Krankenpfleger, P.S.) beim Professor angeschwärzt hatte. Mit diesen Pflegern durfte man es sich nicht verderben, sonst war man verloren während der Nacht. Umgekehrt verstanden sie auch, alles so einzurichten, dass ihre Lieblingsärzte, die bequemen und nachsichtigen, überhaupt nicht geweckt werden mussten" (Meyer-Hörstgen 1985: 118f.).

1998 veröffentlichte Jochen SCHWEITZER das Buch „Gelingende Kooperation. Systemische Weiterbildung in Gesundheits- und Sozialberufen". Anliegen des Autors ist es dabei nicht, sich explizit der Beziehungsgestaltung zwischen den hier interessierenden Berufsgruppen zu widmen, sondern vielmehr eine unter systemtheoretischer Perspektive vorgenommene Analyse der Bedingungsfaktoren interdisziplinärer Kooperation der Berufe im Gesundheits- und Sozialwesen vorzunehmen und den Beitrag systemischer Weiterbildungspraxis für die Intervention in den Kooperationsfeldern in drei Fallstudien empirisch zu überprüfen. Insofern ist der spezifische Beitrag für den theoretischen Erkenntniszuwachs zum Verständnis der Arzt-Pflege-Beziehung gering. Allerdings enthält das Buch eine Reihe wertvoller genereller Hinweise, die an späterer Stelle für die theoretische Rekonstruktion von Kooperationsgestaltungen fruchtbar gemacht werden sollen. An einer Stelle geht der Autor dann aber doch konkret auf die hier interessierende Fragestellung ein. Zum einen rekurriert er auf MUTHNY und STEGIE, indem er auf eine „Befragung von Onkologie-Krankenschwestern nach belastenden Aspekten der eigenen Arbeit" hinweist. Danach wurde das Merkmal „‚Auseinandersetzungen mit Ärzten' bei 28% der Befragten als dritthäufigste Belastungsquelle" genannt, „während bei positiven Aspekten nur das konkurrenzinzidierende Item ‚Sich in vielem gleich gut auskennen wie die Ärzte" von 18% gehäuft angekreuzt wird. Die Zufriedenheit mit dem Verhältnis zu den Ärzten ist geringer als die mit dem Verhältnis zu den Patienten und den BerufskollegInnen" (Schweitzer 1998: 34). SCHWEITZER schlussfolgert, dass „Ärzte ... das Gesundheitswesen zwar weiterhin (dominieren), aber weit weniger unangefochten als früher. Die Pflegeberufe beginnen verstärkt eine eigene professionelle Identität von der ärztlichen abzugrenzen" (a.a.O.). Auch SCHWEITZER greift hier explizit das Merkmal ‚Konkurrenz' auf und überführt es argumentativ in den Prozess professioneller Identitätsbildung der Pflege. Diesem Argument wird an späterer Stelle genauer nachzugehen sein. Bei der Recherche nach Untersuchungen zur Zufriedenheit von Ärzten mit dem Pflegepersonal ist der Autor übrigens auch nicht fündig geworden (vgl. a.a.O.).

Im Rahmen des Forschungsvorhabens „Zusammenführung von ärztlichen und pflegerischen Berufsgruppen in Stationsteams zur Verbesserung der Motivation und Effizienz" wurde 1998 von Klaus HENNING, Ingrid ISENHARDT und Clemens FLOCK das Buch „Kooperation im Krankenhaus" herausgegeben. Hierbei handelt es sich um einen Projektbericht eines vom Bundesministerium für Bildung, Wissenschaft, Forschung und Technologie (BMBF) geförderten Projektes, das am Klinikum der J.W. Goethe-Universität Frankfurt/M. unter wissenschaftlicher Begleitung des Hochschuldidaktischen Zentrums und des Lehrstuhls Informatik (HDZ/IMA) der RWTH Aachen sowie der Osto Systemberatung GmbH, Aachen, stattfand. Das Forschungsvorhaben stellt dabei lediglich ein Teil eines bereits 1990 begonnenen, viele Teilprojekte umfassenden Reorganisationsprojektes dar.

An dieser Stelle soll genügen, die ‚Kommunikations- und Kooperations-probleme' der beteiligten Pilotstationen wiederzugeben, die innerhalb der verschiedenen Projektaktivitäten identifiziert wurden, wobei die Komplexe außer Acht gelassen werden, die den konkreten Organisationsbedingungen des Frankfurter Universitätsklinikums geschuldet sind.[7]

Die Autoren sprechen von einer „sehr ‚arbeitsteilige(n)', teilweise ineffi-ziente(n) und oft motivationshemmende(n) Arbeitsorganisation", in der „die beteiligten Berufsgruppen die Betreuung von Patienten nicht in Absprache mit den Kollegen/innen vornehmen" (Isenhardt/Grobe 1998: 70f.). Mitver-ursacht wird dies durch die „3-Säulen-Organisation" von Krankenhäusern, in der die drei Berufsgruppen Medizin, Pflege und Verwaltung „zunehmend unabhängig voneinander organisiert" sind, was durch die „(auch wissen-schaftliche) Emanzipation des Pflegedienstes" verstärkt werde (a.a.O.: 71).

Als weiterer Problembereich nennen die Autoren den bereits bei BREY-MANN und SCHAHN erfassten häufigen Wechsel von Kooperationspartnern und Aufgaben der Assistenzärzte, bei denen „die Station häufig nur noch Durchgangsetappe in ihrer ärztlichen Karriere" sei (a.a.O.). Dadurch müss-ten Pflegekräfte „in der persönlichen Beziehung zum ärztlichen Personal die Form der Kooperation immer wieder neu aushandeln" und „arbeitser-leichternde formelle und informelle Regelungen (seien) ständig neu zu über-denken" (a.a.O.). Der patientenbezogene drastische Anstieg ärztlicher Leis-tungen führt nicht nur zu einer Zunahme der „unmittelbaren und mittelba-ren Assistenzaufgaben", sondern bewirkt auch „Eine hohe Abwesenheit der zuständigen Ärzte" (a.a.O.: 72). In diesem Zusammenhang ist dann auch zu sehen, dass „Ärztliche Anwesenheit verlangende Tätigkeiten ... nicht ausge-führt werden (können), weil kein Arzt erreichbar ist" (a.a.O.: 73).

Bereits oben wurde auf die Probleme der Integration der ärztlichen Visiten in den pflegerischen Arbeitsablauf hingewiesen, die von ISENHARDT und GROBE bestätigt werden. „Der Stationsablauf und die Arbeitsorganisation werden durch die Visitenzeiten geprägt und empfindlich gestört, z.B. durch Verspätungen des ärztlichen Dienstes. Dabei wird vor allem die Häufigkeit und Länge der Visiten beklagt, die am Tag bis zu vier Stunden dauern kann. ... Von den Pflegekräften wird beklagt, dass für sie nicht unbedingt vorher-sehbar ist, wann der Arzt zur Visite auf die Station kommt. Gleichzeitig ha-

---

7 Zu den Aktivitäten gehörten:
  - „Erarbeitung der Probleme in berufsgruppenhomogenen und -heterogen zusam-mengesetzten Seminaren und Workshops.
  - Besuch von Team- und Arbeitssitzungen auf der Station durch die wissenschaftli-che Begleitung und das Projektteam.
  - Beobachtende Begleitung der Stations- und OP-Abläufe (Tag- und Nachtschicht) durch die wissenschaftliche Begleitung.
  - Analyse der Informations- und Logistikstrukturen im angrenzenden und stationsrele-vanten Bereich durch die wissenschaftliche Begleitung" (Isenhardt/Grobe 1998: 70).

ben Ärzte den Anspruch an den Pflegedienst, stets in Bereitschaft für ihre Unterstützung zu sein. ... Sie beklagen mangelnde Flexibilität beim Pflegepersonal" (a.a.O.).

Anlass für Kooperationsprobleme zwischen den Berufsgruppen bieten auch „strittige Dienstleistungen", wie z.b. „Beschaffung von Krankenakten, Röntgenbildern, Vorbereiten von Konsil- und Entlassungsbriefen oder Telefonbedienung und Terminabsprachen für Patienten", die zwar üblicherweise „primär von Pflegekräften übernommen werden", von „diesen jedoch dann als diskriminierend wahrgenommen werden, wenn Ärzte selbst die gelegentliche Übernahme solcher Tätigkeiten ablehnen" (a.a.O.: 74).

Im Gesamtkontext der Problemanalyse wird von den Autoren auch der Arbeitsstress und das Überlastungsempfinden der Pflegekräfte genannt, die sowohl Zeitressourcen zur Konfliktbearbeitung verhindern als auch Gefühle der Machtlosigkeit zur Verbesserung der eigenen Situation und der Fremdbestimmung durch Sachzwänge der Arbeit aufkommen lassen und „häufig den Blick für mögliche Verbesserungen im Stationsalltag (verstellen), die trotz der genannten Schwierigkeiten realisiert werden könnten" (a.a.O.: 75). ISENHARDT und GROBE bezeichnen diesen Teufelskreis treffend als „Hamsterrad-Phänomen" (a.a.O.).

Als ungünstige Organisationsvariablen für die Verbesserung der Kooperation der Berufsgruppen werden in der Analyse die „Unklare(n) Entscheidungs- und Organisationsstrukturen insbesondere im Pflegeteam" herausgestellt. So kümmere sich die Stationsleitung vorwiegend um die direkten Patientenpflege und „weniger um die (organisatorischen) Belange der Station. Dieses führt häufig zu Unübersichtlichkeit" (a.a.O.: 77) und geringer Nachhaltigkeit von Veränderungsmaßnahmen.

Neben dieser Unterbewertung von organisationsbezogenen Aufgaben wird in der Untersuchung auch festgestellt, dass vorhandene „Regeln, Sachzwänge, Notfälle und Überlastung" von den Pflegekräften strategisch als Schutz vor dem Zugriff durch Ärzte und von den Ärzten als Schutz vor langwierigen Rechtfertigungen den Pflegekräften gegenüber eingesetzt werden. „Der mehr oder weniger bewusste strategische Einsatz einer solchen Sachzwang- und Vorschriftsargumentation wird in der Literatur und in den vorliegenden Erfahrungsberichten jedoch kaum gesehen, bestimmt jedoch den derzeitigen Kooperationsalltag sehr" (a.a.O.: 80). So wird an Beispielen illustriert, wie Pflegende sich hinter vermeintlichen Vorschriften und Sachzwängen verschanzen. „Die Schwestern sagen immer, das Blut soll erst um 22.00 Uhr abgenommen bzw. der Katheter gelegt werden. Dies hat den einfachen Grund: Um 20.00 Uhr hat der Spätdienst Feierabend, dann muss ich (Ärztin A.d.V.) das Blut runterbringen und sonst die Schwester, da nach 20.00 Uhr nur eine Schwester im Nachtdienst ist, welche die Station nicht verlassen darf. Das sind so die kleinen Feinheiten in der Zusammenarbeit ..." (anonym, zit. n. a.a.O.: 81). Auf der anderen Seite setzen Ärzte z.B. das „Notfallargument" ein, um sich Rechtfertigungen gegenüber Pflegekräften zu entziehen. „Ärztlicherseits werden z.b. unabgesprochen Notfälle aufgenommen, Operationen dazwischengeschoben, Teamsitzungen aufgrund dringender ärztlicher Aufgaben abgesagt und Gesprächsanliegen seitens der Pflegekräfte, da sie als nachrangig im Vergleich zu den zeitkritischen Aufgaben des Arztes beurteilt werden, abgeblockt" (a.a.O.: 80).

„Während in berufshomogenen Zusammentreffen die jeweils andere Gruppe häufig kritisiert wurde, wurden gegenseitig bewertende Äußerungen in heterogenen Teams eher vermieden" (a.a.O.: 78). Die Autoren vermuten für diesen „Nichtangriffspakt" ein sensibles Arrangement der Berufsgruppen, den täglichen Arbeitsablauf, „der in den Augen der Betroffenen auch den Umständen entsprechend gut funktioniert", nicht „durch das Ansprechen von Probleme" nachhaltig stören zu wollen. Damit wird ein Hinweis auf die Vermeidung von Konfliktbearbeitung gegeben (vgl. a.a.O.: 77f.).

Obwohl die Berufsgruppen Konflikten eher aus dem Wege gehen, konnten die Verfasser aber auch differente Problemlösekulturen feststellen, die sie sowohl Ausbildungs- und Berufsozialisationen (vgl. bes. Kap. 2.3) als auch im Rekurs auf GEIßNER geschlechtsspezifischen Unterschieden zuschreiben. Pflegekräfte argumentierten primär auf der Beziehungsebene: „Es ist nicht fair, dass Ärzte nicht berücksichtigen, was zusätzliche Aufnahmen für uns bedeuten", „Ärzte und Ärztinnen bringen dagegen tendenziell häufig Sachargumente in den Diskurs ein: ‚Eine pünktliche Visite ist manchmal nicht möglich, weil die Dauer der Operationen einfach nicht vorhersehbar ist'‚ (a.a.O.: 82)

Des Weiteren wird in der Analyse konstatiert, dass die Berufsgruppen Pflegekräfte und Ärzte sehr wenig voneinander wissen, was sich ungünstig auf das Verständnis der jeweils anderen Berufsgruppe auswirkt (vgl. a.a.O.: 78f.). Die nun schon mehrfach genannte geringe Anerkennung pflegerischer Arbeit „in der Klinik und der Gesellschaft" wird in der Untersuchung bestätigt. Heilungserfolge werde von den Ärzten reklamiert und ihnen nach dem herrschenden Verständnis auch zugeschrieben. „Die Pflegekräfte haben häufig zu wenig Selbstbewusstsein, ihre Arbeit nicht nur als ‚Dienstleistung' für den Arzt, sondern als eigenständigen und ebenso unverzichtbaren Teil der Heilung des Patienten zu sehen" (a.a.O.: 79).[8]

Ein weiteres Phänomen wurde in der Analyse der Kommunikations- und Kooperationsprobleme festgestellt. „Sowohl innerhalb der Gruppe der Pflegekräfte einerseits als auch zwischen den Berufsgruppen im Krankenhaus, Ärzte, Pflegekräfte und Verwaltung/Organisation andererseits herrscht kein

---

8 In der Untersuchung von LAGA, BÖTTGER und SCHMIDT wurde herausgefunden, dass „fast die Hälfte (49%) unserer Befragten ... in ihrer Tätigkeit mehr Entscheidungen treffen möchten" (1997: 158).

gemeinsames einheitliches Verständnis dafür, was die Qualität der Arbeit im Krankenhaus ausmacht und wie dies erreichbar ist" (a.a.O.: 83). Dabei sind nicht so sehr die berufsgruppenübergreifenden Unterschiede bemerkenswert, die sich noch aus den unterschiedlichen beruflichen Sozialisationen herleiten, als vielmehr die Uneinheitlichkeit innerhalb der Pflege, wie an den differierenden Sichtweisen zwischen Stationspflegepersonal untereinander einerseits und zur Pflegedienstleitung andererseits beobachtet wurde. Dieses Problem bedarf später noch einer genaueren Würdigung und weitergehender systemischer Interpretation (vgl. 2. Teil, Kap. 4.1.5). Angesichts dieser heterogenen Auffassungen über den Charakter einer ‚guten‘ Dienstleistung dürften erhebliche Zweifel an der qualitätsgerechten Integration der patientenbezogenen Leistungserstellung angenommen werden. „Insbesondere Schnittstellenfragen und berufsgruppenübergreifende Belange des ‚Kunden Patient‘ werden bei diesem aufgabenteiligen Denken vernachlässigt" (a.a.O.: 84).

Viele der von ISENHARDT und GROBE ermittelten Kooperationsprobleme wurden bereits oben genannt und dienen daher vor allem deren Bestätigung. Der besondere Nutzen der Analyse liegt aber v.a. in der Ausweitung des analytischen Blicks. So wird das kooperative Handeln nicht nur im engen Netz der berufsständischen Akteursbeziehungen gedeutet, sondern zudem im systemischen Zusammenhang der betrieblichen Krankenhausorganisation, was einen ersten Eindruck von der Komplexität und wechselseitigen Bedingtheit des Problemkontextes vermittelt. Hiermit wird auch die Frage der personifizierbaren ‚Schuld‘ an den Problemen relativiert und ein Hinweis auf Strategien für die Problemintervention vermittelt, die dann nicht nur bei den betrieblichen Erscheinungsformen der berufsgruppenübergreifenden Kooperationsproblemen ansetzen dürfen, sondern der Komplexität des Problems zu entsprechen haben. Interessant ist auch, dass entgegen der bisherigen Erkenntnisse der Fokus stärker auf das System der Pflege mit seinen dysfunktionalen Organisationsstrukturen gelenkt wird.

Ulrike THIELHORN hat 1999 eine Arbeit mit dem viel versprechenden Titel publiziert: Zum Verhältnis von Pflege und Medizin: Bestandsaufnahme und Handlungsalternativen. Diese Arbeit umfasst nur zu einem kleineren Teil die Ebenen der unmittelbaren Interaktionsbeziehungen, indem sie durchgängig auf WILHELM und BATZER rekurriert und auch deren Argumentationsgänge aufnimmt. Unter Zuhilfenahme konstruktivistischer Theorie setzt sich die Autorin gezielt mit unterschiedlichen gesellschaftlichen und berufsständischen Perspektiven des Gegenstandes Gesundheit und Krankheit auseinander. Sie schreibt dabei die Rolle der Medien für die gesellschaftliche Konstruktion der Bilder von Medizin und Pflege eine zentrale Bedeutung zu, die sich dann auch in den Selbstbildern der Akteure wieder finden.

In der Arbeit versucht die Autorin insbesondere, den unterschiedlichen beruflichen Sichtweisen von Ärzten und Pflegekräften näher zu kommen, denen sie widersprechende Zielsysteme und Sinnwelten zuordnet. Damit unternimmt sie den Versuch, einen tieferen Begründungszusammenhang zu den divergierenden Handlungsorientierungen von Pflege und Medizin zu entfalten. Das Pflegesystem bleibt dabei aber noch wenig konturiert und integriert, bietet aber eine Reihe interessanter Anhaltspunkte, die weiter unten für die Rekonstruktion des ‚Systems Pflege' berücksichtigt werden sollen (vgl. 2. Teil, Kap.4.4). Die Arbeit von THIELHORN ist noch weit entfernt von einem konsistenten theoretischen Entwurf der Interaktion und Interaktionsstörungen zwischen den beiden Berufsgruppen. Ihre thesenartigen Schlussfolgerungen bleiben zudem unbefriedigend, da die Autorin keine Aussagen dazu macht, wer was und wie zu deren Umsetzung tun sollte.

Unter dem Kapitel ‚Differenzen der Berufe im Krankenhaus' bemängelt sie insbesondere bei den Pflegekräften eine Vermeidung von Konflikten, die sowohl Autonomie der Pflege verhindere als auch ‚streitlose Distanz' schaffe. Dagegen würde bei einem strittigen Punkt „die Leitungsebene der Ärzte und Pflegenden eingeschaltet" (Thielhorn 1999: 96). Damit wird ein Eindruck über die Funktionalität von Wegen für die Konfliktbearbeitung und Konfliktlösung gegeben, der an die Arbeit von ISENHARDT/GROBE anschließt. Ansonsten bleibt die Autorin appellativ, wenn sie fordert: „Es müssen Möglichkeiten der Konfliktaustragung geschaffen und *Konfliktkompetenz* erarbeitet werden." und „Die *Verdeutlichung pflegerischer Zielsysteme für alle Berufe im Krankenhaus* bleibt eine wichtige Aufgabe für die Pflegenden und deren Leitenden. ... Es ist erforderlich, *dass Pflegende sich nicht über ihre Defizite*, z.B. den Mangel an Eigenständigkeit und Autonomie *definieren*, sondern über den essentiell wichtigen Wert, den Pflege in unserer Gesellschaft repräsentiert" (Hervorh. i.O.) (a.a.O.: 97).

Die weitere Durchsicht von pflegerischen und ärztlichen Fachzeitschriften aus der Zeit ab 1986 imponiert zunächst einmal durch die Tatsache, dass von den etwa 70 recherchierten Aufsätzen gerade einmal sieben durch ärztliche Hand entstanden sind (drei davon in pflegerischen Fachzeitschriften) und zwei weitere bemerkenswerte Leserbriefe. Bei den Aufsätzen der Pflegenden werden nahezu stereotyp die beschriebenen Vorbehalte immer wieder bestätigt. Auffällig ist allerdings die geringe Resonanz, die das Thema offenbar innerhalb der ärztlichen Diskussion einnimmt.

HORN (Chefarzt einer chirurgischen Abteilung) sieht die schwierige Situation der Krankenpflege v.a. im gesellschaftlichen Wertewandel begründet, in der Dienen und Zwischenmenschlichkeit durch den Dienstleistungscharakter diskreditiert wird, und den Pflegenden somit die notwendige gesellschaftliche Anerkennung verwehrt bleibt. „Die Krankenpflege mag ein Beispiel dafür sein, dass es nicht gelungen ist, zwischenmenschliche Wertmaßstäbe so zu reformieren und an Zeitentwicklungen anzugleichen, dass sie auch im heutigen Verständnis Bestand und Entfaltungsmöglichkeiten haben" (Horn 1990: C-890). Der Medizinentwicklung sieht er insofern am

„Krankenstand" der Krankenpflege beteiligt, als sie im Prozess der Ausdifferenzierung Funktionen hervorgebracht hat, die der Intention der Pflege entgegenstehen. Ansonsten würde die Bürokratisierung des Krankenhauswesens Engagement der Pflegenden verhindern und genauso wie die Putzarbeit den „Tatbestand der Arbeitsentfremdung" herbeiführen. Es folgt ein mahnender Appell „das ärztliche und pflegerische Bemühen als ein *einheitliches* und *untrennbares Anliegen*" zu begreifen, in der althergebrachtes Rollendenken einer vorurteilsfreien, allein sachorientierten Kooperation Platz machen muss. (Hervorh. i.O.) (a.a.O.: C-891). Die Lösungen werden eher außerhalb des medizinischen Handlungsfeldes gesehen: Gesellschaftliche Aufwertung der Pflege, Gehaltsaufwertungen und politisches Engagement von Berufsverbänden.

Eine Nuance weitergehend ist BIALAS (Präsident der Hamburger Ärztekammer) in seiner Rede auf der 37. Konsultativtagung deutschsprachiger Ärzteorganisationen. Er beklagt die ungünstigen Arbeitszeiten und „das häufig unzureichende partnerschaftliche Verhalten von Ärztinnen und Ärzten", das nicht selten große Aggressionen des Pflegepersonals gegen „unsere Kollegen" hervorruft. „Gefordert seien Teamarbeit und Toleranz, jedoch vor allem mehr Menschlichkeit und die Ausübung des Berufs nach den Traditionen christlicher Nächstenliebe" (Kli/gb 1991: C-1479).

Eine differenziertere Position zum Verhältnis von Ärzten und Pflegepersonal entwickelt Karl HUTH (leitender Arzt eines Diakonissenkrankenhauses). Er sieht den Pflegenotstand verursacht durch eine ganze Reihe verschiedener Entwicklungen, die es in der Gesamtheit den Pflegenden immer schwerer gemacht haben, ihren Aufgaben nachzukommen, was zu Überforderung, Motivationsverlust, Unzufriedenheit, beruflicher Abwanderung, erhöhtem Krankenstand führt und damit weitergehend das Problem verstärken (vgl. Huth 1992). Die Pflege habe, da sie die zahlenmäßig größte Berufsgruppe im Krankenhaus darstelle und zudem ständig anwesend sei, viele Aufgaben anderer Berufsgruppen übernommen, „unter anderem die Durchführung von Blutentnahmen, den Telefondienst, die Datenerfassung, Speisebestellungen, Labortätigkeiten wie die Blutzuckerbestimmung, die Zubereitung von Speisen und Getränken, die Bettenreinigung, das Auffüllen von Verbrauchsmaterial, die Bewegungstherapie und manche Reparaturarbeiten" (a.a.O.: 516). Zu einem großen Teil sei die Arbeit jedoch von Ärzten determiniert, da sie in der Regel die diagnostischen und therapeutischen Maßnahmen veranlassten. Die Zunahme der Ärzte würde eine „gewisse Inflation ärztlicher Leistungen" bedeuten, die dazu führe, dass die „Zahl der Schwestern im Verhältnis zu ihren Aufgaben eher rückläufig sei" (a.a.O.: 519). Mitunter würden die Pflegekräfte den Ärzten bei ihren Verordnungen lediglich wissenschaftliches Interesse unterstellen, was einen Bedarf an kommunikativer Vermittlung ,diagnostischer und therapeutischer Konzepte' offen lege. Obwohl HUTH durchaus sieht, dass „Ärzte Schwestern zu ihrer eigenen Arbeitsentlastung ausgenutzt" (a.a.O.: 517) haben, sieht er die

„Beseitigung so genannter pflegefremder Tätigkeiten" im Hinblick auf die „Professionalisierung des Pflegeberufes" auch kritisch, da – wie am Beispiel der ärztlichen Visite – den Pflegenden der Überblick über die medizinischen Belange fehlt. „Pflege ohne medizinischen Hintergrund ist schlechter als eine mit medizinischen Kenntnissen" (a.a.O.: 520).

Insgesamt sei die Pflege heute sehr viel autonomer, wofür zum einen die gleichberechtigte Mitwirkung in der Krankenhausleitung spreche, zum anderen würde aber auch die Ausbildung zunehmend unabhängige Pflichten und Verantwortlichkeiten vermitteln, denen es Ärzten z.T. nicht mehr möglich mache, ohne die speziellen Fähigkeiten der Schwestern auszukommen. Insbesondere sei die „kritischere Schwester von heute (...) durchaus geneigt, sich zu beschweren, wenn ihre Vorstellungen vom Arzt nicht hinreichend berücksichtigt werden" (a.a.O.). Gerade gegenüber jungen Ärzten könne es zu Spannungen kommen, wenn diese ihr „theoretisch erlerntes Wissen kompromisslos durchzusetzen" versuchen (a.a.O.) Auch stünde häufig die Bedeutung der Pflege bei chronisch Kranken ganz im Vordergrund. „Aus-, Fort- und Weiterbildung spielen eine große Rolle. An den Schwesternschulen hat sich die Situation geändert. Autorität geht nicht mehr uneingeschränkt von den Ärzten aus, sondern vermehrt von den Schulschwestern. In manchen Fortbildungsbereichen besteht eine regelrechte Aversion gegen Ärzte" (a.a.O.).

Der Autor hält eine Rückkehr zu den früheren Verhältnissen der widerspruchslosen Unterordnung der Pflegenden, die ‚ihre Befriedigung im Dienen und Bedienen' der Ärzte sehen und bei der jeder wusste, ‚wo er seinen Platz hat' auch vor dem Hintergrund internationaler Entwicklungen und der abnehmenden gesellschaftlichen ‚Hochachtung für Ärzte' für aussichtslos. Im Gesamttenor des Aufsatzes fordert er seine Berufskollegen auf, die Beziehung zwischen Ärzten/Ärztinnen und Schwestern/Pflegern als gleichwertig zu betrachten. Er plädiert für eine offene Kommunikation und konstruktive Auseinandersetzung (vgl. a.a.O.: 521). Allerdings hält er aber auch Kritik an der Pflege parat. Denn ob sie ihre Ziele nach Gleichwertigkeit auch erreichen, würde eng mit ihren professionellen und politischen Aktionen zusammenhängen. „Alles kommt darauf an, dass die Schwestern ihre Kompetenz verbessern, dass sie auch von den Patienten und ihren Angehörigen in ihrer neuen Rolle positiv wahrgenommen werden. Gerade Prävention, Edukation und Behandlung chronischer Krankheiten sind Bereiche für eine derartig neu definierte selbständige Pflege, obgleich manche Ärzte ebenfalls beanspruchen, dem Konzept einer ganzheitlichen Medizin zu folgen" (a.a.O.: 521). Eine gleichwertige Beziehung könne zwar „auch die Ärzte befähigen, eine menschlichere Haltung gegenüber Patienten zu entwickeln", allerdings sei er auch bedrückt über das „häufig unfreundliche und aggressive Verhalten der Schwestern" (a.a.O.: 521).

Im Vergleich zu HUTH insistiert SCHARA (Direktor eines Instituts für Anästhesie) viel präziser auf die Kompetenz- und Aufgabenteilung von Ärzten und Pflegenden, wobei er sich allerdings auf die konkrete Arbeitssituation der Intensivmedizin bezieht. So sieht er die Festlegung der Therapie als ‚rein ärztliche' und die Grundpflege als ‚rein pflegerische Aufgabe'. Der Aufgabe von Pflegenden kämen die Patientenüberwachung, die Aufrechterhaltung der Therapie und die Assistenz ärztlicher Verrichtungen am Krankenbett hinzu. Eine klare Abgrenzung dieser Aufgaben sei nicht möglich, da sich die Aufgaben überschneiden würden. Die Diagnostik sei zwar Aufgabe des Arztes, könne aber „bei dem liegen, der die Zeit dafür hat, in Abhängigkeit von der Belegung der Station und der Schwere der zu behandelnden Erkrankungen" (Schara 1990: 432). Gelegentlichen Überlegungen der Pflege, angesichts des ‚Überlastungssyndroms' sich „nur auf die eigentliche Aufgabe der Pflege (zu) beschränken ... und sich für Therapie nicht zuständig (zu) erklären" erteilt er eine eindeutige Absage, da es ein großer Rückschritt sei, dem Betriebklima nicht bekäme und zudem die Faszination der Intensivpflege zerstören würde.

Konfliktsituationen zwischen den Berufsgruppen sieht er ähnlich wie HUTH, wenn „inkompetente Ärzte ihre Unerfahrenheit im Fachlichen durch rigorose und unausgegorene Anordnungen zu überspielen versuchen. Trifft ein solcher Arzt auf eine erfahrene Schwester, ist der Konflikt programmiert" (a.a.O.: 432). Des Weiteren benennt SCHARA die psychischen Konflikte der Pflegenden, die entstehen, wenn „ärztliche Entscheidungsschwierigkeiten oder -unfähigkeiten auf dem Rücken der Patienten ausgetragen werden" und pflegerischer Leistungen nicht anerkannt werden (a.a.O.).

Als Lösungsweg empfiehlt SCHARA Teamentwicklung, die sich seinem Verständnis nach aus der Fähigkeit, im Team zu arbeiten, Gesprächsbereitschaft, Anerkennung als gleichwertige Partner, Offenheit und konstruktiver Konfliktbearbeitung zusammensetzt. Schädlich empfindet er hingegen, ‚einsame' Entschlüsse.

Diesen letzten drei Positionen gemeinsam ist eine mehr oder weniger verständnisvolle Stellungnahme von leitenden Ärzten zur Situation in der Pflege. Die Zuständigkeit für Änderung wird entweder externalisiert und als gesellschaftliche Aufgabe betrachtet oder als Verhaltensänderung der Ärztegruppe gesehen. Kritik an der Pflege wird zwar formuliert, aber sehr verhalten. Von diesen Positionen unterscheiden sich die nächsten drei Stellungnahmen, in denen in drastischer Sprache das Missbehagen über die Entwicklungen in der Pflege zum Ausdruck gebracht werden.

So beklagt Klaus SCHÖNLEBEN (Direktor einer chirurgischen Klinik) den sich verselbständigenden Pflegedienst, der als weiteres Regulativ neben dem ‚Diktat der Verordnungen' und der ‚klinikinternen Marktpolitik' über ‚Gedeih und Verderb' der ärztlichen Abteilungen entscheidet. Den Ärzten würde hingegen der Maulkorb verordnet (vgl. Schönleben 1998: 256). Der

Pflegedienst hätte die ‚Gunst der Stunde' des Pflegekraftmangels genutzt, um sich in ‚Schaltstationen von klinikinternen Entscheidungen' einzubauen. Trotz ‚Notzeit' der Pflege sei es ihnen gelungen, sich „bürokratisch und administrativ unter entsprechender personeller Ausstattung aufrüsten zu können" (a.a.O.). „Die leitenden Pflegekräfte ‚bekämpfen' den Mangel invers, indem sie sich aus der aktiven Krankenpflege zurückzogen und einzogen in Büros. Dort sitzend, dachten sie intensiv gestalterisch nach und münzten als eifernde Funktionäre Mangelpolitik in Machtpolitik um. Sie führten viele Mitarbeitergespräche (natürlich während der Dienstzeiten) und schmiedeten schließlich recht engmaschige bürokratische Raster, in welche eingeordnet, der Pflegedienst entlastet, aber auch professionalisiert werden sollte" (a.a.O.). Entlastung sei hingegen nur für die „weniger Begabten" eingetreten, „weil sie nicht mehr denken und verantworten" müssen. Professionalität sei auch nur bedingt eingekehrt, da „die noch aktiv tätigen Pflegekräfte" nun mit „bürokratischem Schreibkram überfrachtet" würden und „verantwortungsvolle Tätigkeiten" aufgeben müssten. Hierzu nennt er: Blutabnehmen, Infusionen anlegen und beschicken, Medikamente i.V. applizieren, Verbände machen etc., die „nicht mehr zu den pflegerischen Aufgaben" gehörten. SCHÖNLEBEN sieht hierin eine Entwertung und Reduzierung der Krankenpflege auf reine Körperpflege. Reichlich unverständlich erscheint ihm, dass diese Entlastung von Verantwortung im „pflegepolitischen Sprachgebrauch" als „pflegerische Autonomie" bezeichnet und eine mit den Ärzten gleiche Stellung von Reputation und Besoldung eingefordert würde. Dem Prestigefeldzug der Pflege und ihren „Visionen" erteilt er genauso eine deutliche Absage wie theoretischen Aussagen zum Pflegeprozess, indem er sie als „Pseudostatement ohne konkreten Inhalt" klassifiziert. Er macht deutlich, dass professionelle Pflege „kein eigenständiges therapeutisches Element, sondern nur elementarer Teil der vom Arzt erwarteten und zu verantworteten Therapie eines Patienten" sei (vgl. a.a.O.: 257).

Die Chancen für die Pflege sieht er mit der Entspannung des Arbeitsmarktes wieder schwinden, daher fordert er „im Sinne der gemeinsamen Sache" zur Besonnenheit in mehrfacher Hinsicht auf. So sollten sie sich und ihre Mitarbeiter auf das zurücknehmen, „was geistige Potenz, Erziehung und Ausbildung hergeben". Auch warnt er vor der beruflichen Profilierung auf Kosten anderer, rät zu Inhalten und Konzepten, die auch praktikabel und erfolgsversprechend sind. Bei zunehmendem „Moloch Administration" sollten man sich auf „die alte Verbundenheit" während der goldenen Zeit besinnen. In den unterschiedlichen Strategien der Berufsgruppen sieht er Vorteile für den „Imperator" als denjenigen, der „uns das Geld gibt".

Ähnlich äußern sich zwei weitere Ärzte in Leserbriefen. So sieht HEILBER-GER den Pflegenotstand nicht ‚unerheblich artifiziell' bedingt, indem eine Tendenz von der „Basispflege zur Schreibtischpflege" zu beobachten sei, Leitungskräfte sich immer mehr aus der aktiven Pflege hinauszögen und von Pflegenden ohne forensischen Druck „romanartige, zeitraubende, unübersichtliche Pflegeberichte verlangt würden" (1992: B-62). Er liefert auch eine Modellrechnung, wie viel „wertvolle Pflegezeit verloren" geht. Auch er bemängelt die Macht der leitenden Pflegekräfte: „Betten können gesperrt, ganze Stationen geschlossen und OP-Säle nach Belieben stillgelegt werden. Die medizinische Versorgung der Bevölkerung kann zum Kollaps gebracht werden" (a.a.O.). HEILBERGER vermutet gar, dass „zum Erhalt dieser Machtposition ... auch der ‚Pflegenotstand' erhalten werden (muss)", was durch „überzogene Darstellung der negativen Seiten (Schichtdienst, Einkommen) des Pflegeberufes in der Öffentlichkeit" bewirkt werden könne (a.a.O.).

Auch die Ärztin Andrea OELZE hat wenig Verständnis für die Aussagen von BIALAS (s. oben) und sieht sich von ihm gleichsam in den Rücken gefallen (vgl. Oelze 1991: C-1903). Sie reklamiert ihre eigene belastende Arbeitssituation und beklagt, dass es das „Pflegepersonal mit Hinweis auf die knappe Besetzung geschafft (habe), auch noch die letzte medizinisch angehauchte Tätigkeit wie zum Beispiel das Blutdruck- und Blutzuckermessen am Krankenbett oder das leidige Blutabnehmen an uns Ärzte zu delegieren mit der Begründung, dies seien verantwortungsvolle Tätigkeiten" (a.a.O.).

Gerade die letzten Aussagen von Ärzten vermitteln einen Eindruck von der Schärfe der Konflikte zwischen ihnen und den Pflegenden. Deutlich in dieser Recherche wurde, dass die Interaktion zwischen den Berufsgruppen ein relevantes Integrationsproblem von Krankenhausleistungen darstellt, unter das Pflegekräfte sowohl zahlenmäßig häufiger als auch vielschichtiger, als auch intensiver leiden als ihre ärztlichen Krankenhauskollegen und -kolleginnen. Es ist aber auch die Komplexität des Problempanoramas ins Licht getreten, das sich in einer ersten Analyseebene thesenartig wie folgt zusammenfassen lässt:

1. Die Arbeitsbelastung des Pflegepersonals hat durch die Zunahme von ärztlich verursachten patientenbezogenen Leistungen erheblich zugenommen. Die Priorisierung ärztlicher Aufgaben unter den kontingenten Bedingungen der Zeitnot führen regelmäßig dazu, dass die eigenen vermeintlich originären Aufgaben (sog. Grundpflege und Patientengespräche), die für das pflegerische Arbeitsprofil identitätsstiftend sind, immer mehr an den Rand gedrängt werden, was die Unzufriedenheit mit der eigenen Arbeit anwachsen lässt. Die geringe Planungssicherheit des ärztlichen Tagesablaufs führt des Weiteren zu häufigen Störungen und Arbeitsunterbrechungen pflegerischer Arbeit und konterkariert ihre eigenen Planungen.

2. Für Ärzte ist das Arbeiten schwieriger geworden, da die Möglichkeiten der Aufgabendelegation rückläufig sind. Sie leiden darunter, Pflegekräfte zunehmend weniger als Ressource- bzw. Servicefunktionen in Anspruch nehmen zu können. In dem Maße wie sie Aufgaben nicht mehr delegie-

ren können, steigt ihre eigene Arbeitsbelastung. In diesem Zusammenhang beklagen sie die mangelnde Flexibilität und die Arbeitsverweigerung des Pflegepersonals.

3. Ganz offensichtlich tragen auch unterschiedliche Vorstellungen über die Patientenbetreuung, die in divergierenden Berufskonstruktionen und beruflichen Zielvorstellungen begründet sind, zu den Konflikten bei. Charakteristisch ist hierbei, dass beide Berufsgruppen trotz Zwang zur Kooperation wenig voneinander wissen und Fragen der Schnittstellenmodellation eher vernachlässigt werden.

4. Die vergleichsweise häufigen Berichte von Pflegekräften, aber auch von leitenden Ärzte lassen insbesondere kommunikative und soziale Inkompetenzen, aber auch fachliche Defizite von Stationsärzten erkennen. Pflegekräfte zeigen deutliche Kritik daran, wie Ärzte ihre Aufgaben wahrnehmen und wie sie sich gegenüber Patienten verhalten. Da sie die einzige Berufsgruppe sind, die zu jeder Zeit direkt vom Patienten angefordert werden können und ohnehin über die längsten Kontaktzeiten zu ihnen verfügen, haben sie im Vergleich zu den Ärzten geringere Rückzugsmöglichkeiten und weniger Chance zur Distanz. So sind sie in sehr viel höherem Maße mit den emotionalen Auswirkungen von ärztliche Fehlhandlungen und Nicht- bzw. Fehlentscheidungen konfrontiert und fühlen sich – allerdings mit wenig Erfolgsaussichten – verpflichtet, sich schützend vor die Patienten zu stellen. Darunter leiden die Pflegekräfte, und nicht selten werden sie auch in widersprüchliche und unsichere Handlungssituationen hinein manövriert. Beispiele hierfür sind mangelnde Patientenaufklärung, ethisch problematische Therapien und Diagnostikverfahren oder das Verweigern lindernder Medikamente.

Besonders problematisch ist in diesem Zusammenhang auch die häufige Abwesenheit und damit verbundene Unerreichbarkeit der Ärzte.

Als Entwertung ihrer eigenen Arbeit empfinden es die Pflegekräfte dann, wenn ihre eigene Kompetenz von den Ärzten nicht anerkannt wird, ihre Einwände nicht ernst genommen werden und ihnen stattdessen mit Arroganz begegnet wird.

5. Die Analyse deckt auch Qualifikationsdefizite bei den Pflegenden auf, unter denen Ärzte zu leiden haben. So wird von Ärzten eine Abwehr von Verantwortung und qualifizierten (ärztlichen) Tätigkeiten festgestellt. Pflege verengt sich dagegen zu sehr auf den Bereich der Körperpflege. Insbesondere die Pflege bei Patienten, in denen ihr ein höheren Stellenwert zukommt (Intensiv- und Pflege chronisch Kranker) wird von den Pflegenden nicht qualifiziert und selbstbewusst übernommen. Dieser Befund kontrastiert auffällig mit diversen Hinweisen auf eine zunehmende Professionalisierung der Pflege.

6. Traditionelle Konfliktlösungen, die über die widerspruchsfreie Anerkennung ärztlicher Entscheidungskompetenz geregelt wurden, erweisen sich

zunehmend als nicht mehr tragfähig. Pflegende erwarten zunehmend Begründungen für ärztliche Handlungen, die ihnen verwehrt werden. Auch der Verweis auf übergeordnete ärztliche Hierarchieinstanzen reicht ihnen nicht mehr aus.

Gegenüber dem mächtigen Medizinsystem fühlen sich Pflegekräfte unterlegen und haben nicht den Eindruck auf ärztliche Entscheidungen bezüglich Diagnostik und Therapie – selbst wenn sie sie für nicht vertretbar halten – erfolgreich angehen zu können. Hier löst auch die mangelnde Souveränität der Assistenzärzte gegenüber ihren Vorgesetzten Ärger aus. Gegen die kompromisslose Durchsetzung von Herrschaft haben Pflegende allerdings sukzessive einen eigenen Machtapparat gesetzt und eine Reihe von informellen Mechanismen zur punktuellen Aufhebung des Machtgefälles entwickelt, der insgesamt die Konkurrenz und Rivalität der Berufsgruppen befördert hat.

Für diese Entwicklung wird zum einen die zugenommene Professionalität der Pflegenden verantwortlich gemacht und zum anderen das Ausmaß ärztlicher Inkompetenz.

Bisher ist es den Krankenhäusern offenbar nicht gelungen, für das veränderte Machtgefüge kooperative Lösungsstrategien aufzubauen. Vorherrschend sind fünf Konfliktlösungsmuster: Erstens die traditionellen autoritär herbeigeführten Lösungen, in denen Ärzte ihre formale Machtpositionen ausnutzen und die Pflegekräfte sich gehorsam fügen. Zweitens werden dort, wo Regeln der Zusammenarbeit bestehen, sie nicht selten als strategische Waffen informeller Macht eingesetzt, um Ansprüche der jeweils anderen Berufsgruppe abzuwehren. Gleiches gilt für vermeintliche ‚Sachzwänge' und ‚Notfallargumente'. Drittens ist prinzipiell bei beiden Berufsgruppen eine aktive Vermeidung von Konfliktbearbeitung zu beobachten. Treten dennoch Konflikte offen zu Tage, dann sind viertens, bei den Berufsgruppen unterschiedliche Bewältigungskulturen zu beobachten, was Kommunikationsprozesse eher erschwert: Pflegekräfte argumentieren vorwiegend auf der Beziehungsebene, Ärzte dagegen auf der Sachebene. Fünftens besteht eine Tendenz, Konflikte der Kontrahenten auf die Leitungsebenen zu verlagern.

7. Die Krankenhausorganisation im Allgemeinen und die stationäre Arbeitsorganisation im Besonderen halten ineffiziente Kommunikations- und Entscheidungsstrukturen vor, die eine konstruktive Zusammenarbeit der Berufsgruppen behindern und selber neues Konfliktpotenzial generieren. So ist die pflegerische Arbeitsorganisation durch pflegeferne Leitungskräfte und – sicherlich im Zusammenhang stehende – unklare Entscheidungsstrukturen sowie Unübersichtlichkeit und hohe Veränderungsresistenz gekennzeichnet. Sie ist sehr arbeitsteilig, ineffizient und wird von den Pflegenden als motivationshemmend empfunden.

Das ärztliche Weiterbildungssystem bringt Effekte hervor, die sich ungünstig auf die Kooperation auswirken. Einerseits führt sie zu häufigem

Ärztewechsel auf den Stationen, so dass informelle Reglements nur von kurzer Dauer sind und mühselig immer wieder neu ausgehandelt werden müssen, und andererseits führt es zu häufigen Abwesenheiten der Stationsärzte von ihren Stationen und in der Folge zu unkalkulierbaren Arbeitsanfällen für die Pflegenden.

Es fehlen funktionelle Regeln und Vereinbarungen zur Gestaltung der Kooperationsbeziehungen (z.b. Richtlinien zur Tätigkeitsabgrenzung und Zuständigkeit). Berufsübergreifende Entscheidungsprozesse müssen dagegen langwierig von der Handlungsebene über die Berufssäulen bis in die obere Krankenhaushierarchie transportiert werden.

Auffällig ist, dass relativ wenig Absprachen zwischen den Berufsgruppen getroffen werden und Anregungen zur Veränderung und Verbesserung schwer durchsetzbar sind. Sie fallen offenbar immer wieder einem vorauseilenden Selbstboykott (Hamsterrad-Phänomen) zum Opfer. Es besteht bei beiden Berufsgruppen wenig Zutrauen in die Veränderbarkeit der Organisation. Die Defizite in der pflegerischen Leitungsorganisation auf den Stationen bewirken zudem, dass Veränderungsprozesse wenig flankiert werden können.

8. Als besondere Ursache für die Verschlechterung wird von Ärzten maßgeblich die Bürokratisierung des Krankenhauses im Allgemeinen und die der Pflege im Besonderen verantwortlich gemacht, da sie einen großen Arbeitszeitanteil bindet und zur Ausklammerung der Medizin und der ärztlichen (Assistenz-)Aufgaben führt.

In der gesichteten Literatur werden auch einige Anhaltspunkte zur Überwindung der Kooperationsprobleme genannt. Bei allen hemmenden Faktoren muss berücksichtigt werden, dass Kooperation prinzipiell immer dann besser klappt, wenn der Eindruck bei den Pflegekräften besteht, ihre Arbeit werde akzeptiert und wertgeschätzt (vgl. Weber/Fehr/Laga 1997: 178), und die Zusammenarbeit sei durch ein tendenziell gleichwertiges Geben und Nehmen gekennzeichnet. Hemmende formale Regeln und Tätigkeitsabgrenzungen werden dann offenbar im gemeinsamen Interesse konstruktiv überwunden.

Neben dem Qualifikationsbedarf v.a. der Stationsärzte steht der Aufbau von Teamprozessen im Vordergrund von Lösungen. Hieran werden allerdings einige Voraussetzungen geknüpft. Neben dem Qualifikationsbedarf v.a. der Ärzte wird für die Pflege eine Auseinandersetzung mit dem eigenen Selbstverständnis ihrer Arbeit angemahnt. Andererseits wird das gemeinsame untrennbare Anliegen beider Berufsgruppen hervorgehoben. Überwiegend wird auch von ärztlicher Seite ein Wertewandel der Pflege konstatiert, der sowohl alte Leitbilder des Dienens diskreditiert als auch Autonomiebestrebungen der Pflegenden hervorgebracht hat. Es wird z.T. eine Gleichwertigkeit der Berufsgruppen und Toleranz in einer offenen Kommunikation mit gemeinsam getragenen Entscheidungen gefordert. Von Ärzten wird erwartet, dass sie stärker als bisher bereit sind, den Rat von Pflegenden anzunehmen. Für die Perspektive einer klaren Aufgabentrennung werden allerdings Grenzen gesehen, da beide Arbeitsbereiche sehr stark mit einander verknüpft sind. Für die pflegerischen Autonomiebestrebungen gibt es zwar Verständnis, die Ablehnung ärztlicher Tätigkeiten von Pflegenden wird allerdings eher kritisch bis sehr kritisch gesehen, wenn auch weniger das Argument der ärztlichen Entlastung als das der pflegerischen Professionalität hierfür in Anspruch genommen wird.

Für den konstruktiven Umgang miteinander benötigen beide Gruppen ein höheres Maß an Konfliktkompetenz. Sehr auffällig ist, dass in der pflegerischen Perspektive eher auf die Unterschiede zur Medizin insistiert wird und in der ärztlichen Perspektive die Appelle auf die Gemeinsamkeiten vorherrschen.

Eine Gruppe von Ärzten scheint indes wenig Verständnis für die Probleme der Pflegenden zu haben. Sie wirft ihnen Selbstverschuldung der Probleme, wachsende Inkompetenz, mangelndes Verantwortungsbewusstsein und Instrumentalisierung des Pflegenotstandes zum Zwecke des egoistischen Machtausbau vor. Insbesondere die leitenden Pflegekräfte, die sich aus dem pflegerischen Tagesgeschäft immer mehr herausgezogen haben, werden für diese Entwicklungen verantwortlich gemacht. Hierüber wird ein Eindruck über die Tiefe und Schärfe der Konflikte vermittelt. Die von verschiedenen Autoren angenommenen unterschiedlichen Handlungsorientierungen – naturwissenschaftlich-technisch bei der Medizin und bedürfnisorientiert bei der Pflege – scheinen aus Sicht der Ärzte eher eine untergeordnete Rolle für die Konfliktdynamik zu spielen.

3. Analysekonzept

Das vorhergehende Kapitel hat es deutlich werden lassen. Nicht nur die Probleme in der Interaktion von Pflegekräften und Ärzten sind vielfältiger Natur, sondern sie sind auch vielschichtig und in einem höchst komplexen Bedingungsgefüge eingebunden. Lösungsvorschläge, wie sie mitunter aus den Reihen der Pflegekräfte hervorgebracht werden und die sicherlich eine hohe berufsständische und -politische Eingängigkeit und Symbolkraft haben, scheinen geradezu eine Verkürzung und Simplifizierung des Problemkontextes zu bedeuten:

„1. Die wichtigste Grundlage jeglicher Änderung ist *die Anerkennung der Krankenpflege als Partner der Medizin* in einer zwar umfassenden, aber auch individuellen Konzeption mit Blick auf das gemeinsame Ziel.

2. Das wiederum setzt eine *Akzeptanz des Krankenpflegeberufes als eigene, selbständige Profession* voraus, die zwar eng mit der Medizin verzahnt ist, aber nicht als Konkurrenz, was sie auch niemals sein wird, empfunden werden darf.

3. Dazu gehört wieder zwingend die Anerkennung einer eigenen, *pflegerisch orientierten Wissenschaft*, die Theorie, Erfahrungen und Praxis bündelt, weiterentwickelt und somit wiederum die einzige Grundlage für eine eigene Profession mit klaren Aufgaben und ebenso klaren Abgrenzungen sein kann" (Hervorh. i.O.) (Nolte 1992: 514).

So wären es also drei Aufgaben, die zur Bewältigung anstehen. Die Postulate werfen allerdings mehr Fragen auf als sie zu beantworten in der Lage sind und spiegeln ein zu naives Verständnis gesellschaftlicher und betrieblicher Wandlungsprozesse wider. Was könnte die Medizin motivieren, die Pflege als Partner und Profession anzuerkennen und damit einen Teil ihres gesellschaftlichen Status abzugeben, zumal sie, wie gezeigt werden konnte, deutlich weniger durch die Probleme beeinträchtigt wird? Was hätte sie davon, Macht zu teilen? Was bietet die Pflege der Medizin hierfür an? Und überhaupt, gibt es denn ein gemeinsames Ziel von Pflege und Medizin oder gar ein originäres Ziel der Pflege, und wie sieht dieses aus?

Wie soll die Anerkennung der Pflege zu einer Profession vollzogen werden? Wer muss hierfür was leisten oder handelt es sich dabei gar um einen selbstgenerierenden, zwangsläufigen Prozess? Wenn sie nicht mit der Medizin konkurriert, was ist dann der eigene Beitrag, der eine Professionalisierung im gemeinsamen Handlungsfeld der Gesundheitsversorgung rechtfertigen könnte? Wenn beide nicht in Konkurrenz stehen, warum kann dann nicht der pflegerische Beitrag unter der medizinischen Leitprofession angesiedelt werden? (Zudem haben oben die Autorinnen und Autoren Konkurrenz der Berufsgruppen sehr wohl als Kooperationsproblem der Berufsgruppen glaubhaft machen können.)

Es sind keine Belege moderner Gesellschaften auszumachen, dass ihr Wandlungsprozess der Rationalität auch noch so guter oder gut gemeinter Ideen folgt, selbst dann nicht, wenn sie wissenschaftlich abgesichert sind und nicht lediglich auf berufspolitischen Proklamationen beruhen.[9] Das geschilderte Panorama der Kooperationsprobleme verweist auf eine systemische Komplexität, so dass Zweifel berechtigt sind, ihr allein mit ‚Akzeptanz', ‚Pflegeprofessionalität' und ‚Pflegewissenschaft' begegnen zu können. Der spezifische Beitrag dieser Lösungen müsste erst noch nachgewiesen, zumindest aber plausibilisiert werden. Indes haben solche ‚Lösungen' eine andere Begleitfunktion und wirken damit als Katalysatoren der Konflikte selber. Die Probleme werden von der pflegerischen Berufspolitik eher

---

9 Die genannte Auflistung kann als exemplarischen Beispiel für berufspolitische Forderungen gelten, da darin die Meinung des Arbeitskreises „Situation der Krankenpflege in Hessischen Krankenhäuser", der beim Hessischen Ministerium für Jugend, Familie und Gesundheit angesiedelt war, wiedergegeben wird. Der Arbeitskreis machte sich zur Aufgabe, „Verbesserungsvorschläge für die Zusammenarbeit mit dem ärztlichen Dienst aus Sicht der Krankenpflege zu formulieren" (Nolte 1992: 514).

auf eine persönliche und moralisch vorwerfbare Ebene i.S. eines *„Ihr-könntet-ja-wenn-ihr-nur-wolltet"* transportiert. Damit erhöhen sich zwar die gegenseitigen Berufsstereotype, der Weg zu konstruktiver Problemüberwindung wird damit aber eher versperrt.

Auch der Anspruch nach Kooperation lässt sich in diesem Sinne funktionalisieren. „Dass Kooperation auch als strategischer Kampfbegriff verwendet wird – dieser Eindruck drängt sich bei der Lektüre zahlreicher Aufsätze über Kooperation auch in Fachzeitschriften auf. Manche lassen sich lesen als Aufforderungen statusschwächerer Berufsgruppen oder Institutionen an die statusstärkeren, sie doch ernster zu nehmen und besser zu behandeln. Umgekehrt fordern etablierte Fachleute, Berufsgruppen und Institutionen im Lichte des Kooperationsbegriffs die neueren und jüngeren auf, nicht zu sehr vom traditionellen Kurs abzuweichen" (Schweitzer 1998: 27).

Sehr viel wahrscheinlicher ist indes wie SCHWEITZER, ISENHARDT und GROBE anmerken, dass sich Pflegewissenschaft im Kampf um die Unterschiede zur Medizin entwickeln wird, gleichsam drauf trachtend, deren Monopolanspruch auf Gesundheit und Krankheit zu relativieren. Damit dürfte ganz im Gegenteil die Konkurrenz der Berufsgruppen perspektivisch eher zunehmen.

In den bisherigen Ausführungen konnte der Eindruck erweckt werden, als sei die Verbesserung der Kooperationsbeziehungen ein Ziel der Krankenhäuser an sich. Nicht selten geraten Zweck-Mittel-Relationen aus dem Blick. HENNING/ISENHARDT und FLOCK sahen ihr Forschungsprojekt denn auch unter nachfolgender Zielsetzung eingebettet: *„Ziel des Vorhabens war es, durch die Integration von pflegerischen und ärztlichen Mitarbeitern in kooperativ arbeitenden Stationsteams neue organisatorische Formen der Zusammenarbeit dieser Berufsgruppen im Krankenhaus zu entwickeln, um die Qualität der Patientenbetreuung und darüber hinaus die Arbeitszufriedenheit der beteiligten Gruppen zu steigern"* (Hervorh. i.O.) (1998: 40). Sicherlich kann allgemein angenommen werden, dass die Verbesserung von Kooperation und Arbeitszufriedenheit positive Effekte auf die Qualität der Patientenbetreuung haben. Aber was sind die Intention und das Konzept einer ‚guten' Patientenbetreuung? Fehlerfreiheit, kurze Wartezeiten, geringere Komplikationsraten, gute und konsequente Information und Aufklärung der Patienten, mehr Pflege und weniger Medizin, mehr Zuwendung und weniger Technik, weniger Diagnostik ohne Therapiekonsequenz, geringere Fallkosten, höherer Patientendurchlauf, aktivere und selbstbewusstere Patienten, eine verbesserte Patientencompliance oder gar mehr Patienten mit Intelligence-Non-Compliance (Petermann), strengere und evidenz-basierte Indikationsstellung in Medizin und Pflege, schnellere und dauerhaftere Heilung, kürzere Liegezeiten, zufriedenere Patienten, mehr und besser qualifizierte Spezialisten?

Die Liste ließe sich fortsetzen. Arbeiten wie die von HENNING, ISENHARDT und FLOCK unterstellen und implizieren, es gäbe eine gemeinsame und in Kooperation der Berufsgruppen anzustrebende Zielorientierung der Krankenhäuser, die sich zudem im gesellschaftlichen vereinbarten Konsens bewegt. Angesichts der gesellschaftlichen und gesundheitswissenschaftlichen Kritik am System Krankenhaus, die mehr als nur die Frage der betriebswirtschaftlichen Effizienz umfasst, ist aber weder von einer einheitlichen Zielorientierung der Berufsgruppen, noch von einer unwidersprochenen und widerspruchsfreien Zielorientierung der Krankenhäuser auszugehen. Vor diesem Hintergrund drängt sich dann auch die Frage auf, ob „Kooperation ein grundsätzlich positiv besetzter Vorgang" ist. „Ist mehr Kooperation bessere Kooperation? Oder kann es sinnvoll sein, besserer Arbeitsergebnisse zuliebe nicht zu kooperieren?" (Schweitzer 1998: 26). Eine Forschung über die Kooperation von Berufsgruppen im Gesundheitswesen sollte daher immer mitbedenken, in welchem normativen Handlungsrahmen einer guten und erstrebenswerten Krankenhausleistung Pflege und Medizin und ihre berufsgruppenübergreifende Kooperation eingebettet sein sollten und darf ihn nicht einfach voraussetzen.

Diese Arbeit fühlt sich daher dem Anspruch verpflichtet, die *Kooperation der Berufsgruppen im Dienste der Patientenversorgung* zu erforschen. Patientenorientierung i.S. einer solidarischen und bedarfsgerechten Krankenhausversorgung ist dabei die Leitlinie, an der Strukturen und Prozesse eines Krankenhauses gemessen werden. Es ist in der angeführten Liste evident: Jedes Ziel hat und macht Sinn und ist gesundheitspolitisch wie gesundheits- oder medizin- oder pflegewissenschaftlich legitimierbar. Eine Integration der z.T. divergierenden Ziele ist dagegen nur schwer vorstellbar. Die Meisterung der Zukunftsaufgaben des Krankenhauses im Dienste einer bedarfsgerechten Versorgung der Bevölkerung mit Gesundheitsleistungen, wie sie vorne skizziert wurde, bedeutet daher eine aktive Auseinandersetzung mit den sich z.T. widersprechenden Zielsystemen und deren möglichst widerspruchsarme Synthese.

Zwar fühlen sich zweifellos beide Berufsgruppen der Patientenversorgung verpflichtet, aber gerade in dem unterschiedlichen Verständnis darüber, was diese Verpflichtung etwa in der Handlungspriorisierung ausmacht, bestehen erhebliche Unterschiede, die einen Teil der Kooperationsprobleme ausmachen. Das Ziel einer auf Patientenorientierung ausgerichteten Kooperation kann nur gelingen, wenn das Krankenhaus eine Systemdynamik generiert, die die divergierenden Handlungsziele sichtbar und damit auch verhandelbar macht. Eine der wichtigsten Zukunftsaufgaben wird es daher sein, Systemstrukturen herauszubilden, die es den Akteuren erleichtern, eine kritische Selbstreflexion ihres Handelns und des der anderen Berufsgruppen zu ermöglichen und in einen sozialen Aushandlungsprozess einzubringen. Es ist dies die Förderung der Selbstaufmerksamkeit des Systems Krankenhaus oder wie HELLER es nennt, die Etablierung eines Widerspruchsmanagements als Daueraufgabe des Krankenhauses (vgl. Heller 1997: 9).

Es ist bereits angedeutet, dass die Zusammenarbeit von Pflege und Medizin auch von den Organisationsbedingungen des Krankenhauses modelliert wird und sich nicht nur aus ihrem unmittelbaren Handlungszusammenhang konstituiert. Erst auf dem Boden einer umfassenden Analyse lässt sich Kooperation dann auch in einem Sinne konzeptualisieren, der sie für die Systemsteuerung eines patientenorientierten Krankenhauses fruchtbar werden lässt. So müssen angesichts der Komplexität des Problempanoramas auch die Voraussetzungen und Perspektiven des Krankenhauses im Ganzen und der beiden hier fokussierten Berufsgruppen zum Ganzen analysiert und im Hinblick auf ihre Anschlussfähigkeiten an das Konzept der Patientenorientierung untersucht werden.

Krankenhäuser sind geschichtliche Gebilde. Das, was sie ausmacht sowie insbesondere das Verständnis der beiden Berufsgruppen für ihre Arbeit der Patientenversorgung und ihre Beziehungen zueinander, werden erst verständlich, wenn sie vor dem Hintergrund ihrer historischen Entwicklung reflektiert werden. In einer systemtheoretischen Sichtweise erklärt die Geschichte aber nicht nur das, was *war* und *ist*, sondern auch einen Teil der zukünftigen Handlungsoptionen. Von besonderem Interesse wird es daher auch sein, herauszuarbeiten, inwieweit sich die geschichtlichen Prozesse unter dem Einfluss gültiger gesellschaftlicher Ausbildungsbedingungen konstituierend für die Sozialisation der Berufsgruppen Medizin und Pflege auswirken. So wird diese Arbeit sowohl einen kurzen historischen Rückblick zu berücksichtigen haben (2. Teil, Kap. 2) als auch eine Kennzeichnung der beruflichen Sozialisationsbedingungen (Kap. 3). Damit soll ein vertieftes theoretisches Verständnis für ihre jeweiligen in der Recherche herausgestellten Qualifikationsdefizite, die patientenorientierten Handlungsoptionen im Wege stehen, erarbeitet werden.

Die Literaturanalyse hat gezeigt, dass die Arbeit von Medizin und Pflege sich im Medium des konstituellen Machtapparates des Krankenhauses vollzieht, unter denen das Pflegepersonal leidet. Es wird daher zu untersuchen sein, wie sich Macht und Herrschaft auf die Berufsgruppen verteilt (Kap. 4.1.1 und 4.1.2) und wie sie sich unter dem Einfluss gesellschaftlicher Wandlungsprozesse verändert haben (Kap. 4.1.3). Von besonderem Interesse für die Anschlussfähigkeit der Berufsgruppen ist darüber hinaus aber auch zu untersuchen, ob unterschiedliche intraprofessionelle Prinzipien von Machtausübung und Führungsverhalten auszumachen sind (Kap. 4.1.4 und 4.1.5).

Die Dominanz der Medizin und die tendenzielle Abwertung der Pflege wurde deutlich in der Recherche herausgestellt. Es muss daher genauer untersucht werden, was der Medizin diesen hohen Einfluss auf die Krankenhaussteuerung sichert und welche funktionalen und dysfunktionalen betrieblichen Rückwirkungen mit diesem Expertenstatus verbunden sind. Hierzu liegen wertvolle Arbeiten insbesondere von Krankenhaussystemberatern vor, auf die zurückgegriffen werden kann (Kap. 4.2).

Während Sozialisation und Ausbildungssysteme die Vorbedingungen beruflichen Handelns darstellen, müssen für eine weitergehende Analyse der Steuerungsdynamiken die jeweiligen Handlungslogiken der Teilsysteme Medizin und Pflege rekonstruiert werden. Es soll dabei analysiert werden, ob und welche divergierenden und konfliktären beruflichen Orientierungen für die Kooperationsprobleme verantwortlich sind. Für das Medizinsystem erfolgt dies zunächst unter Berücksichtigung der medizinwissenschaftlichen und medizintechnischen Professionalisierung (Kap. 4.3.1). Hier kann insbesondere auf die hervorragenden systemtheoretisch orientieren Forschungen der Bielefelder Arbeitsgruppe Public Health um BADURA und FEUERSTEIN zurückgegriffen werden, die eine umfassende Theorie zur Rekonstruktion des vorwiegend technisch orientierten Imperativs medizinischer Handlungslogik vorgelegt haben.

Im Vergleich dazu erweist sich die Theorieentwicklung eines Systems der größten Berufsgruppe im Krankenhaus als desiderat. Theoretische Entwürfe, die die normative Ebene der Selbstzuschreibung (*Pflege ist ganzheitlich*) überschreiten, sind derzeit nicht auszumachen. Dies ist insofern problematisch, da diese Selbstzuschreibungen der Pflege zwar geeignet sind, die Kooperationsprobleme zur Krankenhausmedizin auf eine grundsätzliche und begriffliche Ebene zu transportieren, aber sie werden damit, wie bereits genannt, selber zum Problem in der Zusammenarbeit, da sie strategisch zur Abgrenzung von der Medizin funktionalisiert werden und damit zur Konstruktion des Feindbildes ‚Medizin' stilisiert werden. Es fehlt bisher der Nachweis, ob pflegerische Arbeit die von ihr postulierte Ganzheitlichkeit und Patientenorientierung in ihren alltäglichen Handlungsweisen tatsächlich hervorbringt und sie damit im Vergleich zur Medizin eine patientenorientiertere Handlungssteuerung konstituiert, die sich dann auch als Basis für ein patientenorientiertes Krankenhaus nutzbar machen ließe. Kritische Wissenschaft würde sich nicht darauf verlassen, die Arbeit von Ärzten im Krankenhaus als patientenorientiert und ganzheitlich zu verstehen, nur weil sie es selber von sich behaupten. Ein gleicher Bewertungsmaßstab muss auch für die Pflege gelten.

Abgesehen von den Postulaten ist darüber hinaus bisher sehr wenig über die Chancen und den Prozess der Professionalisierung in ihrem Niederschlag in den Handlungen der Pflegenden bekannt. Sind die Hoffnungen der Verwissenschaftlichung der Pflege zur Verbesserung und Veränderung pflegerischer Arbeit im Krankenhaus berechtigt? Hierzu muss zunächst geklärt werden, welche aktuellen Entwicklungstendenzen sich abzeichnen, wie Pflegewissenschaft an Alltagshandeln anschließt und wie offen das System der Pflege gegenüber pflegewissenschaftlichen Impulsen konstituiert ist. Es

dürfte die wohl größte Anstrengung und gleichzeitig der wichtigste pflegewissenschaftliche Beitrag dieser Arbeit überhaupt sein, Grundrisse einer
systemtheoretisch akzentuierten Theorie der Krankenhauspflege hervorzubringen (Kap. 4.4).

Da ganz offenbar die Diskussionen um Kosteneinsparung die gesundheitspolitischen Aktivitäten in den letzten Jahren dominiert haben, der Arbeits-
druck auf Pflegende wie Ärzte angewachsen ist, ist auch verstärkt von
Rückwirkungen der Ökonomisierung auf das System des Krankenhauses
auszugehen. Hierbei wird von Interesse sein zu untersuchen, inwieweit sie
bereits systemische Handlungsfunktionen und -weisen in Pflege und Medizin
hervorgebracht hat, die im Dienste der Patientenorientierung stehen oder ihr
aber widersprechen. Da die Ökonomisierung des Krankenhaussektors erst
am Beginn ihrer Entwicklung steht und eher durch widersprüchliche gesundheitspolitische Weichenstellungen begleitet wird, sind die Folgen für
die Medizin und Pflege noch nicht endgültig absehbar. Daher sollen zum
einen die Affinitäten der beiden Teilsysteme zur Ökonomie untersucht werden (Kap. 4.3.2 und 4.4.7), um dann im Weiteren daran Szenarien einer ökonomisch durchrationalisierten Medizin und Pflege zu skizzieren (Kap. 4.3.3
und 4.4.9).

Ausgehend von dieser umfassenden Analyse, werden die Ergebnisse im
Hinblick auf ihre Aus- und Wechselwirkungen auf die systemischen Anschlussvoraussetzungen von Medizin und Pflege zusammengefasst (Kap.
4.5), um dann im *dritten Teil* der Arbeit konstruktiv für das Konzept einer
interprofessionellen Patientenorientierung nutzbar gemacht werden zu können. Hier erfolgt zunächst eine Darstellung der unterschiedlichen von der
Pflege und der Medizin hervor gebrachten Begriffsdefinitionen und Modelle der Patientenorientierung (Kap. 1.1 bis 1.6), die anschließend die Konturen eines patientenorientierten Krankenhauses modellieren sollen (Kap.
3.1.7). Unter diesem Vorzeichen eines patientenorientierten Krankenhauses
erfolgt dann eine Diskussion über mögliche komplementäre Teilfunktionen,
die jeweils von Medizin und Pflege übernommen werden könnten (Kap.
2.1).

Bereits die gewählten Begriffe und der sich durchziehende Gedanke der
systemischen Vernetzung und der interdependenten Zusammenhänge dürfte
deutlich gemacht haben, dass die Arbeit unter einem systemtheoretischen
Blickwinkel vorgenommen wird. Systemtheorie stellt allerdings kein einheitliches Theoriegebäude dar. Insbesondere die neuere Systemtheorie beruht auf Erkenntnissen, die mit den alten Vorstellungen der kybernetischen
Regelkreise, nach denen Prozesse planbar und beherrschbar sind, nur noch
wenig gemein hat. Es ist daher angezeigt, den theoretischen Bezugsrahmen
zumindest in seinen Grundzügen voranzustellen (2. Teil, Kap. 1).

Wenn im laufenden Text für die Ärzte/innen vorwiegend die männliche
Form, für Pflegekräfte häufiger die weibliche Form gewählt wird, so ist

dies lediglich eine pragmatische Entscheidung für den besseren Lesefluss und entspricht der überwiegenden geschlechtlichen Verteilung innerhalb der Berufsgruppen. Keineswegs soll damit auch die Angemessenheit dieser Geschlechterverteilung zum Ausdruck gebracht werden.

Im laufenden Text erscheinen sehr häufig Querverweise auf andere Kapitel. Hierdurch soll die Lektüre vereinfacht werden und das interdependente Beziehungsnetz systemischen Denkens veranschaulicht werden.

Teil II: Krankenhaussystemanalyse

Dieser zweite und gleichzeitig umfassendste Teil der Arbeit legt zunächst den verwendeten theoretischen Bezugsrahmen der Systemtheorie dar und erläutert die zentralen Begriffe, die für systemtheoretisches Denken konstituierend sind. Medizin und Pflege werden dabei als historisch gewachsene Teilssysteme des Krankenhauses verstanden, die wiederum in übergeordnete und horizontale Systeme eingebunden sind.

Besondere Berücksichtigung finden die Ausbildungs- und beruflichen Sozialisationsbedingungen, die als Voraussetzungen für systemisches Handeln von Pflegenden und Ärzten angesehen werden müssen. Wegen der sowohl in der medizinischen Hochschulbildung als auch in der pflegerischen Berufsbildung hohen Vernetzung zwischen Ausbildungssystemen mit dem betrieblichen Handlungsfeld Krankenhaus gehen aber auch aus diesem Feld Rückwirkungen auf Ausbildungen aus, so dass beide Systeme sich im zirkulären wechselseitigem Durchdringungsprozess befinden. Während Ausbildungssysteme üblicherweise immer eine andere, zumeist praxiskritische Handlungsrationalität in berufliche Systeme einschleust, bleibt – wie zu zeigen sein wird – diese ‚Handlungskorrektur' in der Medizin und Pflege aus.

In einem weiteren Schwerpunkt wird dieser Teil ein systemtheoretisches Verständnis der Steuerungsdynamik von Krankenhäusern entfalten, in dem es sich gezielt mit den Steuerungsmedien Macht, Wissenschaft, Technisierung und Geld und ihren Wirkungen auf die Berufsgruppen der Ärzte und Pflegekräfte auseinandersetzt. Ziel ist es, die differenzierten, komplexen und vernetzten Handlungssysteme von Pflege und Medizin zu rekonstruieren und damit ihre systemischen Anschlussvoraussetzungen zu erforschen.

1. Grundlagen systemischen Denkens

In diesem Kapitel geht es darum, wesentliche Begriffe und Konzepte systemtheoretischen Denkens vorzustellen. Ziel ist es, den theoretischen Bezugsrahmen zu erläutern und zu legitimieren.

1.1 Der theoretische Bezugsrahmen Systemtheorie

FELDMANN vergleicht den theoretischen Bezugsrahmen einer Forschungsarbeit mit einer Landkarte, die eine Autofahrerin zu ihrem Bestimmungsort führen sollte. „(...) wenn man eine Forschungsarbeit durchführt, dient eine theoretische Grundlage ebenso als Führer oder Karte, um eine logische, genau definierte Beziehung zwischen Variablen systematisch zu identifizieren. Darüber hinaus soll die theoretische Grundlage eine klare Beschreibung der Variablen geben, Möglichkeiten oder Methoden für die Durchführung der Studie bereitstellen sowie die Interpretation, Bewertung und Integration der Befunde steuern" (Feldmann 1996: 169f.).

Im eigentlichen Sinne geht es bei der vorliegenden Arbeit zum einen darum, das analytische Material in einer begründeten und zumindest weitgehend logisch nachvollziehbaren Weise in einen neu definierten, explizit systemtheoretischen Sinnzusammenhang einzubetten. Zum anderen soll der theoretische Bezugsrahmen aber auch die Perspektive darstellen, mit der auf den Untersuchungsgegenstand geblickt wird. Der Vergleich mit einer orientierungsverleihenden Landkarte ist dabei nicht völlig überzeugend, da er impliziert, dass es einen ‚richtigen' Weg zu einem klar konturierten Ziel gibt. Um in dieser Metapher zu bleiben, ist gerade bei dieser Arbeit das Ziel nicht klar gesteckt, sondern soll sich auf dem Wege dorthin immer weiter entwickeln. Geeigneter, da offener, erscheint eine Formulierung, die HOFER in Rückgriff auf ULRICH und GOMEZ gewählt hat. „Unter einem Bezugsrahmen verstehen wir ein ‚Leerstellengerüst für Sinnvolles' oder ‚jene grundlegenden Schemata oder Schablonen oder Standpunkte (...), die jeder Erkenntnis vorgeordnet sind, die logisch oder zeitlich (kausal, psychologisch) Priorität vor Beobachtungen haben oder anders formuliert, dass Beobachtungen im Lichte dieser Bezugsrahmen interpretiert werden'" (Auslassungen i. Orig.) (Hofer 1987: 3).

Es geht hier um ein tieferes Verständnis der Kooperationsgestaltung zwischen Ärzten und Pflegekräften im Krankenhaus. Hierfür reicht es nicht aus, lediglich eine Oberflächenbetrachtung i.S. der Deskription der Interaktionsbeziehungen vorzunehmen und daraus (vorschnell) Probleme und Lösungen abzuleiten, sondern es bedarf einer die Tiefenstruktur durchdringende Vergegenwärtigung dieses Interaktionsverhältnisses. „Nicht methodisch perfekte Modellbauerei und Algorithmisierungn, die immer exaktere Erfassung von Irrelevantem, ist das Gebot der Gegenwart, sondern der transdisziplinäre Aufbau einer Theorie und Analysemethodik komplexer organisierter Systeme. Grundlage einer solchen Theorie und Methodik kann dann nicht mehr nur die Logik von Ursache-Wirkungs-Kausalitäten sein, sondern darüber hinaus zusätzlich die Logik komplexer Systeme ... (Willke 1996a: 211). Eine systemtheoretische Analysen verweist dabei immer auch auf grundsätzliche Erkenntnisgrenzen. „Kernpunkt dieses Verständnisses ist, dass ein komplexes System nicht durchschaut, entschlüsselt, entdeckt oder gar objektiv-wissenschaftlich geklärt werden kann. Immer handelt es sich bei solchen Bemühungen um subjektive Rekonstruktionen, um Arbeitsmodelle, welche für bestimmte Zwecke und Absichten mehr oder weniger brauchbar sein können" (Willke 1996b: 64).

Die jeweiligen Akteure müssen dabei in ihren für sie sinnstiftenden Sozialisations-, Arbeits- und Sozialbeziehungen begriffen werden und nicht als isolierte Interaktionspartner. In diesem Verständnis gibt es keine linearen Zusammenhänge, sondern wechselseitige Beziehungen und Transaktionen zwischen Individuen, Berufsgruppen, Organisationen und Umweltbedingungen. „Nicht nur Strukturen und Funktion der einzelnen sozialen Systeme sind komplex, sondern auch die Beziehungsstruktur zwischen ihnen, die Beziehungen des einzelnen Individuums zu den sozialen Systemen und nicht zuletzt die Rückwirkungen der ‚organisierten Gesellschaft' auf die Psyche des Individuums" (Hill/Fehlbaum/Ulrich 1992: 435). Hieran wird auch deutlich, dass das Handeln der Personen nicht angemessen aus ihren Wahrnehmungen ihres sinnstiftenden Bezugssystems und ihren Äußerungen erschlossen werden kann, sondern kontextuell aus ihrem in Gesellschaft und Organisationen eingebundenem Handeln.

Eine solche umfassende, der Komplexität gerecht werdende Betrachtung muss daher individuelle und kollektive Sozialisationsprozesse wie gesellschaftliche und betriebliche Entwicklungsprozesse gleichermaßen einschließen. Als ein „Leerstellengerüst für Sinnvolles" scheint die Systemtheorie eine geeignete Basis anzubieten. WILLKE sieht hierin eine neue und bei weitem noch nicht alle Fragen befriedigend beantwortende theoretische Perspektive der Soziologie zur Überwindung einerseits einer „spekulativen Philosophie" und andererseits einer „enge(n) positivistische(n) Naturwissenschaft" (Willke 1996a: 1). Er macht drei wesentliche Begründungen aus, weshalb sich die Soziologie möglicherweise in dieser Orientierung an einem entscheidenden systemtheoretischen Wendepunkt befindet:

1. *Fachspezifische Universalität*: „Damit ist gemeint, dass die soziologische Systemtheorie nicht auf einen bestimmten Bereich oder Aspekt sozial-wissenschaftlichen Denkens und Forschens beschränkt ist, sondern den Anspruch erhebt, grundsätzlich auf alle sozialwissenschaftlichen Fragen anwendbar zu sein" (a.a.O.: 2). Hierfür vermag sie „für alle Bereiche soziologischer Forschung einen einheitlichen Forschungsansatz bereitzustellen (...), welcher auf der Einheitlichkeit der grundlegenden Systemprobleme aufbaut, unterschiedliche Wahrheitsvorstellungen aber durchaus zulässt" (a.a.O.).

2. *Interdisziplinäre Universalität*: Nach WILLKE sind es besonders die „verblüffenden Ähnlichkeiten der Systemprobleme in den unterschiedlichen Wissenschaften: in Chemie, Biologie, Medizin, Psychologie, Soziologie, Betriebswirtschaft, in der Technologie automatisierter Maschinen bis hin zur Erkenntnistheorie und Philosophie", die die Allgemeine Systemtheorie als „integrierte Wissenschaft" entstanden ließ. „Die soziologische Systemtheorie kann sich dadurch als Teil eines umfassenden Erkenntnisprogramms betrachten, wobei es viel weniger auf Abgrenzungen gegenüber anderen Wissenschaften und territoriale Eifersüchteleien ankommt als auf interdisziplinäre Zusammenarbeit, die Schaffung von An-

knüpfungsmöglichkeiten von und zu Nachbarwissenschaften, die Kumulation der Anstrengungen unterschiedlicher Wissenschaften zur Lösung übergreifender Probleme" (a.a.O. S. 3).

3. *Universalität des Problems der Komplexität*: WILLKE verweist auf den Umstand, dass sich Erkenntnisse der Sozialwissenschaften im Unterschied zu Naturwissenschaften nicht auf klare und eindeutige Kategorien und Gesetzmäßigkeiten reduzieren lassen, da die „sozialen Beziehungen in modernen Gesellschaften komplex sind". Hierin sieht er die besondere Stärke der Soziologie und gibt zu bedenken, dass auch „die neuere Entwicklung der Naturwissenschaften (...) immer deutlicher (macht), dass ihre einfachen Gesetze nur für einen ‚mittleren Bereich' gelten" (a.a.O. S. 4). Und weiter: „Vielmehr geht eine sehr ermutigende Entwicklung dahin, die Wissenschaftlichkeit jeglicher Disziplin daran zu messen, inwieweit sie die Komplexität ihres Gegenstandsbereiches nicht künstlich – und allzu oft bis zur Trivialität ihrer Fragestellungen – reduziert, sondern diese Komplexität ernst nimmt und kontrollierbare Verfahren zur Bearbeitung dieser Komplexität entwickelt" (a.a.O.).

So ist es Ziel dieser Arbeit, das Interaktionsgefüge zwischen Ärzten und Pflegekräften in seiner Komplexität und Interdisziplinarität anhand des vorgefundenen Materials zu durchleuchten und damit explizit einer systemtheoretischen Perspektive zu unterwerfen.

Zunächst gilt es jedoch, die theoretischen Vorklärungen der Systemtheorie oder das „Leerstellengerüst für Sinnvolles" näher zu erläutern. Dieser Teil folgt in den Grundzügen der Bearbeitungssystematik des Soziologen Helmut WILLKE, der in seinem dreibändigen Werk im Unterschied zum Begründer der neueren Systemtheorie Niklas LUHMANN eine zusammenfassende ‚didaktisierte' Annäherung an das komplexe Theoriegebäude der Systemtheorie vorgenommen hat.

Die Systemtheorie versucht, sich dem gesellschaftlichen Prozess der offensichtlich zunehmenden Komplexität zu widmen, die unsere Welt immer undurchsichtiger, unüberschaubarer, unkalkulierbarer und auch immer weniger steuerbar macht. Hieraus ergeben sich drei zentrale Fragen, denen die Systemtheorie nachgeht: „1. Lassen sich gesellschaftliche Prozesse bezeichnen, die die Welt für den zielorientiert handelnden Menschen ungewisser, überraschender und widersprüchlicher machen. 2. Gibt es evolutionär einleuchtende Gründe für die wachsende Komplexität sozialer Systeme (...). Schließlich 3. Entwickeln sich in komplexen Systemen neue Steuerungsmechanismen, die es erlauben, höhere Komplexität zu verarbeiten und sie – in Grenzen – für den Menschen beherrschbar zu machen" (a.a.O.: 14f.).

1.2 Systemdefinition

Generell lässt sich ein komplexes System als ein „ganzheitlicher Zusammenhang von Teilen (bezeichnen, P.S.), deren Beziehungen untereinander quantitativ intensiver und qualitativ produktiver sind als ihre Beziehungen zu anderen Elementen. Diese Unterschiedlichkeit der Beziehungen konstituiert eine Systemgrenze, die System und Umwelt des Systems trennt. Komplexe Systeme sind durch die Merkmale Selbstorganisation, Grenzerhaltung, Selbstreferenz und Generativität charakterisiert. Die Besonderheit der Klasse der psychischen und sozialen Systeme liegt darin, dass ihre Grenzen nicht physikalisch-räumlich bestimmt sind, sondern symbolisch-sinnhaft" (Willke 1996a: 266). Aus der Definition ergibt sich, dass ein System nur rekonstruiert werden kann in seiner Relation zur Systemumwelt. „Es ist von entscheidender Wichtigkeit für das Verständnis der neueren Systemtheorie zu erkennen, dass der Gegenstand ‚System' nicht mehr von innen heraus, sozusagen im direkten Zugriff erfasst wird und er genauso wenig von außen, sozusagen nach der kybernetischen black-box-Methode zu erschließen ist; vielmehr ist der Gegenstand ‚System' relational konzipiert als Anknüpfungspunkt der Differenz von Innen und Außen, welcher je nach Systemreferenz und Blickrichtung variabel gesetzt werden kann". (a.a.O.: 55). In der Systemanalyse kann damit der Fokus auf unterschiedliche Systemebenen angesiedelt werden. Auf der Fokalebene gesellschaftlicher Systeme (z.B. Gesundheitssystem) konstituiert sich eine Systemgrenze zu anderen gesellschaftlichen Systemen (z.B. zum politischen System), die als vertikale Relationen bezeichnet werden, da beide zum umfassenderen Gesellschaftssystem gehören. Horizontale Beziehungen hat das Gesundheitssystem Deutschlands etwa mit dem Gesundheitssystem anderer Nationen, mit dem sie in keinem primären systemischen Kontext eingebunden sind. Vertikale Beziehungen hat es aber nicht nur zum übergeordnetem Supersystem Gesellschaft sondern auch zu den untergeordneten Subsystemen der einzelnen Versorgungssektoren (z.B. Krankenhaussystem). Dabei ist die Anzahl von Referenzebenen eines Systems gleichzusetzen mit der Anzahl der interagierenden Ebenen (Umwelten), die analytisch oder empirisch unterschieden werden können (vgl. a.a.O.: 23; Hill/Fehlbaum/Ulrich 1994: 21; Borsi/Schröck 1995: 107; French/Bell 1994: 104). Es muss berücksichtigt werden, dass nicht alle Umwelten für das System gleichermaßen und ständig relevant sind. Welche Beziehungen in die Analyse einbezogen werden sollten, hängt jeweils von dem zu untersuchenden Problem ab (vgl. Willke 1996a: 55).

Da sich Systeme nur in der Differenz zu ihren sie umgebenden Umwelten rekonstruieren lassen oder wie LUHMANN sagt, „Der Letztbezug aller funktionalen Analysen ... in der Differenz von System und Umwelt (liegt)" (Luhmann 1999: 242), bieten sich für die Systemanalyse unterschiedliche Zugänge an. Neben der bereits genannten Entscheidung für eine bestimmte Fokalebene werden von verschiedenen Autoren unterschiedliche Modelle zur Systemkennzeichnung verwendet. So gebraucht etwa FEUERSTEIN ein statisches Modell zur Charakterisierung des Gesundheitssystems. Als Makroebene bezeichnet er die unterschiedlichen Versorgungseinrichtungen innerhalb des Gesundheitswesens. Die Mesoebene meint die „ausdifferenzierten innerklinischen Strukturen", und als Mikroebene nennt er die Ausdifferenzierungen z.B. innerhalb einer Station (vgl. Feuerstein 1994b: z.B. 217 u. 233). Eine weitere Systemsicht schlagen FRENCH und BELL vor, indem sie Variablen identifizieren, die in Organisationen alle Teilbereiche überschneiden: das Ziel-Subsystem, das Aufgaben-Subsystem, das technologische Subsystem, das strukturelle Subsystem, das soziale Subsystem und das Subsystem der System/Umwelt-Beziehungen (vgl. French/Bell 1994: 103). Dieser variable Zugang zur Systemrekonstruktion erlaubt je nach Erkenntnisinteresse mithin einen der Komplexität angemessenen differenzierten und mehrdimensionalen analytischen Zugang.

Im Unterschied zu Systemteilen konstituieren Subsysteme ein höheres Maß an relativer Autonomie und intensiver Beziehungsgestaltung gegenüber dem Gesamtsystem. Subsysteme lassen sich wiederum in Teile oder Komponenten unterscheiden. Als Element würde man die kleinste integrierte Einheit eines Systems bezeichnen (in einem sozialen System der Mensch). Insbesondere sind Menschen gleichzeitig Mitglieder verschiedener Systeme oder Subsysteme, womit sich die relationalen Systembeziehungen (Systemkomplexität) erhöhen. Im Weiteren werden die für die Systemtheorie zentralen Begriffe näher erläutert. Zur Illustration werden einige Beispiele aus dem Krankenhausbereich angeführt.

1.3 Komplexität

Ein häufig verwendeter Begriff zur Charakterisierung sozialer Systeme ist Komplexität. Ergebnis der gesellschaftlichen Evolution ist ein hochgradiger mit der Wissensvermehrung parallelisierter Prozess einer funktionalen Ausdifferenzierung.

Bsp.: Am medizinischen System lässt sich dieser Prozess bestens veranschaulichen. Waren es noch vor 200 Jahren universalistisch ausgebildete Ärzte, die das gesamte medizinische Wissen innerhalb eines Studiums erlangen konnten, steht heute ein hochkomplexes und hochspezialisiertes System mit kaum mehr überschaubaren Ausdifferenzierungen von Einzeldisziplinen, Subdisziplinen und nichtärztlichen medizinischen Fachberufen zur Verfügung, die allesamt miteinander in sehr unterschiedlichen Interaktionsbeziehungen stehen.

„Diese Faktoren erzeugen einen Grad von Umweltkomplexität, der vom Individuum nicht mehr unmittelbar in direktem Zugriff verarbeitet werden kann. Dadurch entsteht ein Bedarf an sozialen Mechanismen, die Komplexität reduzieren, sie transformieren und regulieren" (Willke 1996a: 17).

Bsp.: Funktionale Differenzierung bedeutet somit ein Instrument zur Reduktion von Komplexität, indem nicht mehr jeder Arzt das gesamte medizinische Wissen beherrschen muss, sondern auf andere Spezialisten zurückgreifen kann (vgl. Hofer: 35). Insofern ist auch die betriebliche Arbeitsteilung zwischen den Berufsgruppen etwa in einem Krankenhaus ein gesellschaftlich zwangsläufiger und notwendiger Mechanismus, die Gesamtkomplexität von Diagnostik, Therapie, Pflege, Betreuung, Wirtschaftlichkeit, Technikbeherrschung usw. für den Einzelnen zu vermindern.

Der Prozess der funktionalen Differenzierung bedeutet jedoch für die Systemmitglieder immer ein Wachsen von Interdependenzen.

Bsp.: War noch vor hundert Jahren ein leitender Krankenhausarzt weitgehend frei und unabhängig etwa in seiner Personalpolitik oder in der Verwendung der zur Verfügung stehenden materiellen Mittel, so sieht er sich heute immer stärker und mit immer größerer Geschwindigkeit Restriktionen in seinen Handlungsmöglichkeiten gegenüber. D.h., er ist auf Abstimmungen und Verhandlungen angewiesen, an deren Ende immer auch Kompromisse oder Niederlagen stehen können. Andererseits – und damit werden die wechselseitigen Abhängigkeiten deutlich – wird auch ein Krankenhausträger bemüht sein, den (renommierten) ärztlichen Leiter zufrieden zu stellen, um ihn an das Krankenhaus zu binden.

Hieraus wird die wechselseitige Abhängigkeit von Teilen sowie zwischen Teil und Ganzem deutlich, die systemtheoretisch mit Vernetzung bezeichnet wird. Vernetzung bedeutet dann allerdings auch, dass Entscheidungen innerhalb eines Systems oder innerhalb eines Teiles Folgen für andere Teile oder Systeme haben. „Alles, was vorkommt, ist *immer zugleich* zugehörig zu einem *System* (oder zu mehreren Systemen) und zugehörig *zur Umwelt anderer Systeme*. ... Jede Änderung eines Systems ist Änderung der Umwelt anderer Systeme; jeder Komplexitätszuwachs an einer Stelle vergrößert die Komplexität der Umwelt für alle anderen Systeme" (Hervorh. i.O.) (Luhmann 1999: 243). Die Rückwirkungen von Entscheidungen für das fokale System werden von WILLKE als Folgelastigkeit bezeichnet. „Folgelastigkeit meint Zahl und Gewicht der durch eine bestimmte Entscheidung in Gang gesetzten Kausalketten oder Folgeprozesse innerhalb des in Frage stehenden Sozialsystems" (Willke 1996a: 23). Das systemtheoretische Theorem der Komplexität wird weiter unten nochmals unter einer differenzierten Perspektive aufgenommen.

1.4 Kontingenz und Konflikt

Ein weiterer zentraler Begriff, der von WILLKE näher betrachtet wird, ist ‚Kontingenz'. Hiermit ist die prinzipielle Offenheit von Handlungen innerhalb sozialer Systeme gemeint. Im Unterschied zur biologischen Determination von instinktgesteuerten Tieren haben soziale Systeme Handlungsoptionen in verschiedene Richtungen. Allerdings haben Menschen „eine Fülle von ‚Einrichtungen' entwickelt, die die Kontingenz von Handlungsalternativen auf ein handhabbares Maß beschränken: religiöse Deutungssysteme, moralische Wertordnungen, Institutionen, Normen, Rollen und andere Formen von Konventionen bis hin zur Sprache und informellen sozialen Normen" (a.a.O.: 27). Im Unterschied zur Komplexität, die sich auf die System-Umwelt-Relation bezieht, bezeichnet Kontingenz die „Handlungsmöglichkeiten im Sinne von prinzipiell gegebenen Freiheitsgraden der Handlungssteuerung" (a.a.O.: 29). Moderne soziale Systeme sind nun dadurch gekennzeichnet, dass die ‚Freiheitsgrade' evolutionär zugenommen haben, womit auch eine Zunahme von Systemkonflikten verbunden ist.

> Bsp.: Während noch weit über die Mitte des letzten Jahrhunderts die Rolle der Krankenhausärzte von den Pflegenden hingenommen wurde, ihre Entscheidungen nicht in Frage gestellt und ihre Anordnungen widerspruchslos ausgeführt wurden, haben die Kontingenzen der Pflege heute erheblich zugenommen. Als Beispiele sind hier etwa die Streiks im Rahmen des Pflegenotstands zu nennen, die bspw. 10 Jahre zuvor unvorstellbar gewesen wären oder auch der Streit um die Tätigkeitsabgrenzung bei Blutentnahmen.

Die zunehmenden Kontingenzen bedeuten sowohl ein steigendes Konfliktpotenzial innerhalb der Systeme als auch mit seinen Umwelten. So sind am genannten Beispiel sowohl die Konflikte innerhalb der Pflegekräfte als auch mit den Ärzten hinlänglich bekannt. BORSI/SCHRÖCK machen bspw. deutlich, dass die zunehmende Ausdifferenzierung pflegerischen Wissens und Handlungsmöglichkeiten zunehmend mit den traditionellen Organisationsformen der Krankenhausarbeit (hier: das System der funktionalen Pflegeorganisation) im Widerspruch steht (vgl. Borsi/Schröck 1995: 10f.).

Unter der Prämisse der Handlungsfähigkeit steht ein System im Konflikt, die Komplexität der Umwelt zu reduzieren, da es nicht alle Möglichkeiten der Umwelt verarbeiten kann (Konflikte auf der input-Seite). Dieses geschieht mittels „Aggregation von Umweltdaten" und „Ausfilterung des für das System nicht Wesentlichen" (vgl. Willke 1996a: 32).

> Im o.g. Beispiel der Tätigkeitsabgrenzungen könnte das bedeuten, dass einzelne Pflegekräfte oder Gruppen, die sich aus ihrer Weigerung zu weiteren Blutentnahmen ergebenen Rückwirkungen auf ärztliche Handlungen oder Patienten schlichtweg ausblenden oder als irrelevant bewerten. „Kontingenz dagegen erzeugt Konflikte auf der output-Seite des Systems über die Frage, welche Handlungsmöglichkeit für das System günstiger und somit vorzuziehen sei" (a.a.O.). Die Handlungsoptionen sind abhängig von den zur Verfügung stehenden Ressourcen eines Systems. So stellt sich die Frage der Ablehnung sog. ärztlicher Tätigkeiten natürlich erst vor dem Hintergrund der restriktiven Zeitbudgets des Pflegepersonals. „Die idealtypische Gegenüberstellung von Konflikten über Relevanzen (input-Konflikte) und Konflikten über Strategien (output-Konflikte) dient analytischen Zwecken. In der sozialen Wirklichkeit sind beide Konflikttypen eng miteinander verwoben, und die ihnen zugrunde liegenden Prozesse sind durch Rückkopplungsschleifen miteinander verbunden" (a.a.O.: 36). So gesehen wird die Pflege Informationen der Umwelt (z.B. haftungs- und arbeitsrechtliche Relevanz) erst aufnehmen, wenn sich die Handlungsoption ‚Verweigerung der Blutentnahmen' als realistisch erweist.

Die Interdependenz wird daran deutlich, dass sich diese Handlungsoptionen aber auch erst dann stellen, wenn bereits Informationen aus der Umwelt über die Möglichkeit der Verweigerung überhaupt bekannt werden. Aggregation und Selektion von Umweltinformationen stehen damit im wechselseitigen Prozess mit der Ausbildung von Handlungsoptionen.

1.5 Ordnungskriterium: Sinn

Es ist bereits angedeutet, Systeme entwickeln eine interne Logik oder Handlungsrationalität, die sowohl ihre Abstimmungen nach innen als auch nach außen steuern. In der neueren Systemtheorie wird dieses Steuerungs- oder Ordnungskriterium, das für das Eigenleben sozialer Systeme verantwortlich ist, mit dem Begriff Sinn belegt (vgl. Luhmann 1999: 92ff.; Willke 1996a: 42). Es stellt sich nun die Frage, wodurch Sinn systemisch prozessiert wird und ob es in abstrahierter Form Kommunikationsmedien gibt, die sich für die Steuerung von Systemen generell ausmachen lassen.[10]

Das Grundmedium der Kommunikation stellt die Sprache dar, mit der sich systemische Komplexität reduzieren lässt. Allerdings würden Kommunikationsketten ungeheuer langwierig und Abstimmungsprozesse extrem aufwändig, wenn sich ein System nicht darauf verständigen könnte, dass bereits eine ganze Reihe von Vorentscheiden impliziert sind, die von allen Akteuren vorausgesetzt und mithin nicht mehr zu Disposition stehen.

> Bsp.: Ein Patient, der ins Krankenhaus kommt, erwartet dort die Behandlung seiner Krankheiten in einem mehr oder weniger definierten Spektrum. Alle Akteure des Krankenhauses sind sich ebenso einig, Krankenbehandlung durchzuführen.

Es ist leicht einsichtig, dass diese hier in Kommunikationsprozessen eingelagerten Vorentscheide zu einer enormen Zeitersparnis und Komplexitätsreduktion führen, ohne die ein System ihre Handlungskontingenzen gar nicht abstimmen könnte, aber ebenso wenig auch nicht anschlussfähig an andere Teilsysteme wäre. Diese generalisierte Form des Informationsaustausches wird als Kommunikations- oder Steuerungsmedium bezeichnet. „Medien übermitteln hochkomprimierte Informationen, die aufgrund ihrer

---

10 An anderer Stelle begründet WILLKE ausführlicher, warum „soziale Systeme nicht aus einer Ansammlung von Menschen bestehen, sondern aus dem Prozessieren von Kommunikationen. Diese scharfe Trennung zwischen psychischen und sozialen Systemen ist zwar Anlass für kontinuierliche Missverständnisse. Aber nur eine radikale Soziologisierung – und damit: Entpersönlichung – sozialer Systeme ist geeignet, deren Besonderheit und Eigengesetzlichkeit so zu fassen, dass das Soziale nicht zur bloßen Aggregation biologischer und psychischer Momente gerät" (Willke 1996a: 64). Eines der größten Missverständnisse in der Betrachtung sozialer Systeme ist demnach die Tendenz, lediglich Handlungen und die zugrundeliegenden Entscheidungen von Personen zu erfassen. Systemtheorie geht allerdings davon aus, dass die Menschen in den sozialen Systemen eingebunden sind und personale Entscheidungen und Handlungen nur im Systemkontext erklärbar werden. „Es wird dann unumgänglich für ein Begreifen und Beeinflussen des Systems, *durch die Personen hindurch zu sehen auf die hinter ihnen sich verbergenden Kommunikationsstrukturen und -regeln.* Immer sind Personen als Bewusstseinssysteme qua struktureller Kopplung an stattfindenden Kommunikationsprozessen beteiligt. Aber die Regeln der Kommunikation spezifizieren sich durch Selbstreferenz (und deren Folgen) selbst und schaffen so ein sich selbst konditionierendes Netzwerk möglicher Kommunikationsbahnen" (Hervorh. i.O.) (Willke 1996b: 36) (vgl. auch den nächsten Abschnitt: Autopoiese und Selbstreferentialität).

symbolischen Form weiterverwendet und zu langen Kommunikationsketten verknüpft werden können, ohne dass die in ihrer Verwendung implizierten Vorverständnisse jeweils neu behandelt oder beschlossen werden müssen" (Willke 1996a: 221).

Für die großen Gesellschaftssysteme Wirtschaft, Politik, gesellschaftliche Gemeinschaft und Kultur etwa gelten nach PARSON die Medien Geld, Macht, Einfluss und Wertbeziehung (vgl. Willke 1996a: 217). Unklar ist allerdings, wie es zum einen gelingt, zwischen dem psychischen System und dem sozialen System (Interpenetration)[11] und zum anderen zwischen den Teilsystemen zu vermitteln. Innerhalb der Systemtheorie ist die Frage der Konvergenz zwischen den Steuerungsmedien bisher nicht befriedigend gelöst. In Reflexion auf PARSON, LUHMANN und GOULD vermutet WILLKE, dass Systeme Mechanismen hervorbringen, „die Mehrfach-Kontingenzen relationieren und somit steuern" (a.a.O.: 227). „Das kann über dritte Strukturen, über gemeinsame Oberwerte, über Vermittler, über eingebaute Grenzstellen oder andere Formen des intermedialen Ausgleichs geschehen. Es kann sein, dass sich der Primat eines bereits vorhandenen Mediums durchsetzt, oder dass die Entwicklung zur Ausbildung eines ‚Supermediums' drängt. Die Kontrolle der Kontingenzen gesellschaftlicher Teilsysteme erfordert jedenfalls Konversationsprozesse zwischen den Medien im Sinne der Herstellung von Austauschbarkeit und Vergleichbarkeit, damit Ressourcen und Leistungen, Knappheiten und Probleme austauschbar und mitteilbar werden. ... So lassen sich auf gesamtgesellschaftlicher Ebene etwa die Konzertierte Aktion im Gesundheitssystem (Gesundheitssystem-Ökonomie-Politik) ... als Institution verstehen, die die Konversion unterschiedlicher Steuerungsmedien mit unterschiedlichen Rationalitätskalkülen zu leisten versuchen" (a.a.O.: 228f.).

Sinn ist somit das Kriterium, was ein System dazu veranlasst, bestimmte Daten der Umwelt aufzunehmen, zu verarbeiten und andere auszufiltern. Sinn veranlasst das System aber auch, bestimmte Handlungen zu vollziehen und andere zu unterlassen oder systemtheoretischer formuliert, Handlungskontingenzen bereitzustellen. Dabei wird Sinn von den Individuen eines sozialen Systems gemeinsam empfunden und geteilt und grenzt dabei das System von anderen ab. „Da soziale Systeme nicht aus konkreten Menschen, sondern aus Kommunikation bestehen, kann (...) die gemeinsame

---

11 WILLKE unterscheidet neben den bereits genannten Differenzierungen der System-Außenwelt noch die Innere Umwelt und die Innenwelt der Systeme, die besonders wichtig für das Verständnis der Person-System-Beziehung (psychisches und soziales System) ist. Personen „gehören nie ‚mit Haut und Haaren', sondern nur in bestimmten Hinsichten, mit bestimmten Rollen, Motiven und Aufmerksamkeiten dem System zu" (Willke 1996a: 55f.). So gesehen dürfen Personen nicht nur als Systemteile rekonstruiert werden, sondern sie müssen als eigene Identitäten im Sinne interner Umwelten verstanden werden, die qua ‚struktureller Kopplung' (Luhmann) mit dem System verbunden sind.

sinnhafte Orientierung wechselseitig verstehbaren Handelns als Grundbedingung eines systemischen Zusammenhangs betrachtet werden" (Willke 1996: 42). Sinn stellt damit eine Qualität dar, die es ermöglicht, Handlungen erklärbar zu machen, die in der Außenbetrachtung eines Systems möglicherweise überraschend, unverständlich und unlogisch erscheinen. Systeme folgen damit immer einer Rationalität und sind nie ‚unsinnig'.

Sinn vermittelt sich intersubjektiv innerhalb eines sozialen Systems nicht als konkretes Substrat, sondern symbolisch. „Für abgegrenzte, mehr oder weniger umfassende Sinnzusammenhänge haben Psychologie, Sozialpsychologie und Soziologie eine Reihe von Konzepten entwickelt, vor allem: kognitive Struktur, Image, Rolle, Norm, Wert, Ideologie, Weltbild oder symbolische Codes wie Sprache, Recht, Moral, Wahrheit oder Geld, die sowohl bestimmte Handlungszusammenhänge strukturieren als auch Interaktionsprozesse steuern und dadurch zwischen die Vielfalt von Umweltereignissen und dem Kontext- oder systemspezifisch Relevanten strukturelle und prozessuale Filter errichten" (a.a.O.: 43). Allerdings gibt es einen wesentlichen Unterschied: „psychische Systeme verarbeiten Sinn in Form von Gedanken und Vorstellungen; soziale Systeme dagegen prozessieren Sinn in Form sprachlich-symbolisch vermittelter Kommunikation" (a.a.O.: 65).

Intersubjektiv und symbolisch vermittelter Sinn verleiht dem System eine eigene Identität, die es von anderen Systemen deutlich unterscheiden lässt. „Auch die Grenzen des Systems zur Umwelt werden im Medium des Sinns gezogen" (Baraldi/Corsi/Eposito 1998: 172). Diese Identität wird erkennbar in der Präferenz für die Selektion bestimmter als relevant erscheinender Umweltinformationen und in der Präferenz für bestimmte Handlungen.

Bsp.: Pflegekräften erscheint es immer wieder unverständlich, dass Ärzte bei Patienten lebensverlängernde Therapien durchführen, die zu einer qualvollen Verzögerung des ohnehin, für jeden erkennbar, unausweichlich nahen Todes führen. In der systemtheoretischen Analyse ginge es genau darum, die Präferenzordnung ärztlichen Handelns so vollständig wie möglich zu rekonstruieren. Welches Selbstbild, welche Überzeugungen, Annahmen, Werte, Handlungsnormen (usw.) und welche systemimmanenten Prozesse, Kommunikationen aber auch Strukturen der Organisation sowie der Hierarchie stabilisieren ärztliches Handeln in einer solchen Situation? Welche Bedeutung kommt hierbei der historischen Entwicklung der Medizin als vorwiegend naturwissenschaftlich orientierte Wissenschaft und der ärztlichen Sozialisation zu? Welche Rolle übernimmt die Fachsprache z.B. zur Distanzierung vom konkret wahrgenommenen Leid der Patienten? Diese und weitere Fragen könnten den Schlüssel zu einem tieferen Verständnis ärztlicher Handlungslogiken und der dahinter liegenden beruflichen Identität bedeuten.

Sinn produziert sich innerhalb des Systems laufend in den Interaktionen der Menschen. Er ist aber auch, und dies ist für die Konstituierung des Systems wesentlich, wie WILLKE sagt, ‚eingefroren' „in Weltbildern, Werten, Normen, Rollen etc." (a.a.O.: 265). Sinn wird somit zur entscheidenden Steuerungsgröße sowohl auf der input-Seite des Systems, indem es die Beobachtung oder die Informationsaufnahme präformiert als auch bei der output-

Seite, indem es Kontingenzen und Interaktionen mit anderen Systemen steuert. Sinn dient als *Medium* für die Kommunikation der Systemmitglieder.

Es lassen sich gesellschaftliche sinnproduzierende Steuerungsmedien differenzieren, die in der Abstraktion vergleichbare und systemübergreifende Wirkungen zeitgen und Kommunikationen in Organisationen (und anderen sozialen Systemen) präformieren. Bei einem Steuerungsmedium handelt es sich somit um ein „symbolisch codiertes Gerüst, welches jenen allgemeinen *generalisierten* Sinnzusammenhang abgibt, in welchen ganz unterschiedliche, spezifische Bedeutungen eingespannt werden können. Genetischer Code, Sprache, Geld, Macht, Wissen, Vertrauen oder Glaube sind Beispiele für solche ‚Innenskelette' bestimmter Systeme, die es ermöglichen, für bestimmte Kontexte das noch Unbestimmbare bestimmbar zu machen" (Hervorh. P.S.) (a.a.O.: 266). Diese spezifischen Steuerungsmedien können als Spezialprachen oder -semantiken bezeichnet werden, die „die Rationalität oder das Funktionsmodell eines bestimmten Systems oder eines ausdifferenzierten Handlungszusammenhangs festlegen" (a.a.O.).

Anschlussfähig wird das System innerhalb seiner Subsysteme aber auch mit den (internen und externen) Umwelten erst, wenn diese Spezialsemantiken grundsätzlich kompatibel und konvertibel sind. M. a. W., verfügt ein System über ein Steuerungsmedium, was der Rationalität ihrer Umwelten gänzlich widerspricht, wird es untergehen. Dieser Zusammenhang lässt sich leicht am Krankenhaussystem nachvollziehen. Andererseits nimmt aber das Krankenhaus selber, wenn auch nicht determinierend, Einfluss auf die Rationalität seiner Umwelt. Das Prinzip der wechselseitigen relativen Abhängigkeiten wird als Interdependenz bezeichnet.

HELLER weist bspw. für ein kirchliches Krankenhaus die Medien aus:

„1. Ökonomische Verbindlichkeiten

2. Kommunikationsstrukturen

3. Strategische und fachliche Orientierungen

4. Informationsmanagement

5. Christliche Orientierung" (Heller 1997: 9).

Sicherlich hat in weltlichen Krankenhäuser die Religion nicht (mehr) diesen entscheidenden systemtranszendierenden Stellenwert. Steuerungswirkung auf das korporative Handeln haben aber zweifellos moralische Wertmaßstäbe und die das ärztliche Handeln leitende Berufsethik.

1.6 Autopoiese, Selbstreferentialität und Kontextsteuerung

Das traditionelle Verständnis von der Intervention in soziale Systeme gehen von der prinzipiellen Kalkulier- und Beherrschbarkeit aus. Sie orientieren sich dabei am Modell trivialer Maschinen: Einem definierten input folgt ein vorhersehbarer Verarbeitungsprozess, aus dem ein im Voraus zu berechnendes Ergebnis resultiert. Diese Grundannahme der Determiniertheit sozialer Systeme und prinzipiellen externen Steuerung sind etwa in Politik und Wirtschaft weit verbreitet. Damit würden mittels systematischer Analyse unter Einbeziehung aller relevanten Variablen die Reaktionen und Entscheidungen von Systemen kalkulierbar und vorhersehbar. Und in der Tat unterliegen gerade auch Führungskräfte immer wieder dieser Annahme. Sie geben bestimmte Informationen (z.B. über das Recht von Pflegekräften, Blutentnahmen zu verweigern) in das System hinein und erwarten ganz bestimmte Effekte (kollektive Verweigerung). Nun ist es jedoch eine immer wieder gemachte Beobachtung, dass solche Determinismen in der Praxis nicht stattfinden. „Es ist eine weit verbreitete Alltagserfahrung, dass gute Ideen von der Basis sich nicht deshalb durchsetzen, weil sie gut sind. Und andererseits werden Einsichten und Standards, die man in Weiterbildungen gewinnt, nicht zwangsläufig dadurch zum Besitz des Hauses, zum Bestandteil der Organisation, dass die Leitenden sie immer wieder predigen und verbreiten" (Heller 1994: 287).

Immer wieder verweisen systemisch orientierte Autoren darauf hin, dass soziale Systeme nicht wie Trivialmaschinen funktionieren (Borsi 1995: 125; Borsi/Schröck 1995: 148; Heller 1994: 287; Willke 1996a: 40 [als Übers.]; Badura 1994: 34ff. [in Bezug zu den Leitbildern in der Akutmedizin]; Meyer-Faje 1985: 87). „Systemtheoretische Forschung hat in den letzten Jahren die Grenzen der Verstehbarkeit und der Steuer- und Planbarkeit komplexer (lebender, nichttrivialer) Systeme deutlich gemacht" (Schweitzer 1999: 45). Offensichtlich existiert ein Phänomen, das Systemen ein gewisses Maß an Eigenleben und Eigendynamik verleiht, die sie von außen oder von einem Punkt des Systems nicht steuerbar und letztendlich kalkulierbar machen. GROSSMANN bezieht diese Erkenntnis auf einen häufig auftretenden Irrtum von Führungskräften. „Die Leitungsarbeit muss sich von der Vorstellung verabschieden, dass soziale Systeme von einem Punkt aus, etwa in einem hierarchischen Organisationsverständnis von der Spitze der Organisation aus, wirkungsvoll gestaltet werden können. Das gilt für das Verhältnis der Trägerorganisation zu den einzelnen Krankenhäusern ebenso wie für die Krankenhausleitung oder die Leitung einer Abteilung. Soziale Systeme haben ein hohes Maß an Eigenleben und Eigendynamik und sind in ihren Handlungen sehr stark auf sich selbst bezogen" (Grossmann 1993: 309; vgl. auch Hofer: 36).

Zum weiteren näheren Verständnis systemischer Zusammenhänge ist es notwendig, das Verhältnis des Systems zur Umwelt näher zu betrachten. Hier führte das Autopoiese-Konzept zu wesentlichen Erkenntnissen.[12] „Autopoie-

---

12 Beim Autopoiese-Konzept der modernen Systemtheorie scheiden sich offenbar die Geister in Befürworter und Gegner. Während MATURANA, VARELA, LUHMANN bis

tische Systeme sind operativ geschlossene Systeme, die sich in einer ‚basalen Zirkularität' selbst reproduzieren, indem sie in einer bestimmten räumlichen Einheit die Elemente, aus denen sie bestehen, in einem Reproduktionswerk wiederum mit Hilfe der Elemente herstellen, aus denen sie bestehen [Maturana 1982, 158f.]. Ein lebendes System reagiert in diesem Systemverständnis primär auf eigene, selbsthervorgebrachte Systemzustände, ohne von außen direkt und linear beeinflusst werden zu können" (Borsi/Schröck 1995: 147). Autopoietische Systeme können von Umweltereignissen lediglich angeregt, aber niemals determiniert werden. Für soziale Systeme wurde der Autopoiesegedanke im Konstrukt der Selbstreferentialität aufgenommen. „Folgt man den diesbezüglichen Anregungen der neueren Biologieforschung und der Weiterentwicklung durch die soziologische Theoriebildung und ihrer Anwendung in der Familientherapie oder der Organisationsberatung, dann ist von der Grundannahme auszugehen, dass sich lebende und soziale Systeme nach ganz bestimmten Mustern reproduzieren. Sie reagieren primär auf eigene selbst hervorgebrachte Systemzustände, ohne von außen direkt und linear beeinflusst werden zu können. Sie können zwar durch neue Ereignisse und Anforderungen in der Umwelt irritiert und zu Entwicklungen angestoßen werden, aber ob überhaupt und wie ein System darauf reagiert, kann von der Umwelt nicht erzwungen werden. Diese Frage entscheidet sich nach den systeminternen Regeln, z.B. nach den Möglichkeiten und Grenzen der Informationsverarbeitung, also allgemein gesprochen nach den Strukturen, die insgesamt vorhanden sind" (Grossmann 1993: 309).

Soziale Systeme nehmen damit eine relative Geschlossenheit an: Relativ insofern, als sie natürlich offen sind, um Informationen der Umwelt aufnehmen und diese verarbeiten zu können und sich damit auch verändern und entwickeln, aber diese Prozesse vollziehen sich immer im Rückbezug auf die selbstgenerierten Sinnzusammenhänge – eben selbstreferentiell. Insofern ist ein soziales System operativ geschlossen. Damit erreicht das System eine immer stärkere Eigendynamik und ein stärkeres Eigenleben. „Wenn ein Teilsystem der Gesellschaft im Hinblick auf eine spezifische Funktion ausdifferenziert ist, findet sich in diesem System kein Anhaltspunkt mehr für Argumente gegen die bestmögliche Erfüllung der Funktion. Es gibt alle möglichen Hindernisse, Schwierigkeiten, Unzulänglichkeiten und Reibungen – provisorische und dauerhafte. Aber es gibt in Funktions-

hin zu Vertretern der ‚new-age'-Theorien wie CAPRA, besonders die chaosordnende Selbstorganisation und die operative Geschlossenheit des Systems als das Primäre unterstellen und den Individuen lediglich eine Sekundärrolle über ‚strukturelle Koppelungen' mit dem System zuweisen, machen ihre Kritiker auf die prägende Rolle von Menschen innerhalb sozialer Systeme aufmerksam. Sie bezweifeln darüber hinaus überhaupt, dass sich „die Mannigfaltigkeit der natürlichen und sozialen Welt (...) in einer globalen Theorie erfassen" lässt (Weingarten 1989: 65), und rücken damit die neuere Systemtheorie besonders in der Anwendung auf ökologische Zusammenhänge in die Nähe von moralisierenden Heilslehren (a.a.O.; eine fundierte kritische Auseinandersetzung im Argument-Sonderband 162, vgl. auch Schröck 1997).

systemen keine sinnvolle Gegenrationalität, die besagen würde, dass man die Funktion lieber weniger gut erfüllen sollte" (Luhmann 1983: 29f.).

Die These der Eigendynamik sozialer Systeme verweist einerseits auf die Grenzen der externen Steuerung und andererseits auf ihre Methodik. Zwar sind Systemeffekte durch externe Steuerungsversuche nicht im Voraus berechenbar, dennoch lösen sie Irritationen aus und zeitigen systemische Folgen. Ob diese Irritationen zu den beabsichtigten Effekten führen oder gar kontraintuitive Prozesse auslösen, entscheidet sich aber nach der Rationalität des Systems. Externe Steuerung von Systemen bedeutet daher Kontextsteuerung. Nicht die Regelung einzelner Maßnahmen und gewaltsame Eingriffe in die Funktionsweise bringen die erhofften Effekte, sondern Chancen eröffnen sich eher durch die Förderung ‚generalisierter Motivation' (Willke), d.h. die Schaffung multipler und geeigneter Umweltbedingungen (Kontextbedingungen), die es dem System schwer machen, sich ihnen zu entziehen und es veranlasst, „seine Optionen nach dem Gesichtspunkt höchstmöglicher Umweltverträglichkeit und Kompatibilität" auszuwählen (Willke 1995: 124). „Kontextsteuerung kann darauf verzichten, Einzelheiten zu regeln. Stattdessen schafft sie generalisierte Motivationen dafür, die eigendynamischen und eigensinnigen Operationen eines Systems in eine Richtung (Qualität, Perspektive, Vision) zu lenken" (a.a.O.: 215f.).

Es stellt sich nun noch die Frage, welches die Leitorientierungen für ein System sind, nach denen sie ihre Kontingenzen ausrichten. Hierbei werden die Explikationen zum Steuerungsmedien an das Autopoiesekonzept herangeführt. Jedes soziale System bringt seine eigene Sinnordnung hervor. Um entscheiden zu können, ob und wie Informationen aus der Umwelt aufgenommen und weiterverarbeitet werden können, muss es diese Informationen zunächst konvertieren. Hierfür steht ihnen die Leitdifferenz ihres spezifischen Codes zur Verfügung. Die Leitdifferenz des Rechtssystems ist recht/unrecht, die der Wissenschaft wahr/unwahr und die der Medizin bspw. gesund/krank. D.h. das Wissenschaftssystem bewertet eine Frage des Rechts mit wahr/unwahr, also in der Rationalität ihres eigenen Steuerungsmediums. Die Leitdifferenz dient dem System dazu, sich selber zu beobachten und ihre eigene Identität hervorzubringen. „Sie ermöglichen es dem System, wieder zu erkennen, welche Operationen zu seiner Reproduktion beitragen und welche nicht" (Baraldi/Corsi/Eposito 1998: 36). Sie ist eine radikale Reduzierung von Komplexität, indem sie zu einer einfachen Entscheidung zwingt. „Diese Codierung strukturiert alle Operationen des Systems, welchen Inhalts immer, als Wahl zwischen Ja und Nein" (Luhmann 1999: 603).

1.7 Sachliche, soziale und zeitliche Komplexität

Ein weiteres Problem, denen soziale Systeme gegenüberstehen, ist die Konkurrenz um die Verteilung von Ressourcen, die immer weiter zunimmt, je ausdifferenzierter ein Gesellschaftssystem ist (vgl. Willke 1996a: 86ff.). Auch dieser Prozess ist am Beispiel des Gesundheitswesens gut nachvollziehbar.

Bsp.: Mittlerweile stehen alle industrialisierten Staaten vor der großen Schwierigkeit, dem Gesundheitssystem die Mittel zur Verfügung zu stellen, die es aus seiner Sicht beansprucht. Die verschiedenen Versuche der Reformen durch die Gesundheitsstrukturgesetze in Deutschland zeugen von dem bisher wenig erfolgreichen Bemühen, eine externe Ressourcensteuerung des Gesundheitssystems zu bewirken. Allerdings bewirkt die pauschale Mittelverknappung etwa bei der Budgetierung der Krankenhauszuwendungen in den letzten Jahren, dass sich diese ‚sachliche Konkurrenz' damit zwangsläufig als Verteilungskämpfe auf die Systemelemente untereinander auswirkt, unter den Fachabteilungen, aber auch unter den Berufsgruppen.

Das soziale System muss ein verbindliches Regelungswerk zur angemessenen Ressourcenverteilung entwickeln. Da das System allerdings bereits eine ‚soziale Komplexität' erreicht hat, die es den einzelnen Mitgliedern nicht ermöglicht, den ‚Gesamtapparat' zu durchschauen und an allen Entscheidungen der Organisation in langwierigen Aushandelungsprozessen zu partizipieren, wird eine ‚funktionale Binnendifferenzierung' notwendig, die gleichsam geregelte und störungsarme Funktionen gewährleistet. „Durch Differenzierung erreichen Systeme ‚Ultrastabilität'. Sie können interne Grenzen zwischen den Teilsystemen stabilisieren im Sinne von Schwellen, die eine Effektübertragung beschränken – sei es, dass sie nur außergewöhnliche, krisenhafte Störungen durchlassen, normale aber abfangen; sei es, dass sie nur spezifische funktionale Effekte weiterleiten. So können störende Umwelteinwirkungen in Teilsystemen abgekapselt und neutralisiert werden; andere fördernde Leistungen können intensiviert werden, ohne dass jedes Ereignis alle Teile anginge und alles mit allem abgestimmt werden müsste. Darin liegt eine erhebliche Beschleunigung systeminterner Anpassungsprozesse, ein überlebenskritischer Zeitgewinn, der das Entstehen und die Erhaltung komplexer Systeme auf höherer Stufe der Entwicklung überhaupt erst ermöglicht" (Luhmann 1971: 123).

Die Übertragung dieses Zitates auf das Beispiel der politisch initiierten Krankenhausbudgetbegrenzung fällt leicht und muss hier nicht expliziert werden. Als Anmerkung soll genügen, dass häufig Abteilungen von Krankenhäusern nur funktionale Effekte in der Weise zu spüren bekamen, dass Personal eingespart wurde. Hieran kann deutlich gemacht werden, dass es für ein soziales System nicht nur darauf ankommen kann, die sachliche Komplexität für die einzelnen Mitglieder möglichst gering zu halten. Das zentrale Ordnungskriterium ‚Sinn' würde damit nicht mehr erkennbar, und betriebliche Handlungen erschienen willkürlich und unangemessen. Vielmehr gilt es, die Balance eines mittleren Komplexitätsniveaus zu erreichen, welches den Individuen Transparenz in wesentliche Zusammenhänge sowie Entscheidungen über Veränderungsprozesse ermöglicht und gleichzeitig eine zügige und geordnete Komplexitätsverarbeitung innerhalb des Systems gewährleistet.

Keineswegs besteht zwischen Organisationsmitgliedern und ihren Führungskräften Einigkeit über das Ausmaß an betrieblicher Informationstransparenz und Partizipation. Das Management steuert Prozesse der Komplexitätsreduktion, Kontingenz und ihren möglichen Konflikten im Kommunikationsmedium der betrieblicher Macht, die ihr qua Funktion zugeschrieben wird (vgl. Kap. 4.1).

BORSI bezieht sich auf TÜRK, der drei pathologische Lernmuster von Organisationen ausmacht, bei denen die Komplexität von Organisationsstrukturen nicht den individuellen kognitiven Möglichkeiten der Organisationsmitglieder angepasst sind. Das organisationsbezogene lernpathologisches Grundmuster ‚Überkomplizierung' liegt dann vor, wenn bei komplexen Organisationsstrukturen die kognitive Informationsverarbeitungskapazität der Systemmitglieder überschritten wird. Andererseits sind die Individuen übersteuert, wenn die Organisation ihre Komplexität und Kontingenz so weit reduziert hat, dass sie die kognitiven Möglichkeiten der Mitglieder deutlich unterschreiten. Besonders problematisch für die Entwicklungspotentiale von Organisationen ist ihre ‚Überstabilisierung', die dann eintritt, wenn den Organisationsmitgliedern die Strukturen derart fest gefügt erscheinen, dass sie das Zutrauen in ihre Veränderungsmöglichkeiten verloren haben (vgl. Borsi 1994: 131).

Die Qualität des Lernens eines Systems sowie seine gesamte Identität und seine Handlungen sind nicht nur aus der Gegenwartsabbildung zu erschließen. Soziale Systeme sind geschichtliche Gebilde mit vergangenen und zukünftigen Gegenwarten. In die Entscheidungen und Handlungen des Systems fließen unweigerlich Vorerfahrungen, Vorentscheidungen, Vorvorerfahrungen, Vorvorentscheidungen usw. ein, die als ‚Gedächtnis' des Systems abgelagert sind.[13] Es entwickeln sich „routinisierte Erwartungen, Sym-

---

13 Der Begriff des Organisationsgedächtnisses steht im engen Zusammenhang mit den Konzepten des ‚Organisationslernens' und des ‚Organisationswissens'. Es kann nach GEIßLER als das Produkt des Organisationslernens bezeichnet werden und repräsentiert „ein zentrales kognitives Programm für die Verarbeitung organisationsrelevanter Informationen" (Geißler 1995: 71). Dieses Programm ist durch eine bestimmte Informationsverarbeitungskapazität und durch bestimmte standardisierte Arbeitsverfahren gekennzeichnet, die ihrerseits abhängig sind von den kognitiven Strukturen der einzelnen Organisationsmitglieder (a.a.O.) und geht somit zurück auf die zwischen den Organisationsmitgliedern vorgenommenen Abstimmungsprozesse. In den Köpfen der Organisationsmitglieder und in den Organisationsstrukturen findet es seine materielle Entsprechung. „Gemeint ist damit nicht nur die Gliederung der Organisationsmitglieder in verschiedenen Einheiten und die Regelung ihrer Aufgaben, Rechte und Pflichten untereinander, sondern auch die Steuerung von Informationsflüssen, Anreiz- und Abschreckungssystemen, Widerständen und Chancen bei der von Informationsbeschaffung, der Erkenntnisgewinnung und Erprobung von Neuem und last not least die organisationssoziologische Verteilung organisationsrelevanten Wissens und seine (...) Zugänglichkeit, Anschlussfähigkeit und soziale Konsentiertheit" (a.a.O.: 72). Insofern formiert sich das Organisationsgedächtnis zum einen aus den genannten materialen Elementen und zum anderen aus dem Beziehungsgefüge zwi-

bole, Konzepte, Schemata und systeminterne Modelle der Außenwelt", die aktuelles Handeln ebenso beeinflussen, wie die Vorentwürfe für die Zukunft. „An die Stelle einer ‚einfachen Gegenwart' tritt mit der Möglichkeit einer selektiven Aktualisierung vergangener Gegenwarten eine vielfältige und in Grenzen wählbare Gegenwart" (Willke 1996a: 93). Entscheidungen der Gegenwart trifft das soziale System immer auch vor dem Hintergrund einer gewünschten Zukunft. „So ist jede betriebliche, organisatorische oder gar gesamtgesellschaftliche Steuerung dadurch charakterisiert, dass eine ganz bestimmte zukünftige Gegenwart anvisiert wird, nicht aber andere, auch mögliche, oder gar eine ‚einfache' naturwüchsige Zukunft" (a.a.O.: 94). Wie leicht zu erkennen ist, hat der Faktor Zeit mit seinen drei Dimensionen Vergangenheit, Gegenwart und Zukunft eine große Bedeutung zur Entwicklung eines eigenen systemischen Sinnbezuges, einer eigenen Identität und einer Selbstzweckgebundenheit.

Wenn betriebliche Veränderungsprojekte so oft scheitern, so hängt dies z.t. eben auch mit dem pathologischen Lernmuster der ‚Überstabilisierung' zusammen. Bei der Initiierung von betrieblichen Lern- und Entwicklungsprozessen ist daher neben dem Grundsatz einer ausbalancierten Informationsweitergabe und Entscheidungspartizipation besonders evident, durch Erfolge das Bewusstsein der Organisationsmitglieder und mithin die Lernfolie der Organisation zu verändern, dass Strukturen nicht fest gefügt sind, sondern prinzipiell zur Disposition stehen.

Das Problem, nicht alle Anforderungen der Außen- und Innenwelt gleichzeitig bewältigen zu können, lösen soziale Systeme durch die Differenzierung von Struktur und Prozess. „Neben dem Selektionspotential der durch Rollen und interne Differenzierung gebildeten Systemstruktur tritt das zusätzliche Selektionspotential zeitlich verbindlicher Prozessregeln. Insofern liegt die Funktion der Differenzierung von Struktur und Prozess in der Reduktion von Komplexität durch doppelte Selektivität (...). Mit der Einrichtung geregelter Prozesse als temporaler Ordnungsform kontrolliert das Quasi-System die Folgewirkungen der internen funktionalen Differenzierung und erreicht damit eine neue evolutionäre Stufe seiner Fähigkeit zur Verarbeitung von Komplexität (a.a.O.: 95).[14] Ergänzend muss noch erwähnt wer-

---

schen diesen Elementen. Damit lässt sich das Konzept des Organisationsgedächtnisses ausdrücklich unterscheiden von individuellen kognitiven Prozessen „Organizations do not have brains, but they have cognitive systems and memories" (Hedberg zit. n. Geißler 1995: 68).

14 WILLKE bezeichnet als Quasi-System Grenzfälle zur beginnenden Konstituierung eines Systems, in der es zu einer anfänglichen, weitgehend offenen Interaktion von Beteiligten kommt. Insofern wäre eine regelmäßige Skatrunde noch kein soziales System, die sich allerdings zu einem Quasi-System entwickeln würde, wenn sie beschließt, ein Skatverein mit Zielen, Regeln etc. zu werden. Zu einem sozialen System würde es heranreifen, wenn sich die charakterisierten Besonderheiten eines Systems herausgebildet haben (vgl. Willke 1996a: 72ff.).

den, dass funktionale Binnendifferenzierung allerdings nicht nur Zeitgewinn und letztendlich Überlebenschancen erzeugen, sondern seinerseits auch systemische Kompliziertheit, da nun von dem System viele Prozesse simultan bewältigt werden müssen, die wiederum miteinander vernetzt sowie zeitlich und sachlich koordiniert werden müssen.

1.8 Selbstreflexion und Handlungssteuerung

Menschen lernen über kognitive Prozesse; über die Fähigkeit, sich selbst mit anderen und der Umwelt in Beziehung zu setzen – kurz über Bewusstsein und die Fähigkeit zur Selbstthematisierung (Reflexivität). Das entscheidende Kriterium ist dabei, dass die „Anerkennung der anderen Menschen als Subjekte" zu einer „Reduktion individuell gegebener Möglichkeiten" von Handlungen führt (Willke 1996a: 103). Es wird gleichsam die Auswirkung der Handlung auf die anderen mitgedacht und bei der Entscheidung über das eigene Handeln berücksichtigt. Ein soziales System müsste über ähnliche reflexive Fähigkeiten verfügen, um den Möglichkeitsüberschuss an Handlungen zu reduzieren sowie um zweck- und zielgerichtetes Handeln zu erreichen. In Bezugnahme auf verschiede Systemtheoretiker hält WILLKE eine Analogie dieser den Menschen zugesprochenen Fähigkeiten auf die Funktionsweise sozialer Systeme für wahrscheinlich, verweist aber darauf, dass es hierzu noch erhebliche Forschungsdesiderate gibt (vgl. a.a.O.: 101). So wird dem sozialen System unterstellt, „sich selbst zu thematisieren und sich selbst als (geeignete) Umwelt anderer sozialer Systeme zu verstehen" (a.a.O.: 103). Dieses Sich-in-Beziehung-Setzen zu anderen Systemen ist wiederum identitätsstiftend, da es die Bedeutung des ‚Selbst' für das Ganze oder andere Teile spiegelt und entwickeln hilft, und es bei Aufrechterhaltung einer partiellen Autonomie die Anschlussfähigkeit des Systems an andere Teile oder Systeme erlaubt.

Diese Form der systemischen Selbstbeschränkung erfolgt nicht aus altruistischen Motiven. „Reflexion ist nämlich *dann* eine wirksame und überlegene Form der Handlungsrationalität, *wenn* nicht nur einige, sondern alle oder zumindest die meisten Teile eines Handlungszusammenhanges sie verwirklichen, wenn Reflexion also zur Handlungsmaxime eines Gesamtsystems geworden ist. Denn dann bewirkt die je kurzfristige Selbstbeschränkung der Teile (über den Umweg einer Effizienzsteigerung des Ganzen) eine kontinuierliche, langfristige Steigerung der Möglichkeiten auch der Teile" (Hervorh. i.O.) (a.a.O. 104f.).

Bsp.: So sind Pflege und Medizin im Krankenhaus stark aufeinander angewiesen. Die Pflegenden antizipieren i.S. der Fremdreferenz medizinische Handlungserfordernisse, um ihr eigenes Handeln darauf abzustellen. Aber auch Ärzte berücksichtigen, sicherlich in sehr viel geringerem Maße, pflegerische Belange, wenn sie etwa der pflegerischen Versorgung Vorrang vor einer diagnostischen Maßnahme einräumen. Nur so ist überhaupt der Krankenhausleistungsprozess denkbar.

Reflexion und Selbstthematisierung setzen nach WILLKE hoch entwickelte kognitive Strukturen des sozialen Systems voraus, „etwa in der Form von Rollen und Positionen oder Teileinheiten (Expertenteam, Beratungsstab, Wissenschaftssystem), die mögliche Handlungen des fokalen Systems im Hinblick auf mögliche Auswirkungen und Folgeprobleme für andere Systeme analysieren und bewerten *und* mit der Absicht der Handlungssteuerung und den ‚Effektor' rückkoppeln" (Hervorh. i.O.) (a.a.O. 105f.). Allerdings nehmen reflexive Prozesse Zeit in Anspruch und fördern auch Handlungsunsicherheiten, die zunächst in einem Spannungsverhältnis zur Handlungsfähigkeit des Systems stehen.

Damit ist ein Hinweis auf die Perspektiven der Systemsteuerung durch Erhöhung der Selbstreflexivität von Organisationen gegeben. Selbstreferentialität und Selbstreflexivität stehen somit in einem produktiven dialektischen Verhältnis zueinander. Die Fähigkeit von intelligenten Organisationen, sich selber ‚von außen' zu beobachten und ihre Handlungsoptionen auf die Umwelterfordernisse zu orientieren, ermöglicht ihr dauerhafte Bestehen. Fehlen allerdings die Anreize der Umwelt eines Systems, sich mit anderen als der selbst generierten Rationalität auseinander zu setzen, so kreist es um sich selber und bildet Zentrifugalkräfte (Feuerstein) heraus, die „zur Übersteigerung systemischer Funktionsdifferenzierung und zur Überdimensionierung funktionaler Teilsysteme" führen (Feuerstein 1993: 49).

1.9 Emergente Eigenschaften sozialer Systeme

Als Emergenz werden die Eigenschaften eines Systems bezeichnet, die sich nicht mehr aus den Eigenschaften seiner Teile ableiten lassen. „Diese Eigenschaften sind nicht den Elementen zuzurechnen, sondern der bestimmten selektiven Verknüpfung der Elemente" (Willke 1996a: 262). Symbolisiert wird diese Eigenschaft häufig mit der griffigen Formel der Gestalttheorie: „das Ganze ist mehr als die Summe seiner Elemente" (Burow/Scherpp 1981: 19). WILLKE dagegen verweist auf den differenzierteren Zusammenhang von Teilen und Ganzem. So sei das Ganze aufgrund der vielfältigen Komplexitätsreduktionen immer auch weniger als die Teile (a.a.O.: 134ff.). „Es genügt zu sagen, dass das Ganze etwas anderes ist als die Summe seiner Teile" (a.a.O.: 139).

> Bsp.: Sehr gut lässt sich diese These bei der berufsübergreifenden Teamarbeit im Krankenhaus illustrieren. So resultieren hieraus synergetische Vorteile einer Arbeitsqualität, die von einzelnen kaum zu erbringen sind: das Wissen kumuliert, Fehler einzelner werden ausgeglichen, gemeinsame Assoziationen erlauben kreative Problemlösungen und insgesamt kann das Anspruchsniveau durch gegenseitiges Anspornen erhöht werden (vgl. Heß 1995: 41). Diese Gruppenvorteile können sich allerdings nur entfalten, wenn die einzelnen Mitglieder auch zur Selbstbeschränkung bereit sind – also ihre individuellen Kontingenzen im Hinblick auf die Gruppenerfordernisse begrenzen (ausführlicher hierzu Teil 3, Kap. 1.6).

Die Anerkenntnis emergenter Fähigkeiten, die im Übrigen auch für alle lebenden Systeme gültig ist (vgl. Capra 1992: 316ff.), hat für die Systemanalyse weitreichende Konsequenzen, da sie dann nicht nur einzelne Variablen isolieren und miteinander in Beziehung setzen darf, sondern die wechselseitigen Beziehungen der Variablen immer im Gesamtkontext des Ganzen berücksichtigen muss. Die Ausbildung emergenter Fähigkeiten aller lebenden Systeme ist unter den Systemtheoretikern unbestritten. Weitaus schwieriger ist allerdings die Frage zu beantworten, „durch welche Mechanismen und nach welchen Gesetzen neue emergente Eigenschaften entstehen", die „an die Grenzen naturwissenschaftlichen und des sozialwissenschaftlichen Wissens" heranführt (Willke 1996a: 144).

Emergenz bedeutet die Herausbildung neuer Strukturmuster und Prozesse, die den Funktionsbedingungen des Ganzen folgen (a.a.O.: 146). Der Möglichkeitsspielraum wird jedoch begrenzt über die Optionen der Teile. Welche der Optionen jedoch zu welcher Zeit und in welchem Umfang von den Teilen gewählt werden und wie die unterschiedlichen Teile miteinander synchronisiert und kombiniert werden, unterliegt der Steuerung des Ganzen (vgl. a.a.O.: 147). „Erst wenn solche spezifischen Restriktionen (der Möglichkeiten, P.S.) greifen und sich durchsetzen, haben sich eben jene Strukturmuster und Prozesse der neuen Systemebene konstituiert, die es erlauben, von emergenten Eigenschaften dieser Systemebene zu reden. Und jetzt wird auch deutlich, weshalb man sagen kann, das Ganze schaffe sich seine Teile – obgleich es sich ja zunächst aus Elementen aufbauen musste" (a.a.O.: 149).

Emergenz bzw. die Fähigkeit zur Selbstorganisation und Selbstentwicklung ist hiermit allerdings noch nicht ausreichend erklärt, da sie zunächst lediglich ein über die Teile hinausgehendes statisches Niveau kennzeichnet. Unter Bezugnahme auf LUHMANN geht WILLKE daher davon aus, dass die nicht genutzten Optionen der Teile nicht selektiert werden, sondern als Möglichkeiten abrufbar gespeichert werden, wenn entsprechender Bedarf besteht, der durch die Fähigkeit der Selbstreferentialität offenbar werden kann. (vgl. a.a.O.: 150f.). Zusammenfassend hierzu WILLKE: „Unter der Bedingung, dass diese Fähigkeit zur Selbstthematisierung bewusst wird und mithin Selektionen nur als vorläufige Festlegungen innerhalb eines Kontextes weiterer Möglichkeiten begriffen werden, kann man davon sprechen, dass das System Sinn konstituiert. Sinnhafte Systeme sind dadurch gekennzeichnet, dass sie ihre Strukturen und Prozesse selbstbewusst verändern können, indem sie zunächst ausgeschlossene Möglichkeiten – die aber in Formen symbolischer Repräsentation virtuell erhalten geblieben sind – reaktivieren und realisieren. Dies ist das Emergenzniveau psychischer und sozialer Systeme" (a.a.O.: 151f.).

Diese Gedanken schließen an das Konzept des Organisationslernens und -gedächtnisses an, wobei GEIßLER in Rekurs auf HEDBERG im Unterschied zu

LUHMANN darauf verweist, dass Neulernen (‚turnover learning') immer im engen Zusammenhang mit dem Vergessen (‚unlearning') zu betrachten ist, indem es für das neue Wissen Platz macht (‚replacement by new behavior') (vgl. Geißler 1995: 68).

1.10 Kooperation: Systemtheoretisch betrachtet

Über den Exkurs zur Systemtheorie lassen sich nunmehr einige Prinzipien extrahieren, die für ein differenziertes Verständnis von betrieblicher Kooperation wichtig sind. Ich folge zunächst den Ausführungen SCHWEITZERs, der den Begriff Kooperation festlegt:

„Ich will professionelle Kooperation definieren als:

(1) Die Handlungen mindestens zweier Parteien (davon mindestens ein Fachmensch)

(2) die in einem Kontext professioneller Dienstleistungen

(3) sich auf dasselbe (nicht unbedingt ähnlich definierte) Probleme beziehen und bezüglich dieses Problems

(4) ein Arbeitsergebnis erzielen wollen (über das keine Einigung bestehen muss). Diese Handlungen können

(5) mehr oder weniger koordiniert erfolgen,

(6) gleichzeitig oder kurz nacheinander folgen.

(7) Die Parteien können, müssen aber nicht voneinander Kenntnis nehmen" (Schweitzer 1998: 26).

Der Autor entschließt sich für eine derart offene Begriffsbestimmung, da sie ermöglicht, „relativ frei von moralisch-ideologischen Wertvorstellungen (‚Kooperation ist gut, Nicht-Kooperation ist schlecht'), das Phänomen zu untersuchen" (a.a.O.). Damit wird zum einen erschwert, Kooperation als strategische Waffe gegen die andere Berufsgruppe zu funktionalisieren und zum anderen trägt sie auch der systemtheoretischen Sichtweise Rechnung, Systeme und mithin Kooperation nicht objektiv beobachten zu können.[15]

---

15 Beobachtung vollzieht sich durch das Feststellen von Differenzen. Ähnlich wie der Konstruktivismus geht auch die neuere Systemtheorie davon aus, dass die Beobachtung durch das psychische System des Beobachtenden konditionalisiert wird. „Wir können nicht *sehen*, was wir nicht wissen" (Willke 1995: 74). Systemtheoretische Analyse ist mithin der Versuch durch möglichst genaue und kenntnisreiche Beobachtung, „den konstituierenden Regeln des Systems auf die Spur zu kommen" (Willke 1996b: 18f.). Durch verschiedene systemische Diagnosetechniken gelingt den Beobachtenden immer besser, sich die implizite Operationslogik des Systems zu erschließen, die „den handelnden Akteuren häufig gar nicht bewusst oder gegenwärtig sind und deshalb vom Beobachter *unabhängig von den Aussagen der Personen* als strukturierende Merkmale der Kommunikation *erschlossen* werden müssen" (Hervorh. i. Orig.) (a.a.O.: 19). Systemischen Organisationsberatern/innen steht hierfür ein reich-

Ein Zwang zur Kooperation ist den Berufsgruppen Medizin und Pflege angesichts der Arbeitsteilung, -vernetzung und wechselseitigen Abhängigkeiten aufgegeben. Ihr können sie sich nur zum Preis der Leistungsverweigerung entziehen. Diese Kooperation im weiten Sinne ist wie gezeigt wurde, mit einer Reihe von Problemen belastet.

Von diesem weiten Begriff lässt sich aus der Perspektive der Akteure absichtsvolles kooperatives Handeln unterscheiden, für das sich SCHWEITZERs engerer Kooperationsbegriff ebenso eignet: „Wo immer der Begriff ‚Kooperation' ... als absichtliches Zusammenwirken auf ein gemeinsames Ziel hin mit wenig Konflikt und Konkurrenz (benutzt wird), mache ich dies als ‚Kooperation i.e.S.' deutlich" (a.a.O.). Treffender und unmissverständlicher scheint allerdings zu sein, hier von ‚absichtlichem oder intendiertem kooperativen Handeln zu sprechen. Damit wird Kooperation in einen normativen Sinnzusammenhang gebracht, dem sich die Kooperanten gleichermaßen verpflichtet fühlen. Im Kontext dieser Arbeit wird die intendierte Kooperation auf das Ziel der Patientenorientierung untersucht. Kooperationsprobleme sind dann „alle Begleitumstände von Kooperationsprozessen, die von mindestens einem der beteiligten Akteure oder von einem Beobachter für ein Problem gehalten werden, das heißt für einen veränderungsbedürftigen Zustand" (a.a.O.: 27).

Die Aufnahme des Handlungsbegriffes in SCHWEITZERs Definition unterstreicht, dass systemwirksam nur das sein kann, was in Handlungen einfließt und nicht die bloßen Absichten und Bekundungen der Akteure. Die Deutung von Kooperation und Kooperationsproblemen verlässt sich demnach nicht auf die Wahrnehmungen der Akteure alleine, sondern versucht gleichsam durch sie hindurch zu blicken und auch die Kommunikationsmuster zu erfassen, die von den Personen nicht direkt und bewusst wahrgenommen werden. Erst in diesem Sinne lässt sich von Systemanalyse oder von Systemrekonstruktion sprechen.

Die Systemdynamik ist auf Abgrenzung, Grenzerhaltung, und Eigeninteressiertheit programmiert und folgt den eigenen Regeln und Gesetzen, die das System selber generiert. Systemevolution bedeutet fortschreitende Ausdifferenzierung immer komplexer werdender Systeme. Damit wird Kooperation für ein soziales System trotz gegenteiliger Proklamationen und Verheißungen im fortschreitenden Entwicklungsprozess immer aufwändiger. Die Systemdynamik bringt nicht Kooperation hervor, sondern systemische Inkompatibilitäten. Sind Fähigkeiten der Selbstthematisierung und Selbstreflexion in den Subsystemen, d.h. des Sich-in-Bezug-setzen zu Systemen der Umwelt, unterentwickelt, nimmt die Entwicklungsdynamik der Selbstreferentialität und Zentrifugalität zu. Da die Handlungsakteure sich nur den ei-

---

haltiges Repertoire an Interventionsstrategien zur Verfügung (vgl. z.B. Vogel u.a. 1994).

genen identitätsstiftenden Systemrationalitäten verpflichtet fühlen und nur in ihrem selbstgenerierten Sinnzusammenhang erfolgreiches Handeln beurteilen, unternehmen sie auch weniger Anstrengungen für absichtsvolles kooperatives Handeln, womit eine Entwicklungsspirale begünstigt wird, die die systemischen Anschlussvoraussetzungen immer weiter reduzieren. Absichtsvolle Kooperation wird immer unwahrscheinlicher. Für die Subsysteme Medizin und Pflege lässt sich diese Systemdynamik nur durchbrechen, wenn es gelingt, sie zu veranlassen, eine Rationalität außerhalb ihre selbst hervorgebrachten Sinnhorizonte zur Kenntnis zu nehmen.

Wie alle Systeminterventionen lässt sich auch Kooperation den Berufsgruppen nicht verordnen (vgl. Kap. 1.6). Weder überzeugende Argumente aus der Rationalität der Krankenhaussteuerung, noch repressive Machtinstrumente sind geeignet, Kooperation zu erzwingen. Die Logik der Krankenhaussteuerung und ihre Kommunikationssprache ist nicht ohne weiteres an die Spezialsemantiken der Teilsysteme anschließbar. Repressalien erweisen sich insbesondere bei Expertensystemen als wenig wirksam (vgl. ausführlicher Kap. 1.6; 4.1; grundsätzlich Willke 1995: 142ff.).

Wenn Medizin und Pflege als Teilsysteme des Krankenhauses sich zu kooperativem Handeln veranlasst sehen sollen, dann muss es sich vielmehr für sie auch lohnen, die *Unwahrscheinlichkeit der Zusammenarbeit* zu überwinden. Für beide oder für eines der Teilsysteme kann es durchaus lohnender sein, nicht zu kooperieren, etwa weil die Kosten der Kooperation im Verhältnis zum Nutzen zu groß sind. Dabei ist evident, dass der Nutzen den Interaktionspartnern direkt und spürbar zugute kommt. Für die beiden Berufsgruppen bietet es dagegen einen zu geringen Anreiz, wenn der Nutzen gelungener Kooperation lediglich dem Gesamtsystem zufließt (vgl. Schweitzer 1998: 29). In diesem Zusammenhang kommt der Kontextsteuerung, dies meint die Gestaltung von Rahmenbedingungen, eine zentrale Bedeutung zu. „Wollen sie damit Erfolg haben, müssen sie Rahmenbedingungen festlegen und deren Einhaltung überprüfen, unter denen es sich für die direkten Beteiligten lohnt, miteinander zu kooperieren" (vgl. a.a.O.: 29). Deutlich ist auch, dass Kooperation nicht zum Nulltarif zu haben ist. Vielmehr bedarf es immenser und dauerhafter Anstrengungen, die Handlungskontingenzen eines Systems auf Kooperation zu präformieren.

Kooperation darf nicht mit Harmonie verwechselt werden. Harmonie signalisiert eher das Einrichten in einer Art friedlicher Koexistenz mit Herausbildung von Strategien der Konfliktvermeidung. Diese schützt zwar die Teilsysteme und übernimmt hierfür eine wichtige Funktion, schadet aber dem fokalen System, da die Inkompatibilitäten der Teile nicht konstruktiv überwunden werden, sondern die Leistungsintegration und die Schnittstellenprobleme des hocharbeitsteiligen Krankenhauses weiter zunehmen und mithin auch die Qualitätsprobleme. Insofern sind die Konfliktvermeidungstendenzen der beiden Berufsgruppen als ungeeignet zu werten. Die systemischen Anreize sollten daher im Interesse einer ‚produktiven Zusammenarbeit' eher in einer konstruktiven Balance zwischen Harmonie und Konflikt gehalten werden. Rekurrierend auf WÖHRL kennzeichnet SCHWEITZER in der nachfolgenden Tabelle 1 fünf gegensätzliche Kooperationstendenzen, die „als Voraussetzung klinischer Produktivität" in einem ausgewogenen Verhältnis stehen sollten, wobei Extremvarianten Destruktion hervorrufen. Sie entsprechen weitestgehend den bisher dargelegten Grundsätzen der dynamischen Balance zwischen Selbst- und Fremdreferentialität, zwischen Überkomplizierung der Organisationsmitglieder und Übersteuerung/Überstabilisierung der Organisation sowie zwischen Individuum und Organisation.

Tabelle 1: Bedingungen produktiver Zusammenarbeit (entn. Schweitzer 1998: 32)

	Ausgewogenen Verhältnis zwischen		Zu vermeidende Extremvarianten
Verselbständigung	Eigenständigkeit – Wahrung beruflicher Identität	Aufeinanderbezogensein, Entwicklung gemeinsamer Identität	Verantwortungsdiffusion, Uniformität
Ablehnung jeglicher Führung	Anspruch auf Gleichberechtigung	Anerkennung notwendiger Führung	Genereller Führungsanspruch
Überstrapazierung persönlicher Beziehungen	Vertrauen	Achten auf die Äquivalenz von Leistungen	Gegeneinanderaufrechnen von Leistungen
Versachlichung von Beziehungen	Sachorientierung	Beziehungsorientierung	Verpersönlichung von Beziehungen
Formalisierung jeglicher Kontakte	Festlegung von Kontakten	Spontaneität von Kontakten	Verbindlichkeit der Zusammenarbeit

Der Bezugsrahmen der Systemtheorie führt zu einer z.T. veränderten und v.a. differenzierteren Betrachtung der Kooperation von Medizin und Pflege, die sich für eine zweite Analyse nutzbar machen lässt. Die nunmehr systemtheoretisch konkretisierten Fragestellungen zur Rekonstruktion des Systems Krankenhaus und seinen hier fokussierten Subsystemen werden nachfolgend zusammengefasst:

• Das Krankenhaus stellt sich heute als ein hochkomplexes System dar, das auf vielfältige Weise mit seinen Teilen, Subsystemen und Teilumwelten verbunden ist. Es geht darum, ein Verständnis für die Handlungsweisen, mit denen das Krankenhaus seine Kommunikationen prozessiert, zu entwickeln. Welche Regeln, Gesetzmäßigkeiten, Potenziale, Kräfte usw. steuern ein Krankenhaus? Welche Strukturen spielen hierbei eine Rolle? Welche Funktionsweisen werden verstärkt, welche behindert oder unterdrückt? Welche Beziehungen bestehen zwischen dem Krankenhaus und seinen Umwelten? Und natürlich, welche Rolle spielen die Berufsgruppen, aber auch die Patienten in diesem Gesamtzusammenhang? Dieses sind die eigentlich grundlegenden und übergreifenden Fragen, die nachfolgend operationalisiert werden.

- Das Krankenhaus wird nicht als eine von der Umwelt determinierte Organisation betrachtet. Aber es nimmt Informationen der Umwelt auf und verarbeitet sie. Hieraus ergeben sich Konflikte in zwei Richtungen: Wegen der Vielzahl können nicht alle Informationen aufgenommen werden. Es muss also Selektionsprinzipien geben, die die Beobachtungsaufmerksamkeiten beeinflussen. Welche sind es, und welche Probleme innerhalb des Systems erwachsen daraus, wenn Subsysteme (z.B. die Berufsgruppen) nach unterschiedlichen Selektionsprinzipien beobachten? Ebenso evident ist die Frage, welche Konflikte entstehen, wenn Strategien über Handlungsweisen divergieren. Nach welchen Regeln unternehmen das Krankenhaus und seine Subsysteme das eine und unterlassen das andere? Nach welchen Mustern verlaufen hierfür die Kommunikationsprozesse?

- Die wohl komplizierteste Frage, die alle anderen Analysefragen überformt, ist die nach den handlungswirksamen Steuerungskräften. Ein soziales System lässt sich nicht alleine über die Beobachtung von Strukturen und Prozessen erschließen, sondern nur über den darin eingelagerten, lediglich symbolisch vermittelten Sinngehalt, der die eigentliche Systemidentität ausmacht. Er ist nicht von den Personen zu erfragen, ist nicht quantifizierbar, sondern muss erschlossen werden, indem durch Personen, Strukturen und Prozesse hindurchgesehen wird auf die Kräfte, nach denen Entscheidungen getroffen, Informationen aufgenommen, selegiert, Handlungen vorgenommen, unterlassen, Rollen verteilt, Strukturen aufgebaut oder verhindert (usw.) werden. Diese Steuerungsmedien müssen für das Krankenhaus und für die Berufsgruppen erschlossen werden, um überhaupt zu einem tieferen Verständnis vordringen zu können.

- Das System Krankenhaus kann dabei allerdings nicht nur aus der Enge der reinen Organisationsbetrachtung heraus begriffen werden. Seine Funktionsweise zu verstehen, setzt die systematische Rekonstruktion seiner Vernetzungen, Wirkungen und Rückwirkungen – kurz: seiner Interdependenzen zu anderen gesellschaftlichen Systemen oder Subsystemen voraus. Erst auf dieser Folie wird erklärbar, welche Entwicklungen die Krankenhäuser stabilisieren oder womöglich auch in ihrer Existenz bedrohen, bzw. welche Verharrungs- und Veränderungspotenziale vom System mobilisiert werden können. Es ist weiter zu klären, welche Rolle hierbei die Personen als Berufsgruppen aber auch als eigene Identitäten spielen.

- Die nächste Frage knüpft unmittelbar an. Soziale Systeme haben die Tendenz zur Selbstreferentialität und erlangen zunehmend ein hohes Maß an Autonomie von der Umwelt und damit vergesellschaftet eine wachsende operative Geschlossenheit. Die Handlungen des Krankenhauses und seiner Subsysteme dürften damit stärker auf sich selber bezogen sein als auf die umgebenden Systeme. Was macht diese Selbstbezogenheit aus, und welche Probleme erwachsen daraus?

- Das System Krankenhaus erhält von der Umwelt Ressourcen, um lebensfähig zu sein. Die Systemevolution ist auf Ausdifferenzierung und Expansion programmiert und enthält zunächst keine Logik der Selbstbegrenzung. Damit ist zwangsläufig das Problem der Ressourcenverknappung und der organisationsinternen -verteilung verbunden. Wovon ist die Ressourcenzuweisung abhängig, nach welchen Gesichtspunkten wird verteilt, wo gibt es Anhaltspunkte und Anreize für schonende Ressourcennutzung?

- Handlungsfähig werden soziale Systeme erst dann, wenn der Überschuss an Kontingenzen und Optionen in Entscheidungen überführt wird. Wie wird Entscheidungsmacht im System legitimiert und instrumentalisiert? Wie eindeutig oder widersprüchlich sind formelle und informelle Machtstrukturen, wer setzt sich bei Konflikten durch?

- Damit das Krankenhaus funktionsfähig ist, muss es die Komplexität in irgendeiner Weise verarbeiten. Hieraus ergeben sich grundsätzliche Überlegungen zur Arbeitsteilung. Daran sind unvermeidlich soziale Ausdifferenzierungen gekoppelt, indem Macht, Status, Ansehen unterschiedlich verteilt sind. Dieser Gesichtspunkt lenkt die Aufmerksamkeit zur der Frage der Angemessenheit von Arbeits- und Machtverteilungen (z.B. von Medizin und Pflege, aber auch innerhalb der Berufsgruppen).

- Das Krankenhaus als ausdifferenziertes System muss darüber hinaus noch in einer zeitlichen Perspektive betrachtet werden. Die Teile oder Subsysteme haben unterschiedliche Geschichten. Neuere Subsysteme treffen auf ältere, etablierte. Welche Probleme, aber auch Chancen erwachsen aus dieser Ungleichzeitigkeit von Systementwicklungen? Wie sind vor diesem Hintergrund die in der Literaturanalyse erhobenen Qualifikationsdefizite von Medizin und Pflege im Hinblick auf ihre Anschließbarkeit an das Patientensystem zu bewerten?

- Krankenhäuser halten Anschluss an ihre Umwelten, sonst könnten sie nicht existieren. Es gibt dementsprechend auch Kräfte, die Anschlussfähigkeiten erhöhen, sowohl in der Beziehung zur Außenwelt als auch zur Innenwelt. Was erhält dem System Krankenhaus bzw. seiner Subsysteme bei grundlegender operativer Geschlossenheit überhaupt die Anschlussfähigkeit an Umwelten? Hieraus leiten sich dann auch die Fragen nach den Chancen und Perspektiven von Selbst- und Fremdsteuerungen ab. Letztendlich führen diese Fragen auf die Fähigkeiten des Krankenhauses hin, sich selber zu betrachten, zu thematisieren und zu reflektieren.

- Ein grundlegendes Problem der Steuerung ist die Emergenz sozialer Systeme. D.h. das Krankenhaus reproduziert sich (in Grenzen) selber. Das

Krankenhaus reproduziert damit auch seine eigenen Sinnsysteme und Steuerungsmedien, in denen Gegenrationalitäten kaum entstehen können. Als besonderes Kennzeichen muss gelten, dass damit Handlungen und Effekte verbunden sind, die vermutlich so von niemanden intendiert werden, sondern die aus der Interdependenz der Teile entstanden sind. Welche emergenten Eigenschaften bringen ein Krankenhaus und seine Subsysteme hervor, die so weder gewollt noch vorhergesehen wurden?

Es widerspräche einem systemanalytischen Vorgehen, o.g. Fragen nacheinander zu beantworten, da sie sich gegenseitig durchkreuzen und wechselseitig beeinflussen. Vielmehr sollen sie den theoretisch-fragenden Hintergrund bilden, in dessen Lichte im Weiteren das Krankenhaus und im Besonderen das Interaktionsverhältnis von Ärzten und Pflegekräften beleuchtet wird.

2. Krankenhausentwicklung oder die Hypothek der Vergangenheit

Das vorhergehende Kapitel sollte die Grundzüge der modernen Systemtheorie zusammenfassen, die im Weiteren zur Systemanalyse des Krankenhauses herangezogen werden. Für ein näheres Verständnis des Systems Krankenhaus ist es zweckmäßig, zunächst einen kurzen Rekurs über seine historische Entwicklung zu geben, da wie weiter oben ausgeführt, Systeme geschichtliche Gebilde sind und nur angemessen unter Einbezug ihrer geschichtlichen Erfahrungen und Entwicklungen rekonstruiert werden können. Dieser Bezug soll unter zwei Blickrichtungen hergestellt werden. So wird es zunächst darum gehen, das Krankenhaus in seiner historischen Dimension zu erfassen, um anschließend aktuell gültige wesentliche Merkmale, Strukturen und Steuerungsprinzipien, die aus dieser historischen Hypothek resultieren, herzuleiten. Erst dann erfolgen weitere theoretische Entwürfe der Teilsysteme Medizin und Pflege in ihren jeweiligen Binnendifferenzierungen.

Dieser Abschnitt kann zusammengefasst werden, da mittlerweile ein recht eindrucksvoller historischer Forschungsstand erreicht ist (vgl. für die Medizin z.B. bes. Deppe/Regus 1975; Göckenjan 1985; Foucault 1996 und für die Pflege z.B. Bischoff 1982, 1984; Steppe 1985; Hackmann 1990; Wanner 1993; Overlander 1994; Weidner 1995).

Historisch sind die Krankenhäuser aus der Synchronizität von zwei wesentlichen Entwicklungssträngen hervorgegangen. Ihre Vorläufer waren dabei kommunale Armenhäusern, Seuchen- oder Seuchenspitäler und klösterliche Hospitäler. Etwa zur Mitte des 19 Jh. wurde die Entwicklung durch den raschen Aufbau von Diakonissenanstalten und das aus der Kriegskrankenpflege hervorgegangene Deutsche Rote Kreuz befördert (vgl. Markward/Münch 1994: 715f.). Der zunehmende Bedarf zur Behandlung von Kranken wurde durch die fortschreitende gesellschaftliche Transition zur

Industriegesellschaft notwendig. Umwälzungen der Produktionsweisen, Urbanisierungen mit katastrophalen hygienischen Wohn- und Arbeitsverhältnissen und zunehmend aggressivere Kriegstechnologien bilden den Bodensatz, auf dem Krankenhäuser in der beschriebenen Form gedeihen sollten (vgl. Wanner 1993: 28ff., auch Weidner 1995: 67).

Diese Entwicklung war gepaart durch den zunehmenden Entwicklungsprozess der Medizin und ihrer, wenn auch immer wieder von vielen Ärzten widersprochenen, letztlich aber dennoch siegreichen Allianz mit der Naturwissenschaft. Dabei hat die Institutionalisierung der Medizin in für sie bereitgestellten Häusern ihr maßgeblich den Evolutionskorridor geebnet. Die entscheidenden Akteure in den Krankenanstalten wurden nunmehr Ärzte. „Im Krankenhaus ist alles anders als im Haus der Kranken: Hier gibt es keine Öffentlichkeit, keine externe Kontrolle ärztlicher Tätigkeit, zumindest ist diese extrem eingeschränkt. Es besteht keine Möglichkeit für den Patienten, seine Kooperation zu verweigern, selbst andere Dinge zu probieren, mit anderen Vertrauten oder als Experten eingeschätzte Personen zu beratschlagen. Zumindest sind seine Spielräume extrem reduziert. Hier ist der Arzt nicht angewiesen auf die wohl wollende Vermittlung von Informationen über die Krankheit des Kranken, über die Wirkung von Arzneien und Diätregeln. Er kann selbst sehen, selbst zum Reden bringen, selbst überwachen oder durch die ihm unterstellten Krankenpflegerinnen, Studenten, Assistenzärzte. Das Krankenhaus ist Haus des Arztes, ... (Göckenjan 1985: 214). Den Ärzten offenbarte sich in diesen Häusern eine unerschöpfliche Massierung wissenschaftlichen (Menschen-)Materials. „Es kommt nicht darauf an, ob die Operation den Kranken am Leben erhält, sondern dass sie gemacht wird – von der Kühnheit und Geschicklichkeit des Opérateurs kann allein die Rede sein (...), der Kunst (ist) die Ehre zu geben" (Klencke 1855, zit. n. a.a.O.: 219).

In diesem Zuge setzt eine zunehmende Objektivierung des Kranken ein, in der er selber zunehmend nicht mehr notwendiger Kooperationspartner war, in der Befunde durch immer verfeinerte diagnostische Möglichkeiten weitgehend ohne ihn erhoben werden konnten und in der er sich den Anordnungen der Ärzte bedingungslos zu unterwerfen hatte – denn es gab für die hospitalisierten kranken Armen keine Alternative zu diesem Los. Die Entwicklungen und Entdeckungen der Mikrobiologie haben diesen Prozess beschleunigt.

Durch keine andere historische Begebenheit konnte sich die naturwissenschaftlich orientierte Medizin derart geschützt entwickeln, wie durch das Vorhandensein und den Aufbau von Krankenhäusern. Besonders GÖCKENJAN hat an der neuzeitlichen Berufsentwicklung der Ärzte sehr eindrucksvoll die Allianzbildung zwischen Staat und Medizin nachvollzogen und damit den hohen gesellschaftlichen Status dieser Berufsgruppe historisch begründen können.

Mit dem Entstehen der naturwissenschaftlichen Medizin wurde zunehmend der Blick der Ärzte auf monokausale Krankheitszusammenhänge verengt (vgl. Murrhardter Kreis 1995: 41). Die Ärzte gingen nicht mehr in die Häuser der Kranken, in denen sie mit den konkreten Lebensbedingungen konfrontiert wurden, die sie in die Krankheitsgenese und den -verlauf einzubeziehen hatten, sondern die Patienten kamen ‚klinisch bereinigt' von der eigenen Biographie und der eigenen sozialen Situation in die Häuser der Ärzte. In dem Maße wie es gelang, das Phänomen Krankheit von seinen vernetzten multifaktoriellen Ursachen der Lebensbedingungen zu entkoppeln und auf monokausale Zusammenhänge zu reduzieren (z.B. Mikroben), kristallisierte sich die staats- und gesellschaftsformtragende Funktion der Medizin heraus. Nicht die (katastrophalen) Wohn-, Ernährungs- und Arbeitsbedingungen waren verantwortlich, sondern gesellschaftlich neutrale, von außen kommende feindliche Noxen, denen es galt, einen bis heute anhaltenden entschiedenen bio- und chemotherapeutischen Kampf anzusagen.

Während in den Armenhäusern die Pflege von unqualifizierten Wärtern und Wärterinnen übernommen wurde, die nicht selten selber Insassen der Einrichtungen waren, wurde die Pflege in den konfessionellen Hospitälern traditionell v.a. von Nonnen und Diakonissen übernommen (vgl. Robert-Bosch-Stiftung 1996: 57). Durch den zunehmenden Einfluss der Ärzte hat sich die Krankenhauspflege in starker Abhängigkeit von der expandierenden naturwissenschaftlich orientierten Krankenhausmedizin entwickelt. Die Ärzte konnten ihre Aufgaben nicht alleine bewältigen, hierzu benötigten sie geeignete Hilfskräfte. So haben sie sich der Aufgaben entledigt, die zwar für den Erfolg der Medizin unabdingbar, aber für das naturwissenschaftliche-mechanistische Denken eher hinderlich waren. Für die Bedürfnisse und die Versorgung der Kranken sollten andere zuständig sein, die nichtakademisch ausgebildet, keine Konkurrenz darstellen konnten, aber eine entscheidende Vermittlerrolle zwischen Arzt und Kranken einzunehmen hatten. „Diese einseitige (naturwissenschaftliche, P.S.) Betrachtungsweise, die nicht nur heute, sondern schon im 19. Jahrhundert ihre Grenzen zeigte, machte Hilfskonstruktionen notwendig. Der Mensch als Patient ist eben (leider?) keine Maschine. Er lässt sich nicht völlig beherrschen, rationalisieren, objektivieren, er verweigert der Medizin den Erfolg, wenn sie ihn als Menschen negiert. Die Grenzen der naturwissenschaftlichen Medizin liegen in ihr selbst: Sie muss die nicht beherrschbaren Anteile menschlich-natürlicher Existenz verdrängen oder delegieren. Sie distanzierte sich darum von Alter, Tod und Sterben, von chronischen und unheilbaren Krankheiten als nicht beherrschbaren Elementen; sie delegieren den ‚ganzen Menschen' mit seinen natürlichen, immer wiederkehrenden Bedürfnissen nach Nahrung und Schlaf, nach Kommunikation aber auch sein Sterben und seinen Tod an die Krankenpflege, die damit allein umzugehen hat" (Bischoff 1984: 89f.).

Die Wärter und Wärterinnen erwiesen sich für diese Aufgaben als weitgehend ungeeignet. „Der erstarkte Ärztestand wehrt sich zunehmend gegen den als unqualifiziert empfundenen Wärterstand in den Kliniken, zumal vor allem mangelnde Pflege die ärztlichen Behandlungserfolge in Frage zu stellen schien" (vgl. Robert-Bosch-Stiftung 1996: 59). In dieser Zeit haben sich führende Ärztevertreter vehement mit der Beseitigung des Pflegeproblems auseinandergesetzt. Das ,Idealbild' der Schwester drückt RUMPF stellvertretend für den ärztlichen Berufsstand treffend aus: „Gerade das Verhältnis der Schwester zum Arzte bedarf einiger ausführlicher Worte: Der Arzt ist derjenige, der den Kranken behandelt, die Schwester diejenige, die den Kranken unter genauester Anwendung der ärztlichen Verordnung pflegt; der Arzt erdenkt und leitet den Heilplan, die Schwester unterstützt ihn in der Ausführung desselben auf Grund der von ihr erworbenen Kenntnisse in der Krankenpflege und strikter Befolgung der im speciellen Falle getroffenen ärztlichen Anordnungen. Niemals kann eine Schwester den Arzt am Krankenbett in seiner Eigenschaft vertreten oder gar ersetzen wollen" (Rumpf 1900, zit. n. Overlander 1994: 135).

Die Pflege hat ihre Verrichtungen präzise, kritiklos auch gegen besseres Wissen und Überzeugungen gemäß ärztlicher Anordnungen zu vollziehen. „Gut ausgebildetes Pflegepersonal muss wissen, wie die Anordnungen des Arztes auszuführen sind. Dieser gibt deshalb seine Verordnungen bisweilen nur in kurzer Form. Das Pflegepersonal ist verpflichtet, bei den geringsten Zweifeln nähere Anweisungen zu erbitten. Verlangt ein Arzt eine Hilfeleistung oder Handreichung anders, als das Pflegepersonal im Unterricht oder bei anderen Aerzten gelernt hat, so führe es das Gewünschte ohne Einwendung aus. Keinesfalls darf dem Kranken gegenüber erwähnt werden, dass bei anderen Aerzten die Hilfeleistung und Handreichung in anderer Weise ausgeführt wird. Ebenso wenig darf das Pflegepersonal Verordnungen des Arztes unpünktlich oder lässig ausführen, die es für weniger wichtig hält" (Medizinabteilung des Königlich Preußischen Ministeriums des Innern 1913: 105). Hiermit eröffneten sich die Ärzte auch Freifahrtscheine für eigenes Fehlverhalten. Der Verschwiegenheit und bedingungslosen Gefolgschaft durch die Schwestern wollten sie sich auch in diesen Fällen sicher sein.

So vollzogen sich die komplementären Aufgabenbereiche der Medizin und der Pflege. Dass hierfür in erster Linie bürgerliche Frauen rekrutiert werden sollten, hatte gute Gründe. Einmal besaßen sie ausreichend Bildung, um damit dem sittlichen Ideal zu entsprechen, zum anderen konnte ihnen ein sinnvoller Platz in der Gesellschaft zugewiesen werden, der ihrem ,natürlichen, weiblichen Arbeitsvermögen' entsprach und der sie davon ablenkte, den um Wissenschaft bemühten Männern Konkurrenz zu machen. Zeitdokumente belegen die Anstrengungen von ärztlicher Standespolitik, die Ideologie der barmherzigen, gehorchenden Krankenpflege bis weit nach Mitte des 20. Jahrhunderts zu konstruieren und zu konservieren.

Eine sorgfältige Analyse des pflegerischen Arbeitscharakters wurde bereits 1979 von OSTNER und BECK-GERNSHEIM vorgelegt. Sie kennzeichneten die pflegerische Arbeit als im hohen Maße von Ärzten abhängig. „Unliebsame Arbeit, Arbeiten je nach Arbeitsanfall, zeitlicher Belastung, Interesse können ‚nach unten' an die Krankenpflege abgegeben oder besser: ihr zugeschoben werden" (a.a.O.: 107). Pflegearbeit erscheint nicht als eigenständige Dienstleistung, sondern ist komplementär zur Medizin angeordnet. Sie übernimmt gleichsam die Anteile, durch die ärztliches Handeln überhaupt erst möglich wird. „Pflege des Kranken, das heißt immer mehr, ihn bereit zu machen für die berufliche Medizin und ihre Interessen und ausgleichend – kompensatorisch – zu wirken" (a.a.O.: 79).

So gesehen hat die Krankenhauspflege keine historischen Wurzeln in einem diätetisch orientierten, ganzheitlichen Paradigma, sondern sie ist konstruiert als ‚schmückendes menschliches Beiwerk' einer rationalen naturwissenschaftlichen Medizin. Sie schafft den humanitären Rahmen, in dem ärztliches Handeln erst möglich wird und übernimmt damit eine ganz entscheidende Kompensations- und Legitimationsfunktion einer objektivistischen und zunehmend technizistischen Medizin. Die Widersprüche zwischen Humanität und einer sich naturwissenschaftlich verstehenden Medizin sollten über die Pflege moderiert werden. Sie wurde damit konstruiert als eine den Ärzten unterstellte, von ihnen abhängige und unterwiesene Arbeit. Besonders STEPPE hat herausgearbeitet, wie durch diese Entwicklungsbedingungen eine *„uneinheitliche und zersplitterte Interessenvertretung"*, *„eine unklare rechtliche Stellung"* (Arbeits- und Tarifrecht; Ausbildungsrecht) und *„unklare Inhalte der Krankenpflege"* resultierten (Hervorh. i.O.) (Steppe 1985: 10).

Zwar hat die Medizin die Steuerungsrationalität der Hospitäler radikal verändert, dennoch haben sich tradierte Strukturen der konfessionellen Pflegehierarchie als so ausreichend stabil und zweckmäßig erweisen können, dass sie auch von kommunalen Einrichtungen und freien Schwesternverbänden kopiert wurden. So hat sich in den Krankenhäusern von jeher eine Doppelstruktur herausgebildet. Die fachlich-medizinische Arbeit mit den hierfür funktionellen Hierarchien und Rekrutierungsformen als den eigentlichen Kern und einer sie umgebenden, gleichsam an sie anmodellierende, ihre Bedürfnisse zu befriedigen suchende Restfunktion. Diese Funktion wurde – besonders in konfessionellen Häusern – unter der Regie von Pflegekräften wahrgenommen. So hat das konfessionelle Modell der Pflegehierarchie von Oberin, die nicht selten als formale Leiterin des Krankenhauses fungierte, Oberschwestern, Stationsschwester und Krankenschwester bis heute (in der säkularisierten Pflege z.T. mit anderen Bezeichnungen) fortexistieren können. Die Ärzte wurden nicht nur von dem für sie unliebsamen Arbeitsanteil ihres Kerngeschäfts entlastet, sondern auch weitgehend von allen hauswirtschaftlichen, versorgungstechnischen und organisatorischen Fragen des Krankenhausbetriebes. Das Kerngeschäft der Krankenpflege war hingegen zweigeteilt: die Pflege der Krankenhauspatienten, die von jeher unter Kontrolle und im Zugriff der Ärzte stattfand und die hauswirtschaftliche Arbeit, die sie in eigener Regie und Verantwortung als Servicefunktion ausübte.

Mit zunehmender Ausdifferenzierung und wachsendem Komplexitätsgrad wurde für die Krankenhäuser eine weitere Funktion immer wichtiger, die für die administrativen und versorgungstechnischen Abläufe verantwortlich zeichnete. So hat denn die klassische Krankenhausstruktur die drei Säulen (Medizin, Verwaltung und Pflege) als Leitungsprinzip und als berufsständische Ausdifferenzierung herausgebildet und etabliert.

Wie später noch genauer zu zeigen sein wird, wurden durch diese Interdependenz sich ergänzender, gegenseitig stützender Evolutionslinien medizinwissenschaftlicher, gesellschaftlicher, berufsständischer und politischer Prozesse die Wurzeln für eine zunehmend eigendynamische (selbstreferentiellen) Entwicklung des Krankenhauswesens gelegt, die heute zunehmend im Widerspruch zu gesellschaftlichen produzierten Erwartungen und politisch intendierter Ressourcenzuteilung steht.

In Ergänzung dieser geschichtlichen Perspektive soll im Weiteren untersucht werden, ob und inwieweit diese ‚Hypotheken der Vergangenheit' sich bis heute in Ausbildungs- und Sozialisationsprozessen verfestigen konnten und damit auch zur nachhaltigen Reproduktion der Krankenhauswirklichkeit beitragen können.

3. Sozialisation von Medizin- und Pflegeakteuren

Gemeinsam ist beiden Ausbildungen der Zuständigkeitsbereich des Bundes (Grundgesetz Art. 74 Ziffer 19), der sowohl die ärztliche (Bundesärzteordnung und Approbationsordnung für Ärzte) als auch die Krankenpflegeausbildung (Krankenpflegegesetz) bundeseinheitlich regelt. Die wesentlichen strukturellen Unterschiede der Ausbildungsberufe in Medizin und Pflege ergeben sich im Wesentlichen aus der akademischen Qualifizierung auf der einen Seite, einer Berufsausbildung besonderer Art auf der anderen Seite, den damit verbundenen unterschiedlichen Zugangsvoraussetzungen und aus der Einflussnahme von Ärzten innerhalb der Krankenpflegeausbildung.

In den nachfolgenden beiden Kapiteln sollen ausgehend von den ausbildungsstrukturellen Bedingungen die Sozialisationseffekte beider Ausbildungssysteme auf die jeweiligen Zielgruppen untersucht werden. Das Interesse ist hierbei, ihre systemischen Voraussetzungen und gegenseitige Anschließbarkeit näher zu untersuchen.

3.1 Ausbildungsstrukturen und Ergebnisse der Ausbildungskonstruktion in der Medizin

Die ärztliche Ausbildung unterscheidet sich von anderen akademischen Ausbildungsgängen v.a. dadurch, dass die Orte der Lehre und Forschung mit dem praktischen Anwendungsgebiet wechselseitig eng verknüpft sind. So findet das Studium der Humanmedizin in den ersten beiden Phasen an einer der 38 medizinischen Fakultäten statt, die entweder gleichzeitig Universitätskliniken unterschiedlicher Versorgungsstufen sind oder aber in einem organisatorischen Verbund mit ihnen stehen (vgl. auch Murrhardter Kreis 1995: 155, 160). Lediglich die Praktikumsphasen können in anderen Krankenhäusern oder zum kleinen Teil auch anderen Gesundheitseinrichtungen (z.b. beim niedergelassenen Arzt) absolviert werden.[16]

Die Ausbildung ist in drei Phasen gegliedert, die jeweils mit einem Staatsexamen beendet werden. Die erste Phase (vorklinisches Studium) umfasst 2 Jahre und endet mit einer schriftlichen und mündlichen Prüfung. Die zweite Phase (klinisches Studium) umfasst 4 Jahre, in denen insgesamt 4 Prüfungsteile absolviert werden müssen (nach frühestens 1 Jahr eine schriftliche, nach frühestens 3 Jahren eine schriftliche und mündliche und nach frühestens 4 Jahren eine mündliche Prüfung). Alle schriftlichen Prüfungen werden nach einem Antwort-Auswahl-Verfahren (Multiple-Choice) durchgeführt. Grundlage der Prüfungen sind veröffentlichte Gegenstandskataloge. Gegenstandskataloge und Prüfungsfragen werden vom ‚Institut für medizinische und pharmazeutische Prüfungen' in Mainz auf der Grundlage „sachverständiger Kollegen" (Murrhardter Kreis 1995: 145) zusammengestellt. Diese Prüfungen werden bundeseinheitlich und zu gleichen Zeitpunkten durchgeführt. Die mündlichen Prüfungen werden dagegen vor Landesprüfungsämtern absolviert. Das letzte Jahr des klinischen Studiums ist einer praktischen Ausbildung vorbehalten, das entweder an den Universitätskliniken oder in besonders autorisierten akademischen Lehrkrankenhäusern durchzuführen ist. Der Studentenstatus bleibt in dieser Zeit aufrecht erhalten (vgl. Brauer/Stobrawa 1994).

Die Ausbildung ist geregelt in der Approbationsordnung (ÄAppO), die auf der Grundlage der Bundesärzteordnung von der Bundesregierung mit Zustimmung des Bundesrates erlassen wird. Dabei handelt es sich um eine Berufszulassungsordnung, die die staatlichen Voraussetzungen des Ärzteberufes regelt (vgl. Murrhardter Kreis 1995: 141). Obwohl den einzelnen medizinischen Hochschulen durchaus Spielräume zur Gestaltung der Studiengänge zustehen, so lösen ÄAppO, Gegenstandskatalog, bundeseinheitliches Prüfungsverfahren und das Kapazitätsrecht der Hochschulen einen norma-

---

16 Der zweimonatige Krankenpflegedienst als Teil der Vorklinik muss ebenso in Krankenanstalten absolviert werden, wie zwei bis maximal drei Monate der viermonatigen Famulatur (klinisches Studium) (vgl. Brauer/Stobrawa 1994: 25ff.).

tiven Zwang zur Orientierung an dem Beispielstundenplan der ‚Zentralen Vergabestelle für Studienplätze' aus (vgl. a.a.O.: 143f.).

Mittlerweile ist allerdings diese ‚Einheitlichkeit' der ärztlichen Ausbildung zu einem ernsthaften Problem in der Qualifizierung ärztlichen Nachwuchses geworden. Wandel und Ausdifferenzierung medizinischen Wissens haben zu einem derartigen Zuwachs des Lernpensums geführt, dass der enzyklopädische Wissenserwerb das Qualifikationsprofil der Studierenden einseitig dominiert. Das Medizinstudium unterscheidet sich mit der vorwiegend auf kognitiven Wissenserwerb orientierten Struktur maßgeblich von allen anderen Studiengängen. „Allen gemeinsam ist, dass das Ziel des Studiums nicht eine bestimmte Menge reproduzierbaren Wissens ist, sondern vor allem eine trainierte Aufnahmefähigkeit und ein kritisches Denkvermögen in den Kategorien des Faches. Diese Fähigkeiten werden während des Studiums in selbständigen aktiven Arbeiten trainiert. Dass hierbei auch das reproduzierbare Wissen zunimmt, ist ein erwünschter Begleiteffekt" (Murrhardter Kreis 1995: 74).

Korrespondierend mit dem hohen gesellschaftlichen Ansehen des Arztberufes, gilt das Medizinstudium als begehrt und unterliegt entsprechend hohen Zugangshürden (Numerus clausus) (vgl. Murrhardter Kreis 1995: 86). Wesentliche Selektionskriterien stellen dabei neben den Abiturnoten die Testergebnisse der Aufnahmeprüfungen dar.[17] Selegiert wird hierüber eine Studentenschaft, die sich besonders durch kognitiv-intellektuelle Fähigkeiten, Abstraktionsfähigkeit, stringenten Arbeitsstil und Konkurrenz auszeichnet (vgl. Hoefert 1997: 50). Diese Merkmale sind indes nicht nur persönliche Voraussetzungen für das Erlernen des Berufes, sondern sichern gleichsam das ‚Überleben' und Weiterkommen während der gesamten Aus- und Weiterbildungszeit. Sie festigen damit auch die Wissenschaft der Medizin als Naturwissenschaft, schüren Wettbewerb, aber auch Neid, Missgunst gegenüber Konkurrenten sowie Kritiklosigkeit und Unterwürfigkeit gegenüber Hochschullehrern. Von den Studierenden wird erwartet, dass sie „sich zumindest bis zum Vorphysikum in eine Art Schulbetrieb (begeben), der eine hohe Arbeitsdisziplin, die Bereitschaft zum Auswendiglernen auch ohne Anschauung und erkennbare Relevanz für den späteren Umgang mit Patienten erfordert" (a.a.O.).

Diese Sozialisationsbedingungen in der ärztlichen Ausbildung hinterlassen bei den Studierenden nicht nur Spuren, sondern sie sind längst Teil des Medizinsystems geworden, präformieren Denken und Handeln der Akteure, sind eingelagert in ärztlichen Hierarchien, Kooperationsformen und Kommunikationswege. Reformen sind auch deshalb so schwer durchzusetzen, weil es innerhalb des autopoietischen Medizinsystems kaum Ansatzpunkte

---

17 Ausführlich zu dem Auswahlverfahren s. MURRHARDTER KREIS 1995: 150ff.; Brauer/Stobrawa 1994: 24

für eine andere Rationalität gibt. Dort, wo Kritik von Studierenden aufkommt, müsste sie sich gegen die etablierten Steuerungsprinzipien der Konkurrenz und Abhängigkeit durchsetzen und liefe Gefahr, persönliche Karrierewege zu verstellen. Für solidarische Aktionen und einer Erneuerung von innen ist da nur wenig Platz. „Studenten werden durch die Konfrontation mit außergewöhnlichen fachlichen und menschlichen Situationen belastet, durch das permanente Examens- und Arbeitspensum gefordert, aber auch dadurch verunsichert, dass sie oft von ihren Lehrern und älteren Kollegen ebenso wie von den Patienten in ihrer ‚Arztrolle' noch nicht ernst genommen werden" (Heim/Willi 1986: 454).

Die vorklinische Phase, die mit dem Physikum als erstem Staatsexamen endet, ist trotz Novelle der Approbationsordnung von 1989 noch vorwiegend durch Abstinenz vom Lebenden gekennzeichnet (vgl. Göbel 1996: 48). So ist „der Erstkontakt mit dem Patienten meist der im Präpariersaal" (Frewer 1995: 30f.). Hier lernen die Studenten die Fakten der Basiswissenschaften Anatomie, Physik, Chemie und Physiologie u.Ä. auswendig. In dieser Phase findet die eigentliche prägende naturwissenschaftliche Sozialisation der Mediziner statt. „Gleich zu Beginn des Studiums lässt man die Studierenden eine zweijährige naturwissenschaftliche Ausbildung durchlaufen, in der sie es nicht mit dem ganzen Menschen zu tun haben, sondern ihn Stück für Stück als ‚Objekt' kennen lernen – anatomisch als Präparat, physiologisch als Reflex-Maschine" (Perleth 1992b: 48). Bedeutsam für die weitere Sozialisation ist, dass „die einmal fixierten Vorstellungen ... nicht mehr korrigiert (werden)" (a.a.O.) und eine Integration etwa mit der „Psychosomatik ... von vornherein eher erschwert (wird)" (Frewer 1995: 31). Da auch das Lernen naturwissenschaftlichen Fachwissens nie wertfrei sein kann, wird „bereits auf den Ebenen von Sprache und Krankheitskonzept ... hierbei ... die Einstellung zu Leiden, Behinderung und dem ‚medizinisch Normalen' entscheidend geprägt" (a.a.O.).

Die klinische Phase ist gekennzeichnet durch die Vermittlung der klinischen Fächer. Da sie an Universitätskliniken stattfindet, die meistens auch Krankenhäuser der Maximalversorgung sind und zudem der medizinischen Forschung ein hoher Stellenwert eingeräumt wird, kommt es dazu, dass vorwiegend ein hochselektiertes Patientenaufkommen behandelt wird. Dort sammeln sich Patienten mit seltenen Krankheiten, die anderen Ortes, teils aus mangelnder Erfahrung, teils aus Mängeln diagnostischer und therapeutischer Ausstattung, teils aus Kostengründen nicht behandelt werden können. Nur etwa 0,5% aller Patienten werden allerdings in solchen Krankenhäusern behandelt, etwa 90% dagegen im ambulanten Bereich (vgl. Bonn/Isenberg/Malzahn: 1996: 54).

Den angehenden Medizinern vermittelt sich somit ein völlig unrealistisches Bild des Krankheitenaufkommens und der durchschnittlich zu erwartenden diagnostischen und therapeutischen Möglichkeiten von ambulanten Praxen

und Krankenhäusern der Grund- und Regelversorgung. „Die Universitätskliniken in der BRD sind die Standorte der High-Tech-Medizin, an denen
ein wesentlicher Bestandteil der Forschung und der klinischen Erprobung
stattfindet" (a.a. O.). Überspitzt formuliert lässt sich schlussfolgern, dass
die Studierenden ihre ersten klinischen Erfahrungen mit Krankheiten machen, die sie in ihrer anschließenden Weiterbildung an Krankenhäusern der
Grund- oder Regelversorgung seltener und im ambulanten Sektor fast nie
sehen werden. „So haben junge Ärztinnen und Ärzte am Ende ihrer Ausbildung mehr Spezialfälle und spezifische Krankheiten im Kopf als einen Überblick über die tatsächlichen Gesundheitsprobleme" (Perleth 1992b: 48).

Ähnlich äußert sich auch der MURRHARDTER KREIS, der die Binnenorgani-
sation der Medizinischen Fakultäten nicht für die Ausbildungsbedürfnisse
entsprochen sieht. „Die Organisation der Medizinischen Fakultäten fördert
die monodisziplinäre Forschung und eine weiter voranschreitende Spezialisierung. Sie lenkt die Motivation ihrer Professoren und Wissenschaftlichen
Mitarbeiter auf die Qualifizierung innerhalb enger Spezialgebiete, die vielfach der Grundlagenforschung zuzurechnen sind" (Murrhardter Kreis 1995:
156).

Erschwerend kommt hinzu, dass viele Patienten in Universitätskliniken
durch ihre bereits durchlaufenden Karrieren (Spirale Hausarzt – Facharzt –
kleineres oder mittleres Krankenhaus, evtl. sogar in mehreren Durchgän-
gen) bereits gut diagnostisch vorsortiert sind und sich sozusagen klinisch
‚vermessen' aufbereitet den Ärzten offerieren. Der typische ‚unausgelesene'
ambulante Patient und nicht selten auch Krankenhauspatient kommt aber sehr
häufig mit diffusen Beschwerdebildern, aus denen erst Schritt für Schritt
Krankheiten extrahiert werden müssen. Zwar ist mittlerweile die Allgemeinmedizin Pflicht- und Prüfungsfach, innerhalb der medizinischen Hochschulen kommt der Primärmedizin jedoch noch immer eine randständige
Bedeutung zu (vgl. a.a.O.: 163f.).

Zu wenig Gewicht wird auch auf die weiter zunehmende Bedeutung chronischer, degenerativ Erkrankter und Mehrfacherkrankter gelegt, die aber gerade in der hausärztlichen Praxis und in Durchschnittskrankenhäusern zunehmend anzutreffen sind (vgl. Perleth 1992b: 48: 49). Gerade diese Erkrankungen kündigen sich eben häufig nicht durch akute und klar definierte
Ereignisse und Symptome an, sondern durch allgemeines Unwohlsein und
unklare, schleichende Beschwerden. Mangelndes vermitteltes Verständnis
für psycho-soziale und psycho-somatische Zusammenhänge (gerade bei
chronisch Erkrankten) in Genese und Verlauf von Krankheiten komplizieren und erschweren den Erkenntnisprozess maßgeblich und locken die Ärzte nicht selten auf falsche, vorwiegend medizintechnikorientierte Pfade
(vgl. Murrhardter Kreis 1995: 61f.) (ausführlich hierzu Kap. 4.3).

Zurzeit lernen die Studenten die Diagnostik und Therapie vorwiegend
komplizierter Fälle mit den Möglichkeiten der Maximalversorgung vorwie-

gend am Ausbildungsplatz ‚Hörsaal', zu wenig im praktischen Handlungs-feld ‚Krankenstation' und erfahren ein einseitiges enzyklopädisches Wissen über die Grundlagen der naturwissenschaftlichen Medizin. Kritische Refle-xionen des Berufsverhalten, Eingeständnisse des Nicht-Wissens und von beruflichen Unsicherheiten, Kooperation und Kommunikation mit Patienten und anderen Gesundheitsberufen zur Absicherung eigener Entscheidungen passen noch immer nicht in das heutige Arztbild. Diese beruflichen Anfor-derungen sind – wie VAN DER BUSSCHE kritisch anmerkt – schlicht „unter Wert des Arztbildes".[18] „Nur wenige von ihnen kennen die Ausbildungsbe-dingungen von sog. medizinischen Hilfsberufen und vertrauen auf deren Erfahrungen bei eigener Unsicherheit" (Hoefert 1997: 53).

Auch die zweite Ausbildungsphase ist wie die vorhergehende durch ein immenses Lernpensum für die Studierenden gekennzeichnet.[19] „Die stetige Fächervermehrung führte zu einer explosionsartigen Vermehrung speziali-sierten Wissens in Studium und Prüfungen, ohne ein sinnvoll koordiniertes Ausbildungsziel zu erreichen" (Remstein 1993: 52). Dieser Zwang zur di-daktischen Reduktion, der eigentlich durch ein abgestimmtes und koordi-niertes Curriculum gewährleistet sein sollte, wird somit zur Qual der Wahl für die Studierenden. Versuche, das Medizinstudium von weniger Wichti-gem zu entrümpeln, „eine Verschlankung der Ausbildung und qualitativer Gewichtung der Fächer und Fachgebiete" vorzunehmen (Göbel 1996: 47), scheinen regelmäßig an den Widerständen der „Fachlobbyisten" zu schei-tern, die eine Lobbyarbeit auf allen zur Verfügung stehenden Kanälen" durchführen (a.a.O.). Berücksichtigt man, dass die Planstellen des jeweili-gen medizinischen Instituts „mit der Repräsentationsdichte des Faches im Medizinstudium" verquickt sind (Bonn/Isenberg/Malzahn 1996: 54), so nimmt es nicht Wunder, dass „eine Diskussion über Qualitätsstandards und Ziele unter den Trägern der Medizinerausbildung", die dann auch „sachli-che und personelle Konsequenzen für die einzelnen Fachabteilungen ha-ben" (Göbel 1996: 47), eher blockiert wird als chancenreich ist.

Ein weiteres Problem des Studiums an den Universitätskliniken ist die von den Professoren vorgenommene Unterbewertung der Lehre gegenüber der Patientenversorgung und Forschung, die mehr den Status eines notwendi-gen Übels, als den einer originären Aufgabe hat (vgl. Bonn/Isenberg/Mal-zahn 1996: 54). „Infolge der Spezialisierung und der Grundlagenorientie-rung der Forschung, deren Anwendungsbezug für die ärztlichen Tätigkeits-

---

18 VAN DER BUSSCHE ist Professor für Allgemeinmedizin am Universitätsklinikum Ep-pendorf in Hamburg. Er hat sich freundlicherweise bereit erklärt, diesen Abschnitt kritisch zu lesen und hat eine Reihe wesentlicher Anregungen gegeben.

19 „Unsere Meßlatte ist die Versorgung der Patienten und nicht etwa Studenten, die mit möglichst wenig Arbeit zum Ziel kommen wollen" rechtfertigt bspw. ein Oberarzt der Medizinischen Hochschule Hannover, dass das Medizinstudium nun einmal „ein hartes Brot" sei und versuchte damit die massiven Klagen von Studenten gegenüber der Presse zu rechtfertigen (Anonym zit. n. chb 1998: 19).

felder außerhalb des Bereiches der hochspezialisierten akademischen Krankenversorgung häufig nicht unmittelbar erkennbar ist, ergeben sich aus Forschungserfahrungen nur in geringem Umfang unmittelbare Übertragungen in die Lehre" (Murrhardter Kreis 1995: 157). Die Hochschullehrer und der Gesetzgeber (wie an der Odyssee bisher gescheiterter Reformvorhaben der Approbationsordnung abgelesen werden kann) „kümmern sich beide nicht so recht um das, was die Studierenden am Ende ihrer Ausbildung können sollen" (Perleth 1992b: 48).

Dass Anreize zur kritischen Selbstreflexion weitgehend ausbleiben, wird auch in dem hohen Evaluationsmangel in der Medizin deutlich. So kann angenommen werden, dass der größte Teil aller Therapien nie gründlich evaluiert werden und dass es an wissenschaftlichen Beweisen über den geeigneten Nutzen diagnostischer Tests mangelt (vgl. z.B. Schwandner 1991: 359; vgl. auch Kuhlmann 2000: 46). Die zersplitterten Strukturen zwischen den Sektoren der ambulanten und stationären Versorgung tragen überdies dazu bei, dass die Krankenhausärzte sehr häufig die Spätergebnisse ihres Handelns gar nicht erfahren (vgl. Selbmann 1997: 256).

Als ein weiteres, bereits erwähntes zentrales Problem des Studiums, muss ihr genereller affirmativer Wissenschaftscharakter gelten, der dazu beiträgt, eine kritische Selbstbeobachtung zu verhindern. Die Studierenden lernen ein geschlossenes Welt- und Menschenbild, funktionierend nach den Regeln linearer naturwissenschaftlicher Erklärungsmuster. Kritik, Reflexionen ärztlichen Handelns und Diskursfähigkeit, etwa im Rahmen medizinethischer Seminare finden höchstens Raum in einem Schattendasein „außerhalb des offiziellen Lehrangebots" und „fanden bisher meist nur wenige Zuhörer"(Frewer 1995: 31). Studienanteile, die grundsätzlich kritische Reflexionen ermöglichen würden, „fallen oft der Verschulung zum Opfer" (a.a.O.) oder werden wegen der Lernmenge verdrängt (vgl. Murrhardter Kreis 1995: 105). Eine solche zu wenig auf sozial- und geisteswissenschaftliche Erkenntnisse reflektierende medizinische Ausbildung wird den beruflichen Anforderungen, die sich in einem persönlichen, sozialen, ethischen, rechtlichen und ökonomischen Kräftefeld zwischen Individuum und Gesellschaft bewegt, längst nicht mehr gerecht. „Das Medizinstudium und das spätere Fortbildungssystem mit allen formalen Anforderungen ... zwingt nach wie vor zu der Beschäftigung mit *medizininternen* Fragen, sodass *überfachliche* oder *Systemfragen* vielfach eher als Luxus- oder Freizeitthemen am Rande der ‚eigentlichen' medizinischen Tätigkeit betrachtet werden" (Hervorh. i. Orig.) (Hoefert 1997: 53).

Abgerundet wird das Bild kritikwürdiger medizinischer Qualifizierung mit dem die ärztliche Kompetenz nicht valide abbildendem Messinstrument des Multiple-Choice-Systems (MC) (vgl. Perleth 1992a: 44). „Die MC-Prüfung gilt als ausgesprochen fragwürdig, taugt sie doch lediglich dazu, Faktenwissen zu ermitteln. Isolierte Detailkenntnisse machen aber nur eine bescheidene Dimension dessen aus, was in der ärztlichen Praxis an Fertigkeiten gefordert ist. Wie aber steht es mit dem Geschick, Anamnesen zu erheben, Patienten zu untersuchen und Diagnosen zu stellen? Und wie soll das Vermögen, mit den Patienten angemessen zu kommunizieren, geprüft werden?" (a.a.O.). In diesem Prüfungsverfahren, in dem isolierte, zuvor auswendig gelernte Detailkenntnisse abgeprüft werden, wird lernpsychologisch lediglich auf Kenntnislernen rekurriert. Höhere kognitive Fähigkeiten, wie analytisches und synthetisierendes Denken und die Kompetenz zur Beurteilung und Bewertung von komplexen klinischen Situationen und Problemen, bleiben während des Studiums unterbelichtet und erweisen sich für die Prüfungsvorbereitung sogar als schädlich.[20] Es versteht sich von selbst, dass Moralkompetenzen und ethische Dimensionen im Rahmen des MC-Verfahrens nicht zuverlässig abprüfbar sind.[21]

Typisch für die Lehre ist „das Durchexerzieren einzelner Fächer, bei denen die Vorlieben der DozentInnen den Inhalt bestimmen" (Schmiemann 1994: 42). Moderne didaktisch aufbereitete Lernkonzepte, wie sie in der Tradition des Problemlösungslernen seit langem bekannt sind, finden dabei schwer Eingang in die medizinische Lehre. Beim problemorientierten Lernen [„das an den Reformuniversitäten in Maastricht, Linköping, McMaster und anderen fester Bestandteil der Ausbildung ist" (a.a.O.)] steht „das Erlernte in einem Kontext zur Gebrauchssituation" und es „stellt sich gleichzeitig ein effektiverer und dauerhafter Lernerfolg ein. ... Ein Professor oder eine Professorin hat die Rolle eines Tutors/einer Tutorin inne" (a.a.O.). Gelernt wird so zusammenhängend an medizinischen Problemen, die an Fallgeschichten illustriert werden (vgl. a.a.O.).[22]

„Etwa 80% aller Diagnosen in der ärztlichen Primärversorgung werden im ärztlichen Gespräch, während der Anamnese gestellt. Darüber hinaus ist der Erstkontakt mit Patienten entscheidend für den Aufbau einer wechselseitigen Vertrauensbeziehung und bildet die Grundlage für eine erfolgreiche Therapie. Während der Konsultationen sollten Patienten über ihre Krankheiten aufgeklärt, hinsichtlich weiterer fachärztlicher Interventionen beraten werden und darüber hinaus Gelegenheit erhalten, intime Probleme zur Sprache zu bringen. Die Realität sieht anders aus: Viele Ärzte vermeiden es, über Dinge zu sprechen, bei denen sie selbst eine Hemmschwelle fühlen. Viele Ärzte sind überfordert, wenn es darum geht Themen, wie Tod, Suizid, Sucht oder Sexualität zu erörtern. Inadäquate Reaktionen bis hin zu partiel-

---

20 Vgl. ausführlich zur Hierarchisierung kognitiver Lernziele in Meyer 1994: 99ff.
21 Vgl. zu den ethischen Konflikten der Medizin und ihren Lösungsstrategien ausführlich Murrhardter Kreis 1995: 97ff. Besonders Raven hat sich ausführlich mit der Frage der Moralentwicklung in der Medizinerausbildung auseinandergesetzt (Raven 1989).
22 Vgl. grundsätzlich zur Didaktik des Problemlernens KLINGBERG (1884: 160ff.). Eine Übersicht über die Projekte und Modellversuche zur Reform des Medizinstudiums findet sich bei MURRHARDTER KREIS (1995).

ler Sprachlosigkeit sind angesichts von Patienten mit Krebsleiden gang und gäbe. Regelmäßig wird die Bewältigung existentieller Fragen und Probleme an Dritte weitergeleitet oder im Eilverfahren abgewickelt. Manchmal wird die Gesprächsbereitschaft gänzlich verweigert. Auch Zuhören und Antworten will eben gelernt sein" (Perleth 1992b: 47; ausführlich zu den kommunikativen Kompetenzen Murrhardter Kreis 1995: 115ff.). Die zentrale Aufgabe der Anamneseerhebung wird in der Ausbildung in der Regel zu wenig berücksichtigt. „Der Sprung ins kalte Wasser eines ersten Anamnese-Gesprächs trifft die Studierenden so meist unvorbereitet. Auf Supervision oder Gelegenheit zur Nachbesprechung wartet man vergebens, die einmal fixierten Vorstellungen werden nicht mehr korrigiert" (Perleth 1992b: 48).

Vor dem geschilderten Hintergrund kann es auch nicht überraschen, wenn weder die Studenten noch die Ärzte im Rückblick zufrieden mit ihrer Ausbildung sind. „Allerdings sind sie (die Medizinstudenten, P.S.) mit ihrem Studium von allen Studierenden am wenigsten zufrieden. Eine Befragung von Ärztinnen und Ärzten fünf Jahre nach dem Studium brachte als Ergebnis, dass der größte Teil der Studieninhalte als nicht praxis- und berufsrelevant eingestuft wurde" (Bonn/Mainz/Malzahn 1996: 53). BADURA bringt die Sozialisationseffekte auf den Punkt, wenn er schreibt: „Die analytische Transformation eines kranken Menschen in einem defekten Organismus, der Umgang mit dem Compliance-Problem und die Vermeidung von Patientenkontakten – dies alles diene dazu, die Distanz zu den Patienten zu erhöhen, fördere indes zugleich eine allgemeine ‚Desensibilisierung' auch gegenüber ihren eigenen Gefühlen, nicht nur gegenüber den Gefühlen ihrer Patienten" (Badura 1994a: 47). Der Autor konstatiert eine weltweite Krise der Medizinerausbildung und fordert daher eindringlich umfassende Reformen (a.a.O.: 45).

Zusammenfassend lässt sich feststellen, dass die Konstruktion der ärztlichen Ausbildung beginnend mit der Bewerberauslese eine Reihe von systemischen Sozialisationsmechanismen prozessiert, die die angehenden Mediziner auf eine patientengerechte und bedürfnisorientierte Versorgung nicht angemessen vorbereitet und sie als Kooperationspartner nicht nur für die Pflege wenig geeignet werden lässt.

Ärzte werden zu Beginn ihrer beruflichen Laufbahn mehr im Sinne von reich mit Detailkenntnissen ausgestatteten Teilspezialisten qualifiziert denn zu anforderungsgerechter medizinischer Arbeit befähigt. Die ärztliche Ausbildung hinterlässt tief greifende Sozialisationseffekte: Sie veranlasst die Mediziner zu einer typisch naturwissenschaftlich-technizistisch reduzierten internen Rekonstruktion der sie umgebenden Systemwelten (besonders der Patientenwelt), sie prägt das Selbstbild und die Handlungskontingenzen ihrer klinischen Arbeit, strukturiert ihre Interaktionsbeziehungen zu anderen Berufsgruppen und innerhalb der eigenen Berufsgruppe zu einem konkurrenzvollem Arrangement vor. Die Medizinerausbildung befördert unkritisches naturwissenschaftlich und technisch geprägtes Gesundheits- und Krankheitsverständnis, in dem psychosozialen, lebenswelt- und interaktionsorientierten Leistungen kaum ein Stellenwert zugemessen wird.

Das im geschlossenen medizinischen Wissenschaftsverständnis eingelagerte Handlungsmodell definiert selbst ethische Werteentscheidungen als medizinisch rational legitimiert, tabuisiert zudem Entscheidungsunsicherheiten, lässt Verantwortungsteilung weder mit Patienten noch mit anderen Berufsgruppen zu und generiert somit einen Hang zur beruflichen Omnipotenz. In diesem Verständnis kann berufsübergreifende Kooperation und (selbst-)kritischer Diskurs gar mit einer statusschlechteren Berufsgruppe nur die eigene Position diskreditieren. Besonders prekär ist eben, dass unter diesen fachlichen und psycho-sozialen Kompetenzdefiziten v.a. die interagierenden Pflegekräfte zu leiden haben. Die von ihnen wahrgenommene Arroganz, Ignoranz, das mangelnde Einfühlungsvermögen, die Scheu vor Patientenaufklärung, der beharrliche (Be-)Handlungszwang selbst in offensichtlich hoffnungslosen Patientensituationen, die Unzugänglichkeit anderen Ansichten gegenüber sind keine persönlichen Defizite der Akteure. Vielmehr handelt es sich um eine bereits in der Ausbildung angelegte systemrationale Handlungskontingenz, die sich aber nicht nur im Widerspruch zu den Erwartungen der Pflegenden bewegt, sondern zunehmend auch die Frage einer angemessenen Versorgung der Patienten eines im Vorzeichen demografischer Transition geänderten Morbiditätsspektrums aufkommen lässt.

Das Medizinstudium in seiner heutigen Ausprägung ist die systemrationelle und konsequente Folge der historisch angelegten Krankenhausmedizinentwicklung. Die enge Kopplung von Ausbildung und Medizinbetrieb hat einen deutlichen Zeitvorteil im Innovationszyklus, indem neue medizinische Erkenntnisse nahezu ungebrochen in diagnostische und therapeutische Handlungen implementiert werden können. Während üblicherweise die Entscheidung über Nutzen und Gebrauch den Anwendern überlassen bleibt, die dieses auf der Grundlage ihres Bedarfes abwägen, verbleiben Forschung und Anwendung bei der Medizin an einem Ort und in einer Hand. Es fehlt den Universitätskliniken die kritische Instanz und Distanz, die notwendig wäre, um Anwendungsentscheidungen nicht nur im Lichte der eigenen autopoietischen Handlungskalküle zu bewerten, sondern auch vor dem Hintergrund einer an Gesamtversorgungsbedürfnissen orientierten Rationalität.

Nach Ablauf des mindestens sechsjährigen Studiums erhalten die Ärzte lediglich eine „eingeschränkte Berufserlaubnis" (Murrhardter Kreis 1995: 136). Es schließt sich die sog. ÄiP-Phase (Ärztin/Arzt-im-Praktikum-Phase) an, die Teil der ärztlichen Ausbildung, aber nicht des Studiums ist und folglich auch nicht in der Verantwortung der medizinischen Fakultäten liegt. Sie verlängert die mindestens 6-jährige Ausbildung um weitere 18 Monate, ohne dass daran klare didaktische Aufgaben gekoppelt sind (vgl. Metzger/Löble 1995: 12). Die Motive hierfür sind denn wohl auch weniger bildungsrelevanter als vielmehr monetärer Art und begründet in der Absicht, die Studienabsolventen in die AiP-Phase weicher fallen zu lassen als in die Arbeitslosigkeit, die immer mehr drohte, da sich die Weiterbildung zunehmend als Nadelöhr herausstellte (vgl. Busse u.a. 1988: 26).[23] V.a. den Krankenhäusern[24] beschert diese Phase eine große Anzahl vergleichsweise billiger Arbeitskräfte, die jeweils nur etwa ein Drittel der Kosten einer Assistenzarztstelle ausmachen (vgl. Bonn/Isenberg/Malzahn, 1996: 53).

Die *ärztliche Weiterbildung zum Gebietsarzt*, auf die unter bestimmten Voraussetzungen (vgl. Fußn. 24) AiP-Zeiten angerechnet werden können, dauert je nach Fachrichtung wenigstens 4 Jahre. Zur Weiterbildung ermächtigt sind Universitätskliniken und speziell autorisierte Einrichtungen der ärztlichen Versorgung. Der weitaus überwiegenden Teil wird dabei in Krankenhäusern absolviert (vgl. Schagen 1989: 108). In dieser Zeit müssen die Ärzte verschiedene Fachabteilungen durchlaufen und ihre entsprechenden Weiterbildungskataloge abarbeiten. Wegen ihrer besonderen Bedeutung für die Steuerungsdynamik des Krankenhauses, wird auf diese Ausbildungsphase im Kap. 4.1.5 näher eingegangen.

3.2 Ausbildungsstrukturen und Ergebnisse der Ausbildungskonstruktion in der Pflege

Die pflegerische Aus- und Weiterbildung und mithin ihre sozialisierenden Effekte erweisen sich im Vergleich zur ärztlichen als weitgehend disparat, aber auch als deutlich weniger einheitlich, was ihre Analyse erheblich erschwert.

Grundlegend ist der Unterschied, dass Pflegekräfte in der Regel eher (frühestens nach vollendetem 17. Lebensjahr) und mit niedrigeren allgemein bildenden Schulabschlüssen (Realschulabschluss) in ihre Ausbildung eintreten.

3.2.1 Pflegeausbildung
Das pflegerische Ausbildungssystem umfasst zurzeit auch noch die Pflegevorschule, die mit dem Gesetz von 1985 nicht mehr verpflichtend ist und u.a. dazu dient, Wartezeiten bis zum Ausbildungsbeginn zu überbrücken.

---

23 CLADE wies 1998 darauf hin, dass es bereits mehr als 12 000 arbeitslose Ärzte bei zunehmender Tendenz gäbe (Clade 1998: A-998).
24 Das AiP kann sowohl im Krankenhaus, in der Praxis eines niedergelassenes Arztes sowie einigen anderen Gesundheitseinrichtungen absolviert werden. Voraussetzung ist in jedem Fall die Fachaufsicht eines ausgebildeten Arztes (vgl. Brauer/Stobrawa 1994: 38f.). Da diese Zeit auf die Weiterbildung zum Gebietsarzt angerechnet werden kann, wenn die Tätigkeiten entsprechen und die Ausbildungsstätte als Weiterbildungsort anerkannt ist, ergibt sich ein großer Andrang, das AiP im Krankenhaus zu absolvieren.

Sie kann bei Hauptschülern den Realschulabschluss ersetzen, wenn sie mindestens zwei Jahre andauert (Krankenpflegegesetz [KrPflG] §6). In diesem Kontext kann sie hier getrost unberücksichtigt bleiben, da sie vermutlich nur noch von einem kleineren Kreis überhaupt in Anspruch genommen wird. Die Krankenpflegeausbildung[25] dauert unabhängig vom Zeitpunkt der Prüfung drei Jahre und besteht „aus theoretischem und praktischem Unterricht und einer praktischen Ausbildung" (§5). Der Regelzugang ist die Mittlere Reife. Für Hauptschulabsolventen besteht die Möglichkeit, eine einjährige Krankenpflegehilfeausbildung zu besuchen.

1998 existierten in Deutschland 1411 Kranken- und Kinderkrankenpflegeschulen mit insgesamt 89.385 Ausbildungsplätzen. Hieran waren 211 Kinderkrankenpflegeschulen mit 11.091 und die Krankenpflegehilfe mit 188 Schulen und 2966 Ausbildungsplätzen beteiligt (vgl. Statistisches Bundesamt 2000: 74f.). Damit wird ein Bild darauf geworfen, dass die Krankenpflegeausbildungen sehr stark dezentralisiert sind und an relativ kleinen Schulen stattfinden (vgl. Bals 1997: 99).[26] Der besonders im Vergleich zu den 38 medizinischen Fakultäten hohe Dezentralisierungsgrad ist ein erster Hinweis auf die geringe externe Steuerbarkeit der Krankenpflegeschulen.

Geregelt ist die Ausbildung bundesgesetzlich im Krankenpflegegesetz (KrPflG), das den Charakter eines Berufszulassungsgesetzes trägt. Die Ausbildungsinhalte in Unterricht und praktischer Ausbildung werden in der Anlage zur Ausbildungs- und Prüfungsverordnung für die Berufe in der Krankenpflege (KrPflAPrV) grob genannt. Die Krankenpflegeschulen müssen zwar staatlich anerkannt sein, um ausbilden zu dürfen, gehören aber nicht in das öffentlich-rechtliche Bildungssystem. Vielmehr ist ihr organisatorischer Verbund mit Krankenhäusern gesetzlich vorgeschrieben (KrPflG §5). Finanziert werden die Schulen denn auch nicht über die Kultusetats der Länder (so wie das Studium der Medizin) sondern gemäß des Krankenhausfinanzierungsgesetzes über die Krankenhauspflegesätze (vgl. Bals 1997: 103).

Die Bundeszuständigkeit, die sich aus der Zuordnung der Pflegeberufe zu den *anderen Heilberufen* ergibt (Konkurrierende Gesetzgebung, Grundge-

---

25 Gleiche Ausbildungsstrukturen und ähnliche Ausbildungsverhältnisse können auch für die Kinderkrankenpflege festgestellt werden, obwohl in Details – insbesondere was die Klassengröße betrifft – erhebliche Unterschiede ausgemacht werden können. Auf eine Differenzierung wird hier verzichtet.

26 Krankenhäuser bis zu einer Größe von 250 Betten weisen im Schulzweig der Krankenpflege eine durchschnittliche Frequenz von 44,3 Ausbildungsplätzen auf. Das betrifft immerhin 350 Schulen in Deutschland. Bis zu einer Größe von 500 Betten (433 Krankenhäuser) vergrößert sich die durchschnittliche Ausbildungsplatzzahl auf knapp 68 Plätze. Auch die 229 größten Krankenhäuser mit über 500 Betten kommen nur auf durchschnittlich 128,5 Ausbildungsplätze. Die zehn kleinsten Krankenpflegeschulen teilen sich zusammen lediglich 208 Ausbildungsplätze (Statistisches Bundesamt 2000: 74f.).

setz Art. 74), sind für Berufsausbildungen relativ ungewöhnlich und bereiten der Pflege wie auch anderen Heilberufen eine ganze Reihe von administrativen und inhaltlichen Schwierigkeiten. „Geht man ... vom Regelfall der beruflichen Bildung in der Bundesrepublik Deutschland, d.h. einer beruflichen Qualifizierung im dualen System mit den Lernorten Berufsschule/Betrieb (sog. anerkannte Ausbildungsberufe) oder einer monalen Qualifizierung über die Berufsfachschule (sog. Schulberufe) aus, so hat man es bei den meisten Gesundheitsfachberufen weder eindeutig mit dieser noch mit jener Form zu tun. Auch die Kultusministerien der Länder werden sich auf Anfrage, mit Ausnahme einzelner Bundesländer, für die hier relevanten Gesundheitsfachberufe für unzuständig bzw. allenfalls teilzuständig erklären. Stattdessen liegt die Zuständigkeit meist bei den Gesundheits- oder/und Arbeits- und Sozialministerien bzw. gemäß den jeweiligen Verwaltungsverfahrensgesetzen nachgeordneten Behörden" (a.a.O.: 101).

Diese ressortfremde Zuständigkeit erschwert diesen Berufen den Anschluss an berufspolitische Entwicklungen. „Für die Aufsicht über die Ausbildungen in den so genannten nichtärztlichen Heilhilfsberufen sind in erster Linie jeweils leitende Medizinalbeamte zuständig. An der Funktionsfähigkeit dieser Aufsicht kann jedoch aus mehreren Gründen stark gezweifelt werden. Die Medizinalbeamten sind Ärzte, verfügen also über keine pflegerische und pädagogische Vorbildung, sodass sie aufgrund dessen in doppelter Hinsicht ungeeignet für diese Aufgaben sind. Anschluss an berufspädagogische und ausbildungscurriculare Diskussionen sind deutlich zu vermissen. Es bestehen erhebliche Kommunikationsprobleme, das pflegepädagogische Anliegen den Bezirksregierungen gegenüber zu verdeutlichen" (Stratmeyer/Weber 1994: 6).[27]

BALS konstatiert einen Regelungsmangel gleich in mehreren Punkten. Zwar sei die staatliche Anerkennung an personelle, sächliche und räumliche Bedingungen geknüpft, bliebe aber sehr deutlich hinter dem zurück, was in den Schulgesetzen der Länder enthalten und präzisiert sei (Bsp.: „Schulverfassung, Lehrer und übrige Mitarbeiter, Schülervertretung, Schulträger"). „Dabei ist aus Sicht von Lehrern von besonderem Interesse, dass an keiner Stelle von der ‚pädagogischen Freiheit' oder ‚pädagogischer (Selbst-)Verantwortung' der Unterrichtskräfte in diesen Ausbildungsstätten die Rede ist. Mangels unzureichend konkretisierter rechtlicher Bestimmungen und Kriterien nimmt auch die staatliche Schulaufsicht ihre Aufgaben zumeist nur zurückhaltend wahr" (Bals 1997: 102)

Als besonders kritisch müssen die Regelungsdefizite hinsichtlich der Lehr- oder Curriculumplanung gewertet werden. Unstrittig ist, dass die Grobbe-

---

27 Die Zuständigkeiten der Bezirksregierungen bezieht sich auf die konkreten Verhältnisse Niedersachsens. Sie sind aber mit denen der meisten anderen Bundesländer durchaus vergleichbar.

stimmung der Ausbildungsinhalte für die Planung von Unterricht und praktischer Ausbildung in der Ausbildungs- und Prüfungsordnung zu allgemein
gehalten sind und zudem keine synchrone und diachrone Verteilung von
Fächern und Inhalten vorsehen. Diese Ordnungsfunktion kommt Lehrplänen und Curricula zu. Das KrPflG schreibt zwar eine dem Ausbildungs-
zweck ‚gebotene Form' der planmäßigen, zeitlichen und sachlichen Gliederung vor, sieht aber weiterführende Regelungen nicht vor. Damit kommt
den Bundesländern nur eine sehr eingeschränkte Regelungskompetenz zur
verbindlichen Lehrplangestaltung zu (vgl. Steppe 1992: 54). Entsprechend
heterogen sind dann auch die Unterschiede nicht nur in den einzelnen Ländern, sondern auch bei den einzelnen Schulen. Die wesentlichen Differenzen sind in der Tab. 2 enthalten.

Tabelle 2: Länderspezifische Unterschiede bei Krankenpflegelehrplänen
(entn.: Stratmeyer 1999: 13)

Unterscheidungsmerkmale	beobachtete Unterschiede
Bezeichnungen	• Curriculum • Lehrplan • Lernzielkatalog
Verbindlichkeit der Anwendung	• Empfehlungen • Richtlinien • Rahmenrichtlinien • empfehlende Richtlinien
Bezugnahme zu Didaktiktheorien	• fehlend • explizit vorhanden • implizit vorhanden
Pflegetheoretische Bezüge	• fehlend • explizit vorhanden • implizit vorhanden
Lehrplan- bzw. Curriculum-konstruktion	• es fehlen jegliche Hinweise zum Ent-wicklungsprozess oder es wird aus-drücklich dazu Stellung genommen • Unterschiede hinsichtlich der Expertenbeteiligung, Multiprofessionalität, der Erprobung und der Evaluationsmethodik

Die heterogene Vielfalt darf allerdings nicht darüber hinweg täuschen, dass
in den meisten Bundesländer die zuständigen Ressorts nicht einmal Lehrpläne mit Empfehlungscharakter entwickelt haben. Hierin kann auch eines
der größten Probleme der Krankenpflegeschulen gesehen werden. Sie sind

die Instanz der Bildungsausführung und sollten nicht zum Ort der grundlegenden Bildungsplanung missbraucht werden. Den Schulen sind i.d.R. weder die personellen noch die qualifikatorischen Ressourcen zugeordnet, die eine seriöse Bildungsplanung erfordert. Die einzelnen Schulen sind andererseits aber immer in der Not, planerische Präzisierungen des Stoffkatalogs (Anlage zur KrPflAPrV) vorzunehmen, um überhaupt den Lehrbetrieb aufnehmen und unterhalten zu können. Damit müssen sie zwangsläufig grundlegende Fragen nach Intentionen, Zielen, Lerninhalten, Synchronizität der Fächer und zeitliche Verteilung der Unterrichtsstunden beantworten. Die Frage der Entwicklung von Lehrplänen und Curricula wird damit zu einer notwendigen Anstrengung einzelner Schulen, jedoch ohne offiziellen Auftrag, und wirft dort erhebliche Probleme, Unsicherheiten und Reibungen hervor (vgl. Stratmeyer 1999: 14f.).

Ähnlich argumentiert auch MISCHO-KELLING, die davon ausgeht, dass die Unterrichtskräfte „aufgrund ihrer nichtwissenschaftlichen Aus- und Weiterbildung bei der Entwicklung eines theoretisch begründeten Curriculums sowie bei dessen Implementierung und Evaluation auf die Hilfe anderer angewiesen" sind (Mischo-Kelling 1989: 47). So bleibt vieles der persönlichen Initiative, dem Engagement und dem guten Willen der jeweiligen Unterrichtskraft überlassen. Die theoretischen und vortheoretischen Grundlagen und mithin die Ziele der einzelnen Fächer sind indes häufig ungeklärt (a.a.O.). Es besteht der begründete Verdacht, dass die Auszubildenden nach Gutdünken einzelner Akteure unverantwortlichen Bildungsexperimenten ausgesetzt werden (vgl. Stratmeyer 1999: 15).

Insgesamt kann die geringe Regelungsdichte der Krankenpflegeausbildung als ein weiterer und schwer wiegender Hinweis auf ihre nur geringe externe Steuerungsmöglichkeit gewertet werden.

Seit langem wird von verschiedenen Autoren auch auf Qualifikation, Rolle und Status der Lehrkräfte verwiesen, die sehr deutlich hinter dem üblichen Standard der Berufsausbildung zurückbleiben.[28] Im KrPflG werden die nicht näher definierten Unterrichtsschwestern und Unterrichtspfleger genannt, über die die Schulen neben Ärztinnen und Ärzten sowie weiteren ‚sonstigen Fachkräften' in ausreichender Anzahl verfügen müssen. Die für

---

28 Pflegerische Lehrkräfte werden traditionell über den Weg der beruflichen Weiterbildung qualifiziert, die unterschiedlich teils ungeregelt teils gesetzlich bzw. auf dem Verordnungs- oder Erlasswege in den einzelnen Bundesländern staatlich geregelt sind. Sie finden durchweg an nichtstaatlichen Institutionen in kirchlicher, freigemeinnütziger, gewerkschaftlicher oder privater Trägerschaft statt und erstrecken sich auf eine Vollzeitdauer von wenigstens einem Jahr (üblich sind heute zwei Jahre) oder über eine mehrjährige berufsbegleitende Form. In den meisten Bundesländern sind die Weiterbildungen nicht staatlich geregelt, was für eine große Variabilität in den Lehrgangsangeboten und in der Qualität der Weiterbildungen spricht.

das berufsbildende System übliche universitäre Lehramtsqualifizierung ist nicht vorgesehen.[29]

WANNER hat sich sehr intensiv mit der Analyse und den Auswirkungen dieser über Weiterbildungen in privater, konfessioneller und gewerkschaftlicher Trägerschaft befindlichen Qualifizierungswege beschäftigt. Als besonders kritisch sieht er dabei den Verzicht auf eine wissenschaftliche Lehrerausbildung an. Im Rekurs auf die ‚Kritische Berufspädagogik' weist er besonders darauf hin, dass sie nicht nur das Ziel habe, auf vorgefundene Verhältnisse vorzubereiten, sondern sie verfüge über „einen eigenen Standpunkt ‚außerhalb' der betrachteten Verhältnisse. Ihr Maßstab ist nicht die bestehende, sondern in jedem Fall die wünschenswerte Praxis". (Wanner 1993: 210). Zielsetzung ist dabei die Mündigkeit und Emanzipation von Lehrkräften und Auszubildenden und mithin die „Aufklärung der Praxis über sich selber". Zwar fordert er, die patientenorientierte Pflege sollte zu einer kritischen Pflegetheorie entwickelt werden, allerdings sei ihre theoretische Fundierung bisher gering (a.a.O.: 205) und die bisherigen Qualifizierungswege der Pflegelehrkräfte seien nicht geeignet, hierfür einen wesentlichen Beitrag zu leisten.

Der affirmative Wissenschaftscharakter, der oben für die Medizinerausbildung kenntlich gemacht wurde, trifft auch – wenn auch unter völlig anderen Bedingungen – auf die Pflegeausbildungen zu. Damit werden auch Innovationen und Reformoptionen für die Pflege im Krankenhaus, wie sie WANNER mit dem Konzept der patientenorientierten Pflege umreißt, in ihrem Veränderungspotenzial nachhaltig geschwächt. „Eine Implementation von Patientenorientierung, die ihren eigenen Ansprüchen gerecht wird, setzt beim Personal die Fähigkeit voraus, wissenschaftliche Aussagen zumindest verstehen und kritisch prüfen zu können. Obgleich für die in der Pflege Tätigen nicht die Notwendigkeit besteht, selbständig Wissenschaft zu betreiben, scheint ein grundlegendes Verständnis wissenschaftlicher Prinzipien und Methoden auch für ein Mitwirken an einer einzurichtenden Pflegeforschung, wie sie auch von PoP (Patientenorientierte Pflege, P.S.) gefordert wird, unverzichtbar. In jedem Fall müssen aber die Lehrkräfte zu wissenschaftlichem Denken und Arbeiten befähigt werden, um bei den künftigen Pflegekräften die genannten Voraussetzungen zu fördern (a.a.O.: 213). Ähnlich argumentiert auch GÖRRES, der davon ausgeht, dass sich „die not-

---

29 Mittlerweile haben sich die Verhältnisse deutlich gewandelt, so dass mittlerweile zunehmend die Pflegelehrkräfte in Fachhochschulen und vereinzelt auch an Universitäten qualifiziert werden. In welchem Ausmaß diese neuen Qualifizierungen den Krankenpflegeschulen zugute kommen wird, ist fraglich, da ihnen nach dem KrPflG lediglich der Status von Unterrichtskräften zukommt, der im Vergleich zu ihren Kollegen an berufsbildenden Schulen mit erheblichen Status-, Einkommens- und Arbeitszeitnachteilen verbunden ist. Die für Lehrer und Lehrerinnen übliche universitäre Qualifikation wird für die Fachrichtung bundesweit auch nur an 4 Standorten angeboten, von denen wiederum nur zwei auf das Lehramt vorbereiten.

wendigen Reformen in der Ausbildung und vermittelt darüber auch in der Pflegepraxis" nicht ohne eine wissenschaftliche Lehrerausbildung durchsetzen werden (Görres 1995: 5). Die mit der Verwissenschaftlichung verbundenen Entfremdungstendenzen seien ja gerade konstitutive Bestandteile des Studium an der Universität und würde von dem „Verwertungsinteresse" der Praxis frei machen (a.a.O.: 6).

Die Krankenpflegeausbildung hat sich in ihrer Geschichte nicht von der Dominanz der Medizin distanzieren können. So kommt Ärzten nicht nur im Rahmen der Schulaufsicht eine zentrale Funktion zu, sondern die gesamte Ausbildung ist eher darauf ausgerichtet, die Bedürfnisse der Krankenhausmedizin zu befriedigen. „Die Vermittlung von medizinisch orientierten Ausbildungsinhalten der allgemeinen und speziellen Krankheitslehre einschließlich medizinischer Diagnostik überstrahlt die Ausbildung" (Gaus/ Huber/Stöcker 1997: 83). Dagegen nehmen gesundheitsbezogene Fächer und Inhalte, die nicht dem medizinischen Defizitmodell folgen, nur etwa 22% ein. Lerninhalte, die der Vermittlung psycho-sozialer Kompetenzen dienen – und als wesentliche Voraussetzung für patientenorientierte Pflege gelten (vgl. Wanner 1993: 206) – kommen dagegen gerade einmal mit 12-15% des Stundenumfangs vor (vgl. Gaus/Huber/Stöcker 1997: 83). MI-SCHO-KELLING hält gar den Zusammenhang der im Stoffkatalog aufgelisteten Themen mit den „wirklichen Gesundheitsproblemen der Bevölkerung" für ungeklärt (Mischo-Kelling 1989: 46).

Der pflegerische Unterricht dient zum großen Teil der Nacharbeitung und Vereinfachung des im medizinischen Fachunterricht erworbenen Wissens. „Der Auszubildende muss den Eindruck erhalten, dass Pflege etwas Nachgeordnetes, weniger Wichtiges ist, und eher eine Restgröße der Medizin als einen eigenständigen Bereich darstellt" (Mischo-Kelling 1989: 38). Der medizinische Fachunterricht, aber auch die Grundlagendisziplinen wie Biologie, Anatomie und Physiologie werden i.d.R. von Ärzten oder Ärztinnen erteilt, was ihren Einfluss auf Ausbildung sichert, den Schulen aber auch einen im Vergleich zu anderen Berufsausbildungen hohen Anteil „von nebenberuflichen und dementsprechend häufig wechselnden Lehrkräften" beschert (Bals 1997: 102).

Den pflegerischen Unterrichtskräften kommt dabei nicht selten die Funktion zu, sich mit dem Pflegeunterricht um die begrenzten Zeitressourcen der Ärzte herumzuorganisieren und auch „jederzeit ein(zu)springen, wenn ein Arzt bzw. Fachdozent verhindert ist" (Mischo-Kelling 1989: 38). Selbst dort, wo Pflegecurricula unter pflegetheoretischem Vorzeichen zum Einsatz kommen, besteht die Gefahr, dass die „‚Hilfswissenschaft' Medizin zur ‚Hauptwissenschaft' aufsteigt" (Recken/Stiegler 1991: 63).

Dass eher ungezügelte Durchschlagen betrieblicher Verwertungsinteresse auf die Krankenpflegeausbildung wird indes noch durch eine weitere Strukturbedingung befördert, auf die LAGA hinweist. Der enge Verbund von

Schulen und Krankenhäusern und die Refinanzierung der Ausbildung über den Adnex am Finanzierungstropf der Krankenhäuser unterwirft sie den gleichen Restriktionsbedingungen, unter denen die Krankenhäuser auch zunehmend zu leiden haben. „Damit ist eine chancengleiche und von den Betriebsinteressen der Krankenhäuser unabhängige Ausbildung vorerst nicht gegeben" (Laga 1999: 287).

Vor dem Hintergrund der beschriebenen Regelungsdefizite (mithin fehlender Mindeststandards) und mangelnder Schulaufsicht, kommt damit einer qualitativ hochwertigen Krankenpflegeausbildung als eigenständig geschütztem und für Krankenhausverantwortliche verbindlich anerkanntem Wert kaum Durchsetzungschancen zu (vgl. auch Stratmeyer/Weber 1994: 5f.). Erschwerend ist, dass die Lehrkräfte ihr pflegepädagogisches Anliegen gegenüber Krankenhaus- und Pflegedienstleitung zu vertreten haben, die einer krankenhausbetrieblichen Systemrationalität und Spezialsemantik folgen, woraus sich reichlich Reibungen und Kommunikationsprobleme ergeben. Die Orientierung der Pflegeausbildung auf die Bedürfnisse des Krankenhauses wird auch dadurch unterstrichen, wenn von den Auszubildenden bereits in der ersten Phase erwartet wird, mit theoretischem und praktischem Wissen so präpariert worden zu sein, dass „sie anschließend fit für die Stationsarbeit sind" (Mischo-Kelling 1989: 43, ähnlich auch Domscheit/ Wingenfeld/Grusdat 1994: 49).

Hier hilft es dann auch nicht weiter, wenn die formale Zuständigkeit und Verantwortung für die Ausbildung (und zwar sowohl für den schulischen als auch für den praktische Teil) der Schulleitung überantwortet ist, da sie wiederum in der Hierarchie der Krankenhausleitung unterstellt und an deren Weisungen gebunden ist (vgl. Stratmeyer/Weber 1994: 6). Die Leitung einer Krankenpflegeschule obliegt nach dem Gesetz einer Unterrichtsschwester (-pfleger) *oder* – und auch dies ist eine berufspädagogische Einzigartigkeit – gemeinsam einer Unterrichtsschwester **und** einem Arzt *oder* gemeinsam einer Unterrichtsschwester **und** einer Leitenden Schwester. Die Kopplung der pädagogischen Leitungsaufgabe mit fach- und/oder funktionsfremden Personen komplizieren die Durchsetzung von Ausbildungsinteressen erheblich. Ergänzend fügen DOMSCHEIT, WINGENFELD und GRUSDAT hinzu, „dass die jeweiligen Rechte und Pflichten bei der Durchführung der praktischen Ausbildung im Binnenverhältnis von Schule und Krankenhaus häufig nicht verbindlich geregelt sind, sodass die Schule zwar, wie es eine unserer InterviewpartnerInnen ausdrückte, für die Praktische Ausbildung verantwortlich ist, den Verlauf dieser Ausbildung jedoch kaum beeinflussen kann" (Domscheit/Wingenfeld/Grusdat 1994: 49).

Das Verhältnis von Theorie und Praxis innerhalb der Ausbildung bedarf einer genaueren Differenzierung. Die Krankenpflegeausbildung folgt den praktischen Imperativen des Krankenhauses und besonders der Krankenhausmedizin. Originär pflegerisches oder gar pflegewissenschaftliches Wissen, wie am Beispiel der patientenorientierten Pflege expliziert wurde, wird dabei kaum – weder in der theoretischen noch in der praktischen Ausbildung – zu einer konstitutiven und pädagogisch leitenden Handlungskontingenz präformiert, sondern bleibt im besten Fall lose ‚drangestrickt' und durchbricht kaum die Qualität einer zumindest für die Auszubildenden desorientierenden Ideologie. „Das Leitbild einer ‚umfassenden und geplanten', einer ‚patientenorientierten' und ‚ganzheitlichen' Pflege, an dem sich die meisten Pflegeschulen orientieren, bietet für die Konzeption der praktischen Ausbildung nur eine schwache Basis" (Domscheit/Wingenfeld/Grusdat 1994: 23; bezogen auf die schulische Ausbildung vgl. auch Wanner 1993: 205).

Die Auszubildenden erhalten in der Schule eine Ahnung davon, dass Patienten in Krankenhäusern weder ganzheitlich noch sonst wie bedürfnisgerecht gepflegt und behandelt werden, ohne dass sie allerdings mit dem hierfür nötigen Wissen und den nötigen Kompetenzen oder gar mit einem konsistenten Konzept der Patientenorientierung ausgestattet werden. Damit erhöhen sich zwar Unzufriedenheit und Ohnmachtsgefühle der Auszubildenden, ein relevanter Beitrag für die Einführung patientenorientierter Pflege wird damit aber nicht erreicht. Zudem werden sie mit einem Fächer von Alltagstheorien der Praktiker und vermutlich auch ihrer Unterrichtskräfte über ‚Ganzheitlichkeit' konfrontiert, die zu ihrer weiteren Desorientierung beitragen. „Die Auszubildenden können sich allenfalls ein entfremdetes Bewusstsein von Pflege aneignen. Begriffe wie Ganzheitlichkeit, Patientenorientierung und Pflegeplanung nützen in diesem Zusammenhang wenig, solange sie nicht inhaltlich bestimmt werden und insofern beliebig bleiben. Diese Begriffe können keinen theoretischen Bezugsrahmen ersetzen" (Mischo-Kelling 1989: 45; vgl. auch Domscheit/Wingenfeld/Grusdat 1994: 23). So auch WEBER, FEHR und LAGA, die in Gruppendiskussionen mit Pflegekräften erfuhren, „dass sie (die Pflegekräfte, P.S.) mit den in der Ausbildung vermittelten Vorstellungen einer ‚patientenorientierten' Pflege an der Berufswirklichkeit scheitern" (1997: 176).

Auch die Anwendung des Pflegeprozesses, dem in der Fachdiskussion eine herausragende Rolle sowohl für die Professionalisierung (vgl. z.B. Höhmann/Weinrich/Gätschenberger 1996) als auch für die Umsetzung patientenorientierter Pflege (vgl. Büssing 1997: 25) zugeschrieben wird, bleibt im engen Korsett organmedizinischer Problemsicht verfangen. „Unter diesen Umständen führt der Versuch einer Anwendung des Pflegeprozesses dazu, dass wieder die medizinischen, auf den Körper bezogenen Probleme ins Blickfeld geraten, wohingegen psychosoziale Probleme in den Hintergrund treten" (Mischo-Kelling 1989: 45; vgl. auch Stratmeyer 1997a).

Theorie-Praxis-Konflikte werden von den Auszubildenden noch in einer weiteren Art wahrgenommen auf die DOMSCHEIT, WINGENFELD und GRUSDAT in ihrem Gutachten zur praktischen Krankenpflegeausbildung hinweisen. So fallen der Unterricht zu pflegerischen Techniken und Arbeitsweisen und die von den Auszubildenden erlebte Pflegepraxis weit auseinander. Es fehlt nicht nur die Zeit, „eine pflegerische Maßnahme in der von den Standards vorgegebenen Abfolge und Intensität zu demonstrieren", sondern es existieren auch relevante Vorbehalte der Stationsmitarbeiter und -mitarbeiterinnen und des anleitenden Personals gegen die von Schulen verwendeten Standards. „Nur etwa 20% der befragten SchülerInnen sind der Auffassung, dass die Pflegetechniken, die sie während des Stationseinsatzes kennen gelernt haben, im Wesentlichen mit den im Schulunterricht erlernten Techniken übereinstimmen" (Domscheit/Wingenfeld/Grusdat 1994: 24). Für diese Situation ist auch kennzeichnend, dass die Auszubildenden i.d.R. mit einer „Vielzahl individueller Arbeitsstile, auch bei den MitarbeiterInnen mit Anleitungsaufgaben", konfrontiert werden.

Ähnlich verhält es sich bei den Pflegeplanungen. Eine Übereinstimmung zwischen den in Schule vermittelten Pflegeplanungen und den in der Praxis erstellten konnten gerade einmal 25% der befragten Schüler und Schülerinnen angeben. Der pflegerische Schulunterricht und die von den Unterrichtskräften durchgeführten praktischen Anleitungen oder Lernzielkontrollen werden in ihrer Bedeutung damit auf die Ebene der reinen Prüfungsrelevanz reduziert. „So werden einige Male während der Ausbildung Inszenierungen durchgeführt, deren Aufwand zwar im Hinblick auf das Examen plausibel erscheinen mag, mit der Bewältigung von Praxiserfordernissen jedoch kaum etwas zu tun haben. Praktische Ausbildung wird damit zu einem Ritual für die Unterrichtskräfte und wird zu einem Störfall im Betriebsablauf für das Stationspersonal" (Stratmeyer/Weber 1994: 9).

Besonders eklatant wirken sich die ordnungspolitischen Regulierungsdefizite auch im Bereich der praktischen Ausbildung aus. So konnten DOMSCHEIT/WINGENFELD/GRUSDAT alleine in Berlin neun unterschiedliche von den Krankenhäusern und Schulen z.T. eigenkreierte Strukturmodelle der praktischen Ausbildung vorfinden, die sich aus der Mitwirkung von pflegerischen Lehrkräften, sog. hauptamtlichen Praxisanleiterinnen und nebenamtlichen Mentorinnen in vielen unterschiedlichen Kombinationen ergeben. Weder werden von den Beteiligten die hauseigenen Strukturtypen auch in einheitlicher Weise wahrgenommen, noch gewährleisten sie eine konsistente Anleitungspraxis der verschiedenen Akteure (vgl. Domscheit/Wingenfeld/Grusdat 1994: 17ff.).

Sehr bedenklich für die berufliche Sozialisation ist die Überbewertung technisch-instrumenteller Aspekte der Pflegearbeit, wie sie insbesondere auch im Rahmen der Lernkontrollen vorzufinden ist und die nach herrschender Meinung patientenorientierter Pflege zuwiderläuft (vgl. ausführlich Kap. 4.4.5). „Ein besonderer Nachteil dieses Ausbildungssystems ist die Tatsache, dass Pflege stark auf seine technisch-handwerkliche Seite reduziert wird. Es sind zwar auch Interaktions- und Kommunikationsmuster während der Lernzielkontrollen beobachtbar, sie haben aber lediglich situativen Wert, da eine biographisch orientierte Auseinandersetzung mit den Patienten aus einer isolierten Pflegeverrichtung nicht ablesbar wird. Zudem sollte berücksichtigt werden, inwieweit das einmalige Erscheinen einer fremden und kontrollierenden Unterrichtskraft den Aufbau einer authentischen Interaktion zwischen Auszubildenden und Patienten behindern kann. Eine Gefahr ... ist, dass die Schüler/innen eben nicht lernen, Pflege als Interaktionsgeschehen zwischen Pflegekraft und Patient zu erfassen, sondern als die pauschale Übertragung von Verrichtungskatalogen aus der Theorie" (Stratmeyer/Weber 1994: 9f.).

Ein Blick in die Pflegelehrbücher offenbart eine zunehmende Tendenz der Ausdifferenzierung pflegerischen Wissens zu technischen Handlungsanweisungen. In einem historischen Vergleich von Pflegelehrbüchern wurde untersucht, inwieweit bedürfnis- und patientenorientierte Pflege Eingang in die Krankenpflegelehrbücher gefunden hat. Insgesamt 5 Krankenpflegelehrbücher, die im Zeitraum von 1913 bis 1992 erschienen sind, wurden in die Literaturanalyse einbezogen. Das Resümee der Arbeit kennzeichnet deutlich einen Trend: „Die historische Ausdifferenzierung des pflegerischen Wissens in den jüngsten drei Büchern (von 1965, 1985 und 1992, P.S.) bezieht sich im Wesentlichen auf eine zunehmende technokratische Ablaufstandardisierung. Das jüngste Buch ist gekennzeichnet durch eine akribische Aneinanderreihung von Pflegehandlungen. Einhergehend ist damit die zunehmende Einengung der pflegerischen Handlungs- und Entscheidungsspielräume. Etwas überzeichnet kann vermutet werden, dass diese Art der Entwicklung von Pflegewissen eine historische Dequalifizierung bedeutet, da situationsbezogene und mit realistischer Chance somit auch individuenbezogene Entscheidungsspielräume immer rigider werdenden Handlungsanweisungen gewichen sind" (Stratmeyer 1995: 23).

Chancen, patientenorientierte Pflege in der Praxis zu lernen, ergeben sich angesichts der Krankenhausrealität für die Auszubildenden kaum. So fehlt es an der Zeit und „manchmal auch an der Bereitschaft ..., auf die individuellen Bedürfnisse und Gewohnheiten der Patienten einzugehen" (Domscheit/Wingenfeld/Grusdat 1994: 25, vgl. auch Weber/Fehr/Laga 1997: 177). Wenn sie sich dann doch die Zeit für den Kontakt zum Patienten nehmen, müssen sie mit Sanktionen rechnen und sehen sich mit dem Vorwurf konfrontiert, die ‚eigentlich wichtigen' Aufgaben zu vernachlässigen. Das Thema ‚Umgang mit persönlichen Problemen der Patienten' kommt nach Aussagen der Auszubildenden im Rahmen der praktischen Ausbildung bei knapp der Hälfte selten und bei weiteren 28% nie zur Sprache. So schlussfolgern die Autoren denn auch, dass dies gemessen „an der Nachdrücklichkeit, mit der der Anspruch einer patientenorientierten Pflege in der Fachdiskussion vertreten wird, ... ein sehr schlechtes Ergebnis" sei. Bei der im unmittelbaren Zusammenhang dieser Arbeit interessierende Fragestellung der Vorbereitung auf Aufgaben der beruflichen Kooperation wurde bei

40% der Befragten festgestellt, dass sie innerhalb der Pflege nur am Rande oder gar nicht thematisiert wurde. Bei der Zusammenarbeit mit den Ärzten beläuft sich dieser Anteil sogar auf 56% (vgl. a.a.O.).

Die Ergebnisse dieser pflegerischen Ausbildungskonstruktion für die Auszubildenden liegen auf der Hand und wurden z.t. auch durch die wenigen Arbeiten zur Belastungsforschung in der Pflege empirisch erhärtet. So hat BOSSONG eine Arbeit zur Motivationslage der Auszubildenden vorgelegt, die unter dem viel sagenden Untertitel „Wachsender Stress und fehlende Perspektiven" publiziert wurde. Sehr deutlich wird darin zum Ausdruck gebracht, dass die Auszubildenden in hohem Maße unter physischen und psychischen Belastungen leiden und dass ihnen seitens der Ausbildungsverantwortlichen wenig Unterstützung zuteil kommt. Die subjektiv erlebten Belastungen nehmen besonders nach dem 1. Ausbildungsjahr drastisch zu und verbleiben bis zum Ende der Ausbildung auf diesem hohen Niveau (vgl. Bossong 1992, ähnlich auch Mischo-Kelling 1989: 42).[30]

Bei der Bewältigung psycho-sozialer Probleme der Patienten leistet die Ausbildung sowohl in der Schule als auch in den praktischen Feldern kaum einen wirksamen Beitrag. Weder stattet sie die Auszubildenden mit den erforderlichen Kompetenzen für die patientenbezogenen Anforderungen aus, noch hilft sie ihnen bei der Bewältigung ihrer eigenen psychischen Belastungen (vgl. Breymann/Schahn 1992: 94). Der Unterricht in Psychologie rekurriert einseitig auf theoretische Konzepte und ist nicht auf berufliche Anforderungen zugeschnitten (a.a.O.), was sich sicherlich zu einem Teil auch an den fachfremden nebenberuflichen Lehrkräften in diesem Unterrichtsgebiet liegt.

Wenn auch hierzu bisher keine empirische Arbeiten vorliegen, so sollte die Grenzen der Heranbildung professioneller psycho-sozialer Kompetenzen und auch der moralischen Urteilsfähigkeit bei der Zielgruppe der Krankenpflegeauszubildenden sehr ernsthaft bedacht werden.[31] In Reflexion auf verschiedene entwicklungspsychologische Theorien bin ich zu der Einschätzung gekommen, dass die Ansprüche durchaus eine systematische Überforderung darstellen können, die sich für die weitere Entwicklung ungünstig auswirken können (vgl. Stratmeyer 1994). Üblicherweise werden vergleichbare berufliche Kompetenzen (wie etwa in der Sozialarbeit oder Sozialpädagogik) nicht nur in einem späteren Alter erworben, sondern basieren auch auf höherem Bildungsniveau (nämlich nach dem Erwerb der

---

30 Wenn auch BÜSSING und PERRAR ernstzunehmende Einwände gegen die von KNOBEN/WOLFF verwendete Untersuchungsmethode des „Maslach Burnout Inventory" zur Burnout-Messung geltend machen, so fällt doch ihre Korrespondenz zu BOSSONGs Ergebnissen der Motivationsforschung auf (1994: 20ff.). Sie stellten im mittleren Ausbildungsdrittel ein beginnendes und im Oberkurs ein deutliches Burnout-Syndrom fest (vgl. Knoben/Wolf 1994: 18).

31 Zum Zusammenhang von moralischem Handeln und Empathiefähigkeit vgl. grundsätzlich MEAD 1998; in Rezeption auf die Krankenpflege STRATMEYER 1996.

Hochschulreife) und werden im Rahmen einer akademischen Qualifizierung gelernt. Diesbezügliche Zweifel kommen auch BISCHOFF, wenn sie fragt, „ob eine solche Beziehungsdefinition, die zum Teil der nicht-direktiven Gesprächstherapie nach Rogers entlehnt ist, nicht eine Überforderung des Pflegepersonals (und ggfs. auch des Patienten) darstellt" (Bischoff 1994b: 748, vgl. auch Wanner 1993: 201). So ist DOMSCHEIDT/WIN-GENFELD/GRUSDAT Recht zu geben, wenn sie den Erwerb psychosozialer Kompetenzen im Unterschied zu technischen Fertigkeiten als „einen langwierigen, persönlichen Entwicklungsprozess" bezeichnen, der in der Ausbildung zwar – und so müsste man hinzufügen – bestenfalls begonnen, jedoch „nicht reifen kann" (a.a.O. 137). Die Qualifizierungswege der pflegerischen Unterrichtskräfte in beruflichen Weiterbildungen dürften zudem nicht geeignet sein, sie selber mit den psycho-sozialen Kompetenzen auszustatten, wie sie für eine patientenorientierte Pflege geschweige für ihre didaktische Vermittlung nötig sind (vgl. Wanner 1993: 206).

Ethische Bedenken kommen auch MISCHO-KELLING, wenn Auszubildende als „Pioniere ins Feld" geschickt werden, um den Krankenpflegeprozess einzuführen, was die meisten erfahrenen Pflegekräfte und auch die Unterrichtskräfte selber über Jahre zumeist nicht vollbracht haben (Mischo-Kelling 1989: 44). Die sozialisierenden Effekte der schulischen Ausbildung auf praktische Handlungsweisen dürfen nur sehr begrenzt angenommen werden. Vielmehr ist davon auszugehen, dass sich die Auszubildenden mit den praktischen Anforderungen, denen sie immerhin zwei Drittel ihrer Ausbildungszeit ausgesetzt sind, in sehr viel stärkerem Maß arrangieren. „Der größte Teil unserer InterviewpartnerInnen betonte, dass die praktische Erfahrung stärker als der theoretische Unterricht die Arbeitsweise und Orientierung der Schülerinnen präge. ... Im Verlauf ihrer Ausbildung unterscheiden sie mehr und mehr zwischen dem, was sie für die Schule bzw. Prüfungen lernen müssen und dem, was sie augenscheinlich für die Praxis benötigen" (Domscheit/Wingenfeld/Grusdat 1994: 26). Die Hoffnungen, die Auszubildenden würden ihre in der Schule erworbenen Wissensbestände, Fertigkeiten und Gründsätze einer vermeintlich professionellen Pflege etwa nach der Ausbildung in der Praxis umsetzen, widersprechen allen Erfahrungen, da sie mangels praktischer Erprobung und Umsetzung zum einen „schlichtweg in Vergessenheit geraten (a.a.O.: 26) und zum anderen „scheinen vorwiegend die Erwartungen der neuen KollegInnen und die restriktiven Bedingungen des Stationsalltags das berufliche Handeln zu bestimmen. Insofern sind die Möglichkeiten, auf dem Wege der Ausbildung ein neues Pflegeverständnis zu schaffen, sehr begrenzt, ..." (a.a.O.: 133).

Die Bindung der Schulen an Krankenhäusern führt unweigerlich zu einer hohen Dezentralisierung pflegerischer Ausbildungen in Klein- und Kleinstschulen, in denen Schülerfrequenzen von 150 bis 200 schon als Großschulen gelten und nur an Krankenhäusern der Maximalversorgung vorzufinden sind. Dezentralisierung und Regelungsdefizite machen eine Bewertung der

Ausbildungssituation sehr schwer möglich. Die Heterogenität der Strukturen lassen Vergleiche kaum zu und einmal erhobene Daten nicht generalisierbar erscheinen. Typisierungen sind schwierig; das was an der einen Schule zu vermeintlich guten Ergebnissen führt, scheitert an der nächsten Schule und wenn auch nur an den Überzeugungen der Lehrkräfte.

So können die Einschätzungen sicherlich nur grundsätzlicher Art sein und lassen die vielfältigen Entwicklungen und systemischen Ausgestaltungen außer Acht. Eine Impression über die Heterogenität der Verhältnisse soll nachfolgende Liste liefern.[32]

So waren erhebliche Unterschiede zu beobachten:

- in der absoluten (ca. 20 bis über 300) und kursbezogenen Schülerfrequenz (von 8 bis 30);
- in der räumlichen Ausstattungsqualität (von notdürftig z.b. in ehemaligen Schwesternwohnheimen über mehrere Etagen verteilten Unterrichts- und Büroräumen bis hin zu modernen und exklusiv ausgestatteten Schulzentren);
- in den verfügbaren Lernmitteln (Demonstrationsobjekte, Bibliotheken usw.);
- im Verhältnis von hauptamtlichen Unterrichtskräften zu den Schülerzahlen, die von 1:15 bis 1:25 und höher lagen;
- in den bereits erwähnten Unterschieden in der Anwendung von Curricula, Lernzielkatalogen etc.
- in der Verteilung der Unterrichtsfächer an die pflegerischen Lehrkräfte (so ist es ihnen z.b. in Niedersachsen und Bayern vom Kultusministerium untersagt, die sog. wissenschaftlichen Fächer zu unterrichten, während in anderen Bundesländern selbstverständlich Anatomie/Physiologie/Physik/Chemie usw. von ihnen gelehrt werden);
- in den Unterrichtsverpflichtungen je hauptamtlicher Vollzeitlehrkraft (von durchschnittlich 4-6 bis über 20 Unterrichtswochenstunden);
- in der Präzisierung der in der Ausbildungs- und Prüfungsordnung vorgegebenen Lehrinhalte;
- in der personellen Verantwortungszuschreibung für die Schülerklassen (Klassenlehrer- oder Fächerprinzip);
- in der Synchronizität von theoretischer und praktischer Ausbildung;
- in der Strukturierung der praktischen Ausbildung (z.T. fehlt sie gänzlich oder ist niedergelegt in Leitfäden, Lernzielkatalogen, Ausbildungsplänen und dergl. mehr);
- in der Dauer der praktischen Einsätze, so weit keine Mindestdauer in der Ausbildungs- und Prüfungsverordnung vorgegeben sind;
- in den Verantwortlichkeiten und Zuständigkeiten für die praktische Ausbildung (z.T. gar nicht formalisiert, oder es finden regel- oder unregelmäßige Begleitungen und Kontrollen von Schülern durch Unterrichtsschwestern, Mentoren, Praxisanleitern, Stationsleitungen statt).
- ...

---

32 Die Beobachtungen gehen auf meine eigene berufliche Tätigkeit als Unterrichtspfleger sowie nachfolgender langjährige Arbeit als Weiterbildner für pflegerische Unterrichtskräfte zurück. Mit dieser Tätigkeit waren auch vielfältige Besuche in Krankenpflegeschulen verbunden.

Vor diesem Hintergrund muss die Krankenpflegeausbildung als ein riesiges Forschungsdesiderat betrachtet werden. Die Situation ist für den praktischen Teil der Ausbildung etwas günstiger. Die Krankenpflegeschulen erwiesen sich aber in der Vergangenheit weitgehend als ‚black-boxes' der Berufsausbildungsforschung.

Auffällig ist noch, dass die Krankenpflegeausbildung relativ langen grundlegenden Reformzyklen unterliegt. Die ersten gesetzlichen Grundlagen datieren von 1906, dann erst wieder 1957, 1965, und das aktuellste Gesetz stammt aus dem Jahr 1985. Diese Trägheit ist sicherlich erklärbar wegen der langwierigen und schwierigen selbstblockierenden Abstimmungsprozesse zwischen den Bundesländern sowie den beteiligten Gremien (pflegerische und ärztliche Berufsverbände, Krankenhausgesellschaft, Gewerkschaften, Pflegereferaten u. dergl. mehr).

3.2.2 Exkurs: Die Sprache der Pflegenden

Bevor nun die Ergebnisse der Ausbildungskonstruktion in der Pflege zusammengefasst werden, erfolgt noch einer kurzer Exkurs zur ‚Sprachentwicklung der Pflege', da Sprache maßgeblich als Medium zum Anschluss an die berufsgruppeninterne und externe Kooperation dient (vgl. Kap. 1.4). Dieser Exkurs erscheint sinnvoll, da die pflegerische Sprache zum Einen Teil den ausbildungsbedingten Sozialisationseffekten, zum Zweiten dem Stand der Verwissenschaftlichung der Pflege zuzuschreiben ist und ist zum Dritten in den anthropogenen Voraussetzungen der Pflegenden selber begründet ist.

Die Pflegesprache ist maßgeblich durch die Abstinenz von Wissenschaft geprägt. Symptomatisch ist hierfür die weit verbreitete Verwendung unklarer Begriffe (vgl. auch Kap. 4.4.3). Darüber hinaus wird sie aber auch nicht als pflegerische Fachsprache im Krankenhaus von der Berufsgruppe kultiviert. Liest man etwa ärztliche Berichte und vergleicht sie mit Pflegeberichten, so fallen bereits im ersten Zugriff erhebliche Unterschiede auf. Die Arztsprache ist persönlich distanziert, reduziert und interindividuell, sogar international hoch standardisiert. Die Pflegesprache, so sie sich nicht der medizinischen Fachsprache bedient, ist redundant und sehr stark geprägt durch individuelle Schreibstile und persönliche Sichtweisen von salopp, blumig, unpräzise bis hin zu genau und prioritätensetzend. Im pflegerischen ‚Fachgespräch' bedienen sich Pflegende auch eher einer Alltagssprache oder eines Fachjargons, der hier verstanden werden soll, als eine aus Elementen der Fach- und Umgangssprache zusammengesetzte Sprache (vgl. Burchgart 1996: 8).[33]

---

33 Ein eindrucksvolles Beispiel eines flapsigen, die Patientenwürde verletzenden Pflegeberichts findet sich bei KÖHLER. Hieraus ein kleiner Ausschnitt: „10.3. Stopft Essensreste hinter die Heizung. Lässt mir ihren Kot beim Windeln in die Hände fallen! Lecker! ... 21.3. Pat. am Abend geduscht u. ein bisschen zurechtgestutzt, hat Fieber,

Die Pflegesprache i.S. einer beruflichen Alltagssprache erweist sich als unzulänglich zur verständnisvollen und gelungenen Kommunikation unter den Pflegenden und besonders mit den anderen Berufsgruppen. Dort, wo sie den medizinnahen Boden verlässt, ist sie weitgehend missverständlich, uneindeutig und findet im eigentlichen Sinne ‚keine Worte'. „Soll Fachsprache die von ihr benutzten Begrifflichkeiten für die gesamte Berufsgruppe eindeutig inhaltlich belegen, so erscheint dies im Fall der Pflege nur in dem Bereich zu gelten, in dem es in irgendeiner Weise um die körperliche Komponente von Pflege geht. Für die Begrifflichkeiten der immer wieder eingeforderten Kompetenz im so genannten psycho-sozialen Bereich scheinen die Konzeptionen unscharf und somit auch (fach-)sprachlich schwer belegbar" (Burchgart 1996: 8).

Dieser Aspekt ist besonders hervorzuheben, da der Anteil an der Gesamtbetreuung von Patienten, den die Pflegenden traditionell aber eben auch im Zuge der neuen Professionalisierungsdebatte unter dem Titel ‚Ganzheitlichkeit und Patientenorientierung' für sich reklamieren und auch als Unterscheidungsmerkmal von der Medizin reservieren, kaum kommunikationsfähig ist. Wenn weiter vorne von den Steuerungsmedien oder den Spezialsemantiken die Rede war, so wird aber klar, dass sie im System nur kontingent für Handlungen werden können, wenn sie auch kommunizierbar sind. Es ist BURCHGART recht zu geben, wenn er darauf hinweist, dass sich die Kommunikationen nicht an abstrakten gesamtinstitutionellen Zielvorstellungen orientieren, sondern „ihr Inhalt ... eben die tägliche Handlung (ist)" (Burchgart 1996: 8). Vor allem, und auch hierauf verweist BURCHGART, prägen sie „in noch höherem Maße das unmittelbare, konkrete Erleben dieser Handlungen" (a.a.O.). So sind Sprache, Wahrnehmung und Handeln in einen sehr engen wechselseitigen Zusammenhang gebracht. Mit anderen Worten, das, was Pflegekräfte und Ärzte (und natürlich alle anderen) kommunizieren, sieht man mal von den populären Worthülsen ab, ist auch stellvertretend für das, was sie tun und wie sie die Situationen erleben. Während ärztliches Handeln von der medizinwissenschaftlichen Steuerungsprogrammatik überformt wird und dies auch nicht zuletzt mit Hilfe der Fachsprache im Krankenhaus durchgesetzt wird (vgl. Kap. 4.3.1), enttarnt sich für die Pflege einmal mehr ‚Ganzheitlichkeit' und ‚Patientenorientierung' als Ideologie, die nicht als sinntranszendierendes Kommunikationsmedium entfaltet wird und mit dem Handeln der Pflegenden nicht viel gemein hat. Handlungsleitender Sinn von sozialen Systemen konstituiert und prozessiert sich eben nicht aus den Absichten und Wahrnehmungen ihrer individuellen

---

aber bestimmt nicht vom Duschen. Sie kam gleich danach ins Bett u. wurde warm eingepackt. 22.3. Pat. ferkelt wie eh und je im Zimmer herum. ... 29.3. Pat. sabbelt immer noch! Nervend!" (1991: 46). Als Nebenbefund ist auffallend, wie distanziert und präzise über die selbe Patientin medizinnahe körperliche Probleme berichtet werden. „17.2. li Schulter 2 Mark großes Dekubitus (nekrotisch) Gesäß 5 Mark großes Dekubitus, eitert, Betaisodona Salbe". (a.a.O.)

Akteure, sondern aus den Kommunikationen der Systemmitglieder, die z.T. eingefroren und abgelagert sind im formellen und informellen Regelungswerk einer Organisation (vgl. auch Kap. 4.4.3.).

Es kommt offensichtlich noch ein weiteres Moment hinzu, was für die institutionellen Entwicklungspotenziale der Pflege Grenzen weist. Für das Jahr 1993 gilt bspw., dass der Anteil an Pflegekräften mit allgemeiner Hochschulreife bei 18% liegt. Weitere 8% besitzen die Fachhochschulreife. „Negativ formuliert könnte man dies als eine für den überwiegenden Teil der Berufsangehörigen ‚vorzeitig' abgebrochene Sprachsozialisation innerhalb des Schulsystems und eine Überführung in die Sozialisation einer spezifischen Berufssprache deuten, im Vergleich zur Dauer der schulischen und universitären Sprachsozialisation eines Akademikers" (Burchgart 1996: 10). Die soziale Herkunft nimmt damit erheblich Einfluss auf die Sprachsozialisation. Sie entwickelt sich bei Mittelschichtkindern, die dann auch eher in den höheren Schulformen vertreten sind, sehr differenziert, und die Sprache wird überhaupt als das wichtigstes Kommunikationsmedium kennen gelernt. „Die Sprache der Mittelschicht ist die typische, vorherrschende Sprechweise innerhalb der Muttersprache. Sprache selbst ist hierbei ein Objekt der Wahrnehmung durch diejenigen, die sie sprechen. Diese erzeugt eine sozusagen ‚theoretische Haltung' gegenüber den strukturellen Möglichkeiten des Satzbaus; dies wiederum erleichtert entscheidend die verbale Ausarbeitung und Darstellung der eigenen, subjektiven Absicht. Eine solche Sprechweise zeigt die Möglichkeiten, die eine komplexe Begriffshierarchie für die Verarbeitung von Erfahrung bieten" (Burchgart 1996: 9).[34]

Denken, Erleben, Verarbeiten von Erfahrungen und Handeln bilden einen interdependenten Zusammenhang mit dem Sprechen und seiner Sozialisation. Während Beziehungen (eben auch berufliche) und Gefühle auf der einen Seite in eine differenzierte, kontrollierte und auch abstraktere Sprache eingegossen sind, werden sie auf der anderen Seite eher nonverbal über körperliche Ausdruckmittel symbolisiert oder finden in „sprachlich weitgehend unzensierten" Gefühlsausdrücken ihren Niederschlag (Scheller 1987: 6). Letztere Sprache, die auch als ‚öffentliche Sprache' bezeichnet wird, ist eher deskriptiv und dient „in höchstem Maße der direkten Erfahrung affektiver Zusammengehörigkeit in der jeweiligen sozialen Gruppe. Eine ganz wesentliche Funktion dieser Sprache ist also der Aufbau sozialer Nähe"

---

34 Es ist bekannt, dass durch die gesellschaftlichen Wandlungsprozesse, die Differenzierungen innerhalb des einfachen Schichtenmodells (Unter-, Mittel- und Oberschicht) brüchig geworden sind und zur Kennzeichnung typisierender sozialer Unterschiede alleine nicht mehr taugt. Für diesen Zusammenhang ist aber letztlich nicht entscheidend, welchen Berufsgruppenangehörigen welchen Schicht entstammen, sondern welche Unterschiede bei den Sprachsozialisationen innerhalb der mehrheitlichen Angehörigen der beiden Berufsgruppen dominieren. Wenn dann doch auf das Schichtenmodell zurückgegriffen wird, dann lediglich, um Zusammenhänge vereinfachend darstellen zu können.

(Burchgart 1996: 10). Die ‚formale Sprache' der Mittelschicht ist dagegen eher an analytischen Begriffen orientiert und drückt typischerweise die „Fähigkeit zur emotionalen und kognitiven Differenzierung der Sprachinhalte" aus (a.a.O.). Weiterführende Schulen und ein „daran anschließendes Studium bieten die Möglichkeit einer steten Verbesserung, vor allem der analytischen Sprachfähigkeiten, durch Erlernen und Erproben der notwendigen Sprachmuster" (a.a.O.).

Aus den skizzierten Unterschieden innerhalb der Sprachsozialisation bauen sich zum Einen Verständigungsbarrieren für die hier fokussierten Berufsgruppen auf, wobei zu berücksichtigen ist, dass die Nachteile eher bei den Pflegekräften liegen dürften, weil Akademiker es gelernt haben, „nicht nur ihre schichtspezifische differenzierte Sprache" zu verstehen, sondern auch ohne größere Schwierigkeiten die „eingeschränktere Sprache" (Rückriem 1987: 294) der Pflegekräfte. Vielen Pflegekräften fällt es eben sehr viel schwerer, ihre beruflichen Absichten verbal auszuarbeiten und darzustellen, sowie sie aus den konkreten Situationen des ‚Hier- und Jetzterlebens' in abstraktere Zusammenhänge einzubetten. BURCHGART untermauert seine Ausführungen zu den unterschiedlichen Sprachsozialisationen der Berufsgruppen, indem er charakteristische Merkmale der ‚öffentlichen Sprache', „ausgesprochen häufig in Pflegeberichten" findet.[35]

Vor diesem Hintergrund darf nicht unterschätzt werden, wie sehr die Beschränkungen in der pflegerischen Artikulationsfähigkeit insbesondere bei komplexeren Zusammenhängen die berufsübergreifenden Kommunikationsprozesse erschweren und die Statusunterschiede und Machtverhältnisse innerhalb des sozialen Systems stabilisieren sowie die Durchsetzungschancen originärer pflegerischer Handlungsabsichten – wie etwa für das Konzept der Patientenorientierten Pflege – verschlechtern. Komplexe Zusammenhänge werden von vielen Pflegekräften überhaupt nicht als solche wahrgenommen und analysiert, sondern als mit unkomplizierten Lösungen zu handhabende einfache Problemsituationen. Aus konstruktivistischer

---

35 Beispiele hierfür sind: Kurze, grammatikalische einfache und oft unvollständige Sätze von unzulänglicher Form, die das Aktiv betonen; einfacher und sich wiederholender Gebrauch von Konjunktionen (so, dann, und, weil). Geringer Gebrauch von Nebensätzen, durch die ursprünglichen Kategorien des übergeordneten Subjektes verändert werden; Unfähigkeit, ein formales Subjekt eine ganze Sprachsequenz lang durchzuhalten, woraus eine schnelle Verzerrung der Information folgt; starrer, begrenzter Gebrauch von Adjektiven und Adverbien; Gebrauch von unpersönlichen Fürwörtern als Subjekt von Bedingungs- oder Hauptsätzen („man"); gelegentlicher Gebrauch von Feststellungen und Wendungen, die ein Bedürfnis nach Verstärkung der vorherigen Sprachsequenz anzeigen: „Nicht wahr?", „Stellen Sie sich vor"; ständiger Gebrauch von Feststellungen, in denen die Begründung und die Folgerung miteinander vertauscht werden, so dass eine kategorische Behauptung entsteht; eine individuelle Auswahl aus einer Gruppe idiomatischer Wendungen kommt häufig vor; die individuelle Qualifikation ist in der Satzorganisation erhalten; es ist eine Sprache impliziter Bedeutungen (vgl. Burchgart 1996: 10).

Theorieperspektive, aber auch aus der Theorie komplexer sozialer Systeme kann dieser Hang zur Vereinfachung nicht überraschen. Wirklichkeit ist nicht das objektiv Äußere, für jeden gleichermaßen Erkennbare, sondern wird von jedem Individuum intern rekonstruiert. Diese Rekonstruktion ist immer darauf angewiesen, Einheit zu erschließen (vgl. Willke 1996b: 24), da damit erst dem Beobachtetem Identität und Sinn verliehen werden kann, und sie erschließt sich dem Beobachter „in seinem Kosmos *sprachlicher* Unterscheidungsmöglichkeiten" (Hervorh. P.S.) (Willke 1996b: 24).

„Viele Pflegende beherrschen nicht die Kunst der argumentativen Rede. Sie haben es nie gelernt, hypothetisch zu argumentieren und zu diskutieren. Aber sie brauchen diese Fähigkeit dringend, wenn sie die Qualität der Pflege sichern und ihren Standpunkt gegenüber anderen Disziplinen vertreten sollen" resümiert WITTNEBEN auf der 6. Bundestagung des Bundesausschusses der Länderarbeitsgemeinschaften der Lehrerinnen und Lehrer für Pflegeberufe (Gerster 1996: 438). So verständlich WITTNEBENS Anliegen im Interesse zur Aufwertung der Pflege im Krankenhaus ist, so muss doch berücksichtigt werden, dass es sich eben nicht um individuell vorhaltbare Defizite von Pflegekräften handelt, sondern um vorberufliche und berufliche Sozialisationseffekte. Sie begrenzen auch perspektivisch die Entwicklungsmöglichkeiten originär pflegerischer Handlungskontingenz und auch ihre Einflussmöglichkeiten auf das ärztliche Handeln.[36] Es sei daran erinnert, dass auch die nichtakademisch qualifizierten pflegerischen Unterrichtskräfte größtenteils den gleichen Sozialisationsweg durchschritten haben.

Selbst wenn die sich entwickelnde Pflegewissenschaft in der Zukunft grundsätzlich einen einheitlichen Begriffsapparat und die Fachsprache zur Verfügung stellt, würden sie sich für die in der praktischen Pflege Tätigen zunächst als fremde Sprache vermitteln, deren selbst mittelfristige Übernahmechancen als gering zu bewerten sind, wenn sie nicht das pflegerische Ausbildungssystem transzendieren und Systembrücken zur Pflegepraxis gebaut werden. Damit ist ein erster Eindruck über die Chancen pflegerischer Handlungssteuerung durch Pflegewissenschaft vermittelt (ausführlich Kap. 4.4.2).

Im Krankenhaus geraten in der Kommunikation von Pflegenden und Ärzten, so ein abschließendes Resümee, nicht ungleichwertige Fachsprachen aufeinander, die auf jeweils völlig unterschiedliche Repräsentationen der wahrgenommenen ‚Realitätsausschnitte' fußen, sondern, und das macht die Interaktion noch um einiges schwieriger, es geraten eine Fachsprache und

---

36 Erwähnenswert erscheint mir auch die Tatsache, die Sprachunterschiede nicht mit Intelligenzunterschieden gleichzusetzen, vielmehr variiert nach Rückriem das Sprachverhalten unabhängig von der Intelligenz (Rückriem 1987: 293). Es handelt sich somit mehr um Entwicklungschancen, die einem Teil der Gesellschaft vorenthalten werden.

eine Alltagssprache aufeinander, denen zusätzlich jeweils sehr unterschiedliche Niveaus der Komplexitätsverarbeitung zugrunde liegen. Dies bereitet den Pflegenden eine mehrfache Hürde: Zum Einen ‚verstehen' sie nicht die ‚Akademikersprache', zum Anderen fehlen ihnen angemessene Artikulationsfähigkeiten, um komplexe Zusammenhänge differenziert darzustellen. Stattdessen bemühen sie sich in einer vorwiegend deskriptiven, redundanten, emotional gefärbten Alltagssprache um Gehör. Damit wird auch der in der Literaturanalyse erhobene Befund theoretisch erklärlich, wenn Pflegekräfte eher auf der Beziehungsebene und Ärzte vorwiegend auf der Sachebenen argumentieren. Die Lösungsversuche von Pflegenden erweisen sich zur Behebung der Interaktionsprobleme als nachhaltig zu kurz gegriffen. Fachsprachen stellen zudem ein zentrales Merkmal der Professionalität und rangieren in der gesellschaftlichen Wertigkeit und Legitimation höher als Alltagssprachen, womit auch Statusunterschiede zementiert werden.

3.2.3 Zusammenfassende Betrachtung der Ergebnisse der Ausbildungskonstruktion in der Pflege

Die vielfältigen Erfahrungen, Beobachtungen und Befunde zur Krankenpflegeausbildung können (bei grundsätzlicher Anerkenntnis von erheblichen Forschungsdesideraten und hoher Variabilität besonders im Bereich des schulischen Ausbildungsanteils) zu den folgenden Aussagen zusammengefasst werden:

- Die geringe Regelungsdichte, die mangelnde pädagogische und pflegewissenschaftliche Kompetenz der Aufsichtsbehörden, die unzureichende und vorwiegend unwissenschaftliche Qualifikation der hauptamtlichen Pflegelehrkräfte und die allgegenwärtige Dominanz der Medizin (in Ausbildungsaufsicht, Unterricht und Prüfungsgeschehen) führen dazu, dass die Krankenpflegeausbildung sich externer Steuerung weitgehend entzieht und hiermit im engen Zusammenhang kaum Anschluss an wissenschaftlich fundierte berufspädagogische und originär pflegewissenschaftliche Intentionen und Entwicklungen findet.

- Die Imperative des Krankenhauses und besonders der Krankenhausmedizin mit ihren alltäglichen Anforderungen durchziehen die Ausbildung wie ein rotes Band und setzen sich weitgehend durch. Zu Recht spricht HELLER daher auch von einer ‚verdünnten medizinischen Universitätsausbildung' (Heller 1994: 283). MISCHO-KELLING resümiert, dass sich das „Bildungsniveau in der Pflege ... auf einem niedrigen Niveau (bewegt), welches vorwiegend aus medizinischem Halbwissen besteht" (Mischo-Kelling 1989: 53). Ähnlich argumentiert auch MOERS, der als Grundlage für die pflegerischen Arbeitsabläufe das medizinische Modell ortet unter denen „genuin pflegerische Aufgaben" Gefahr laufen, vernachlässigt zu werden. Die Krankenpflegeausbildung würde dabei diesem medizinischen Modell folgen (Moers 1997: 33). Selbst dort, wo pflegetheoretisch basierte Curricula zum Einsatz kommen, droht die „in-

110

tendierte sozialwissenschaftliche Ausrichtung und ganzheitliche Sichtweise" an der unzureichenden Qualifikation der Unterrichtskräfte (vgl. Recken/Stiegler 1991: 63) und an der Macht des Faktischen zu scheitern.

- Krankenpflegeschulen sind organisatorisch nur über die Schulleitung mit dem Krankenhaus verbunden. Die organisatorische Ausdifferenzierung des Krankenhauses und die Vorgaben des Krankenpflegegesetzes führen zu einer relativen Autonomie der Krankenpflegeschulen und bedingen auch eine Verselbständigungsdynamik. Die mit ihrer eigenen pflegerischen Berufspraxis unzufriedenen Unterrichtskräfte laden diese gleichsam lediglich wissenschaftlich unreflektiert bei den Auszubildenden ab. Sie formulieren in der schulischen Ausbildung Ansprüche an ‚Ganzheitlichkeit' und ‚Patientenorientierung', die einer wissenschaftlichen und mithin konzeptuellen Basis aber noch entbehren, nicht in didaktisch-methodische Unterrichtskonzepte überführt sind und auch in den Krankenhäusern keine Durchsetzungschancen haben. Die faktische Sozialisationskraft der erlebten Krankenhauspraxis erweist sich als unvergleichlich mächtiger als die neuen ideologischen Appelle nach ‚Ganzheitlichkeit' der Unterrichtskräfte.[37] Die Auszubildenden fühlen sich gegenüber den an sie gerichteten divergierenden Ansprüchen von Schule und Betrieb machtlos ausgeliefert und sind sehr schnell und v.a. dauerhaft demotiviert und resigniert. Hierin dürfte ein nicht zu unterschätzender Grund für das von ISENHARDT und GROBE beobachtete ‚Hamsterrad-Phänomen' bestehen. Das Zutrauen in die durch eigenes Handeln zu bewirkende Veränderung von vorgefundenen und unbefriedigenden Zuständen, wird sicherlich zu einem großen Teil bereits in der Ausbildung nachhaltig erodiert. Weiter oben wurde dieses Phänomen auch als Lernpathologie von Organisationen gekennzeichnet, die sich in das Organisationsgedächtnis ablagert und für Handlungsinterventionen eine ungünstige Ausgangsbasis darstellt.

- Von dieser Entwicklung zu unterscheiden ist eine Tendenz der technokratischen Übersteuerung des in der Krankenpflegeausbildung vermittelten pflegerischen Handlungsfeldes. Die pflegerischen Lehrkräfte folgen stark einem Leitbild von Pflege als einer Arbeitstätigkeit, die hochstandardisiert immer gleichen Algorithmen der Tätigkeitsausführung unterliegt. Auch dieses Vorgehen folgt dem Idealtypus naturwissenschaftlich-technizistischer Handlungssteuerung und beinhaltet zudem erhebliche Bürokratisierungs- und Kontrollanforderungen, die aus Sicht der Medizin befremdlich und als unproduktive Selbstbeschäftigung ohne erkenn-

---

37 Ich verwende den Begriff der ‚neuen Ideologie' Krankenpflege, da Ansprüche nach Ganzheitlichkeit und Patientenorientierung zwar die ‚alte' Ideologie einer dienenden aufopferungsvollen Krankenpflege säkularisierte, aber eben keiner rational-wissenschaftlichen Begründung und Legitimation unterzieht.

baren Nutzen erscheint.[38] In Ermangelung einer Konzeptualisierung und kritischen Reflexion einer patientenorientierter Pflege greift diese Sichtweise sowohl im Unterricht als auch in der praktischen Anleitung Raum. An Stelle von pflegewissenschaftlich begründeten Handlungskonzepten wird Pflege auf den handwerklich-technischen Aspekt verkürzt (vgl. hierzu ausführlich Kap. 4.4.5). Sie folgt damit prinzipiell dem Idealtypus eines naturwissenschaftlichen Handlungsmodells.

Dieses Handlungsmodell stößt jedoch nicht nur bei den in der Praxis tätigen Pflegekräften auf Vorbehalte, sondern ruft auch – wie vorne gezeigt werden konnte – besonders den Widerstand von Ärzten hervor, die dies als auch ihrer Sicht pseudowissenschaftliche unnütze Zeitverschwendung klassifizieren, die der eigentlichen und historisch gewachsenen Bestimmung von Pflege als nichtstandardisierbare und unwissenschaftliche Restfunktion zur Kompensation medizinischer Handlungsweisen gänzlich zuwiderläuft (vgl. Kap. 1.2).

• Die Ergebnisse der pflegerischen Sprachsozialisation und ihre Unterschiede zur Berufsgruppe der Ärzte wirken, wie ausgeführt, als selbstreferentielle Verstärkung, die einer organisationsbezogenen Durchsetzung pflegerischer Perspektiven genauso im Wege stehen, wie sie den fachübergreifenden Diskurs mit der Medizin behindert. Vorzeitig beendete Sprachsozialisation verbunden mit theoretisch verkürzten und unausgegorenen normativen Handlungsanweisungen zur Patientenorientierung und Ganzheitlichkeit bringen die Auszubildenden und mithin die zukünftigen Pflegekräfte in eine ungünstige Position als Kooperationspartner mit den Ärzten.

Die Vorbehalte gegen die Medizin, nicht selten von Unterrichtskräften befördert, konstituieren sich bereits frühzeitig in der Ausbildung zu einem Feindbild gegen die Medizin, das sich aus einem Konglomerat von Überforderung und psychischer Belastung, Unterlegenheitsgefühlen, mangelnder Anerkennung ihrer Arbeit, unreifen, nicht argumentierbaren Ansprüche an ‚ganzheitlicher‘ Patientenversorgung zusammensetzt und kanalisiert wird in eine resignative, emotional aufgeladene interberufliche Sprachlosigkeit der Pflegenden, die organisationswirksam zwar Reibungen und Konflikte hervorbringt, aber weder für die Berufsgruppe noch für das Krankenhaus produktives Steuerungspotenzial besitzt.

---

38 So lassen sich auch die Widerstände von Ärzten gegen die ‚Schreibtischpflege‘ erklären (vgl. 1. Teil, Kap. 2). Nach der Untersuchung von ENGELHARDT und HERRMANN bei der Einführung eines umfassenderen Patientendokumentationssystems von Ärzten wurde ebenfalls die Bürokratisierung im relevanten Maße als Problem gesehen: „Eine deutliche Beeinträchtigung sehen die Ärzte in erster Linie in dem hohen Zeitaufwand, der mit der Pflegedokumentation verbunden ist, wodurch sich die Bürokratisierungstendenzen im Krankenhaus weiter verstärken" (Engelhardt/Herrmann 1999: 163).

4. Dynamik der Krankenhaussteuerung

Nachdem nun ein Einblick in die Theorie der Steuerung komplexer Systeme gegeben wurde und die Systemvoraussetzungen des Krankenhauses und speziell der beiden Berufsgruppen einer genaueren Untersuchung unterzogen wurden, wird es nunmehr darum gehen, die Steuerungsdynamik des Krankenhauses und ihrer hier interessierenden Subsysteme zu analysieren. Von besonderem Interesse ist es dabei auch der Frage nachzugehen, in welcher Weise und mit welchen Wechselwirkungen, Rückkopplungen, Verstärkungen etc. sich die Systemvoraussetzungen auf Funktionsweisen des Krankenhauses auswirken. Dabei wird bei der Analyse auf grundlegende organisations- und krankenhausbezogene Steuerungsmedien zurückgegriffen, wie sie bereits weiter oben beispielhaft hervorgehoben wurden.

Zunächst wird das Kommunikationsmedium Macht in seinem Wirkungspotenzial für die Berufsgruppen Pflege und Medizin entfaltet und dann die besondere Systemdynamik eines Krankenhauses als Expertensystem charakterisiert.

Die Krankenhausmedizin wird im Hinblick auf ihre medizinwissenschaftliche und medizintechnische Handlungsüberformung untersucht, um im Weiteren die Auswirkungen der zunehmenden Ökonomisierung zu markieren. Im Rahmen eines Szenarios wird dann der hypothetischen Frage nachgegangen, welche Auswirkungen bei einer zunehmenden monetären Übersteuerung des medizinische Handlungsprofils zu erwarten sind.

Bei der Analyse des Pflegesystems wird ebenfalls auf das Medium Wissenschaft und ihrem Potenzial für die Handlungssteuerung zurückgegriffen. Darüber hinaus werden weitere Systemkräfte verfolgt, die sich zum Teil bereits bei der Analyse des Ausbildungssystems herausgebildet haben oder aber dem aktuellen pflegerischen Diskussionsstand entnommen wurden. Auch hier wird möglichen, sich abzeichnenden Ökonomisierungstendenzen nachgegangen.

4.1 Krankenhaussteuerung zwischen Macht, Hierarchie und Demokratie

4.1.1 Aufbauorganisation des Krankenhauses

Der typische Organisationsaufbau von Krankenhäusern ist vorläufiges Ergebnis der systemevolutionären Ausdifferenzierung zunehmend komplexer gewordener Klinikstrukturen. Wenn auch bereits alternative Organisationssysteme deutlich auf dem Vormarsch sind, so folgt die Aufbauorganisation doch noch in den allermeisten Fällen nahezu bruchlos den historisch gewachsenen Prinzipien der Aufgaben- und Arbeitsteilung zwischen den Hauptberufsgruppen Medizinern, Pflegekräften und Verwaltungsangestellten (vgl. Kap. 2). Alle drei Gruppen verfügen über separate Verantwortungsbereiche und Linienstrukturen. „Innerhalb der Organisation des Krankenhauses kommt der Verwaltung eine herausragende Stellung für die Sicherung der Betriebsabläufe, für die Administration im engeren Sinne und vor allem für die Sicherung der Wirtschaftlichkeit zu, die sich in letzter Zeit durch die verschiedenen Versuche der Kostendämpfung und durch Versuche, auch in Krankenhäusern moderne Formen des Managements einzuführen, verstärkt hat" (Engelhardt/Herrmann 2000: 20). Sie ist abgesehen von einigen patientennahen Serviceleistungen nicht direkt an der Patientenversorgung beteiligt, was es ihr u.a. erleichtert, den Blick auf die wirtschaftliche Fortexistenz des gesamten Krankenhauses zu richten (vgl. Hoefert 1997: 66).

Die Verantwortung des ärztlichen Bereiches bezieht sich auf die Organisation des medizinischen Dienstes und alle Fragen der Diagnostik und Therapie sowie auf Aufsichts- und Überwachungspflichten gegenüber Pflegekräften; die der Pflegedienstleitung auf die Organisation des Pflegedienstes und des Teils der Pflege, der nicht ärztlicherseits verantwortet wird (vgl. ausführlich nachfolgendes Kap.).

Die Führung des Krankenhauses obliegt der Krankenhaus- oder Betriebsleitung, die sich formal gleichberechtigt aus den jeweiligen Leitungen der einzelnen Berufsgruppen zusammensetzt. So weit die einzelnen Krankenhausgesetze der Länder überhaupt Aussagen zur Krankenhausleitung vorsehen, ist dieser Linienaufbau, die Kompetenzen der Krankenhausleitung und z.T. auch die Aufgaben der einzelnen Leitungsmitglieder gesetzlich geregelt (vgl. Deutsche Krankenhaus Verlagsgesellschaft mbH 1994: 549-791). Den Krankenhausleitungen sind die jeweiligen öffentlichen, freigemeinnützigen oder kirchlichen Träger übergeordnet. Bei privaten Krankenhäusern ist demgegenüber allerdings ein deutlicher Trend zu einem monalen Führungssystem (Geschäftsführung), dem die Krankenhausleitung unterstellt ist, zu verzeichnen.

Der gekennzeichnete berufsständische Säulenaufbau von Krankenhäusern weist einige Besonderheiten auf, die die Systemdynamik des Krankenhauses und der interagierenden Berufsgruppen in besonderer Weise beeinflussen:

- Die Entscheidungen der Krankenhausleitungen beruhen auf einem gewissen Zwang zum Konsens. Nichteinigkeit erfordert die Entscheidungsgewalt der übergeordneten Dienststelle bzw. des Krankenhausträgers. Bei divergierenden Interessen der Berufsgruppen erweist sich dieser Abstimmungsweg als relativ träge und entscheidungsfeindlich, was sich auf die interne Steuerung und gesamtbetriebliche Innovationsgeschwindigkeit behindernd auswirkt.

- Die Arbeitsprozesse der Patientenversorgung (Kernprozesse) werden zeitlich nachgeordnet oder parallel von verschiedenen Berufsgruppen in enger und zwingender Kooperation vollzogen, sind aber zerteilt durch

114

die parallelen Hierarchien von Pflege und Medizin (vgl. Grossmann/Pellert/Gotwald 1997: 29), was erhebliche Reibungen verursacht.

• Im typischen Organisationsaufbau sind die Berufsgruppen organisatorisch lediglich über das Gremium der Krankenhausleitung miteinander verbunden (vgl. z.b. Jungmann-Ginkel/Kober 1993: 138; Lingenberg, Reimann 1995: 14; Gertz 1996: 15). Obgleich insbesondere Ärzte und Pflegekräfte in der alltäglichen Arbeit auf häufige Kooperation und Kommunikation angewiesen sind, bestehen hierfür keine formalen Gremien. Konflikte müssen somit entweder informell ausgetragen werden oder aber aufwändig über die Linien auf die Ebene der Krankenhausleitung transportiert werden (vgl. auch Jungmann-Ginkel/Kober 1993: 136).[39]

Diese relative Unverbundenheit der Berufssäulen unterstützt die Generierung selbstreferentieller Prozesse im Sinne der Herausbildung eigener berufsständischer Systemlogiken. Die fehlenden formalen Kooperationsstrukturen sollten nicht vorschnell lediglich als Systemdefekte und Irrationalitäten aufgefasst werden. Vielmehr wird es in einer systemischen Perspektive auch darum gehen müssen zu klären, was es für das Krankenhaus lohnender gemacht hat, auf die Etablierung von Kommunikationsgremien und formalen Entscheidungswegen unterhalb der Ebene der Krankenhausleitungen zu verzichten (vgl. hierzu die Kap. 4.1.4 und 4.1.5).

• Die Position des ärztlichen Leiters unterscheidet sich maßgeblich von denen der beiden anderen Leitungskräfte. Während Pflegedienstleiterin und Verwaltungsleitung ihre Aufgaben vollberuflich ausüben, handelt es sich bei der ärztlichen Leitung meist um eine nebenamtliche Tätigkeit, die zusätzlich zur klinischen Arbeit als Chefarzt einer Abteilung bewältigt werden muss.

„Das Prädikat ,leitend' beschreibt hier eine Zuordnung, die mit dem fachlichen Aufstieg in der Ärzte-Hierarchie unvermeidlich verbunden ist, während man in der Pflege-Hierarchie nur dann ,leitend' wird, wenn man zumindest potentiell auch entsprechende Führungs- oder Ausbilderqualitäten hat. Der wesentliche Unterschied zwischen beiden Berufsgruppen dürfte darin bestehen, dass sich Ärzte immer als *Mediziner* verstehen, – auch wenn sie ,leitende Ärzte' sind, verstehen sie sich als leitende *Mediziner*" (Hervorh. i.O.) (Hoefert 1997: 40; vgl. auch Kap 4.2.1).

• Die formal gleiche Stellung der drei Leitungspersonen täuscht über die systemisch wirksamen Machtverhältnisse hinweg. Kernleistung des Krankenhauses war und ist die ärztliche Diagnostik und Therapie. Sie hat historisch die Existenz des neuzeitlichen Krankenhauswesens begründet.

---

39 Diesem Befund entsprechen die Ergebnisse der Literaturrecherche (vgl. 1. Teil, Kap. 2)

Zum Zweck der medizinischen Untersuchung und Behandlung kommen Patienten oder werden eingewiesen (vgl. Kap. 2). Pflege stellt dabei noch immer einen Adnexbereich zur Medizin dar, der erforderlich wird, um ärztliches Handeln vor- und nachzubereiten sowie Patienten während des Behandlungsprozesses zu begleiten, zu pflegen und zu betreuen. Takt- und Strukturgeber des Krankenhauses ist im Wesentlich die Medizin. Nach ihren fachlichen Untergliederungen ist das Haus diversifiziert, sie entscheidet maßgeblich über den Ruf der Klinik, sie kanalisiert die Einweisungsströme niedergelassener Ärzte, an ihren Möglichkeiten orientieren sich die Behandlungsprozesse und an ihren Leistungen sind auch die Abrechnungsverfahren gekoppelt. Auch gilt es, sie zuförderst in die ökonomische Verantwortung einzubringen (vgl. Mühlbauer 1998: 17). Die Codierung der Patientendiagnosen vollzieht sich eben nicht nach Pflege- sondern nach medizinischen Diagnosen (ICD).[40] Bei den ab 2003 einzuführenden DRGs[41] wird ebenfalls von medizinischen Diagnosegruppen ausgegangen. Vor diesem Hintergrund ist es unmittelbar einleuchtend, dass der Status beider Berufsgruppen ungleich ist.

- Die formale Gleichstellung in der Betriebsleitung hat die Systemdynamik des Krankenhauses mit unangefochtener Vormachtstellung der Medizin lange Zeit nicht entscheidend beeinflussen können. Sie war von außen verordnet, nicht anschließbar an krankenhausinterne Prozesse, systemisch fremd und hat mithin jahrzehntelang keine wesentlichen Steuerungspotenziale entfalten können.

Pflegeleitungen hatten nur geringe Chancen, maßgebliche Veränderungen in der Organisation durchzusetzen. Vermutlich wurden Pflegeleitungen auch unter der Diktion ihrer Anpassungsfähigkeit an vorgefundene Strukturen ausgewählt, sodass auch die Personalpolitik maßgeblich zur Stabilisierung des Systems beigetragen hat. Hierzu widersprüchlich waren berufsständische Bemühungen der Pflege und z.T. auch der politische Wille zu ihrer Statusverbesserung und organisationsbezogenen Aufwertung ihres Einflussbereiches. Beides hat erst unter dem Eindruck des Pflegenotstandes deutlich Aufwind bekommen. Parallel hierzu haben sich im Zuge der Einsparzwänge die krankenhausinternen Verteilungsprobleme verschärft, sodass von vornherein Veränderungen im Pflegebereich immer auch zur Beschränkung organisationaler Freiheitsgrade der Medizin und zur Beeinträchtigung der pflegerischen Servicefunktion für die Ärzte geführt haben.

Während sich für die Pflege der Einflussbereich im Krankenhaus in der Systemevolution vergrößert hat, ist das medizinische System damit in eine

---

40 ICD= Internationale Classification of Diagnosis
41 Bei den DRGs (Diagnosis Related Groups) handelt es sich um ein umfassendes Klassifikationssystem medizinischer Diagnosen im Krankenhaus, das zukünftig fallgruppenbezogene Abrechnungen von Krankenhausleistungen ermöglichen wird.

zunehmend schwierige und widersprüchliche Situation hineinmanövriert worden. Es verantwortet den Kernleistungsprozess, ist mithin Garant für die Variabilität der gesamten Organisation, kann aber beides nur aufrechterhalten, wenn es zu erheblichen Konzessionen an die Pflege bereit ist. Damit sind seine Einflussmöglichkeiten auf die Systemsteuerung verringert, ohne allerdings Verantwortungslast abgegeben zu haben.

4.1.2 Weisungsbefugnisse der Ärzte gegenüber Pflegekräften

Die formale Trennung der Verantwortungsbereiche zwischen Medizin und Pflege ist definitorisch schwierig und rechtlich umstritten. So kommt IGL in seinem Rechtsgutachten, das er für verschiedene Pflegeverbände erstellte, zu folgender Ansicht: „Primärer Ansatz der gesetzlichen Krankenversicherung zum Schutz der Patienten vor unsachgemäßer Leistungserbringung durch nicht hinreichend ausgebildete Kräfte ist aber nach wie vor das Prinzip der ärztlichen Gesamtverantwortung. Danach bestimmt in allen Leistungsfällen, in denen Pflegeleistungen erbracht werden, zumindest nach dem gesetzgeberischen Konzept der Arzt Notwendigkeit und Umfang der pflegerischen Leistung und trägt die Verantwortung dafür, dass die von ihm delegierte Tätigkeit von hinreichend qualifizierten Kräften in sachgemäßer Weise und ohne weitere Subdelegation erledigt wird" (Igl 1998: 35).

Konkurrierend hierzu sprechen sich im vorherrschenden Verständnis Pflegekräfte eher eine alleinige Verantwortung für die sog. Grundpflege (synonym: allgemeine Pflege) zu. Die sog. spezielle oder Behandlungspflege geschieht indes im Zusammenhang mit ärztlicher Therapie und Diagnostik und obliegt unstrittig der Anordnungsverantwortung von Ärzten. In einschlägigen Lehrbüchern zur Qualifizierung von Leitungskräften in der Pflege wird die Leitungsverantwortung für patientenbezogene Aufgaben auch besonders herausgestellt:

„Die Pflegedienstleistung

- entscheidet als Mitglied der Krankenhausbetriebsleitung über die Festlegung der Pflegequalität
- gibt Richtlinien für die Realisierung und Kontrolle der Pflegequalität heraus
- entscheidet als Mitglied der Krankenhausbetriebsleitung über Organisationsformen in der Krankenpflege
- entscheidet über die Vorgaben zur Planung, Realisierung und Kontrolle der möglichen Pflegemaßnahmen
- entscheidet über in der Pflege einzusetzenden Sachmittel" (Gertz 1996: 23).

LINGENBERG und REIMANN gehen in ihrer Musterstellenbeschreibung ebenso davon aus, dass Stationsleitungen in fachlich-pflegerischen Fragen der Pflegedienstleitung und lediglich in medizinischen Belangen Ärzten unterstellt sind (1995). Ähnlich auch ENGELHARDT und HERRMANN, die einen

117

von Ärzten unabhängigen und in eigener Verantwortung liegenden Bereich der „allgemeinen pflegerischen Versorgung und Betreuung" unterstellen (vgl. Engelhardt/Herrmann 1997: 20). Nun existieren allerdings keine Legaldefinitionen für die allgemeine (Grundpflege) und die spezielle (Behandlungspflege) Pflege, und ihre Abgrenzung ist in der alltäglichen Arbeitspraxis schwierig, da beide Aufgabenkomplexe in der patientenbezogenen Verrichtung untrennbar miteinander verschmolzen sind. Grundpflegerische Aufgaben werden häufig erst im Zuge medizinischer Behandlung erforderlich; etwa, wenn Bettruhe für Patienten angeordnet wurde. Die Art der Ausführung grundpflegerischer Arbeit ist zudem abhängig von der Krankheitsart und -schwere sowie von den Behandlungsmaßnahmen (vgl. hierzu auch Ulsenheimer 1997: 23). Aus Sicht der pflegewissenschaftlichen Diskussion wird zudem diese Trennung abgelehnt, da sie suggeriert, Grundpflege habe lediglich einen versorgenden, nicht aber einen originären therapeutischen Impetus. Gerade aber Pflegekonzepte wie die „Aktivierende Pflege" „Basale Stimulation" und pflegerische Trainingsprogramme (z.B. Schlucktraining, Inkontinenztraining) und einzelne pflegerische Maßnahmen (z.B. aktive und passive Bewegungsübungen und vorbeugende Maßnahmen gegen Sekundärerkrankungen wie bspw. Dekubitus) sind zum Einen integraler Bestandteil der unmittelbaren „Grundpflege" (z.B. der Körperpflege), und zum Anderen verfolgen sie unbestritten kurative, präventive und rehabilitative Zwecke.[42] So hat z.B. 1986 der Bundesgerichtshof eindeutig die Verantwortung des Arztes zur Verordnung von Vorbeugungsmaßnahmen zur Verhinderung eines Durchliegegeschwürs festgestellt (Niedersächsische Krankenhausgesellschaft 1986) und damit den Bereich der Prophylaxen der Behandlungspflege zugeordnet.

ULSENHEIMER weist zudem darauf hin, dass Patienten lediglich in eine ärztliche Heilbehandlung einwilligen. Krankenpflegerische Tätigkeiten seien damit Bestandteil der ärztlichen Heilbehandlung und von den Chefärzten zu verantworten (Ulsenheimer 1997: 25).

Trotz aller Schwierigkeiten und Abgrenzungsprobleme hat sich z.B. die Stadt München entschlossen, in einer Dienstordnung die Verantwortung für die ‚allgemeine Pflege' der ‚umfassenden' Verantwortung der Pflegedienstleitung zuzuschreiben. Der Gesundheitsreferent der Stadt München SCHULTE-SASSE stützt sich in seiner Argumentation sowohl auf Aussagen des ehemaligen Vorsitzenden Richters des Bundesgerichtshofes als auch auf Kommentare des Bundesgesundheitsministeriums zur Pflegepersonalverordnung. „Insoweit erfüllen sie originäre, nicht aus dem ärztlichen Tätigkeits-

---

42 In seiner Funktion als Chefarzt einer geriatrischen Rehabilitationseinrichtung macht MEIER-BAUMGARTNER insbesondere für diesen Arbeitsbereich auf den therapeutischen Wert der Grundpflege aufmerksam (vgl. Meier-Baumgartner 1994: 370, 376) und unterstreicht die Bedeutung der „Aktivierend-therapeutischen Pflege" für ein „geeignetes Rehabilitationsmilieu" über „24 Stunden hinweg" (a.a.O.: 375)

bereich abgeleitete Aufgaben. Sie sind deshalb insoweit keine Erfüllungsgehilfen des Arztes, sondern stehen unter der Weisungs- und Überwa-
chungsverantwortung allein der Pflegedienstleitung" (Schulte-Sasse 1997:
27). Ärztevertreter tragen sich dagegen mit erheblichen Zweifel, ob sich
solche neuen Dienstordnungen im Einklang mit Gesetzen und der vorherrschenden Rechtssprechung befinden (Ulsenheimer 1997: 22ff.). Es wird
immer wieder auf die unteilbare ärztliche Verantwortung verwiesen, die bei
der Behandlung von Patienten keinen arztfreien Raum zulässt (vgl. ausführlich Brenner/Adelhardt 1983: 233ff.).

Letztendlich kann zzurzeit keine eindeutige Rechtslage ausgemacht werden.
„Gerade im Grundpflege-, aber auch im Behandlungspflegebereich liefert
das geltende Recht jedoch keine klare Abgrenzung zwischen den Verant-
wortlichkeitsbereichen der Pflegeberufe und des ärztlichen Berufs, so dass
hier oft nicht klar wird, welcher Profession bei arbeitsteiliger Fürsorge für
Kranke und Pflegebedürftige in welcher Situation welche Verantwortlich-
keit und Kompetenz zukommt. Der Kompetenzgewinn der Pflegeberufe in
den letzten Jahren ist nicht durch ein Aufbrechen des Prinzips ärztlicher
Gesamt- und Allverantwortung begleitet worden, so dass ein größerer Bereich der Doppelverantwortung besteht, in dem regelmäßig dem ärztlichen
Beruf eher die Anordnungsverantwortung und den pflegerischen Berufen
die Durchführungsverantwortung obliegt" (Igl 1997: 56f.).

Es bleibt abzuwarten, welche Auswirkungen, neuen Konflikte und Lö-
sungsmuster diese veränderten Kompetenzzuschreibungen bspw. in den
städtischen Krankenhäusern Münchens haben werden, wenn z.B. ärztlich
angewiesene Assistenzaufgaben an die Pflegenden in inhaltliche oder zeitliche Konkurrenz zu von ihnen selbst angeordneten grundpflegerischen Aufgaben stehen. Es ist zumindest nicht unwahrscheinlich, dass sich ärztlich
vertretene Gründe wegen des höheren allgemein anerkannten Bedeutungs-
gehaltes, des formalen Krankenhausauftrages, der besseren Darstellungs-
möglichkeiten und ihrer institutionalisierten Macht letztlich durchsetzen
werden.

Häufig ungeklärt ist in den Krankenhäusern aber auch, in welchem Umfang
ärztliche Aufgaben an Pflegende delegiert werden dürfen (bspw. Blutentnahmen, intravenöse Infusionen u.Ä.) bzw. inwieweit Pflegenden ein Wei-
gerungsrecht für angeordnete Aufgaben zukommt. Wie die Literaturreche-
che zeigte, entstehen Konflikte insbesondere auch bei Art und Umfang von
angewiesenen Serviceaufgaben (bspw. Nach- und Vorarbeiten, Herbei-
schaffen von Unterlagen).

Für das gemeinsame und störungsarme Arbeiten beider Berufsgruppen auf
der Ebene der patientenbezogenen Handlungen ist diese Verantwortungs-
diffusion allemal schädlich, und hier hilft vermutlich auch die Dienstordnung der Stadt München nicht weiter. Unklare Verantwortungsteilung vermittelt den Akteuren keine Handlungssicherheit und lässt Raum für indivi-

duell unterschiedliche Auslegungen. Weder sind sich die Angehörigen der Ärzteschaft über die Kompetenzabgrenzung zur Pflege einig, noch existiert eine einheitliche Auffassung der Pflegenden über ihren Verantwortungsbereich. Konflikte zwischen den Berufsgruppen sind damit vorprogrammiert.

Zwei Organisationsbedingungen, die bereits erörtert wurden, erschweren konstruktive Lösungsansätze. Der häufige Arztwechsel auf den Pflegestationen bedingt, dass Vereinbarungen über Zuständigkeiten häufig vom Pflegepersonal erneut mühselig aktualisiert und etabliert werden müssen. Da des Weiteren formale Gremien der interprofessionellen Kooperation von der Organisationsstruktur gar nicht vorgesehen sind, können auch keine verbindlichen Regelungen getroffen werden. Die Konflikte müssten der Linienstruktur folgend auf die Ebene der Krankenhausleitung transportiert und dort stellvertretend entschieden werden.

Offenbar bestehen für verantwortliche pflegerische Leitungskräfte zwei Möglichkeiten, mit dem Problem der unklaren Aufgaben- und Verantwortungteilung zwischen Ärzten und Pflegenden umzugehen. Erstens die Vermeidungsstrategie, in der Konflikte dieser die Grundbedingungen berufsgruppenübergreifender Zusammenarbeit betreffenden Art bei den Krankenhausleitungen weitgehend ausgeklammert werden. Dieses Vorgehen ist verständlich, da das Problem erhebliches Konfliktpotenzial in sich birgt und die ,vertrauensvolle Zusammenarbeit' bedrohen könnte. Des Weiteren bewegen sich sowohl die ärztliche als auch die pflegerische Leitung auf unsicherem rechtlichen Terrain und müssten zudem befürchten, als Verlierer mit erheblichem Ansehensverlust innerhalb der Organisation aus dem Streit hervorzugehen. Da weder die ärztliche noch die Pflegedienstleitungen selbst unmittelbare Betroffene dieses Konfliktes sind, gibt es für sie auch gar keinen unmittelbaren Handlungs- und Entscheidungsdruck. Für das Leitungsgremium ist es daher im bestem systemischen Sinne ,sinnvoller' und funktioneller, dieses grundlegende Probleme der kooperativen Arbeitsteilung zu umgehen.

Die Handlungsakteure auf den Stationen dürfen sich von ihren berufsständischen Vertretern im Leitungsgremium in dieser Frage daher kaum eine Unterstützung erhoffen. In diesem Zusammenhang sei nochmals an die Lernpathologie ,Überkomplizierung' von Organisationen erinnert (vgl. Kap 1.6). „Auf allen darunter liegenden Ebenen fehlt den Mitarbeitern in einer Vielzahl von Situationen die Orientierung darüber, mit wem welche Probleme besprochen und im Sinne einer bindenden Entscheidung gelöst werden können. Hierarchie sollte nicht nur den negativ getönten Aspekt des Aufbaus von Abhängigkeiten haben, sondern auch die Funktion, die Komplexität eines Unternehmens für den einzelnen Mitarbeiter zu reduzieren, indem sie Orientierung bezüglich der entsprechenden Arbeitsbereiche schafft. Und speziell die Frage nach dem geeigneten und für die jeweilige

Situation kompetenten Gesprächspartner ist der zentrale Punkt dieser Orientierung überhaupt" (Burchgart 1996: 7).

Da die Pflegekräfte und Ärzte auf den Stationen weder die persönlichen Befugnisse haben, die Probleme selber zu bereinigen, noch über entsprechende formale Entscheidungsgremien verfügen, werden sie regelmäßig in unsichere Handlungspositionen hineinmanövriert. Wenn die individuellen persönlichen Voraussetzungen günstig sind, ein Klima der gegenseitigen Wertschätzung, des gegenseitigen Nehmens und Gebens vorherrscht, dann stellen sich schnell situative und mitunter auch unausgesprochene Verbundenheit und Übereinkünfte her. Die Effekte der beruflichen Sozialisation von Pflege und Medizin schaffen hierfür aber prinzipiell auf beiden Seiten schlechte Voraussetzungen. So kann es nicht verwundern, wenn zufolge der Literaturrecherche eher Konfliktvermeidungsverhalten und eine reichhaltige Palette von informellen Machtspielen zum Einsatz gebracht werden wie belastendendes Durchlavieren, gegenseitiges Auflaufenlassen und Ausbremsen.

Anstelle mit Hilfe klarer Regeln verbindliche Lösungen zu ermöglichen, führt diese ‚Dominanz des Informellen' für die Beteiligten zu einer sich häufig wiederholenden, ärgerlichen Prozedur mühsamer partieller Konfliktklärungen und hinterlässt verständlicherweise bei den Beteiligten resignative Gefühle und Aggression (vgl. auch Kap. 4.2.4). Da von den Kontrahenten zudem antizipiert wird, dass diese Versuche von ‚Konfliktklärungen' angesichts des vorherrschenden Handlungsdrucks die ohnehin knappe Ressource Zeit raubt, die damit von der Betreuung und der Behandlung der Patienten abgezogen wird, werden sie verhindert, frühzeitig abgebrochen und enden für alle Beteiligten unbefriedigend. Damit ist ein geeigneter Boden für gegenseitige Berufsgruppenstereotype bereitet, die auf beiden Seiten den Eindruck unangemessener Machtanmaßung und -verteilung zulässt.

Die gegenseitigen Stereotype bleiben im Gedächtnis des Systems haften und werden implizit sowohl im informellen wie formellen Systems der Organisation handlungswirksam. Informell, indem sie die Erwartungen und Zuschreibungen der Personen präformieren und formell, indem berufsgruppenübergreifende Kommunikationsstrukturen angesichts antizipierter fehlender Zeit und Erfolgsaussichten erst gar nicht aufgebaut und sogar als hinderlich betrachtet werden. Damit ergibt sich ein systemischer Circulus vitiosus, in dem das Krankenhaus die selbsterfüllende Prophezeiung der *Unwahrscheinlichkeit der Zusammenarbeit* gelernt, im Organisationsgedächtnis und in den Strukturen abgelagert hat. Der vorauseilende Selbstboykott konstruktiver Konfliktlösungen erweist sich bei genauerer Analyse eben nicht als persönliche Defizite der Akteure sondern als systemische Programmatik des Krankenhauses.

Die zweite Strategie zur Klärung der Verantwortungs- und Zuständigkeitsbereiche bei den Leitungskräften lässt sich als Konfrontation bezeichnen.

Sie ist in der Systemevolution von Krankenhäusern neueren Datums und auch erst eine realistische Handlungsoption der Pflege vor dem Hintergrund der ‚Pflegenotstands-Zugeständnisse'. Aber auch diese Lösung befriedigt nicht, da sie nur partiell wirken und zudem erhebliche Arbeitsablauf- und Schnittstellenprobleme aufwerfen, die die funktionelle Modellierung der patientennahen kooperativen Handlungsvollzüge zwischen den beiden Berufsgruppen erheblich erschweren und mithin Konflikte neuer Art auslösen. Gemeint ist hier die Verweigerung von Pflegenden, sog. ärztliche Tätigkeiten zu übernehmen. Bei der Literaturanalyse wurde die Skepsis, das Unverständnis aber auch die Verärgerung von Ärzten deutlich herausgearbeitet, wenn Pflegekräfte gestützt durch Anweisungen ihrer Pflegedienstleitung die Durchführung von ehemals Behandlungspflegetätigkeiten (Blutentnahmen, Injektionen, Überwachungsaufgaben) oder unterstützenden Leistungen (Beschaffung von Dokumenten, Laufwege u.Ä.) plötzlich verweigern. Für den geordneten Ablauf des patientenbezogenen Kernprozesses ist die Schaffung solcher Arbeitsdefinitionen immer dann schädlich, wenn sie nicht von allen Beteiligten gewollt sind. Zugeständnisse an die Pflege sind vor diesem Hintergrund in erster Linie von den Leitenden Ärzten zu erwarten, was auch insgesamt ihre in der Recherche ermittelten verständnisvolleren Töne gegenüber der Pflege rechtfertigen könnte. Für die untergeordneten Ärzte stellen sich diese Zugeständnisse als ein Verlust von Delegationsmöglichkeiten und somit zusätzliche Arbeitsbelastungen dar.

Bei genauerem Hinsehen stellen sich nicht die Hierarchieunterschiede beider Berufsgruppen als das wesentliche Problem in der Interaktion dar, sondern vielmehr die Diffusion der Kompetenzzuteilungen auf den mangelhaft formalisierten horizontalen Organisationsschnittstellen zwischen den Berufsgruppen. Angemessener ist sogar die Schlussfolgerung, dass gerade in der Zusammenarbeit zwischen Ärzten und Pflegekräften ein Mangel an formal geklärter Hierarchie auf den Leitungsebenen unterhalb der Klinikdirektion vorherrscht, die gleichbedeutend mit einem Mangel an Klarheit in Aufgaben, Verantwortung und Weisungsbefugnis gesetzt werden kann (vgl. auch nachfolgendes Kap.).

Krankenhäuser sind u.a. auch über die Organisationsmitglieder mit Gesellschaftssystemen vernetzt. Rückwirkungen gesellschaftlicher Entwicklungen, die unter den Schlagwörtern Individualisierung und Wertewandel thematisiert werden, setzen daher auch Krankenhäuser unter einen Veränderungsdruck. Hierbei geht es um die Anschlussfähigkeit von Personen an Organisationen. Im Hinblick auf die in Pflege und Medizin sehr unterschiedlichen beruflichen Sozialisationsprozesse ist zu erwarten, dass gesellschaftliche Transitionen von den beiden Subsystemen unterschiedlich prozessiert werden, die nicht folgenlos für ihre Kooperationsbeziehung bleiben können. Diesem Aspekt wird im nachfolgenden Abschnitten nachgegangen.

4.1.3 Exkurs: Organisationssteuerung unter dem Vorzeichen gesellschaftlichen Wertewandels

Fundamentale Veränderungen in der betrieblichen Arbeitsteilung und -zergliederung hatten ihren Ausgangspunkt bekanntlich in technologischen Entwicklungen mit dem Wandel von der vorindustriellen zur Industriegesellschaft (vgl. Meyer-Faje 1985: 62ff.). In der heutigen postindustriellen Gesellschaft hat sich ebenfalls ein Wandel vollzogen, der unter dem Schlagwort des Wertewandels thematisiert wird und vielerorts eine Veränderung der Arbeitsteilung in Richtung von mehr team- und gruppenorientierten Prozessorganisationen eingeleitet hat (vgl. Hofer 1987: 16; Meyer-Faje 1985: 63).

Der Wandel von der industriellen zur postindustriellen Gesellschaft ist entscheidend auf technologische Veränderungen mit der einhergehenden Informationsexplosion und -verarbeitung zurückzuführen (vgl. Meyer-Faje 1985: 71ff.). Während sich die Privatwelt besonders in der Industriegesellschaft noch zunehmend als sinnerfüllte Gegenwelt zur nur als Gelderwerb dienenden Arbeitswelt entwickelte, kann man heute einen „Bedeutungswandel von Arbeits- und Lebenswelt" (Borsi 1995: 12) feststellen.

Es muss in diesem Kontext nicht weiter verfolgt werden, ob die Unterbewertung des subjektiven Faktors nicht auch in der ‚Fließbandgesellschaft' bereits eine unzulässige Verkürzung des Menschen auf ein vorwiegend „rational-ökonomisches" (Leuzinger 1994: 39) Motiv darstellte. Für die neueren in der humanistischen Denktradition liegenden Motivationstheorien gilt jedenfalls, den arbeitenden Menschen optimistisch als aktives, selbstbestimmtes und nach Selbstentfaltung strebendes Individuum zu verstehen. Werden diese Merkmale nicht vom Arbeitenden gezeigt, so liegt es nicht so sehr daran, dass sie zumindest als Potenziale nicht vorhanden sind, sondern daran, dass die Arbeitsbedingungen diese Fähigkeiten unterdrücken. „Die erste Annahme besteht darin, dass die meisten Menschen dann ein Bedürfnis nach individueller Entfaltung und Entwicklung haben, wenn Arbeitssituationen sowohl als Herausforderung als auch als Ansporn erlebt werden. Fast alle Menschen streben danach, sich entsprechend ihrem individuellen Potential zu entwickeln. Die zweite Annahme, die mit der ersten verbunden ist, besagt, dass die meisten Menschen einen effektiven und weitreichenderen Beitrag zu den Zielen der Organisation leisten möchten und können, als dies die jeweilige Organisationssituation in der Regel zulässt" (French/Bell 1994: 90, vgl. auch Borsi 1997: 128).

So viel zu den Motivzuschreibungen im Rahmen modernen Managements. Komplementär hierzu haben sich auch neue Beschäftigtenkulturen herausgebildet, die ganz allgemein mit dem gesellschaftlichen Wandel beschrieben werden. Er vollzieht sich:

- „im Wertewandel und in der Pluralisierung von Erwartungen, Zielen, Vorstellungen im Privatleben, in Beruf und Gesellschaft.

- Der Individualismus schränkt Solidarität, Gemeinsinn und Sozialverhalten ein.
- Die Einstellung zu Arbeit, Wachstum, Fortschritt werden relativiert.
- Das Bewusstsein von der Knappheit der Ressourcen und der Schutzbedürftigkeit der Umwelt erhält zunehmend Bedeutung.
- Die Verabsolutierung der Vernunft, des Rationalen hat ihren Höhepunkt überschritten. Wissenschafts- und Technikgläubigkeit verblassen, Unbewusstes und Vorbewusstes stößt auf Interesse.
- Die Erlebnis- und Freizeitgesellschaft breitet sich aus.
- Lebenslanges Lernen sowie Selbst-Entwicklung gewinnen an Bedeutung" (Decker 1995: 13f.).

Mit diesem Wandlungsprozess ist im besten Sinne des Wortes eine persönlich-soziale Veränderung vergesellschaftet, die sich zeigt in:

- „größer werdendem Bedürfnis nach Selbstentwicklung und Persönlichkeitsentfaltung,
- zunehmender Orientierungs- und Sinnkrise, Verunsicherung und Verängstigung beim einzelnen,
- störanfälligen Beziehungen und Partnerschaften mit vielfältigen Formen der Verletzung,
- Sprunghaftigkeit des Lebens mit unterschiedlichen Lebenskrisen (Persönlichkeits-, Partnerschafts-, Gesundheits-, Berufsrisiken)" (a.a.O.: 14f.).

Dieser gesamtgesellschaftliche Wandlungsprozess hat erhebliche Rückwirkungen auf die Steuerung sozialer Systeme. Angesichts der Zunahme individueller Freiheitsgrade in Organisationen ist die Führung und Kontrolle von Handlungen komplexer und komplizierter geworden. Für WILLKE stellen sich dabei folgende Leitfragen: „Wie ist es möglich, eine Vielzahl von Akteuren, Gruppen, Organisationen, Motiven, Interessen, Werten, Logiken etc. so zu koordinieren, dass über alle Gegensätze und Widersprüche hinweg kollektives Handeln und die Stabilisierung der Einheit des Sozialsystem gelingen könnte? Wie ist es im Rahmen sozialer Systeme möglich, diese Leistungen zu erbringen, ohne sich täglich neu darüber verständigen zu müssen, was warum wie entschieden werden soll? Wie ist es möglich, die Ordnung eines komplexen Sozialsystems kontinuierlich zu reproduzieren und dennoch auf sich verändernde Umstände, Interessenlagen, Chancen, Risiken und Restriktionen zu reagieren?" (Willke 1995: 142).

Die Steuerbarkeit sozialer Systeme bewegt sich im Medium der Macht. Gelingt es, Macht in der Organisation zu institutionalisieren und zu etablieren, wächst die Chance, dass die Akteure sich im Sinne der gewünschten Handlungsoptionen verhalten. Allerdings reicht es – wie deutlich gemacht – in der modernen Gesellschaft bei Weitem nicht mehr aus, Macht an formale Positionen zu koppeln (Herrscher oder Despot). Im Rekurs auf POPITZ nennt WILLKE drei Bedingungen, die dem Steuerungsmedium Macht seine Bedeutung verleihen. Erstens muss Macht organisationsfähig sein. Mächtig sind diejenigen, denen es gelingt, sich schnell, effizient oder effektiv zu organisieren. Zweitens müssen Gruppen den „qualitativen Sprung zu solidarischem, kooperativen Handeln geschafft haben" (a.a.O.: 144), indem der Nutzen von Gesamtleistungen gegenüber der Summe von Einzelleistungen erkannt wird. „Damit verstärken sich die Nutzen der Solidarität, und die gestärkte Solidarität verbessert die Leistung der Gruppe" (a.a.O.: 144f.). Die Stabilisierung der Macht indes gelingt nur, wenn sie drittens durch eine „Ordnung der Macht" (a.a.O.) gestützt wird. Damit ist die organisationale Herausbildung von „Ungleichheiten" gemeint, „die ihren Ursprung in Gewalt hinter der Fassade von Ordnung versteckt hat und als Ordnung sich selbst ‚freischwebend' reproduzieren kann" (a.a.O.). Die Einflussnahme auf Verhalten gelingt dann, wenn eine Offerte mit einer (impliziten) Drohung oder einem (impliziten) Anreiz verstärkt wird. „Ich mache ihm einen Vorschlag, den er im eigenen Interesse nicht ablehnen sollte" (a.a.O.: 147).

Hierarchie und Partizipation sind dabei zwei alternative und gleichzeitig sich ergänzende organisationale Formen der Steuerung individuellen und kollektiven Verhaltens. Gesellschaftliche Transitionen haben insgesamt den Bedarf an Demokratie und Entscheidungspartizipation anwachsen lassen. Es ist unvorstellbar, soziale Systeme – etwa ein Krankenhaus – durch die Beteiligung aller Akteure an allen Entscheidungen zielgerichtet steuern zu können. Die Kapazitätsgrenze zur Komplexitätsverarbeitung würde bei den Beschäftigten unweigerlich überschritten und der Leistungsprozess durch die betrieblichen Abstimmungsprozesse gestört. Das Medium Macht bedient sich hierarchischer Strukturen für die Konstituierung ihrer Ordnung. Die Zuweisung von Befugnissen zu einzelnen Stellen in der horizontalen und vertikalen Gliederung dient dabei der Reduktion von Komplexität (vgl. hierzu auch Kap. 1.3, 1.4 u. 1.6). „Jedes befasste Element der Hierarchie übernimmt gemäß seiner Stellung und Spezialisierung einen Teilaspekt der Aufgabe; und schließlich werden die Teilleistungen entlang der hierarchischen Ordnung wieder zu einer Gesamtlösung zusammengeführt" (a.a.O.: 70).

Der Einsatz von Hierarchie als Steuerungsprinzip stößt an Grenzen. Sie bricht sich zunehmend an den bereits genannten Ansprüchen nach Autonomie, Selbstbestimmung und Teilhabe betrieblicher Entscheidungen der Beschäftigten und ist darüber hinaus auch nicht zur Lösung aller Probleme geeignet. Voraussetzung ist die *Dekomponierbarkeit* und *Aggregierbarkeit* (Willke) betrieblicher Aufgaben und Probleme. Aufgaben, die laterale Abstimmungen erforderlich machen, die eine Komplexität aufweisen, die nur hierarchieübergreifend zu bewältigen sind, die der Entscheidungsautonomie auf der Ebene der Handlung bedürfen, die hierarchiefreien Diskurs erfordern, da sie die Fachkompetenz der Handlungsakteure voraussetzen, eignen sich nicht oder nur teilweise für hierarchische Steuerung (vgl. a.a.O.). Beispielsweise sei hier an die Probleme der Pflegenden erinnert, die entstehen, wenn sie gegenüber Patienten keine Informations- und Aufklärungsbefugnisse haben, als Berufsgruppen mit der längsten Kontaktzeit zum Patienten aber immer wieder von ihnen zur Stellungnahme gedrängt werden. Dieser Zustand hierarchischer Aufgabenzuschreibung ist für Patienten unbefriedigend und für Pflegekräfte ärgerlich, belastend, entwertend und kommunikationsbehindernd.

ZIELKE macht für den Bereich der Rehabilitationsmedizin darauf aufmerksam, dass das „Ziel, Patienten zu Experten im Umgang mit ihrer Erkrankung zu machen, also ihnen Handlungskompetenzen zu vermitteln, die zu mehr Selbstsicherheit, Eigenverantwortung, Selbständigkeit und Unabhängigkeit beitragen", einen entsprechenden eigenverantwortlichen Entscheidungsraum der Therapeuten voraussetzt, der im deutlichen Widerspruch zur „hierarchisch geprägten Sozialisation der Ärzte und großer Bereiche des weiteren medizinischen Fachpersonals" steht (Zielke 1997: 57). Patientenbezogenes Handeln, das sich als Aushandlungsprozess und Beratungsfunktion zwischen professionellen Akteuren und Patienten definiert, kann nur produktiv entfaltet werden, wenn den Akteuren auch Verantwortungs- und Entscheidungskompetenz zukommt. Ebenso kann interdisziplinäres und kooperatives Handeln nicht unter dem Eindruck von Hierarchie, enger Kontrollunterwerfung und hoher Machtausübung konstituiert werden.

Eine wesentliche Zukunftsaufgabe von Krankenhäusern wird es daher in der Zukunft sein, eine nach den Aufgabenbereichen differenzierte dynamische Balance zwischen Macht und Demokratie zu institutionalisieren. Diese Balance wird sowohl für die einzelnen Berufsgruppen, für einzelne Tätigkeitsbereiche oder aber für administrative und fachliche Aufgaben neu zu definieren sein. In der weiteren Betrachtung soll getrennt für beide Berufsgruppen die jeweilige Ausbalancierung von Hierarchie und Demokratie geprüft werden.

4.1.4 Demokratie und Hierarchie in der Pflege

GROSSMANN hat sich in der systemtheoretischen Analyse der Leitungsfunktionen in Krankenhäusern u.a. mit der Frage der o.g. unterschiedlichen Führungsprinzipien auseinandergesetzt. „Dazu kommt, dass die Art der Tätigkeit im Krankenhaus zwei unterschiedliche Formen von Leitungsverhalten und Arbeitsstrukturen verlangt. Einerseits sehr direktive Formen, wie bei der Leitung einer Operation oder bei der Notwendigkeit, rasche Diagnosen zu erstellen oder auf veränderte Zustände von Patienten rasch zu reagieren, also Verantwortung zu übernehmen in schwierigen und akuten Entscheidungssituationen; andererseits sind Leitungsmaßnahmen verlangt, die für und über die akute Situation geeignet sind, Arbeitsfähigkeit, Motivation und inhaltliche Entwicklung der Arbeit zu sichern" (Grossmann 1993: 310). Gerade in diesem Bereichen konstatiert der Verfasser einen erheblichen Mangel. „In vielen Sachfragen der medizinischen Arbeit, aber auch der Pflege, wird Leitung autoritativ wahrgenommen. In Bezug auf andere ... Funktionen wie Personalentwicklung, gemeinsame Entscheidung über Versorgungsstandards, Konfliktregelung, längerfristige Planung, besteht ein Leitungsdefizit" (a.a.O.: 308).

Bei genauerer theoretischer Rekonstruktion erscheint die Gleichsetzung medizinischer und pflegerischer Leitungsprinzipien allerdings zu einfach, wie durch eine tiefergehende Systemanalyse gezeigt werden kann. So lassen sich gravierende Unterschiede zwischen den hier interessierenden Berufsgruppen ausmachen.

Eine moderne Krankenschwester ist nicht mehr eng liiert mit der Institution, die ihr Arbeit, Wohnort, Nahrung und Sinn verleiht, sondern die berufliche Tätigkeit wird vollzogen im konkurrenzvollen Arrangement mit Familie und Freizeit. Das Bild einer gleichermaßen Patienten und Ärzten gegenüber fürsorglichen, aufopferungsvollen, dienenden und kritiklosen Krankenschwester ist heute nicht mehr kennzeichnend für die Berufsrolle. „Statt seine Ambitionen den bestehenden Posten anzupassen, versucht man Posten zu schaffen, die den individuellen Ambitionen entsprechen" (Karrer 1995: 47). Pflegekräfte müssen somit zunehmend „als ganz normale Arbeitnehmer" (Borsi 1994: 12) verstanden werden, für die die „fundamentale Spannung zwischen Arbeit und Familie" zu einer „Zerreißprobe zwischen den hochgetriebenen Anforderungen der Organisation und den ebenfalls hochgetriebenen Anforderungen des heutigen Familienlebens" geworden ist (Willke 1996b: 192; vgl. auch Engelhardt/Herrmann 1999: 40). Dabei ist „der Beruf (...) nicht weniger wichtig geworden. Aber der Anspruch auf Selbstverwirklichung im Beruf ist gewachsen" (Karrer 1995: 47).

WENDL sieht gar im gestiegenen beruflichen Selbstbewusstsein der Pflegeberufe und der „Abkehr von der Mentalität des Dienens und Helfens" ein Anzeichen „in der Formel vom ‚Pflegeaufstand'", der einen „politischen Prozess der Interessenartikulation" darstellt, „indem sich gestiegene Individualität der einzelnen Personen und kollektives Handeln miteinander verschränken" (Wendl 1989: 30).

Eine moderne Krankenschwester stellt sich heute somit selbstbewusst und aufgeklärt dar, weiß um ihre Arbeitnehmerrechte, schaltet für die Wahrnehmung ihrer Interessen Gewerkschaften und Personalräte ein, hat eine Vorstellung davon, was nicht zu ihren Aufgaben gehört, hat gewisse Ansprüche zur Berücksichtigung von Freizeitgesichtspunkten innerhalb der Dienstplanung, ist streitfähig gegenüber Vorgesetzten und Ärzten und beginnt ihre Interessen auch kollektiv durchzusetzen. „Ihr anfangs noch defensiver Umgangsstil gegenüber Ärzten und Vorgesetzten wird allmählich offener und offensiver; sie lernen Konflikte auch auszutragen. Und sie handeln dabei zunehmend gemeinsam mit ähnlich betroffenen Kollegen. Erste Ansätze einer Solidarität unter dem Pflegepersonal und erste Ansätze für kollektive Aktionen werden erkennbar", wusste bereits 1988 FALTERMAIER im Rahmen einer qualitativen Studie zu berichten (1988: 44). Auch Streiks wurden im Zuge der Pflegenotstandsdebatte als legitimes Mittel zur Durchsetzung der Forderungen angesehen (vgl. Fink 1989: 26, Huth 1992: 521). Bereits in der Belastungsstudie von PRÖLL/STREICH wünschten sich 4 von 10 befragten Pflegekräften erweiterte innerbetriebliche Mitsprachmöglichkeiten (Bundesanstalt für Arbeitsschutz 1984: 95).

Die zum Ende der achtziger Jahre geführte Diskussion um den Pflegenotstand hat denn auch zu Tage gefördert, dass es sich dabei nicht nur um die Frage des Einkommens handelte, sondern dass die gesamte Arbeitssituation der Pflegenden zur Disposition stand (vgl. Bartholomeyczik 1996: 43; Rommelswinkel 1998: 23). Es hat in der Folge eine ganze Reihe von betrieblichen Initiativen und teils auch wissenschaftlich begleitenden Modellprojekten gegeben, die auf beschäftigtenfreundlichere Arbeitszeiten der Pflegekräfte, auf größeren Kompetenzzuschnitt im Rahmen von Bereichspflege, auf Neudefinition der arbeitsorganisatorischen Schnittstellen zu Funktionsabteilungen und besonders zum ärztlichen Dienst mit Tätigkeitsabgrenzung und neuen Zeitarrangements und dergleichen mehr setzten (vgl. z.B. Hasenfuß/Poser 1994; Ministerium für Arbeit, Gesundheit und Soziales ... 1994).[43]

Unverkennbar ist die Pflege – wenn auch mit deutlicher Verzögerung – auf dem Weg, sich zu einem ,normalen' Beruf zu entwickeln und sie hat hierbei in den letzten Jahren auch erhebliche Fortschritte gemacht. Auch wenn die Effekte herkömmlicher beruflicher Weiterbildung auf die Organisationsentwicklung sehr häufig überschätzt werden (vgl. Heller 1994), so ist die nun schon jahrzehntelange Tradition, Pflegekräfte in Leitungspositionen bis zur unteren Führungsebene zu qualifizieren, geeignet, ernsthafte betriebliche Absichten zum Aufbau demokratischer Führungsstrukturen und kooperativer Teamarbeit zu unterstützen. Es hat darüber hinaus den Anschein, dass Elemente partizipationsorientierter Personalführung bei den Pflegekräften zunehmend eingesetzt werden, will man die vermehrte Installation von Arbeitskreisen, Projektgruppen, Dienstbesprechungen u.Ä. pauschal als beteiligungsorientiertere Führungsinstrumente bewerten.

Wie in anderen Betrieben und Branchen auch, ist dies bei Weitem kein linearer, zwangsläufiger und vorgezeichneter Weg, an dessen Ende die Überwindung hierarchischer Strukturen steht, sondern vielmehr ein betriebliches Arrangement, in dem eine systemisch funktionelle Ausbalancierung von Hierarchie und Demokratie stattfindet, die von vielen, hier nicht im Einzelnen zu entfaltenden Bedingungsfaktoren und Interdependenzen abhängt.

---

43 Es muss allerdings heute berücksichtigt werde, dass diese Forderungen auch aus dem Selbstbewusstsein heraus geboren wurden, einer Berufsgruppe anzugehören, die gesellschaftlich essentiell ist, einem Rekrutierungsmangel unterliegt und eine hohe Fluktuation aufweist. Ob sich diese aus der Sicherheit geführte Argumentation und Durchsetzungskraft auch in den aktuellen Zeiten des entspannten pflegerischen Arbeitsmarktes noch ergibt, ist fraglich.

Dementsprechend erweist sich das strukturelle Subsystem Pflege keineswegs als einheitlich. ENGELHARDT und HERRMAN haben denn auch in ihrer empirischen Untersuchung eine Typologie von fünf Leitungsstilen ausgemacht, die die gesamte Bandbreite von autoritativer und direkter Führung, über mehr oder weniger demokratisch-kooperativer bis hin zum Leitungsvakuum bzw. diffuser Leitung kennzeichnen.[44] Ähnlich heterogen waren auch die Teamstrukturen, die als starr, mit verfestigter Teamidentität, labil mit diffuser Teamidentität und dynamisch mit entwicklungsorientierter Teamidentität identifiziert wurden.

Dieser Prozess der Verberuflichung wird in den Reihen der Pflegenden gerne als Professionalisierungsschub gedeutet, steht damit aber nicht im direkten Zusammenhang (zum Professionalisierungsbegriff Kap. 4.2.1).[45] Diese Veränderungen sind Ausdruck und Ergebnis gesellschaftlichen Wandels, wie er heute in allen Betrieben mehr oder weniger spürbar durchschlägt. Systemtheoretisch gesprochen, haben sich die betrieblichen Kontingenzen in den Handlungsoptionen der Pflegekräfte individuell und im Kollektiv im Rahmen gesellschaftlicher Evolution erhöht. Allerdings, und daraus resultieren vermutlich auch die Übertragungsfehler und Unschärfen, wird im Rahmen der Professionalisierungsdebatte an die Verwissenschaftlichung der Pflege pauschal die Hoffnung gebunden, sie als Strategie zur beruflichen Aufwertung und Autonomie gegenüber den Ärzten einsetzen zu können (vgl. Karrer 1995: 47). Ob und inwieweit sich diese Verwissenschaftlichung außerhalb der Rhetorik als handlungswirksam für die Pflegenden erweisen wird, bedarf später aber noch einer genaueren Analyse (Kap. 4.4). Daher ist es zunächst treffender, diese Entwicklungsprozesse als Verberuflichung der Pflege zu verstehen, „der wie alle anderen den Spielregeln der Arbeitswelt folgen muss" (Bischoff 1994: 739).

Bereits oben wurden die Unklarheiten und Abgrenzungsprobleme in der Übernahme der pflegerischen Verantwortung durch Pflegekräfte herausgearbeitet. Diese Schwierigkeiten haben ganz offenbar einen systemischen Entwicklungsprozess begünstigt, der sich durch einen sukzessiven Rückzug der pflegerischen Leitungskräfte aus der Fachverantwortung kennzeichnen lassen. So haben ENGELHARDT und HERRMANN die fachliche Dominanz der Stationsleitung auch nur noch im traditionellen direktiven Führungsstil erkennen können, der insgesamt rückläufig ist. „Die Gesamtverantwortung wird in der Weise wahrgenommen, dass relativ begrenzte Tätigkeiten als

---

44 Die Beschreibungen der Autoren zu den empirisch ermittelten Leitungsstilen weisen eine hohe innere Plausibilität auf und korrespondieren überdies deutlich mit der klassischen Führungslehre.

45 BISCHOFF nimmt für die Krankenpflege explizit den Begriff der Verberuflichung in Anspruch, mit dem sie den „Übergang von Arbeitsverrichtungen zum Beruf" meint. Verberuflichungen enden demnach mit der Akademisierung von Teilbereichen. „Professionalisierung meint dagegen den Übergang vom Beruf zur Profession" (Bischoff 1994: 739).

Aufträge von der Leitung an die Teammitglieder übertragen und von ihr direkt oder indirekt kontrolliert werden. Die wichtigsten Entscheidungen behält sich die Leitung vor, wozu auch gehört, dass sie weitgehend eigenständig darüber entscheidet, ob und wen sie an Entscheidungen beteiligt, ..." (Engelhardt/Herrmann 1999: 28). Der Selbstanspruch der Stationsleitung bezieht neben organisatorischen Fragen explizit die fachliche Leitung ein, in der sie selber die „kompetente Praktikerin der Pflege" darstellt (a.a.O.).

Bei allen weiteren und gleichzeitig geschichtlich jüngeren Leitungsstilen gerät der Anteil der fachlichen Leitung immer stärker in den Hintergrund und spielt etwa beim kooperativen Teammanagement nur noch eine untergeordnete Rolle (a.a.O.: 32). Die Leitvorstellung ist hierbei, dass die Leitungsperson sich v.a. in der organisatorischen, sozialen und personalwirtschaftlichen Steuerung der Station zu engagieren hat und die fachlichen Aufgaben in Eigenverantwortung der Pflegekräfte liegen, deren „spezifische und gegebenenfalls auch überlegene Qualifikationen der Teammitglieder souverän anzuerkennen" seien (a.a.O.).

Die zunehmende Ausdifferenzierung fachpflegerischen Wissens, die Zunahme einzelfallbezogener Patientenleistungen, v.a. aber auch die gestiegenen stationären Managementanforderungen haben sicherlich den Entscheidungsdruck zur Verlagerung der Führungsaufgaben in Richtung Organisationsverantwortung begünstigt. OVERLANDER hat festgestellt, „dass eine Stationsleitung den einzelnen Patienten (häufig) besser aus den Krankenakten, Laborergebnissen und anderen Befunden kennt als vom Krankenbett. Diese Betrachtung der kranken Menschen nähert sich auf diese Weise dem ärztlichen segmentierenden Detailblick an" (Overlander 1994: 144).

Weitere neuere Ansätze zur Reformierung der Stationsorganisation bestätigen nachhaltig den Trend, die fachliche Autonomie der Pflegekräfte zu betonen und im Rahmen der Struktur- und Prozessorganisation abzusichern.[46] So favorisiert z.B. SCHLETTIG einen Typus der patientenbezogenen Verantwortungszuweisung von Pflegekräften, der die Stationsleitung weitgehend ausspart. Nach ihrem Modell sind einzelne Pflegekräfte zugleich für bestimmte Patienten zuständig und verantwortlich für die Planung und Durchführung der Pflege sowie bei einer Gruppe anderer Patienten lediglich für die Durchführung (Vertretung anderer Bezugspflegender). Während sie also in der Zeit ihrer Anwesenheit als sog. Bezugsschwester die Patienten selber versorgt, wird in den übrigen Zeiten die Versorgung von „Vertreterinnen" durchgeführt, die nach den Maßgaben des ausgearbeiteten Pflegeplans vorzugehen haben, von dem sie nur in ‚Notfällen' abweichen dürfen. Indem die Krankenschwestern immer sowohl als Bezugsschwestern und als Vertreterinnen fungieren, lässt sich im Schichtbetrieb sehr leicht ein

---

46 Ein Überblicksaufsatz zur Reorganisation der stationären Pflege findet sich bei BÜSSING 1997 (Vgl. z.B. auch Glaser 1997; Priester 1997).

komplementäres ‚Bezugspflegesystem' aufbauen. Eine fachliche Kontrolle soll durch intrakollegiales „professionelles Fachgespräch" (Schlettig 1997: 226) i.S. des Modells des „peer reviews" gewährleistet werden. Weniger durchdachte Modelle der Bereichspflege klammern hingegen die Frage der pflegefachlichen Verantwortung, Kontrolle und intrakollegialen Abstimmung aus (vgl. z.B. Hasenfuß/Poser 1994, ausführlich zur pflegerischen Arbeitsorganisation Kap. 4.4.6).

Während der Rückzug der unteren Führungsebene aus der pflegefachlichen Verantwortung eher einen neuzeitlichen Trend skizziert, haben sich Abteilungs- und Pflegedienstleitungen ganz offenbar schon sehr viel früher von diesem Zuständigkeitsbereich entfernt. So beklagte BRODEHL bereits 1990 die Führungsspanne zwischen Pflegedienstleitung und Stationen, die „zum Phänomen einer ‚Meisterleistung' (führt), nicht jedoch im Sinne einer wünschenswerten Autonomie, sondern im Sinne einer unkoordinierten Eigenbrötelei" (Brodehl 1990: 601). Er vermutet in dieser ‚Organisationsform' gar eine wesentliche Ursache für die Schwierigkeiten, die Pflege nach dem Pflegeprozessmodell einzuführen (vgl. a.a.O.).

Bei der Frage der Implementierung bspw. der Pflegevisite wird die Rolle und Funktion der Pflegedienstleitung besonders anschaulich. Dieser Aspekt wird von verschiedenen Autorinnen strittig beurteilt, die Verpflichtung zur Fachaufsicht und der Arbeitskontrolle als Zweck der Pflegevisite wird in dieser Deutlichkeit auch lediglich von BRODEHL (a.a.O.: 597) gesehen. UHDE hält dagegen die kontinuierliche Anwesenheit der Bezugsschwester(n) und als Mitglied der Führungsriege die Teilnahme der Stationsleitung für ausreichend und empfiehlt lediglich die sporadische Teilnahme der Pflegedienstleitung (1996: 9). HEERING und HEERING sehen in der Pflegevisite den Ersatz der Patientenübergabe, an der im Regelfall nur die direkt betreuenden Pflegekräfte zu beteiligen sind (vgl. 1994, 1995; Heering u.a. 1997). Die Teilnahme selbst der Stationsleitung wird dagegen als störend gesehen. BAUMANN hält zwar die Teilnahme der Pflegedienstleitung für notwendig, sieht aber sehr wohl deren fachliche Grenzen, da „diese Kenntnisse notwendigerweise niemals auf dem aktuellsten Stand sein können" (Baumann 1994: 820). Präzise äußert sich hierzu KELLNHAUSER in Reflexion auf die widersprechenden Positionen. Ihr Urteil ist eindeutig: „Die Pflegedirektorin ist nicht länger Pflegeexpertin. ... Ihre Kompetenz hat sich verlagert. Sie ist, obwohl prinzipiell mit Pflegevorgängen vertraut, nicht mehr die Expertin am Krankenbett. Pflegeexpert/innen sind die Pflegenden auf den Stationen" (Kellnhauser 1995: 684f.). Sie lehnt die Teilnahme der Pflegedienstleitung alleine schon deswegen ab, da die zeitliche Inanspruchnahme im Hinblick auf den zu erwartenden Nutzen nicht zu rechtfertigen sei (vgl. a.a.O.).

DAHLGAARD und BUSSCHE kommen im Rahmen ihrer externen Begleitung des hamburgischen Modellprojektes „Kollegiale Abteilungsleitung von

Krankenhäusern" zu einer ganz anderen Erkenntnis. Sie konstatieren auch, dass sich die pflegerischen Leitungsstrukturen eines Krankenhauses maßgeblich von denen der Ärzte unterscheiden. Während im ärztlichen Sektor ein unmittelbarer Patientenkontakt über alle Hierarchiestufen hergestellt ist, endet die pflegerische Verantwortung für die Patienten auf der mittleren Führungsebene der Stationsleitungen, die sich – wie man hinzufügen müsste – in pflegerischen Belangen dann auch meist gar nicht als Vorgesetzte, sondern als Erste unter Gleichen verstehen (Primus inter pares). Die Abstinenz der Pflegeleitung aus der Fachverantwortung wird von den Autoren gerade im Hinblick auf die berufsgruppenübergreifende Zusammenarbeit kritisch beurteilt. „Das Aufgabenprofil der Pflegerischen Abteilungsleitung (...) hat seinen Schwerpunkt in Sachaufgaben im Bereich Personalwirtschaft. Dieses Profil muss stärker auf den Bereich der direkten Leistungserstellung verlagert werden: Sie ist der zentrale Aufgabenbestandteil. Die Patientenversorgung ist der gemeinsame Kristallisationspunkt, (...) Personalmanagementaufgaben sind wichtig, haben sich aber an den Erfordernissen der Patientenversorgung auszurichten. Außerdem besteht auf den meisten Stationen ein subjektives Bedürfnis nach pflegefachlicher Unterstützung wie auch ein objektiver Bedarf für Verbesserungen in diesem Bereich" (Dahlgaard/Bussche 1995: 89).

Ein weiteres Indiz, das den geringen Einfluss der Pflegedienstleitung auf die Handlungssteuerung des Pflegepersonals unterstreicht, kann in einer (nichtrepräsentativen) Untersuchung von WÖRMANN gesehen werden. Er kontrastierte Aussagen von pflegerischen Abteilungsleitungen über beobachtete Veränderungen in der Pflegepraxis durch die Teilnahme am sog. ‚Hamburger Dekubitusprojekt'[47] mit der Sichtweise von Pflegekräften (vgl. Wörmann 2000). Nach Aussagen der beiden befragten Abteilungsleitungen waren Konsequenzen aus der krankenhausvergleichenden Dekubitusuntersuchung neben der Verbesserung der Ausstattung mit Pflegehilfsmitteln, die Überarbeitung des hauseigenen Pflegestandards zur Dekubitusprophylaxe, ein verbessertes Fortbildungsangebot und eine Ausweitung des Bestandes an Fachliteratur auf den Stationen. Von den 25 befragten Pflegekräften dieser Abteilungen hatten die Hälfte kein größeres und aktuelleres Angebot an Fachliteratur und 13 kein größeres Angebot an Fortbildungen beobachtet. Von den 11 Mitarbeitern/innen, die mehr Fortbildungen feststellten, schrieben dies aber lediglich 6 der Initiative der Pflegedienstleitungen und immerhin 4 den Stationsaktivitäten zu. Interessant ist auch, dass lediglich 6 Pflegekräfte die veränderte Pflegepraxis bei der Dekubitusprophylaxe der eigens zu diesem Zweck eingerichteten Arbeitsgruppe zuschrieben, 10 Pflegekräfte dagegen dem Stationsteam.

---

47 Gemeint ist hiermit die von der Hamburger Krankenhausgesellschaft initiierte Untersuchung über Dekubitusinzidenzraten (1994/95 und 1998/99) in Hamburger Kliniken (vgl. Wörmann 2000).

Insgesamt wird mit dieser Untersuchung bei allen methodischen Vorbehalten insbesondere im Hinblick auf ihre geringe Generalisierbarkeit der Ergebnisse der Eindruck gestärkt, dass Stationsteams eine lediglich lose organisationsbezogene Ankopplung an die Institution Pflegedienstleitung haben und über eine relativ große autonome Steuerung verfügen.

Als ein letzter Beleg zur Charakterisierung pflegefachlicher Leitungsstrukturen soll die Arbeit von HAUG dienen. Sie hat in einem internationalen Vergleich die Pflegestrukturen Englands denen Deutschlands gegenübergestellt und ist hierbei auf interessante Ergebnisse gestoßen. Da Systeme nur durch Differenzen beobachtbar werden, wirft gerade eine solche vergleichende Perspektive das Schlaglicht auf systemische Eigentümlichkeiten der deutschen Krankenhauspflege. Die englische Krankenpflege ist durch einen eigenständigen Autonomiebereich gekennzeichnet ist. Der Tätigkeitsbereich greift im Hinblick auf die notwendigen Qualifikationsanforderungen (vertikale Ausdehnung) erheblich weiter als in Deutschland. So gehören z.b. intravenöse Injektionen, sozialarbeiterische Aufgaben, Pflegeanamnese (i.S. einer eigenständigen Diagnostik neben der medizinischen Untersuchung) und die Diätberatung zu den selbstverständlichen Aufgaben der Pflege, die hierzulande vorwiegend ausgegrenzt sind. Anderseits gehören andere Aufgaben wie Hol- und Bringedienst und Reinigungstätigkeiten hierzulande zu den Pflegeaufgaben, die in England von Stationshilfen und Reinigungskräften durchgeführt werden (vgl. Haug 1997: 71f.). Die Trennung der Aufgaben zum ärztlichen Bereich ist also auf einem vertikal höherem Niveau zu verorten (a.a.O.: 74). Für das insgesamt größere Tätigkeitsspektrum verfügt die englische Krankenpflege über eine sehr steile Hierarchie, in der „wesentlich mehr Pflegekräfte weisungsgebunden sind als in Deutschland" (a.a.O.: 69). Englische Pflegekräfte verfügen über einen sehr großen autonomen Entscheidungsbereich, wobei patientenbezogene Anordnungsbefugnisse dabei lediglich sog. ‚primary nurses' vorbehalten sind, denen andere Pflegekräfte und Hilfskräfte zuarbeiten und die einen großen Teil der direkten Pflegehandlungen nach den Weisungen der primary nurse durchführen (vgl. a.a.O.: 74f.).

Während HAUG für Deutschland die schon angedeutete ‚Meisterwirtschaft' in Deutschland bestätigt, in der die „Stationsleitung als Meisterin" fungiert, „die gegenüber der Pflegedienstleitung weitgehend autark ist" (a.a.O.: 83), fällt in England die zwar erheblich ausdifferenziertere Pflegehierarchie auf, die gleichzeitig aber jeweils geringe Führungsspannen zwischen den einzelnen Ebenen aufweisen. Die Hierarchie geht dabei über die Grenzen des Krankenhauses bis in die Gesundheitsbehörde hinein, da die dort tätigen akademisch ausgebildeten Pflegekräfte „gegenüber den Pflegedienstleitungen weisungsberechtigt sind, ... Weigert sich beispielsweise eine Nachtschwester, eine vom Arzt an sie delegierte Tätigkeit auszuführen, hat sie gute Chancen, ihre Interessen durchzusetzen ... Dem einzelnen Arzt kann die Pflegekraft nämlich die geballte Macht des ,Schwesternapparates' gegenübersetzen" (82).

Im Vergleich dazu resümiert HAUG: „Im Konfliktfall kann in Deutschland ein beteiligter Stationsarzt den Chefarzt ins Feld führen, während eine Pflegekraft aufgrund der Unabhängigkeit der Stationsleitungen letztlich nur auf deren Unterstützung setzen kann und keine akademisch gebildete Vorgesetzte hat" (a.a.O.: 83). So ist HAUG in ihrer Einschätzung sicherlich Recht zu geben, dass deutsche Pflegekräfte den Ärzten „allein durch eine flache Hierarchie (unterliegen), die zudem noch durch das ärztliche Weisungsrecht geschwächt wird" (a.a.O.)

Es ist nahe liegend, die Vernachlässigung pflegefachlicher Interessen auf den übergeordneten Hierarchieebenen maßgeblich dafür verantwortlich zu machen, dass pflegerische Belange innerhalb der Gesamtorganisation nur unzureichend artikuliert und durchgesetzt werden können. Dieser Umstand wird bei denDiskussionen um Neuorganisation der stationären Pflege und pflegefachliche Entwicklung viel zu wenig gesehen. Innovation guter oder auch nur gut gemeinter Projekte können systemisch durchaus wirksam werden, wenn sie auch genügend institutionell und im Machtgefüge abgesichert werden. Die pflegefachliche Verantwortung endet in traditionell organisierten Krankenhäusern auf der Ebene der unteren Führungsebene (Stationsleitung), bei neueren Organisationsformen (Bezugspflege, Bereichspflege u.Ä.) bereits auf der Ebene der einzelnen Pflegekraft. Vor dem Hintergrund der ohnehin mangelhaft formalisierten Arbeitsteilung und Verantwortungsklärung zwischen den Berufsgruppen kann dieser Zustand nicht befriedigen. Viele Fragen des pflegerischen Selbstverständnisses v.a. aber der pflegerischen Zuständigkeit werden damit zu einer immer wiederkehrenden ,Verhandlungssache' zwischen den Handlungsakteuren. Es ist auch angesichts der vorherrschenden institutionellen Machtverhältnisse nicht gerechtfertigt anzunehmen, von der Pflegebasis ließe sich ausreichend Innovationsdruck zur Veränderung der pflegerisch-ärztlichen Arbeitsorganisation mobilisieren. Wie ENGELHARDT und HERRMANN in ihren Fallstudien nachweisen konnten, waren bspw. Reorganisationen der Stationsorganisation zur Einführung der Bereichspflege und Verbesserung des Dokumentationssystems nur bei einer der sieben Stationen unter der Führung einer durchsetzungsstarken Stationsleitung und bei zentral organisierter Umstellung zwar von nachhaltigem, aber gemessen an den Zielen, auch nur relativem Erfolg (vgl. Engelhardt/Herrmann 1999: 122ff.).

Offen ist noch, wie Pflegekräfte das Leitungsvakuum im pflegefachlichen Handlungsspektrum empfinden. Hierzu liegen lediglich wenige Befunde vor, die aber sehr wohl einen Eindruck vermitteln. Im Rahmen der bereits vorne genannten qualitativen Studie zur psychischen Belastung von Pflegekräften haben BREYMANN/SCHAHN sich auch mit der Frage der sozialen Unterstützung durch Pflegedienstleitungen beschäftigt und sind hierbei zu

Erkenntnissen gekommen, die die These vom pflegefachlichen Leitungsvakuum unterstreichen. „Die Pflegekräfte berichteten, dass zur Pflegedienstleitung relativ wenig Kontakt und eine große Distanz besteht. (...) Insgesamt blieben die Institution der Pflegedienstleitung und die angeschnittenen Probleme in den Schilderungen farblos und wenig prägnant" (Breymann/Schahn 1992: 87). Die Kontakte seien auf „wenige Berührungspunkte reduziert" und bezögen „sich vorrangig und routinemäßig auf einen organisatorisch-formalen Aspekt, die Personaleinsatzplanung" (a.a.O.).

Wie wenig Verständnis Pflegedienstleitungen für die Belange der Stationsarbeit zeigen, kann an folgenden Aussagen illustriert werden. „Vor diesem Hintergrund ist es besonders ärgerlich, wenn die Meldung der personellen Mangelsituation nicht ausreicht, um eine Extrawache zugewiesen zu bekommen, sondern wenn die Pflegekräfte das Gefühl haben, sie müssten darum kämpfen und ‚feilschen' oder sich rechtfertigen. (...) In einem Beispiel wurde berichtet, dass für einen lange vorhersehbaren Personalausfall keine feste Vertretung organisiert worden ist. Eine diesbezügliche Zusage der Pflegedienstleitung wurde nicht eingehalten. (...) Im Allgemeinen sehen die Pflegekräfte ihre pflegerischen Interessen und Belange nicht ausreichend vertreten. Sie kritisieren, dass die Pflegedienstleitung sich z.B. nicht genügend um Probleme wie die ständige Überbelegung oder eine den Kapazitäten der Stationen angemessene Verteilung der Pflegefälle kümmere. (...) Im Zusammenhang mit der Arbeit auf Station, die das Erleben der Pflegekräfte weitgehend bestimmt, spielt die Pflegedienstleitung selten eine Rolle" (a.a.O.: 87ff.).

Diese im Rahmen einer qualitativen Forschung erhobenen weichen Daten konnten auch quantitativ bestätigt werden. „Widmer (1989) zeigt auf, dass die Spitalorganisation und -leitung von einem Drittel des Pflegepersonals für unbefriedigende Arbeitsbedingungen verantwortlich gemacht werden. Dies entspricht übrigens auch unseren Befragungsergebnissen, nach denen sich nur 40% der Befragten in ihrem Anliegen von der Verwaltung und der Leitung ernst genommen fühlen. Im Akutspital sind es sogar weniger als 30%" (Orendi 1993: 148).

Das von Pflegekräften wahrgenommene Leitungsvakuum der Pflegeleitungen hängt sehr eng mit den in den zentralen Führungsbereichen mangelhaft geklärten Kompetenzabgrenzungen und Entscheidungsregelungen zusammen: So ist – wie ausgeführt – die Verantwortung und Zuständigkeit für pflegefachliche Fragen gegenüber dem ärztlichen Bereich unzulänglich geklärt, sie ist es ebenfalls nicht – darauf macht HOEFERT aufmerksam – in Personalfragen (Bemessung, Einstellung, Einsatz, Beurteilung etc.) gegenüber der Personalabteilung und in Wirtschaftsfragen (Kostenrechnung, Controlling etc.) gegenüber der Wirtschaftabteilung (vgl. Hoefert 1997: 60f.). „Wenn sich normale Pflegekräfte von ‚oben' nicht genügend vertreten sehen, werden sie sich wahrscheinlich eher mit einer anderen Hierarchielinie (Ärzte oder Verwaltung) solidarisieren, die ihnen wirkungsvoller zu sein scheint, – was zu Spannungen innerhalb der eigenen Linie, zu Parteiungen bzw. zur Wirkungslosigkeit der eigenen Leitung mangels ‚Rückendeckung von unten' führen kann (a.a.O.: 61).

Es ist schon bemerkenswert, wenn sich pflegerische Leitungskräfte zwar im Wesentlichen mit Fragen der Personalverwaltung beschäftigen, dies aber nicht als Unterstützung von den Pflegekräften wahrgenommen wird. Zumindest muss man attestieren, dass Pflegeleitungen in ihren Bemühungen nicht sehr erfolgreich sind.

Aber auch Ärzte scheinen dem Prozess der Administratisierung der Arbeit von Pflegeleitungen kritisch gegenüberzustehen, wie bereits in der Literaturanalyse herausgearbeitet wurde.

Diese Aussagen korrespondieren auffällig mit einer kleinen nicht repräsentativen Studie, die im Rahmen eines Projektes zur Curriculumentwicklung für Pflegeexperten durchgeführt wurde (vgl. Stratmeyer 1996a: 26). Offenbar erkennen Pflegedienstleitungen die Defizite in ihrer pflegefachlichen Arbeit durchaus selber, da sie sich Unterstützung durch Pflegeexperten vor allem in der Organisation von Pflegearbeit wünschen (Tab. 3).

Tabelle 3: Aufgaben von Pflegeexperten/innen im Krankenhaus (Stratmeyer 1996a: 26)[48]

Aufgaben von Pflegeexperten/innen:	
organisationsbezogen	**mitarbeiterbezogen**
- Qualitätssicherung (23x) - Arbeitsanalysen - Umsetzung der Bezugspflege (2x) - Projektmanagement - Pflegequalitätskontrolle - Verbindung zwischen Pflege- und Stationsmanagement	- Bewusstmachung der veränderten Berufsrolle - Stationsbezogene Weiterbildung - Einarbeitung neuer Mitarbeiter - Anpassungsfortbildung für Mitarbeiter (2x)
berufsbezogen	**ausbildungsbezogen**
- Weiterentwicklung der Pflege	- exemplarischer klinischer Unterricht in Zusammenarbeit mit der Krankenpflegeschule

Zusammenfassend lässt sich für die Krankenhauspflege insgesamt ein nachhaltiger Demokratisierungsprozess konstatieren, der mit zeitlicher Verzögerung Ausdruck allgemeiner gesellschaftlicher Wandlungsprozesse im

---

48 n = 26; gleiche oder ähnliche Angaben wurden zusammengefasst und die Häufigkeit in Klammern angegeben.

Allgemeinen und eines Verberuflichungsprozesses der Pflege im Besonderen ist. Für die Systemdynamik der einzelnen Pflegeakteure bringt diese Entwicklung eine Zunahme persönlich-beruflicher Dispositionsspielräume, aber auch Irritationen und eine Reihe nichtintendierter Effekte. So wird der sukzessive Rückzug aller Ebenen der Pflegeleitungen aus der Patientenpflege sehr wohl als organisatorisches und pflegefachliches Leitungsvakuum erkannt, was pflegerische Durchsetzungschancen insgesamt, insbesondere aber auch von Reformoptionen nachhaltig schwächt. Der in der Literaturanalyse hervorgehobene Befund der unklaren pflegerischen Entscheidungsstrukturen sowie die Unübersichtlichkeit und hohe Veränderungsresistenz des Pflegesystems, das als ineffizient und motivationshemmend empfunden wird, ist maßgeblich über ihre strukturelle Konzeption zu begründen. Es muss daher bezweifelt werden, ob die Pflegekräfte auf Grund der oben exemplifizierten Qualifikations- und Sozialisationsbedingungen in der Lage sind, diese erweiterten Freiheitsgrade der pflegerischen Handlungsakteure zugunsten ihrer Statusverbesserung im Krankenhaus und gegenüber den Ärzten einerseits sowie zur Etablierung einer originär pflegerisch akzentuierten Patientenorientierung andererseits nutzbringend einzusetzen.

Die Systemevolution der Pflege kann für die Krankenhaussteuerung nicht folgenlos sein. Insbesondere bedarf es einer eingehenden Untersuchung, inwieweit sie die Systemkonfiguration im Arrangement mit der Medizin verändert hat. Zunächst bedarf es allerdings noch einer genaueren Würdigung der Steuerung des Medizinsystems durch das Medium ‚Macht'.

4.1.5 Demokratie und Hierarchie in der Medizin

An der im Krankenhaus abhängig beschäftigten Ärztegruppe scheint der beschriebene allgemeine gesellschaftliche Wandlungsprozess in Richtung auf mehr Autonomie und Partizipation maßgeblich vorbeigegangen zu sein. Obwohl dem Typus des ‚feudalen Leitungsprofils' mit der Philosophie des ‚Kommandierens-Kontrollierens-Korrigierens' heute nur noch begrenzter Erfolg (vgl. Grossmann/Heller 1997: 63f.) zugeschrieben werden kann, konnte er sich im Hierarchiegefüge der Ärzte anhaltend konservieren, wofür eine ganze Reihe begünstigender Systembedingungen verantwortlich gemacht werden können.

Dabei ist die Steuerungswirkung des Mediums *Macht* gar nicht so einfach für Außenstehende erkennbar, da sie einerseits stark tabuisiert wird und andererseits „sich in das Gewand der Kollegialität (hüllt)" (Grossmann/Pellert/Gotwald 1997: 29). Es bedarf schon eines genaueren Blickes hinter die Kulissen vordergründiger Erscheinungen, um sich dieser organisationssystemisch eher im Verborgenen liegenden Handlungsdynamik nähern zu können. Letztendlich bleiben aber wohl keine Zweifel an der „stark hierarchischen Linien-Organisation" des ärztlichen Dienstes, der durch „zahlreiche Abhängigkeiten gekennzeichnet ist" und selbst Oberärzten mit „jahrzehntelanger Berufserfahrung und zahlreichen Forschungserfolgen" lediglich „geringe Personal- und Führungsverantwortung" zuweist (Henning u.a. 1998: 16).

Als Spitze eines Eisberges haben in der jüngeren Vergangenheit, aber auch ganz aktuell, Presseberichte überrascht, die ein Bild auf ärztliche Hierarchien mit nahezu anachronistisch anmutenden Abhängigkeitsverhältnissen geworfen haben, in denen übliche Beschäftigtenrechte und gängige gesellschaftlich etablierte Umgangsformen teils legal, teils aber auch illegal außer Kraft gesetzt wurden. „Die *hierarchische Struktur der Abteilung* mit alleiniger Zuständigkeit des Chefarztes für Organisation von Patientenbetreuung, Hygiene und Gebietsarztweiterbildung hat im Fall Bernbeck erheblich zu den zu beklagenden Missständen in seiner Abteilung beigetragen. Aussagen ehemaliger Mitarbeiter belegen ein Klima der Einschüchterung, in dem selbst Verständnisfragen während einer OP nicht geduldet wurden, geschweige denn eine Diskussion von OP-Indikation oder OP-Methode. Interne Kritik konnte so nicht erfolgen, Kritik so auch nicht nach außen gelangen. Ein Vertreter der Behörde sagte aus, die politisch Verantwortlichen hätten nicht weiter operieren lassen, wenn die Ärzte gesagt hätten, sie könnten unter diesen Umständen nicht operieren, ohne ihre Patienten zu gefährden" (Hervorh. i.O.) (Kalvelage 1988: 32).[49] Der Hamburger Medizinrechtler Wilhelm FUNKE berichtete im Nachrichtenmagazin SPIEGEL, dass „Solange junge Assistenzärzte um ihre Karriere fürchten müssen, wenn sie Kritik üben", auch die „Missstände nicht behoben" werden (Brinkbäumer/ Emcke/Ludwig 2000)

In seinem autobiographischen Roman ‚Hirntod' beschreibt der Arzt Meyer-Hörstgen Impressionen des Interaktionsgefüges innerhalb der Klinikärzte. „Wer eine Operation ablehnte, auch die gefährlichste, auch die mit Sicherheit tödliche, galt als unvernünftig. Man erklärte nämlich damit dem Professor, dass er seine Grenzen nicht kenne. Der Professor aber war die Vernunft der Abteilung. Verweigerte man sich dem Professor, verweigerte man sich der Vernunft ..." (Meyer-Hörstgen 1985: 35f.).

In den letzten Jahren häufen sich Berichte u.a. des Marburger Bunds über zunehmendes Mobbing mit teilweise sehr rabiaten Methoden unter den Krankenhausärzten. Die Palette reicht dabei von Fälschungen von Patientenakten, über die Verabreichung von Betäubungsmitteln Dienst habender Ärzte, bis hin zur Anwendung körperlicher Gewalt und der Unterstellung sexueller Belästigungen (Hannoversche Allgemeine Zeitung 25.03.97). Die Klinikärzte seien dabei zu „Leibeigenen moderner Art" geworden (a.a.O.). Besonders betroffen von Schikanen sind offenbar „Assistenzärzte und ältere

---

49 Diese Schilderungen gehen zurück auf den Ärzteskandal gegen den Chefarzt Bernbeck in der orthopädischen Abteilung des Allgemeinen Krankenhauses Barmbeck, der nach jahrelangen vergeblichen Patientenprotesten dann letztlich doch zu einer Verurteilung des leitenden Arztes geführt hat.

Oberärzte, die sich nicht mehr niederlassen können" (a.a.O.). An medizinischen Hochschulen würden Arbeitszeiten immens überzogen, ohne dass dafür Vergütung bezahlt würde. Wer sich weigere, würde vom Chefarzt „sogar schriftlich mit einem schlimmen Zeugnis" bedroht (a.a.O.). Der Charakter nahezu feudalistischer Abhängigkeitsverhältnisse stabilisiert sich offenbar aber nicht alleine durch das Verhalten Leitender Ärzte, die auch schon mal an Unterstellte Ohrfeigen verteilen (a.a.O.) oder Stühle gegen Krankenschwestern werfen (Hannoversche Allgemeine Zeitung 17.04.1996), sondern auch durch die konkurrenzvollen Beziehungen der Assistenzärzte untereinander. Die Redaktion des DEUTSCHEN ÄRZTEBLATTES zeigte sich überrascht über die große Resonanz, die die Aufforderung, Erfahrungsberichte über Mobbing in der Ärzteschaft einzusenden, auslöste (Hannoversche Allgemeine Zeitung 17.02.2001). So auch Meyer-Hörstgen: „Gefühle schärfster Rivalität traten bald an die Stelle seiner (des Autors, P.S.) anfänglichen Scheu. An selbständiges Operieren durfte er noch nicht denken: es ging um Assistenzen bei größeren Eingriffen" (Meyer-Hörstgen 1985: 34f.).

HENKE vom Marburger Bund zitiert eine 49-jährige Ärztin, die von ihrer Arbeitssituation berichtet: „Vor Jahren im öffentlichen Dienst tätig, hatte ich unter unerträglichem Druck zu arbeiten und täglich unbezahlte Überstunden abzuleisten, was mich an die Grenze meiner psychischen und physischen Kräfte gebracht hat. Die anfallende Arbeit war in der vorgegebenen Zeit nicht zu schaffen, und es resultierte Erschöpfung und das Gefühl, zu versagen. ... Als allein erziehende Mutter fühlte ich mich nicht nur nicht unterstützt, sondern wie eine Asoziale diskriminiert, vor allem unter dem immer größer werdenden Druck der in die Stellen drängenden Kollegen, die in ihrer Verzweiflung zu fast jedem Zugeständnis bereit waren" (Anonym, zit. n. Henke 1997: 16; ähnlich auch Hannoversche Allgemeine Zeitung 25.03.1997).

In einem anderen Fall berichtet der Verfasser von „anhaltenden Loyalitätskonflikten zwischen dem von Chef und Kollegen geforderten Engagement in der Klinik und den Pflichten in der Familie" (a.a.O.). Unter dem immensen Druck nach einer Stellensuche, um die Facharztweiterbildung absolvieren zu können, seien die Ärzte zu fast jedem Zugeständnis bereit. HENKE vermutete, dass „in Deutschland mehr als 10 000 Ärztinnen und Ärzte, deren Arbeitskraft und deren Motivation für ihren Beruf unter eklatanten Verstoß gegen bürgerliches Recht, tarifliche Bestimmungen, gültige Arbeitsvertragsrichtlinien, kirchliche Codices oder staatliches Arbeitsrecht ausgebeutet werden. Darunter sind auch Fälle, in denen die für die Weiterbildung erforderliche Arbeit geleistet wird, ohne dass irgendeine Vergütung fließt. Darunter sind aber auch andere Konstruktionen: die Halbtagsstelle, auf der zum AiP-Gehalt (Arzt im Praktikum, etwa $^{1}/_{3}$ der tariflichen Assistenzarztvergütung, P.S.) beschäftigt wird; die gegenüber dem vertraglich vereinbarten Arbeitsumfang unbegrenzt verlangte Arbeitsleistung; die aus Eigenmitteln der Stellenbewerberin refinanzierte offizielle Vergütung" (a.a.O.).

MONTGOMERY (Marburger Bund) spricht von einer schamlosen Ausbeutung der Klinikärzte mit einer „fast alltäglichen Überschreitung der Arbeitszeit von bis zu zehn Stunden am Stück" (Hannoversche Allgemeine Zeitung 08.11.97). Nach einer von dem Verband durchgeführten repräsentativen Umfrage „leisten die rund 135 000 deutschen Krankenhausärzte pro Jahr insgesamt 50 Millionen Überstunden. (a.a.O.). Die Ausbeutung macht offenbar auch vor den Ärzten im Praktikum nicht Halt. METZGER und LÖBLE berichten von 60 Stunden wöchentlicher Arbeitszeit und mehr (vgl. 1995: 12). Diese Zahlen wurden auch durch eine neuerlich vom HART-MANNBUND durchgeführte Untersuchung bestätigt, wobei sogar 38% der befragten jungen Krankenhausärzte angaben, wöchentlich mehr als 60 Stunden zu arbeiten (vgl. Hannoversche Allgemeine Zeitung 27.02.01).

In einer Untersuchung des MARBURGER BUNDes in Nordrhein-Westfalen und Rheinland-Pfalz wurden durchschnittlich 8,5 Überstunden je Woche und Krankenhausarzt ermittelt. Nur ein Drittel davon werden durch Freizeit ausgeglichen oder finanziell vergütet (vgl. Henke 2000: 16). In den Universitätsklinken ist die „Abgeltungsmoral" durch Freizeit oder Geld mit 16,5% besonders niedrig (Clade 1998: A-998). Ganz offenbar trifft es die in der Ärztehierarchie unten Stehenden besonders hart: „Besonders betroffen sind die Ärzte im Praktikum und die Assistenzärzte" (a.a.O.).

Die Trendwende von angeordneten und bezahlten Überstunden zu unbezahlter Mehrarbeit muss im Wesentlichen als Folge der ökonomischen Restriktionen betrachtet werden, in denen die Chefärzte daran interessiert sind, „dass das Personalkostenbudget nicht durch steigende Überstundenvergütungen belastet wird" (Simon 1997: 27). Oft genug muss die Erwartung nach unbezahlter Mehrarbeit von vorgesetzten Ärzten gar nicht expliziert werden. Das Handlungsdilemma angesichts der Versorgungserfordernisse der Patienten reicht als moralische Selbstverpflichtung bereits aus.

Wer sich angesichts unzumutbarer Arbeitsverhältnisse beschwert, muss mit erheblichen Nachteilen und Schikanen rechnen. „Von Stund an wurde die Assistentin von ihrem Chef mit ungeliebten Arbeiten überhäuft, im Dienstplan tauchte ihr Name auch dann auf, wenn sie um Freizeit gebeten hatte. Selbst ein schon genehmigter Urlaub wurde kurzfristig gestrichen" (Holm 1999: 38). Der Autor konstatiert, dass die Macht der Chefärzte über ihre Untergebenen noch nie so groß wie heute ist, „und wohl noch nie machten die so ungeniert davon Gebrauch" (a.a.O.). Angesichts der hohen Abhängigkeit ist dabei kaum mit Widerstand zu rechnen (vgl. a.a.O.). Der Marburger Bund berichtet in einer Reihe von Fallstudien, in denen bspw. ein international renommierter Herzspezialist von seinem Chefarzt nach Streitereien über Monate an bestimmten Operationen gehindert wurde oder in einem anderen Fall, Aufgaben, die für die Facharztprüfung notwendig sind, in zu geringem Maße delegiert wurden (a.a.O.: 39). In einem weiteren Beispiel ließ ein Gynäkologiechefarzt seine Assistenzärzte nach zwölfstündigem Dienst abends um halb acht erscheinen, „um ihren Chef im Gänsemarsch zur Visite zu begleiten" (a.a.O.).

Die *Weiterbildung zum Gebietsarzt,* die nur im Krankenhaus maßgeblich erfolgen kann (vgl. Schagen 1989: 108), gestaltet sich besonders unter dem derzeitigen ökonomischen Druck zunehmend als Nadelöhr für die Ärzte, zumal die geschaffenen AIP-Stellen von diesem Kontingent im Verhältnis 1:2 abgezogen werden (vgl. Busse 1988: 26, auch Murrhardter Kreis 1995: 88 und Henning u.a. 1998: 17). Ohne Weiterbildung ist der Berufsweg aber faktisch abgeschnitten. Die zunehmenden Finanzierungsrestriktionen auf der einen Seite und der kontinuierlich ansteigende Bedarf nach Ärzten aufgrund des steigenden Leistungsumfanges der Krankenhäuser auf der anderen Seite verknüpft sich so in fataler Weise mit dem Überangebot an verzweifelt nachfragenden Ärzten.[50]

Dieser kritiklose Gehorsam von Krankenhausärzten, der so eine konsequente Fortsetzung der Sozialisationseffekte während des Studiums findet und offenbar auch nicht davor Halt macht, rechtliche und ethische Grenzen zu durchbrechen, ist damit aber noch nicht ganz ausreichend begründet. Es kommen offensichtlich noch einige dieses Abhängigkeitsverhältnis stützende Mechanismen hinzu. Zum einen ist hier die Sonderstellung der in der Weiterbildung befindlichen Ärzte innerhalb des Arbeitsrechts zu nennen. Dieser Sonderstatus erlaubt es den Kliniken, befristete Arbeitsverhältnisse bis zur maximalen Dauer von acht Jahren einzugehen – allerdings mit dem beobachtbaren „Trend zu immer kürzeren Laufzeiten" (Simon 1997: 27, vgl. auch Henke 2000: 16). Mittlerweile befinden sich 85% der Assistenzärzte in befristeten Arbeitsverhältnissen (Hannoversche Allgemeine Zeitung 17.02.2001). Als sachlicher Rechtfertigungsgrund dient hierzu die Weiterbildung zum Gebietsarzt (vgl. Halbach u.a. 1989: 61). „Dies bedeutet de facto eine Verlängerung der bisher halbjährigen Probezeit auf mehrere Jahre ... Wer soll nach Ablauf der Befristung entscheiden, ob der oder die Betreffende eine weitere Vertragsverlängerung erhält, oder gar einen unbefristeten Vertrag? Diese Entscheidung muss notgedrungen subjektiv sein. Woran erkennt man einen guten Internisten, Chirurgen, Gynäkologen etc.? Oder soll das Kriterium Sympathie und Antisympathie, des guten oder schlechten Angepasstseins in Rechnung gestellt werden? In den meisten Fällen obliegt die Entscheidung einer Neueinstellung oder Vertragsverlängerung dem Abteilungsleiter allein. Die Chefärzte erhalten damit wieder eine ungeheure Machtfülle. Gleichzeitig kommt es innerhalb einer Abteilung unweigerlich zu einer Wende zur Ellenbogengesellschaft. Alle zaghaften Versuche der letzten Jahre, Teamgeist und kollegiales Miteinander zu etablieren, müssen notgedrungen auf der Strecke bleiben. Schon jetzt ist nach Erweiterung der Weiterbildungskataloge (Erweiterung der Mindest-Operationszahlen bei den Chirurgen und der Anzahl der Funktionen bei den

---

50 HENKE nennt die Zahl von 10.000en Ärzten und Ärztinnen (Henke 2000: 16).

Internisten) die Gefahr gegeben, dass Assistenzärzte in der Weiterbildung ihr Hauptaugenmerk auf Erreichen dieser geforderten Zahlen verlagern, und somit die Führung einer Krankenstation und die Betreuung der Patienten im Gespräch zwangsläufig in den Hintergrund treten" (Anonym 1989: 46).

Was hier als Folge der Umsetzung des 1986 beschlossenen Gesetzes über befristete Arbeitsverträge mit Ärzten in der Weiterbildung an drei Berliner Krankenhäusern beschrieben wurde, kann auch durch eine weitere Impression einer ärztlichen Besprechungsrunde von MEYER-HÖRSTGEN skizziert werden: „In der Runde nichts als Schweigen und ratlose Blicke. Der Professor erwartete ein Opfer, denn der Intensivmediziner würde kaum noch operieren können, also seine Facharztweiterbildung gefährden, die einen Operationskatalog vorsah, der selbst unter den besten Voraussetzungen kaum zu erfüllen war" (Meyer-Hörstgen 1985: 113).

Aber auch im Fall BERNBECK bestätigte sich der Druck der von den Weiterbildungsordnungen ausging, wenn auch in einem anderen Sinne: „Diese Verhältnisse (der orthopädischen Abteilung, P.S.) haben zu *Prioritätensetzungen* gezwungen, dabei ist dem Operieren offensichtlich Vorzug gegeben worden gegenüber der prä- und postoperativen Patientenversorgung auf der Station. Die *Weiterbildungsordnung* fördert indirekt eine solche Prioritätensetzung durch einen oftmals an der Realität des Klinikalltags vorbei erstellten OP-Katalog, den es ‚auf Facharzt komm raus' zu stellen gilt" (Hervorh. i.O.) (Kalvelage 1988: 33).

„So ist der ärztliche Nachwuchs aufgrund der prekären Arbeitsmarktsituation erpressbarer denn je" (Henke 2000: 16). Die Unterwerfung von Stationsärzten und ihr konfliktscheues Verhalten gegenüber ihren Vorgesetzten, wird auch von Pflegekräften beklagt, worauf bereits in der Literaturanalyse hingewiesen wurde. Während sie sich mit Stationsärzten mitunter aber noch auf eine gemeinsame Einschätzung über Sinn und Unsinn weiterführender Diagnostik und Therapie bei Patienten mit aussichtsloser Krankheitsprognose und/oder hohem Alter verständigen können, vermissen sie deren diesbezügliche Durchsetzungsfähigkeit bei den oberen ärztlichen Hierarchieebenen (vgl. Breymann/Schahn 1992: 75, vgl. Kap. 1.2).

Diese Eindrücke der Arbeitssituation werden teilweise indirekt durch eine Studie an 299 Klinikärzten zur Arbeitsbelastung empirisch bestätigt, wobei zu berücksichtigen ist, dass die Erhebungen auf die Jahre 1987/88 zurückgehen, also noch bevor das Gesetz über befristete Arbeitsverträge in der Praxis greifen konnte, vor der Ära der Gesundheitsstrukturgesetze und vor dem ‚Krankenpflegenotstand'. Die Arbeits- und Belastungssituationen dürfte sich zwischenzeitlich erheblich verschlechtert haben. „Die Hauptbelastungen der Ärzte im Krankenhaus entstehen durch emotionale Anforderungen in der Konfrontation mit Patienten und allgemeine Erschöpfung durch Zeitdruck und Bereitschaftsdienste. Zu den zentralen Belastungsbedingungen gehören mangelnde Berufserfahrung, überdurchschnittlich viele Dienste, wenig Zeit für Pausen und ein hoher Anteil moribunder Langzeitpatienten" (Herschbach 1993: 135).

In diesem Zusammenhang sei an die durchschnittliche Lebenserwartung, das Suizid- und Suchtrisiko von Klinikärzten und -ärztinnen erinnert. „Ärzte leben zwar nicht kürzer als die Gesamtbevölkerung, aber als Menschen gleichen Bildungsstandes. Sie haben vor allem zwischen dem 45. und 64. Lebensjahr ein zwei- bis dreifach erhöhtes Suizidrisiko, Ärztinnen sogar ein um das 5,7fach erhöhtes. Auch Depression, Sucht und Eheprobleme sind häufiger (Schweitzer 1998: 22 vgl. auch Badura 1994: 65). „Medikamentensucht – wohl mitbedingt durch den leichten Zugang – soll einen von 100 Ärzten betreffen, gegenüber einer auf 3000 Personen in der Gesamtpopulation" (Heim/Willi 1986: 453; vgl. auch Holm 1999: 39). Diese Befunde dürften als ein weiterer Hinweise für die hochbelasteten Arbeitsverhältnisse zu werten sein.

Es liegt zudem nahe, dass das geschlossene und unkritische Wissenschaftsverständnis der Medizin die Autokratie von Chefärzten stabilisiert. Die Studenten lernen bereits während der Ausbildung von den Medizinprofessoren, die ja in der Regel in Personalunion auch gleichzeitig Chefärzte sind, den heimlichen Lehrplan von der Unantastbarkeit (chef)ärztlicher Autorität.

Ein weiterer Grund, der Assistenzärzte und ÄiP zum ‚Durchhalten' bewegen dürfte sowie Kritik und Opposition eher verhindert, ist ihr Blick in die Zukunft. Am Ende des Tunnels einer langjährigen Unterdrückung und Persönlichkeitsdeformation konnte von ihnen zumindest in der Vergangenheit eine günstige Perspektive erhofft werden, als gutverdienende, niedergelassene Ärzte selber freie Unternehmer in eigenen Arztpraxen zu werden. Diese Perspektive, auch wenn sie heute aufgrund der gesetzlich geregelten Zulassungssperren immer weiter schrumpft (vgl. Murrharter Kreis 1995: 91; Henke 2000: 16), unterscheidet sie maßgeblich von Pflegekräften, die in der Mehrheit zu antizipieren haben, ihr Arbeitsleben bis zum Ende innerhalb einer Klinik oder einer ähnlichen Einrichtung als abhängig Beschäftigte zu verbringen (vgl. Hoefert 1997: 52).

Die Stabilisierung der zum gesellschaftlichen Wandel anachronistischen Macht- und Herrschaftsstrukturen innerhalb des krankenhausmedizinischen Systems mit der einhergehenden Ausbeutung der unteren ärztlichen Hierarchiegruppen wird dramatisch begleitet durch einen nachzuweisenden Schwund im personellen Aufwand von Anleitung und Ausbildung. Im Zeitraum von 1981 bis 1995 hat als Ergebnis innerklinischer Konzentrationsprozesse der relative Anteil der leitenden Ärzte und Ärztinnen an der Grundgesamtheit aller Krankenhausärzte um nahezu 30% abgenommen. Gleichzeitig hat sich – und dies ist nicht nur bedeutsam für die Ausbildungssituation, sondern wirft auch ein Schlaglicht auf die Qualität der Patientenversorgung[51] – das Verhältnis von Ärzten mit Facharztstatus zu Ärzten ohne abgeschlossene Weiterbildung (Facharztquote) um knapp 10% verringert (vgl. Tab. 4). Besonders schlecht schneiden im Vergleich die mit besonderem Ausbildungsauftrag versehenen Hochschulkliniken mit einer Leitungsquote von 22,2% (alle Krankenhäuser 28,7%) und einer Fachkraftquote von 43,3% (49,6%) ab. Diese Zahlen sind insgesamt als ein schleichender Dequalifizierungsprozess der Krankenhausmedizin zu werten. Ärztliche Leitungen sehen sehr wohl, dass Konflikte zwischen den Berufsgruppen in der Unerfahrenheit der jungen Ärzte liegen (vgl. 1. Teil, Kap. 2), übersehen jedoch dabei offenbar zu leicht, dass sie es sind, die das wachsende Ungleichgewicht zwischen qualifizierten und in Ausbildung befindlichen Personen durch ihre Einstellungspraxis selber herbeigeführt haben. Der Qualifikationsmangel wird von jungen Medizinern sehr deutlich selber gesehen. So fühlt sich knapp die Hälfte der vom HARTMANNBUND befragten Assistenzärzte nicht oder lediglich eingeschränkt für ihre Arbeit ausgebildet (Hannoversche Allgemeine Zeitung 17.02.2001.

Tabelle 4: Verteilung der Krankenhausärzte nach Status zwischen 1981 und 1995 (Quellen: Bundesanstalt für Arbeitsschutz 1984: 176; Statistisches Bundesamt 2000: 56ff.; eigene Berechnungen)

	1981	1998	Veränderung in %	Uni-Kliniken 1998
Leitende Ärzte	14,1%	10,0%	- 29,0%	7,2%
Oberärzte	17,5%	18,7%	+ 6,9%	15,0%
Assistenzärzte gesamt	68,4%	61,7%	- 9,8%	67,6%
Assistenzärzte mit Facharztweiterbildung	14%	20,9%	+ 25,7%	21,3%
Assistenzärzte ohne Weiterbildung	54,4%	40,8%	- 21,7%	46,3%
Ärzte im Praktikum		9,6%		10,1%
Leitungsquote (ltd. Ärzte u. Oberärzte)	*31, 6%*	*28,7%*	*- 9,2%*	*22,2%*
Facharztquote	*55%*	*49,6%*	*- 10,8%*	*43,3%*

Fasst man alle hier genannten Trends und Ergebnisse pointiert zusammen, so liegt der Schluss nahe, die Stations- und Assistenzärzte, die den größten

---

51 Mit Verweis auf eine britische Studien verweist HENKE zudem darauf, dass die Fehlerrate und der benötigte Zeitaufwand bei Ärzten erheblich ansteigt, die in ihrer Nachtruhe gestört wurden (Henke 2000: 16).

Anteil in der stationsgebundenen Kooperation mit Pflegekräften ausmachen, als die eigentlichen ‚Modernisierungsverlierer' des Krankenhauses zu werten:

- Sie stehen unter erheblicher Kontrollunterwerfung, starkem Rechtfertigungsdruck gegenüber Patienten, Angehörigen, Pflegekräften und ihren Vorgesetzten sowie starkem (auch das berufliche Fortkommen bedrohenden) Sanktionierungspotenzial.

- Sie stehen in einem extrem hohen Abhängigkeitsverhältnis, das durch ihr spezifisches Arbeitsrecht sanktioniert ist und durch diverse betrieblich-systemische Wirkfaktoren stabilisiert wird und dem sie nur zum Preis radikal schlechterer Berufsaussichten entfliehen können.

- Sie haben immer geringere Chancen auf qualifizierte Anleitung und auf ausreichend Zeit für die Realisierung ihrer Weiterbildung.

- Sie tragen die Hauptverantwortung für die Erreichung ihrer Weiterbildungskataloge und können sie nur in konfliktgeladener Konkurrenz zu ihren stationären Aufgaben der Patientenversorgung – was ihre häufige, von den Pflegekräften beklagte Abwesenheit erklärt – und bei einem hohen Maß an Willfährigkeit gegenüber ihren Vorgesetzten erfüllen.

- Stationsärzte haben die Arbeiten aus dem pflegerischen Tätigkeitsprofil zu übernehmen, die im Zuge der ‚neuen Machtverschiebung' zwischen ärztlicher und pflegerischer Krankhausleitung als nunmehr ärztliche Aufgaben identifiziert wurden;

- Pflegerische Innovationen (bspw. Reorganisation der stationären Pflegeorganisation) bringen in der Regel Begleiterscheinungen mit, die die ohnehin engen Dispositionsspielräume der nachgeordneten Ärzte weiter einschränken (vgl. auch Engelhardt/Herrmann 1999: 174f.).

- Sie können, anders als Ober- oder Chefärzte, sich nicht dem Zwang zur (konfliktbeladenen) Kooperation mit Schwestern und Pflegern entziehen.

- Sie tragen die Hauptlast und die Hauptverantwortung für die Patientenversorgung auf den Krankenstationen bei z.T. diffuser Rolle in der Fachaufsicht gegenüber Pflegekräften.[52]

---

52 Wie unklar die Weisungsstruktur ist und damit die rechtlich sanktionierten Regelungen konterkariert werden, illustriert BURCHGART: „Ein Arzt erteilt einem Mitglied des Pflegepersonals eine Anweisung im Bereich der speziellen Krankenpflege, zum Beispiel zum Vorgehen bei einem komplizierten Verbandswechsel. Die Pflegekraft findet die Anordnung fachlich unsinnig. An wen soll sich die Pflegekraft wenden? Sie hat die Auswahl, ihre Stationsleitung oder auch den zuständigen Oberarzt oder gleich beide einzuschalten. Der Arzt ist der Pflegekraft nur im medizinischen Bereich weisungsbefugt. Im Bereich der Behandlungspflege sind seine Kompetenzen unklar. Doch selbst wenn die Pflegekraft die Durchführung einer medizinischen Anweisung verweigern würde, kann er, und dies ist relevant, sie nicht selbst sanktionieren. Dies bedeutet für ihn Unklarheit bezüglich des weiteren Vorgehens; wendet er sich in diesem Fall an die Stationsleitung, an den Oberarzt, an den Chefarzt oder

4.2 Expertensystem

Nachdem nunmehr die in Pflege und Medizin sehr disparaten systemischen Prozessierungen des Kommunikationsmediums ‚Macht' verdeutlicht wurden, wird nunmehr der analytische Blick darauf gelenkt, wie die Steuerungsdynamik des Krankenhauses durch die Rolle und Funktion von Experten überformt wird.

4.2.1 Professionals in Krankenhäusern

Zu den Expertensystemen (auch Expertenbetriebe) zählen in erster Linie Universitäten, Bildungseinrichtungen, aber auch Beratungsfirmen, Krankenhäuser u.Ä. (vgl. Grossmann 1993: 304, Grossmann/Pellert/Gotwald 1997; Willke 1995: 236ff.). In der systemtheoretischen Organisationsbetrachtung wird davon ausgegangen, dass Organisationen, in denen Experten/innen eine herausragende Rolle spielen, eine besondere, von anderen Betrieben zu unterscheidende Steuerungs- und Entwicklungsdynamik prozessieren. Das zentrale Kriterium wird dabei markiert über das Selbstverständnis der Berufsgruppen, die „in erster Linie ihrer Professionalität verpflichtet (sind), also den Inhalten der Arbeit und den darauf bezogenen fachlichen Standards, Werten, Erfolgskriterien und Karrieremustern und weniger der Entwicklung der Organisation" (Grossmann 1993: 304).

Professionals nehmen in der Gesellschaft besondere Rollen wahr, die eine Integration in Organisationen sowohl im Hinblick auf ihre immanenten handlungsleitenden Ziele als auch auf Struktur- und Prozessbedingungen erheblich erschweren. Die Professionen dienen ganz allgemein als „intermediäre Instanzen, die zwischen gesellschaftlichen und individuellen Wirklichkeits- und Norminterpretationen vermitteln" (Schaeffer 1994: 105). „Ihr Entstehen ist den Rationalisierungstrends moderner Gesellschaften geschuldet, die ein vermehrtes Maß an Rationalität und Reflexivität als Komponenten sozialen Handelns erforderlich machen" (a.a.O.). Sie haben die Aufgaben, „den Fortbestand der Gesellschaft entgegen aller Selbstdestruktionsprozesse zu garantieren und gleichzeitig die Integration der Gesellschaft auf der Wertebene sicherzustellen" (a.a.O.). Professionen dienen mithin nicht Organisationen zur Verwirklichung ihrer Organisationsziele, sondern werden funktionalisiert im Dienste übergeordneter gesellschaftlicher Systemziele.

SCHAEFFER hat sich in ihrer Diskussion um die Professionalisierbarkeit von Pflege und Public Health mit den Merkmalen auseinandergesetzt, die Professionen charakterisieren und sie von anderen Berufen unterscheiden lassen.

---

an die Pflegedienstleitung und wenn letzteres, doch eventuell zunächst nach Einschaltung des Chefarztes?" (Burchgart 1996: 7).

Professionalisierungsmerkmale:
- Professionen „erbringen zentralwertbezogenen Leistungen" (a.a.O.). Motive des Gelderwerbs treten gegenüber kollektivitätsorientierten, zentralen und gesellschaftlichen Werterhaltungen zurück. Solche zentralen Werte können sich auf politischen Interessenausgleich, auf Moral, Wahrheit, Recht oder für die Ärzte auf Gesundheit beziehen" (vgl. a.a.O.). Gesundheit, Gesundheitserhaltung und Krankheitsbekämpfung stellen für moderne Gesellschaften immer auch ein allgemeines gesellschaftliches Gut dar, dessen Risiken (wenn auch mit abnehmender Tendenz) von der Solidargemeinschaft mitgetragen werden. Daraus leitet sich der zentrale Wert der Gesundheit für die Gesellschaft ab.
- Professionen verfügen über „universelles Wissen, das auf die Lösung gesellschaftlicher Probleme angewandt wird" (a.a.O.: 106). Hierbei handelt es sich vorrangig um wissenschaftliches Theorie- und Problemlösungswissen, das durch praktisches Berufswissen (tradiertes berufliches Erfahrungswissen und Kenntnisse der kognitiven, normativen und interaktiven Grundlagen der Berufsausübung) ergänzt wird. „Beide durchaus divergenten Typen von Wissen werden im Handeln der Professionen zur Einheit gebracht und verschmelzen zu einer der Struktur nach widersprüchlichen Gestalt der Expertise" (a.a.O.). Diese doppelte, ausbalancierte Wissensbasierung in der allgemein gültigen Wissenschaft und in der fall- bzw. sinnverstehenden Alltagspraxis macht die eigentliche Professionalität aus und unterscheidet sie sowohl von wissenschaftlich ausgebildeten Experten als auch von Alltagspraktikern (vgl. a.a.O.). Sie lässt sich bei Ärzten mit der nur schwer oder gar nicht standardisierbaren „Indikationsgerechtigkeit medizinischer Versorgungsleistungen" bezeichnen, die sich wenigstens zusammensetzt aus dem Stand der Wissenschaft, der Beurteilung der Gesamtsituation des Patienten, der Angemessenheit einer Maßnahme, dem jeweiligen Hilfebedarf und den Bedürfnissen nach rechtlichem Schutz von Patienten und Ärzten (vgl. Niehoff 1995: 205).
- Professionen verfügen über Selbstkontrolle ihrer Handlungen sowohl in Bezug auf ihre Klienten als auch bezogen auf staatliche Instanzen und Organisationen, bei denen sie beschäftigt sind. Die Autonomie *gegenüber den Klienten* wird notwendig, weil jene in der Regel als Laien zu betrachten sind, die nicht angemessen die professionelle Arbeit beurteilen können (vgl. Schaeffer 1994: 107). So können Patienten z.B. meistens nicht über die Angemessenheit von Diagnostik- oder Therapieindikationen befinden, sondern müssen auf die Urteilsfähigkeit des Arztes vertrauen, der in ihrem Interesse zu handeln hat. Damit wird auch die besondere *ethische* Brisanz professionellen Handelns deutlich. Die Urteilsfähigkeit der Klienten wird aber auch dadurch reduziert, dass sie sich in Ausnahmesituationen und Notlagen befinden, die ihre eigenen Problemlösefähigkeiten beeinträchtigen. „Der Professional wird deshalb *stellvertretend* für sie tätig (...). Dabei ist sein Handeln restituierend ausgerichtet, zielt auf einen

Rückgewinn von Autonomie sowie die Wiederherstellung von erstrebenswert definierten sozialen Zuständen" (Hervorh. i.O.) (a.a.O.).

In dem Maße wie Professionals nicht mehr nur als Freiberufler tätig sind, sondern abhängig Beschäftigte darstellen, sind Unvereinbarkeiten zwischen den Organisationszielen und dem eigenen professionellen Handeln nicht unwahrscheinlich. „Sie (die Professionals, P. S.) erbringen Leistungen unter bürokratischer Kontrolle, die gemäß der Logik professionellen Handels jedoch nicht zur Kontrolle befugt ist, weil sie professionsfremden Kriterien folgt" (a.a.O.: 108). Die *Organisationsautonomie* garantiert den Professionals somit einen von den Organisation unabhängigen Handlungsraum, der „als sachliche Voraussetzung zur Ausübung der Expertentätigkeit gesehen wird" und ihnen eine „relativ starke Stellung" gewährt (Grossmann/Pellert/Gotwald 1997: 25).

Der Staat überträgt Professionen mithin zentrale, die Integration der Gesellschaft erhaltende Funktionen und gewährt ihnen dafür besondere Rechte und Privilegien: Reputation, verträgliches Einkommen, Autonomie und Selbstkontrolle. Wenn etwa WIELAND postuliert, dass „der Handelnde (Arzt, P.S.) (...) die ungeteilte Verantwortung für sein Tun (trägt), da er als Handelnder in keine Institution eingebunden ist, sondern nur auf die in seiner Profession verbindlichen Kunstregeln und auf die sittlichen Normen verpflichtet ist" (Wieland 1989: 93), so charakterisiert er damit den Idealfall dieser normativen ärztlich-professionellen Orientierung. Für ihn stellt die Beziehung zwischen Arzt und Patient eine Dyade dar, „deren Raum von keiner der Verpflichtungen erreicht wird, unter denen jeder der beiden Partner sonst noch stehen mögen" (Wieland 1989: 75).

Solange die Organisationsziele des Krankenhauses im Einklang mit den gesellschaftlichen Anforderungen einerseits und den berufsständischen Orientierungen andererseits stehen und solange die Profession noch vorwiegend gesellschaftlichen Interessen dienen, stellen Professionals weder für die Organisation noch für die Gesellschaft ein Problem dar. Wenn der MURR-HARDTER KREIS konstatiert, vom Arzt sei eine doppelte Loyalität gefordert – sowohl gegenüber dem Patienten mit seinen individuellen Leiden als auch eine sozialstaatliche (vgl. Murrhardter Kreis 1995: 42), so wird vom Krankenhausarzt zunehmend auch eine dritte Loyalität gegenüber der Organisation erwartet. Damit sind eine Reihe divergierender Handlungsanforderungen verbunden. Wie später noch genauer bei der Medizinprofession aufgezeigt werden kann, haben sich mit systembedrohender steigender Tendenz in der Triade Gesellschaft, Organisation Krankenhaus und Medizinprofession Inkompatibilitäten herausgebildet, die bereits sowohl zur Erosion des Professionsstandes insgesamt geführt haben als auch unzureichende Anschlussfähigkeit des Krankenhauses an veränderte Umweltbedingungen bedingen. Inwieweit das Medizinsystem dabei noch in der Lage ist, dem gesellschaftlich produzierten Bedarf an ärztlicher Versorgung nachzukommen, soll später ausgeführt werden (Kap. 4.3). Hier sollen zunächst die krankenhausinternen Steuerungsprobleme untersucht werden.

Besonders hervorzuheben ist die enge Auslegung der Professionalisierungsdefinition von SCHAEFFER, die sich damit gegen eine inflationäre Anwendung für die meisten Berufe sperrt. „(...) erst wenn es gelungen ist, *alle* Merkmale zu realisieren, kann von einer gelungenen Professionalisierung gesprochen werden" (Hervorh. i.O.) (Schaeffer 1994: 108). Sind die Merkmale unvollständig oder nur schwach ausgeprägt, so kann allenfalls von einer schwachen oder Semi-Profession ausgegangen werden. Obwohl gerade helfende Berufe durch die Arbeit am Menschen gekennzeichnet sind und damit das Merkmal der Zentralwertorientierung erfüllen, fehlt es jedoch fast immer an professioneller Autonomie (z.b. bei Sozialarbeitern; Lehrern, Ergotherapeuten, Logotherapeuten, Krankengymnasten) (vgl. a.a.O.). So gesehen ist auch nicht alleine die Wissenschaftsbasierung das alleinige und entscheidende Merkmal eines professionsbezogenen Expertenbetriebs, sondern ebenso die besondere und herausragende gesellschaftliche Funktion der Professionsangehörigen. Beide Merkmale treffen auf die Medizin, nicht aber für weitere Berufsgruppen des Krankenhauses zu. Insofern konstituiert sich hier ein weiteres Charakteristikum, das die besondere Steuerungsfunktion der Medizin im Krankenhaus und ihre gegenüber anderen therapeutisch Berufsgruppen und Pflegenden mächtige Position ausweist.

So sind Zweifel angebracht, ob es der Situation gerecht wird, wenn in Krankenhausanalysen der Professionalitätsbegriff pauschal gleichermaßen auch auf andere Berufsgruppen, wie etwa der Pflege, übertragen wird (so z.B. Grossmann 1993: 304; Engelhardt/Herrmann 2000: 22).[53] Für Medizintechnisches Personal, medizinische Helferinnenberufe und auch abgeschwächt für medizinische Therapieberufe erscheint diese Reklamierung allenfalls als verfehlt, da es sich dabei z.T. ausdrücklich um Assistenzberufe handelt, denen weder Klienten- noch Organisationsautonomie zukommt, noch eine eigene von der Medizin unabhängige Wissenschaftsbasis generiert wird. Wie bereits erläutert, ist in der historischen Perspektive das Krankenhaus Haus der Ärzte, sie sind diejenigen, die auch im aktuellen Verhältnis zur Pflege entscheidend die Handlungs- und Funktionsweisen prägen.

Der Expertenbetrieb Krankenhaus erweist sich als eine Organisation, deren Hauptakteure (Ärzte und Ärztinnen) anderen Handlungskontingenzen un-

---

53 Die Professionalisierungsdiskussion der Pflege wird an späterer Stelle aufgenommen (Kap. 4.4.4). In den neuen Publikationen umgehen GROSSMANN et al. die Frage, welche Berufsgruppen sie im Krankenhaus zu den Professionen zählen. Alle von ihnen genannten Charakteristika der Professionals und alle krankenhausbezogenen Beispiele können jedenfalls nur mit der Berufsgruppe der Ärzte in Übereinstimmung gebracht werden und gelten nicht für die Pflege (Grossmann/Pellert/Gotwald 1997).

terworfen sind als sie sich aus organisationsinternen Erfordernissen der Administration und Ökonomie ergeben. Diese Handlungslogiken – so konnte bisher gezeigt werden – sind geprägt vom (tradierten und sozialisierten) Selbstverständnis ärztlichen Tuns, aber auch von der besonderen gesellschaftlichen Rolle der Ärzte und nicht zuletzt von den besonderen situativen Anforderungen, die die Akteure nicht selten hohem, mitunter moralisch und ethisch schwierigem Entscheidungsdruck aussetzen, der zudem sehr oft kaum Handlungsaufschub ermöglicht.

Insofern kann das Krankenhaus v.a. als ein ärztliches Expertensystem umgriffen werden. Es lassen sich einige grundlegende Prinzipien der Krankenhaussteuerung extrahieren, die durch diese ärztliche Handlungsprogrammatik generiert werden.

4.2.2 Professions- versus Organisationsbezug

Die Professionalität der Medizin, die eine Orientierung an eigenen Handlungsmaximen und eine hohe Handlungsautonomie gegenüber der Organisation beinhaltet, bedeutet auf der Organisationsseite ein immenses Steuerungsproblem, da sich dementsprechend Expertensysteme nicht organisationsbewusst verhalten (vgl. Grossmann 1994: 304). „Die Organisation bleibt gegenüber der eigenen professionellen Entwicklung etwas Äußerliches, Rahmenbedingungen, die sich mehr oder weniger störend oder produktiv bemerkbar machen. Die Beschäftigung damit ist eine Zusatzarbeit zur eigentlichen professionellen Arbeit. Vor diesem Hintergrund ist auch die oft spannungsreiche Integration zwischen medizinisch-pflegerischer Arbeit und Verwaltungsarbeit zu sehen. (...) Allen Expertenbetrieben gemeinsam ist eine deutliche Reserviertheit gegenüber Leitungs- und Organisationsfragen und ein tendenziell niedrigeres Niveau von Professionalisierung der Leitungsarbeit" (Grossmann 1994: 305).[54]

Der Betrieb ist nicht Zweck der Handlung, sondern Mittel zum Zweck, dem von den Professionals kaum Aufmerksamkeit zukommt. Er hat für den Professionsauftrag zu ‚funktionieren' und Ressourcen bereitzustellen. Der wirtschaftliche Erfolg des Krankenhauses rangiert nicht als originäres Ziel, sondern allenfalls als lästige Randbedingung, mit der sich eher professionsfeindliche Restriktionen verbinden. Das ärztliche Handeln ist das Wichtige, hinter dem alles andere, eben auch betriebliche Belange, anzustehen haben. Andere Berufsgruppen von der Verwaltung, über hauswirtschaftliches Personal, medizinische Assistenzberufe bis hin zur Pflege u.a. stellen aus der Perspektive ärztlicher Handlungslogik nichts anderes als Erfüllungsgehilfen für die bestmögliche Erledigung des medizinischen Auftrages dar. Ärzte aller Hierarchieebenen wissen nun längst, dass sie zur Durchsetzung ihrer Interessen und Ziele Zugeständnisse gegenüber den anderen Berufsgruppen

---

54 Die von GROSSMANN implizierte Gleichsetzung von Medizin und Pflege ist hier – wie bereits erläutert – selbstverständlich sehr vereinfachend.

des Krankenhauses machen müssen. HOEFERT nimmt aber an, dass dieser Effekt nicht unbedingt besteht „in mehr Demokratiebewusstsein, Toleranz gegenüber Andersdenkenden u.Ä., sondern im Erwerb der Fähigkeit, Vorabsprachen, zweckgerichtete Beeinflussungs- und Abstimmungsmodalitäten als Instrumente persönlichen Handelns – im weiteren Sinne auch des Gruppenhandelns – zu nutzen" (Hoefert 1997: 55)

Neben dem „Störfaktor Administration" (Grossman/Pellert/Gotwald 1997: 28) erweisen sich auch das Management und die damit verbundenen Aufgaben als lästig. Im ärztlichen Gratifikationssystem wird Expertise honoriert. Sie allein gewährleistet Aufstieg und schafft Reputation. Gute Organisations-, Management- und Koordinationsleistungen werden hingegen weder finanziell noch durch einen besseren Status honoriert. Für die ärztliche Karrieren erweisen sie sich im Gegenteil eher als schädlich. Innerhalb des Berufsstandes sind ärztliche Manager verdächtig, wenig anerkannt und kaum akzeptiert. „Zur meist fehlenden Ausbildung in Management, Organisation und Leitung kommt noch das Prinzip der Kollegialität gleichrangiger Experten. Diese besteht in einer ablehnenden Haltung gegenüber Hierarchien zugunsten eines kollegialen Umgangs auf gleicher Ebene, straffe Leitungsfunktionen sind eher verpönt" (Grossmann/Pellert/Gotwald 1997: 29). So kommt es zu dem Paradoxon, dass innerhalb der einzelnen medizinischen Abteilungen zwar flache, aber sozial sehr streng angelegte Hierarchien vorherrschen, auf Klinikleitungsebene jedoch Leitungs- und Führungsdefizite dominieren (vgl. a.a.O.). HOEFERT bezeichnet es denn auch als „Rollenabenteuer", wenn im Krankenhaus „Manager, Führungskräfte, Fachkräfte und manchmal auch noch Unternehmer in *einer* Person" fungieren (Hervorh. i. Orig.) (Hoefert 1997: 39).

Nicht die integrierte Leistungsfähigkeit der Gesamtklinik entscheidet über das Renommee, sondern der (inter-)nationale Ruf ihres oder ihrer besten ärztlichen Experten. Ärztliche Karriere ist an die Expertise gekoppelt und nicht an der Verwirklichung von Organisationszielen. Auf diesem Boden gedeiht keine ‚corporate identity', sondern nur eine Identität mit der Profession. Nicht der Entwicklung der Organisation dient die Aufmerksamkeit, sondern der Entwicklung der Profession. Betriebe sind austauschbar, die Profession ist es nicht. Anreiz- und Referenzsysteme der Ärzte sind ausgerichtet auf die Profession und stehen häufig im Widerspruch zu denen der Organisation. Erscheinen Ärzte anderen betrieblichen Akteuren gegenüber dominant, uneinsichtig in betriebswirtschaftliche Erfordernisse, arrogant und persönlich unzulänglich, so handelt es sich eben nicht um individuelle vorwerfbare Verhaltensweisen, sondern v.a. um die systemisch wirksame Transformation eines sehr rationalen ärztlich-medizinischen Steuerungscodes, dem ein einzelner Arzt auch nur schwerlich entrinnen kann. Individuelles Verhalten variiert somit in der Regel auch nur innerhalb dieser definierten Systemgrenzen. Eine Hinwendung zu der von Managementseite eingeforderten Identifizierung mit den betrieblichen Bedürfnissen wäre mit einem Angriff auf die medizinische Profession gleichzusetzen und wäre unweigerlich mit dem schleichenden Verlust an Handlungsautonomie verbunden.

Obwohl der Experte wenig auf die Gesamtziele des Krankenhaus orientiert ist, stellt er das eigentliche Kapital der Organisation dar. „Der Experte zeichnet sich durch eine hohe Qualifikation aus und ist seiner Profession hinsichtlich der fachlichen und ethischen Standards verpflichtet. Er orientiert sich stark an der fachlichen Weiterentwicklung der spezifischen wissenschaftlichen Community, der er angehört. Experten sind aufwendig ausgebildet und haben viel Zeit und Geld in den Aufbau ihrer Expertise investiert, die einen hohen Spezialisierungsgrad erreicht" (Grossmann/Pellert/Gotwald 1997: 25). Da sich das Wissen als wichtigstes Produktionsmittel in der Hand der Experten befindet, muss die Organisation daher auch die Arbeitsbedingungen schaffen, „die dem Mitarbeiter die Entwicklung seiner Professionalität ermöglichen und seine Leistungsbereitschaft sicherstellen" (a.a.O.). So gesehen steht die Organisation in dem Widerspruch, dass einerseits die Professionals den Daseinszweck der Organisation begründen und das Überleben der Organisation sichern und andererseits aber auch Systemwirkungen generieren, die für das Krankenhaus zunehmend zur Existenzbedrohung werden können.

4.2.3 Personales Wissen versus Organisationswissen – intelligente Personen und dumme Organisationen

Das hocharbeitsteilige Gesundheitsversorgungssystem insgesamt und das Krankenhaussystem im Besonderen ist mehr denn je auf Integration der Leistungen angewiesen, um zu auf Patienten bezogenen schlüssigen Betreuungs- und Behandlungskonzepten gelangen zu können. Spezialisierung und Ausdifferenzierung sind im Prozess der Vermehrung medizinischen Wissens für jeden einzelnen Arzt allerdings notwendig, um überhaupt noch einen Forschungsüberblick und Expertenstatus halten zu können auch (vgl. Grossmann/Pellert/Gotwald 1997: 27; vgl. auch Kap. 2.1). Darüber hinaus sind sie aber auch wirksamer Handlungsanreiz für die Akteure. „Da die Reputation sehr von der Originalität der eigenen Expertise abhängt, arbeiten auch viele Experten am Aufbau eines eigenen Spezialfeldes mit eigenständigen Inhalten und Methoden, um der ausgewiesene Experte eines neuen Feldes zu werden. Die Spezialisierung ist auch ein sehr bewährtes Medium des Konkurrenzkampfes um Positionen, Prestige und Ressourcen" (a.a.O.).

Experten sind nicht nur aufwändig ausgebildet, hoch qualifiziert, sondern zumeist auch sehr motiviert (vgl. Grossmann/Pellert/Gotwald 1997: 25). Das desintegrierte und spezialisierte Wissen bleibt allerdings im egoistischen, wohl behüteten Besitztum der ausdifferenzierten Profession oder sogar der einzelnen Professionsangehörigen und transzendiert die Grenze zum organisationalen Wissen meist nur, wenn es der Person (oder Profession) strategisch nützlich erscheint (Willke 1995: 309). Im Zusammenhang mit den Problemen der Steuerung wissensbasierter Betriebe spricht WILLKE daher vom Dilemma des Wissensmanagements, in dem der Bedarf an Wissen, Informationen und Wissenstransfer zwar ständig ansteigt, es aber nahezu unmöglich ist, „das vorhandene und erforderliche Wissen so zu aktivieren und zu koordinieren, dass es gemäß der Mission des Gesamtsystems an den Stellen verfügbar wird, wo die jeweils notwendigen Entscheidungen fallen" (Willke 1995: 288,).[55] So auch HELLER, der Krankenhäusern unterstellt, die Professionalität und Kompetenz von Einzelpersonen nicht „zur organisationalen Intelligenz und zum Qualitätsmerkmal der Gesamtorganisation zu machen" (Heller 1997: 8). Krankenhäuser hält er schlichtweg für „dumme Organisationen" (a.a.O.). WILLKE fasst die wesentlichen Probleme, die WILENSKY bereits 1967 über organisationale Intelligenz erarbeitet hat, zusammen:

- „Die Schwierigkeit, hochgradig verteiltes Wissen an dem Ort zusammenzubringen, an dem die Entscheidung fällt (...);
- In allen komplexen Systemen sind Hierarchie, Spezialisierung und Zentralisierung die Hauptgründe dafür, dass Wissen deformiert und abgeblockt wird (...);
- Jeder Geschäftszweig, jede Division und jede Abteilung wird zum Wächter ihrer eigenen Ziele, Standards und speziellen Kompetenzen, sodass die engstirnige lokale Loyalität Kooperation und Informationsaustausch verhindert (...);
- Territoriale Differenzierung und Spezialisierung verstärkt Bürokratisierung und macht den Transfer von Ressourcen und Informationen von einem Ort zum anderen schwierig und kostspielig (...); etc." (a.a.O.: 287f.).

In diesem Zusammenhang sei an die bereits explizierte Funktionsweise traditioneller ärztlicher Ausbildungsstrukturen erinnert, die auf individualisierten und konkurrenzorientierten Wissenserwerb konditionieren (vgl. auch Schmiemann 1994). Intelligenz bleibt somit allenfalls professionsbezogener Besitz und wird in der Organisation nicht gespeichert und als organisationale Ressource für andere Disziplinen oder Berufsgruppen nutzbar gemacht z.T. mit der Folge, dass mit personeller Fluktuation auch gleichzeitig Intelligenz der Organisation unwiderruflich verloren geht. Gefördert und kultiviert wird dieser Prozess, indem die Organisation selber einseitig auf die Entwicklung personalen Wissens durch individuenbezogene Fortbildung setzt, die nicht an Organisationsprozesse angekoppelt werden kann (vgl. Heller 1994: 286). Vor dem Hintergrund der Professionsorientierung ist auch nicht überraschend, wenn sich Ärzte sperren, Wissen anzueignen, das der Veränderung und Entwicklung von Organisationen dient (z.B. Team- und Kommunikationstraining).

---

55 Bezogen auf die Anforderungen medizinischer Informatik s. auch Murrhardter Kreis 1995: 77f.).

Das dem personalen Wissen gegenübergestellte zweite Standbein wird als organisationales Wissen bezeichnet. Hierunter sind das aus den Kommunikationsprozessen resultierende Werk formaler und informeller Regeln sowie deren Handlungsmuster zu verstehen. Es bezieht handlungsleitendes Fachwissen ein, wenn dies in „personen-unabhängigen anonymisierten Regelsystemen" eingegossen ist, „das die Operationsweise eines Sozialsystems definiert" (Willke 1998: 244). Hierunter sind „Standardverfahren (‚standing operations procedures'), Leitlinien, Kodifizierungen, Arbeitsprozess-Beschreibungen, etabliertes Rezeptwissen für bestimmte Situationen, spezialisierte Datenbanken, kodiertes Produktions- und Projektwissen und die Merkmale der spezifischen Kultur einer Organisation" zu verstehen (Willke 1997, zit. n. Heller 1997: 8).

Nur sehr zögerlich gelingt es, dieses organisationsbezogene Fachwissen in Krankenhäusern zu etablieren. Es mangelt an entscheidenden Anreizen, da v.a. intrapersonelle, isolierte und spezialisierte Intelligenz im Referenzsystem der Medizin belohnt wird, bisher jedoch nicht interdisziplinäres, vernetztes und kollektives Wissen. Dem in der Organisation eingegossenem etablierten Fachwissen immanent ist aber auch eine professionsfeindliche Komponente. Es erhöht die Möglichkeiten (professions-)externer Handlungskontrolle, verstärken den Legitimationsdruck und schränkt in der Folge individuelle Freiheitsgrade von Ärzten ein. Bedenken, die sich gegen eine raumgreifende Normierung ärztlicher Handlungen richten, sind zudem durchaus respektabel, da „der Experte ... sehr komplexe, nicht triviale Produkte bzw. Dienstleistungen (liefert), die technologisch nur sehr bedingt erzeugbar und kontrollierbar sind" (Grossmann/Pellert/Gotwand 1997: 25). Sie sind gleichermaßen wissens- wie erfahrungsbasiert und werden (bestenfalls) in der Interaktion mit Patienten (fallverstehend) transformiert (vgl. auch Murrhardter Kreis 1995: 77). Insofern sollten Möglichkeiten und Grenzen des ärztlichen Wissensmanagements, wie sie sich den Kliniken in Form globaler virtueller Informationsnetze der evidence based medicine zunehmend öffnen, im reflexiven Diskurs der Professionals ausgelotet werden und nicht kritiklos in eine selbstreferentielle technologische Handlungsrationalität überführt werden (vgl. hierzu Kap. 3.1.2).

Das Organisationswissen beinhaltet aber auch die über das Fachwissen der Experten hinausgehende etablierte Wissensbasis der Organisation: ihre Kultur, Ziele, Routinen, Traditionen, Dienstwege, Rollenverteilungen, Normen, Regeln, Zuständigkeiten und Kompetenzverteilungen usw. Es ist das organisationale Wissen, das Gedächtnis der Organisation, das abgelegt und wirksam ist in Strukturen und Prozessen. Es ist „zwar von den Personen getrennt, kommt aber nicht unabhängig von den Mitgliedern und ihrem Wissen in Gang" (Willke 1995: 294, vgl. auch Kap. 1.1.5). Dieses Wissen erweist sich als äußerst systemstabilisierend. „Trotz veränderter Umstände und veränderter Personen ist es oft schwierig und manchmal unmöglich, eine etablierte Organisation zu verändern. ... Im Extremfall wissen alle Mitglieder einer Organisation, dass eine bestimmte Regel kontraproduktiv ist, und dennoch gilt die Regel, und alle richten sich nach ihr" (a.a.O. 293). Es ist schon evident, wenn die Organisation Krankenhaus sich wegen der sehr hohen Fluktuation im ärztlichen und pflegerischen Bereich in den unteren Hierarchieebenen personell in kurzen Zyklen erneuert und es dadurch jedoch kaum organisationsrelevante Irritationen gibt und sich gewisse Rituale, die sich auch anachronistisch zu gesellschaftlich geltenden Normen bewegen, hiervon weitgehend unabhängig zeigen, wie klassisch etwa an der Inszenierung der Chefarztvisite und generell – wie aufgezeigt – im Führungssystem innerhalb der Krankenhausärztehierarchie abgelesen werden kann. So wird unreflektiert an überkommenen Regeln und Routinen festgehalten, obwohl sie eigentlich von niemanden mehr als sinnvoll erachtet werden (z.B. mehrmaltägliches Fiebermessen bei allen Patienten, routinemäßige Bettenrunden, Diagnostikroutinen) (vgl. auch Simon 1997: 66).

Bereits weiter oben wurde dargelegt, dass Personen innerhalb sozialer Systeme nicht nur als „Systemteile" rekonstruiert werden dürfen, sondern immer auch qua ,struktureller Kopplung' (Luhmann) als eigene Identitäten im Sinne interner Umwelten verstanden werden müssen. Polarisierend lautet daher die Frage: Schaffen sich Personen *ihre* Organisationen oder werden die Organisationsmitglieder durch die Organisationen ,geschaffen'? Eine interaktionsorientierte Sichtweise verweist vehement auf die offensichtliche Erkenntnis der Handlungs- und Gestaltungsoptionen von Personen innerhalb von Organisationen, in denen es Einzelnen immer wieder gelingt, ihre ganz persönlichen Intentionen, Interessen und Strategien in Organisationen durchzusetzen (vgl. Hill/Fehlbaum/Ulrich 1992: 446). Andererseits ist es ebenso offensichtlich, dass sich Organisationen in ihren Routinen und Regelsystemen weitgehend unabhängig von den Personen stabilisieren und entwickeln. Selbstverständlich sind Regeln, Routinen, standardisierte Handlungsabläufe in ihrem Entstehen nicht unabhängig von Personen denkbar. Im Verständnis der Selbstreferentialität wird jedoch angenommen, dass sie sich innerhalb der Organisation zu einem Eigenleben und zur Eigengesetzlichkeiten entwickeln und damit Bewusstseinsspielräume und Verhalten von Personen überformen. „In organisierten Kontexten wie Unternehmen, Parteien, Kirchen, Schulen, Vereinen etc. verdichten sich Kommunikationen zu Erwartungsmustern und kondensieren ... zu einem *Regelsystem*, welchem das einzelne Mitglied nur schwer entrinnen kann: ,Routinen überdauern Personalfluktuation und werden einmal durch schriftliche Anweisungen, Stellenbeschreibungen, Regeln usw. überliefert, aber auch durch Sozialisation der neuen Mitarbeiter weitergegeben. Wie das kollektive Gedächtnis aufrechterhalten wird und wie das dort gespeicherte Wissen zugänglich gemacht und abgefragt werden kann, bestimmt den Lernprozess maßgeblich' (...)" (Hervorh. i.O.) (Willke 1996b: 158). Den Personen werden definierte Rollen zugeordnet, an die bestimmte, von den Personen unabhängige Erwartungen, Aufgaben, Befugnisse und dergl. geknüpft sind.

Diese Rollenerwartungen können z.T. formal in Stellenbeschreibungen geregelt sein, wirken aber auch ‚ungeschrieben' durch gesellschaftliche Prozesse und die Geschichte der Organisation. Damit kommt es zur Herausbildung einer relativ stabilen Ordnung (Willke), die in dieser Form wahrscheinlich von niemandem im Betrieb intendiert war und auch nicht ‚eingeführt' wurde.

Die einseitige professionsgebundene Wissensbasierung der Medizin und ihre mangelnde Ankopplung an die anderen betrieblichen Organisationsstrukturen hat für das Krankenhaus weitreichende Konsequenzen. Das medizinische Subsystem entwickelt sich quasi neben den betrieblichen Strukturen mit teilweise anachronistischen Entwicklungslinien: „imponierend leistungsfähig und unmodern zugleich" (Grossmann/Prammer 1995: 16). Auf der einen Seite eine hoch technisierte, hochkomplexe Medizin auf höchstem wissenschaftlich-technischen Erkenntnisniveau und auf der anderen Seite eine vergleichsweise retardierte, großteils noch vortechnologische Administration und Steuerung nichtmedizinischer und pflegerischer Betriebsprozesse (vgl. auch Simon 1997: 40, 42).[56]

Aber auch Patienten und Patientinnen als interne Umwelten des Krankenhauses tragen maßgeblich zur Konstitution und Stabilisierung des organisationalen Regelsystems bei. „Im Krankenhaus passen sich nicht nur die Patienten an die zweifellos unverhältnismäßig mächtigeren und wissenden Ärzte und Pfleger an, sondern die Handlungen des therapeutischen Personals sind ebenfalls als Anpassungsreaktionen an die Patienten zu interpretieren. In ihren Reaktionen aufeinander greifen Patienten und therapeutisches Personal auf gängige Thematisierungen von Pathogenität zurück, die sie in der aktuellen Situation modifizieren und dadurch – mehr oder weniger erweitert – reproduzieren. Nur durch diesen modifizierten Rückgriff auf gesellschaftlich gängige Thematisierungen wird die große Stabilität der Krankenhauskultur trotz starker Fluktuation nicht allein der Patienten, sondern auch des therapeutischen Personals begreifbar" (Müller/Behrens 1989: 87).

---

56 JOHNS konstatiert noch für das Jahr 1989 einen deutlichen technologischen Rückstand bei der Implementierung von Krankenstationen einbeziehenden Informationssystemen im Vergleich zum westlichen Ausland. Er weist aber auch darauf hin, dass im Zuge der Krankenhausfinanzierungsneuordnung viele Kliniken die breite, mit den Leistungsabteilungen vernetzte EDV-Einführung planten. Motive waren hierfür vor Allem der Wunsch nach Kosten- und Leistungstransparenz, Budgetkontrolle und die Optimierung betrieblicher Abläufe (vgl. Johns 1991: 135ff.). Für Mitte der 90er Jahre sieht die Bilanz nicht viel besser aus. „Aus empirischen Untersuchungen ist bekannt, dass etwa die Hälfte aller Krankenhäuser ihren *IT-Durchdringungsgrad* (Informationstechnologie, P.S.) als hoch, bzw. sehr hoch angeben, wohingegen dieser in der anderen Hälfte als gering, bzw. sehr gering bezeichnet wird. Ferner werden in etwa drei Viertel aller Krankenhäuser noch die mittlerweile als veraltet angesehenen Großrechnersysteme verwendet" (Hervoh. i. Orig.) (Skowronnek/Bader 1997: 47).

Bereits ILLICH hat unter dem Stichwort der ‚Enteignung der Gesundheit'
darauf aufmerksam gemacht, dass die Menschen Medizin zur Lösung au-
ßermedizinischer (psycho-sozialer) Probleme instrumentalisieren und damit
die Dominanz der Ärzte im Gesundheitswesen perpetuieren (vgl. auch Waller 1985: 17).[57]

4.2.4 Selbstreferenz der Subeinheiten versus interdisziplinäre und -professionelle Zusammenarbeit – organisatorische Selbstreflexion und intelligente Organisationen

Selbstreferentialität in sozialen Systemen stellt eine system-evolutionäre
Bedingung der funktionellen Ausdifferenzierung dar, die sich in Richtung
auf Selbstbezogenheit, Autonomie und Zentrifugalität entwickelt. Organisationale Regelsysteme als geschriebene ‚Gesetze' der Organisation oder als
ungeschriebene Verhaltensnormen, wirken als Handlungsmuster und konstituieren die Sinngrenzen, die Erwartungshorizonte, Selbstverständnisse,
Grundannahmen u. Ä. der Organisationsmitglieder. Sie haben tragende Bedeutung für die Sinn- und Identitätsentwicklung und werden in positiver
Wendung heute gerne unter dem Schlagwort der ‚corporate identity' innerhalb modernen Managements hervorgehoben. Inwieweit die Systemgrenzen
allerdings immer geschlossener werden, Selbstreferentialität zur pathologischen Überstabilisierung führt und die Anschlussvoraussetzungen an die
Umwelten abnehmen, hängt von den in der Organisation ablaufenden
Kommunikationen und Lernprozessen ab (vgl. Kap. 1.6).

Der größte Teil formal geregelter Kommunikation wird dabei in die Erledigung der Sachaufgaben zur Gegenwartsbewältigung investiert. „Sie (die
Krankenhäuser, P.S.) sind in der Regel ein voll kontinuierlich arbeitender
Betrieb mit einem hohen Durchlauf an Patienten, einem Nebeneinander von
technikintensiven und sehr personenbezogenen Leistungen und einem sehr
hohen Koordinationsbedarf zwischen den unterschiedlichen patientenbezogenen Maßnahmen, um nur einige Dimensionen zu nennen" (Grossman
1993: 306). Unterentwickelt sind dagegen traditionellerweise Kommunikationsstrukturen, welche die Anschlussfähigkeit des Krankenhauses an horizontale Systeme externer (z.B. gesellschaftlich produzierter Bedarf an
Krankenhausleistungen, Finanzierungsanforderungen, komplementäre Ge-
sundheitsinstitutionen) und vertikale interne Umwelten (Subsysteme) erhöhen würde. „Ein näherer Blick in die alltäglichen Arbeitsabläufe zeigt, dass
die Kommunikations- und Arbeitsstrukturen funktional sehr unterschiedlich

---

57 Ein eindrucksvolles Beispiel findet sich bei HONTSCHIK, der exemplarisch bei der
Operationsindikation Appendektomie statistisch nachweisbar belegt, dass offenbar
viele Mütter von betroffenen jugendlichen Mädchen Ärzte dazu verleitet werden,
fehlindizierte Operationen vorzunehmen. „Der Chirurg muss sich auch fragen, wie
es denn möglich ist, dass ihn ein Elternteil einer Patientin zu einer Resektion eines
Darmabschnittes zwingen kann, wo er doch sonst alleine Herr über diese Entscheidung ist" (Hontschik 1994: 60).

ausgeprägt sind. Organisatorisch anspruchsvolle medizinisch-technische Prozesse, wie etwa die Organisation einer Operation, werden tagtäglich einwandfrei erledigt. Andere Funktionen werden in der Organisation Krankenhaus tendenziell vernachlässigt, und die darauf bezogenen Kommunikationsstrukturen sind schwach entwickelt. Dazu gehören: soziale Integration und Unterstützung auf Teamebene, Konfliktbewältigung, Selbstbeobachtung und Auswertung der Arbeit, systematische Personalentwicklung, gemeinschaftliche Planungsprozesse, die Entwicklung von Regeln und Standards für schwierige Arbeitssituationen, bereichsübergreifende Planungs- und Entscheidungsprozesse, organisationsbezogene Selbstbeschreibung und Strategieentwicklung" (a.a.O.).

Als besonders kritisch aus systemtheoretischer Betrachtung muss einerseits der generelle Mangel an Selbstreflexion bewertet werden und andererseits die hohe Autonomie der Subeinheiten. Selbstreflexion und Selbstthematisierung fehlen als unverzichtbare Instanz zur kritischen Bewertung der produzierten Sinnsysteme und generierten Handlungsabläufe i.S. einer Gegenrationalität. Die hohe Autonomie der Subeinheiten führt zur Desintegration von Versorgungsketten mit hohen materiellen und immateriellen Folgekosten (vgl. Feuerstein 1993: 44ff.) und sie verhindert auf das Gesamtkrankenhaus orientierte Handlungsoptionen. „Betrachtet man die organisatorische Ausdifferenzierung eines durchschnittlichen Krankenhauses, so ist festzustellen, dass die Kommunikationsstrukturen, die der Bearbeitung fach- und bereichsübergreifender Aufgaben dienen können oder auf die Entwicklung der Gesamtorganisation bezogen sind, besonders schwach ausgebildet sind. Das gilt für interprofessionelle Teamarbeit in den Stationen und Institutionen ebenso wie für die Abstimmung zwischen den Fachbereichen, z.B. in der gemeinsamen Planung des Operationsbetriebes oder die Abstimmung auf der Ebene des Gesamtbetriebes, was Strategie, Ressourcensteuerung oder Qualitätsstandards betrifft" (Grossmann 1993: 306f.). Gegenrationalität bedeutet hier vor allem Selbstbeschränkung der Vielfalt der Handlungsoptionen im Interesse von Systemintegration zur Erhöhung der Viabilität. „Da jedes Teilsystem die Möglichkeit zur Überproduktion von Optionen hat, sobald es nur seine eigenen Kriterien, Ziele und seine eigene Teilsystemrationalität maximiert, gleichzeitig aber jedes Subsystem bei einer Maximierungsstrategie der anderen Teile Gefahr liefe, seine partielle Autonomie zu verlieren, ist Koexistenz, Kompatibilität und Koordination nur möglich, wenn die jeweiligen Teile sich selbst beschränken, ihre Optionsvielfalt reduzieren, indem sie sie schon mit Rücksicht auf die Möglichkeiten der anderen Teile und des Ganzen formulieren" (Willke 1996a: 237).

Diese einleuchtende systemische Gesetzmäßigkeit, dass nur Selbstbeschränkung Viabilität garantiert, scheint im System Krankenhaus weitgehend außer Funktion gesetzt zu sein. Nur so ist nachzuvollziehen, weshalb einerseits Kulturen und Strukturen mit teils anachronistisch anmutendem Charakter überdauern sowie andererseits unter dem hohen Grad funktioneller

Differenzierung „die Einheit und die Ganzheitlichkeit des Behandlungsgeschehens verloren zu gehen (droht). Anders ausgedrückt: Es entstehen immer mehr Schnittstellen zwischen den beteiligten Akteuren, Techniken und (Teil-)Institutionen, die, aus der Perspektive des Patienten, zu Brüchen im Behandlungsablauf und, aus der Perspektive des medizinischen Systems, zu dysfunktionalen Leistungsstrukturen und Kooperationsbeziehungen führen" (Feuerstein 1993: 43). JORDAN/KRAUSE-GIRTH (1986) illustrieren an einem Fallbeispiel eindrucksvoll, wie ein Patient mit der Selbstdiagnose Herzinfarkt in seiner Patientenkarriere (mit Coronardilatation und iatrogen gesetzter Komplikation) bis zur Beendigung der Anschlussheilbehandlung durch die Hände von 19 Ärzten geschleust wird.

Diese – das leistungssteigernde Potenzial bedrohende – prozessuale Dekomposition integrationswirksamer Normen, Sinnbezüge, Handlungsmuster, Zielsysteme (Feuerstein) bezieht sich selbstverständlich nicht nur auf das Krankenhaus, sondern ebenso auf interinstitutionelle Schnittstellen. Die autonomisierten (Sub-)Systeme auf den Makro- und Mesoebenen folgen ihren selbstreferentiellen Steuerungsanreizen, konkurrieren miteinander, behindern sich gegenseitig und sind nicht in der Lage, sich zu einem auch nur annähernd kohärentem kontextuellen Handlungssetting zu vereinen. So entstehen immense Leistungseinbußen, Humanitätsdefizite und wirtschaftlichen Irrationalitäten (vgl. ausführlich dazu Feuerstein 1994b: 209ff.).

Krankenhäuser sind dumme Organisationen gerade wegen der dominanten Stellung ihrer intelligenten Experten. Bisher ist es den allermeisten Krankenhäusern nicht gelungen, die konkurrierenden Steuerungsmedien in ein betriebliches Widerspruchsmanagement (Heller) einzubringen, sie mithin im Krankenhaus ausreichend transparent, diskurs- und konsensfähig zu machen. Hierfür müssen neue Kommunikationsstrukturen zwischen den Repräsentanten der Verwaltung und den direkt patientenbezogenen Leistungsträgern aufgebaut, aber auch zwischen den Abteilungen und zwischen den Berufsgruppen etabliert werden.

Es mangelt durchweg an Instrumenten, die geeignet sind, das Potenzial kritischer Selbstbeobachtung gerade auch der medizinischen Arbeit zu erhöhen. WILLKE hat am Fallbeispiel des Wissensmanagements der Fa. MCKINSEY illustriert, welche gehörigen Anstrengungen etwa eine Unternehmensberatung unternimmt, um sich selbst zu aktualisieren, Wissens- und Informationstransfer zwischen den Firmenangehörigen zu ermöglichen, dabei gleichzeitig Komplexität für die Akteure überschaubar zu halten, ein selbststeuerndes Anreizsystem zu entwickeln und sich damit im besten Sinne des Wortes zu einem lernenden Unternehmen zu entwickeln (vgl. Willke 1995: 315). Damit kann ein Schlaglicht auf die immensen Anstrengungen, die das Krankenhaus noch auf dem Wege zu einer intelligenten Organisation zu bewältigen hat, geworfen werden.

„Unabdingbare Voraussetzungen sind:

1. Auf der Input-Seite:

- die Qualität der eingegebenen Wissenselemente;
- die Disziplin bei allen Teams, die Erfahrungen eines Projekts sofort und gründlich auszuwerten;
- organisationale Anreize für diese Disziplin, die tatsächlich für Reputation und Beförderung relevant sein müssen;
- die Abfassung der einzugebenden Dokumente in einer Sprache und Form, die eine Generalisierung des implizierten Lernprozesses erleichtert.

2. Auf der Infrastruktur-Seite:

- Elektronische Datenbanksysteme, die eine gute Balance zwischen Einge-berfreundlichkeit, Formalisierung, Benutzerfreundlichkeit, Tiefe und Zu-gänglichkeit bieten;
- eine professionelle Pflege der Datenbanken durch periodische Entrümpe-lung nach brauchbaren Kriterien (z.B. Nachfragehäufigkeit, Aktualität, neue Thematiken), durch kontinuierliche Anregung der Teams zur Ver-besserung ihrer Eingaben, durch Rückkopplung der Nutzerbedürfnisse an die Struktur der Datenbanken;
- beispielhaft organisierte Nutzung der Wissensbasis durch Überblicksin-formation (‚Inhaltsverzeichnis'), thematisch aktuelle Bulletins, Heraushe-ben neuer Ideen und Konzepte in Rundbriefen;
- Entwicklung von Indikatoren für effektives Wissen, effektive Nutzung, Nicht-Nutzung, Aktualität, Vergessen, brisante Themen, sich abzeich-nende Problematiken etc.;
- Schnelligkeit und Genauigkeit der abgerufenen Informationen;
- Weiterverweisung auf (interne und externe) Experten, wenn die Anfrage keine hinreichende Antwort erbringt.

3. Auf der Nutzer-Seite:

- Aktive und routinierte Nutzung der Wissensbasis;
- laufende Evaluation der Nutzung und Zurückspielen der Bewertung an das Wissensmanagement;
- Bereitschaft jedes Nutzers, sich als Experte zur Verfügung zu stellen im Austausch für die Zugänglichkeit anderer" (Willke 1995: 315f.).

Inwieweit es gelingt, die für die Organisationsentwicklung notwendige per-sonale Intelligenz in Organisationsintelligenz (Willke) zu transferieren, hängt somit von den hierfür vorbereiteten Strukturen der Wissensspeiche-rung und der bedienungsfreundlichen Wissensnutzung ab. Im Krankenhaus fällt auf, dass die mannigfaltigen Lernerfahrungen, die z.B. durch geglückte oder nicht geglückte medizinisch-pflegerische Interventionen in oftmals

sehr schwierigen Situationen gemacht werden, sich nicht zu berufsgruppenübergreifenden kollektiven Erfahrungen entwickeln können. Weder vollzieht
sich eine kritische „Selbstbeobachtung, Selbstbeschreibung und Selbstreflexion" (Grossmann 1994: 316) im relevanten Maße, noch wird die
Chance kollektiven berufsübergreifenden Lernens (etwa durch Fallbesprechungen, Balintgruppen, Teamsupervision) besonders genutzt, noch – und
dies dürfte wohl fast immer der Fall sein – werden Erfahrungen in komplexen Situationen so zugänglich gespeichert, dass sie auch zur Handlungsorientierung in ähnlichen Situationen von Teams herangezogen werden können. Werden fachbezogene Reflexionen durchgeführt, so finden sie im
Rahmen von Besprechungen vorwiegend innerhalb der medizinischen Profession statt. Diese berufsständische Selbstbeschau reduziert aus nahe liegenden Gründen die Chancen eines das berufsbornierte Wissen überschrei-
tenden Erkenntnisgewinns.

Aber auch die Ausdifferenzierung des medizinischen Systems und Desintegration der Behandlungskette in ambulante, stationäre und poststationäre
Versorgungseinrichtungen bewirken eine Parzellierung der Patientenverantwortung und erschweren den Blick auf Spätfolgen des eigenen Akteur-
handelns (vgl. auch Selbmann 1997: 256).

So schließt sich der Kreislauf, indem Fehler und Schwächen sich perpetuieren können, weil sie wegen des fehlenden Prozesses einer kritischen Selbstreflexion häufig gar nicht erst erkannt werden, aber auch selbst im Falle ihres häufig nur zufälligen Erkennens dann nicht der Gesamtorganisation als
Wissensbasis zur Verfügung gestellt werden.

Eine betriebliche Selbstreflexion, die nicht vom medizinischen System selber ausgeht, sich also nicht nach dessen vorgegebenen selbstproduzierten
Normen und Standards richtet, wendet sich damit potenziell immer auch
gleichzeitig gegen dessen professionellen Status. Insofern ist es nicht überraschend, wenn sich die Medizin sich immer dann dagegen wehrt, wenn sie
die Regeln der ‚Selbstreflexion' nicht selber festlegen kann. Eine ‚selbstreferentielle Nabelschau' avanciert jedoch leicht zur reinen Alibifunktion und
bezieht keine andere als die selbst produzierte Handlungsrationalität ein.

Das wechselseitige Zusammenwirken medizinischer Ausdifferenzierung
und Referenz an selbst hervorgebrachten medizinimmanenten Kriterien
bringt in der Folge ernsthafte Ressourcenprobleme mit sich, die schnell an
die Grenzen der Leistungsfähigkeit des Krankenhauses gelangen können.
Diese Ausdifferenzierung vollzieht sich um die fachlichen Profile der ärztlichen Leitungen. Die Stellenvermehrung in diesen Subeinheiten bringt
dann jedoch der Organisation keine Entlastung, sondern durch ärztliche
Leistungsausweitung Folgelasten für andere Berufsgruppen und höheren
Integrationsbedarf für die Gesamtorganisation.

Der Mangel an Evaluation der Arbeit bezieht sich aber nicht nur auf die gesamte stationäre Patientenversorgung und -pflege, sondern auch auf die ohnehin unterbewerteten alltägliche Routineabläufe und häufig auch auf größere Projekte der Organisationsveränderung, die irgendwann ‚einschlafen', ‚auslaufen' oder sich so weit verselbständigen, dass sie den Anschluss an die Gesamtorganisation verloren haben.

4.2.5 Dominanz informeller Prozesse

Ein weiterer Aspekt, der von GROSSMANN für das geringe Interventions- und Steuerungspotenzial von Krankenhäusern verantwortlich gemacht wird, meint die informelle Steuerungsdominanz, die sich in fataler Weise auf die Stabilisierung selbstreferentieller und konservativer Strukturen und Prozesse auswirkt und Innovationsbemühungen regelmäßig konterkariert. „Diese informellen Prozesse sind gleichermaßen eine Stärke und Schwäche der Organisation. Sie tragen einerseits wesentlich zur Funktionsfähigkeit des Krankenhauses bei, gleichzeitig erschwert die Dominanz informeller Prozesse und Regelungen eine gezielte Entwicklung der Gesamtorganisation. Es ist in dieser Organisationskultur schwierig, Verbindlichkeit zu erzielen, getragen von der Akzeptanz der Beteiligten und nicht bloß situativ hierarchisch durchgesetzt oder Einzelinteressen folgend. Entscheidungen und offizielle Regelungsversuche und ständige informelle Praxis stehen im Widerspruch. Getroffene Entscheidungen werden häufig auf informeller Ebene unterlaufen, partikulare Interessen sind das Vorherrschende. (...) Ein Blick auf die Erkenntnisse der Organisationsforschung und der Organisationsberatung zeigt, dass Organisationen, in denen das Informelle dominiert, zu den schwerfälligen sozialen Systemen zählen. Eine Organisation kann sich letztlich nur über ihre offiziellen, anerkannten Arbeits- und Entscheidungsstrukturen entwickeln" (Grossmann 1993: 307). Auf dieses Problem wurde bereits im Hinblick auf die mangelhafte formelle Regelung der Zuständigkeitsbereiche von Ärzten und Pflegenden hingewiesen. Es lässt sich aber auch als ein generelles Steuerungsproblem von Expertenorganisationen erkennen, dass in zentralen organisationsbezogenen Managementbereichen Leitungsdefizite vorherrschen. Somit bleibt ein Vakuum für informelle Strukturen, die verständlicherweise immer in den Bereichen am besten gedeihen, in denen die Funktionsträger der formalen Hierarchie nur wenig präsent sind (vgl. Burchgart 1996: 7).

Die von GROSSMANN vorgenommene Differenzierung zwischen Strukturen und Prozessen, die in erster Linie der unmittelbaren Erledigung von Dienstleistungsaufgaben dienen und denen, die der Selbstaufmerksamkeit der Organisation gelten, ist höchst sinnvoll, da sie auf die Perspektiven differenter innerorganisatorischer Interventionen abzielt. Während Formalisierungen patientenbezogener Dienstleistungen von Medizin und Pflege in Form von Pflegestandards oder medizinischen guide lines, geplanten Behandlungsabläufen, evidence based medicine u.Ä. der einzelfallbezogenen professionellen Handlungskompetenz deutliche Grenzen aufweisen und im Widerspruch zur häufig erforderlichen situativen Flexibilität stehen können, sind organisationsbezogene Regeln, Standards und deren verbindliche Einhaltung für Aspekte der Selbstthematisierung, Selbstreflexion, Personalpflege, Strategieentwicklung u. dgl. m. von herausragender Wichtigkeit für Organisationsentwicklung des Krankenhauses.

Für die Krankenhauspflege ist bspw. auffällig, dass sie sich nicht selten mit hohem Engagement für Veränderungen einsetzt, dafür aber nur mit geringem Erfolg belohnt wird. So wird ein vergleichsweise großer Aufwand für die Einführung der Pflegeplanung und die Entwicklung von Pflegestandards betrieben.[58] Vernachlässigt wird dagegen weitgehend die systematische Einführung in relevante Entscheidungs- und Organisationsstrukturen. Der Einführungsprozess bleibt zu oft ungesteuert, unreflektiert und weitgehend sich selbst überlassen. Nicht selten werden die Aus- und Wechselwirkungen auf die Gesamtorganisationen unterschätzt, werden die Organisationsschnittstellen zu wenig moderiert und wurden Entscheidungsfindungen zu unverbindlich geklärt. Zurück bleiben dann Irritationen im Organisationssystem, die aber zu selten zu den gewünschten Entwicklungen führen, wie u.a. auch an den ernüchternden Erfolgsbilanzen der Reorganisationsprojekte stationärer Pflegearbeit gesehen werden kann (vgl. Engelhardt/Herrmann 1999).

Zurück bleiben immer wieder frustrierte Mitarbeiterinnen und Mitarbeiter, die sich mit viel Engagement für eine Sache stark gemacht haben, an den Strukturen gescheitert sind und neuen Vorhaben mit Ressentiments gegenüberstehen. Diese pathologische Lernerfahrung ist der eigentliche Schaden, der an den Humanressourcen der Betriebe angerichtet wird. Diese Mitarbeiter und Mitarbeiterinnen verlieren nachhaltig das Zutrauen in die Erneuerbarkeit ihres Krankenhauses. Dieser Schaden drückt sich zum einen relativ vermittelt in Zahlen der Fluktuation und der Krankenstände aus, zum anderen aber auch im Fort- und Weiterbildungsverhalten der Beschäftigten. Er drückt sich aber auch im Engagement für die Arbeit aus.

Mit dieser krankenhausspezifischen ‚Kultur des Unverbindlichen' werden „auch die Leistungen der formellen Strukturen, z.B. auf Leitungsebene, regelmäßig abgewertet. (...) Die Blüte des Informellen entleert die formellen Kooperationsbeziehungen und Entscheidungsprozesse, ohne selbst dauerhafte Regelungen und Verbindlichkeiten sicherstellen zu können" (Grossmann 1993: 307). Die Dominanz informeller Prozesse rückt die Steuerungspotenziale des Krankenhausmanagements in ein realistisches Licht. Krankenhaussteuerung kann nur vom Inneren der Organisation erfolgen und bedeutet v.a. Kontextsteuerung, deren zwar nicht hinreichende, aber notwendige Voraussetzung die Etablierung formaler Kommunikations- und

---

58 BIENSTEIN errechnet durchschnittliche Betriebsaufwendungen in Höhe von 25.000,- DM pro Standardentwicklung (Bienstein 1995: 26)

Sanktionierungsstrukturen beinhaltet. Veränderungen bedeuten längerfristigen Kulturwandel, Umlernen der Organisation und sind in den organisationalen Effekten virtuell und nicht exakt planbar.

Als zusammenfassende Betrachtung des Krankenhauses als Expertensystem kann festgehalten werden:

- Ärzte sind die maßgeblichen Handlungsakteure des Krankenhauses und veranlassen im Wesentlichen das gesamte Leistungsspektrums des Versorgungsprozesses. Als staatlich legitimierte Professionsinstanz handeln sie in einem selbstformulierten Auftrag und unter eigener fachlicher Kontrolle. Ihre Handlungsorientierung ist mithin auf ihre professionseigenen fachlichen Normen und Werte ausgerichtet. Aus ihrer Sicht gehen das Krankenhaus und eben auch die anderen Berufsgruppen in der Erfüllung der ärztlich-professioneller Handlungsziele auf oder anders formuliert, sie haben für die Rahmenbedingungen zu sorgen, die für das ärztliches Handeln notwendig sind. Im Rekurs auf Erfahrungen von Wirtschaftunternehmen geht HELLER denn auch davon aus, dass ein radikal auf das Gemeinwohl der Organisation orientiertes Management, das sich auf kooperative interprofessionelle Ziele bezieht, nicht von berufsständischen Vertretern, sondern nur durch autonome Funktionen und berufsneutrale Rollen wahrgenommen werden kann. Nur ein solches berufsständisch unabhängiges Management ist in der Lage, die Ziele der Gesamtorganisation zu verfolgen (Heller 1997: 8).

- Medizinische Selbstreferenz, Ausdifferenzierungen und Spezialisierungen bewirken zunehmend, das ärztliches Handeln an Grenzen sozialstaatlicher Verträglichkeit stoßen, die von ihnen eine doppelte Loyalität einfordert (gegenüber dem Sozialstaat und den individuellen Patienten). Über das politische System wird diese Loyalitätsanforderung an die Institutionen der Gesundheitsversorgung weitergereicht und kondensiert innerhalb des Krankenhauses als Konflikt zwischen den Handlungszielen der Ärzte und den Organisationszielen.

- Die ärztliche Handlungsautonomie erweist sich damit zunehmend als gesamtorganisationales Steuerungsproblem. Weder lassen sich Ärzte für Organisationsziele in Anspruch nehmen, noch fühlen sie sich für die Regelung von Leitungs- und Managementaufgaben der Gesamtorganisation verantwortlich. Dies wird bestärkt dadurch, dass diese professionsfernen Aufgaben der ärztlichen Reputation nicht zuträglich sind. Angesichts des auf den Krankenhäusern liegenden Reformdrucks erweist sich die in ihrer Kultur eingelagerte Vernachlässigung der für die interne Steuerung notwendigen formellen Regelungen, Kommunikations-, Entscheidungs- und Sanktionierungsstrukturen als äußerst selbstblockierend. Dort, wo Versuche von offizieller Seite zur Intervention unternommen werden, fallen sie nicht selten der Dominanz informeller Strukturen zum Opfer. Das Krankenhaus kann damit als ein besonders veränderungsresistentes System verstanden werden, dem es insbesondere auch nicht gelungen ist, seine zwischen den verschiedenen Fachabteilungen und Berufsgruppen konfligierenden Zielorientierungen im Interesse der Gesamtversorgungsanforderungen zu bewerten und auszuhandeln.

• Opfer ärztlicher Ausdifferenzierung und Spezialisierung ist aber auch der integrierte patientenbezogene Versorgungsprozess: Patientenverantwortung orientiert sich an menschlichen Organen, Organsystemen oder körperlichen Teilfunktionen, denen die fachliche Aufmerksamkeit gilt und die alleine im ärztlich-professionellen Gratifikationssystem anerkannt ist. Berufsegoismen und die Vernachlässigkeit berufs- oder institutionsübergreifender Versorgungsanforderungen sind damit vorprogrammiert.

• Das ärztliche Handlungssystem prozessiert kaum Mechanismen, um eine andere als die eigene medizinische Systemrationalität zur Kenntnis zu nehmen. Das eigene professionelle Handeln wird überbewertet, und der Beitrag anderer an der Patientenversorgung beteiligter Berufsgruppen gerät aus dem Blick. Angesichts des medizinischen Handlungsmonopols gehen aber bisher Anreize der Fremdreferenz noch kaum von den interagierenden Teilumwelten aus. Insofern bestehen auch kaum Anlässe, fremdreferentielle Aspekte der kritischen Selbstreflexion, Evaluation, Selbstthematisierung organisationsintern als zugängliches fachliche Wissensmanagement über Versorgungsprozesse, Behandlungsergebnisse, Folgewirkungen u. Ä. zu entwickeln.

• Ärzte sind – so trivial es klingt – als hoch qualifizierte Experten für das Krankenhaus überlebenswichtig. Eine zentrale Zukunftsanforderung der Krankenhausorganisation muss es daher sein, ihnen einerseits gute Arbeitsbedingungen zu verschaffen und sie andererseits zu veranlassen, ihren Beitrag stärker auf eine integrierte Versorgungsleistung zu programmieren.

4.3 Systemdynamik der Krankenhausmedizin

In den vorangegangenen Kapiteln wurde die Analyse auf das Gesamtsystem des Krankenhauses bezogen. Dabei konnte heraus gearbeitet werden, dass die Medizin in ihrer Funktion als Experten die Steuerungskontingenzen des Krankenhauses entscheidend präformiert. Offen ist dabei aber noch, durch welche Kommunikationsmedien die medizinisch-fachliche Handlungsrationalität prozessiert wird. Bei der professionellen Handlungssteuerung kann zunächst von einem erheblichen Einfluss der Medizinwissenschaft ausgegangen werden. Da sich die Krankenhäuser aber immer stärker auf die Einhaltung restriktiver Finanzierungsvorgaben auszurichten haben, wird sich die Untersuchung auch auf die systemische Verarbeitung des Widerspruchs zwischen fachlichen und betrieblich-ökonomischen Zielen innerhalb der Medizin konzentrieren.

4.3.1 Steuerung durch Medizinwissenschaft und Medizintechnik

Das Handeln von Professionals wird maßgeblich durch die jeweils zugrunde liegende Wissenschaft beeinflusst (vgl. Kap. 4.2.1). Daher soll zunächst einmal ihr allgemeiner Systemcharakter herausgehoben werden. „Die interne Operationslogik der Wissenschaft hat sich endgültig auf eine selbstreferentielle, rekursive, operativ geschlossene und in diesem Sinne autonome Prozessierung von Kommunikation eingespielt, die sie der Leitdifferenz (dem Code) von Wahr/Unwahr verdanken" (Willke 1995: 232). WILLKE verweist mit dem Begriffspaar von Wahr/Unwahr auf KUHN, der das *Paradigma* als den Kern einer ‚scientific community' herausgestellt hat. Darunter ist die Gemeinsamkeit explizit formulierter Gesetze und theoretischer Annahmen zu verstehen, die von den Angehörigen der ‚scientific communitiy' nicht ohne Weiteres einer Kritik zugänglich gemacht werden (vgl. Chalmers 1989: 93f.). „Die Art und Weise, wie ein Wissenschaftler einen bestimmten Aspekt der Welt sieht, wird durch das Paradigma bestimmt, in dem er arbeitet. Kuhn betont, dass Anhänger rivalisierender Paradigmen im gewissen Sinne ‚in verschiedenen Welten leben'" (a.a.O.: 97), die ihnen aber nicht in jedem Fall bewusst sein müssen, da sie zwar durch das Paradigma zu einer bestimmten Weltsicht sozialisiert werden, aber diese Sichtweise in der Regel nicht Gegenstand kritischer Reflexionen ist.

Wie bereits ausgeführt, besitzen gerade positivistisch orientierte Naturwissenschaften (wie die Medizin) keine ‚Rezeptoren', um kritische Bezugspunkte außerhalb ihrer selbst hervorgebrachten Anschauungen zur Kenntnis zu nehmen. So gesehen sind (Natur-)Wissenschaften Paradebeispiele für selbstreferentielle geschlossene Kommunikationsmedien. „Auf diese Weise entsteht schließlich das, was Kuhn die ‚normale Wissenschaft' nennt. In ihr ist aus dem Paradigma eine Art Dogma geworden, das bestimmt, was Wissenschaft und eine wissenschaftliche Wahrheit sind. Es zwingt den einzelnen Wissenschaftler, während seiner ganzen Laufbahn nicht anderes zu tun, als zu versuchen, die Phänomene, die er beobachtet, in die Schublade einzuordnen, die das Paradigma bereitstellt" (Uexküll 1994: 19). So kann davon ausgegangen werden, dass die Medizinwissenschaft Operationsregeln generiert, „welche die in ihnen ablaufenden Operationen auf selbstreferentielle, rekursive Laufbahnen zwingen" (Willke 1996b: 61).

Im weiteren Zugriff zur Betrachtung des Medizinsystems wird nunmehr der Technikbegriff eingeführt, da zunehmend davon auszugehen ist, dass medizinisches Handeln keineswegs mehr nur den autopoietischen Regeln ihrer Medizinwissenschaft folgt, sondern längst in ihrer Steuerungslogik von einem technischen Impetus transformiert wird.

Das Technikverständnis von BORSI etwa ist sehr weit gefasst und subsumiert alles, „was an Rahmenbedingungen oder strukturellen so genannten Sachzwängen dem sozialen System gegenübersteht" (Borsi/Schröck 1995: 87). Diese Definition lässt annehmen, dass sich die technische Dimension analytisch von der sozialen Dimension abtrennen ließe. Unter system-theoretischer Perspektive muss aber, wie oben bereits angedeutet wurde, idealiter von einem gegenseitigen Transformationsprozess beider System-komponenten ausgegangen werden: weder determiniert das Technische soziales Handeln, noch werden soziale Prozesse von der Technik determiniert, sondern beide Systemkomponenten konstituieren sich zu einem soziotechnischen Ensemble. So werden Handlungsoptionen des Systems zwar nicht durch technische Artefakte zwingend begrenzt und vorgegeben, aber anzunehmen ist, dass „Technik (...) im Prozess ihrer Anwendung organisations-, handlungs- und verhaltenswirksam wird und auf diese Weise Sozialkontexte präformiert – sei es nun in absichtsvoller Konstruktion oder als ungeplanter Nebeneffekt" (Feuerstein 1994a: 106f.).

Bei näherer Betrachtung wird es schwierig, überhaupt noch einen Unterschied zwischen dem Technischen und dem Sozialen zu charakterisieren, denn ‚strukturelle Sachzwänge' i.S. BORSIs sind ohne Berücksichtigung sozialer Aspekte nicht denkbar.

FEUERSTEIN listet eine ganze Reihe unterschiedlicher Klassifizierungsmodelle der medizinischen Technik auf, die allesamt in ihrem Erklärungsgehalt sehr begrenzt sind und schlussfolgert daraus, dass „eine einheitliche Klassifikation des heterogenen Technikensembles im medizinischen System (...) wohl auch in Zukunft kaum gelingen (wird)" (a.a.O.: 112).[59] Er verzichtet daher auf eine scharfe Grenzziehung und verwendet eine allgemeine Technikdefinition. „In theoretischer Perspektive kann Technik als regelgeleitete Abfolge detaillierter Handlungsschritte zur automatischen Abarbeitung von Problemlösungen verstanden werden" (a.a.O.: 110). Hierunter lassen sich nun tatsächlich hochkomplexe medizintechnische Großgeräte (Computertomograph), wie halbmanuelle Hilfsinstrumente (Stethoskop), wie manuelle Handlungsabläufe (Operations-Technik) oder auch So-

---

59 FEUERSTEIN nennt folgende Klassifizierungsangebote: 1. Therapeutische und diagnostische Techniken, deren Differenzierung wegen der fließend gewordenen Grenzen besonders innerhalb der minimalinvasiven Techniken schwierig geworden ist. 2. Medizintechnik, als Technik, mit direktem Patientenkontakt sowie Technik in der Medizin, als nicht-medizinspezifische Technik; „beide Bereiche sind jedoch heterogen und werden nicht weiter klassifiziert". 3. Homologe und heterologe Techniken; „Homologe Techniken unterstützen den Arzt in seinen sinnlichen Wahrnehmungsleistungen; heterologe Techniken (wie beispielsweise CT-Scanner) erschließen ihm diagnostische Informationen durch technische Abbildung von Vorgängen, die dem menschlichen Sinnesapparat nicht zugänglich sind". 4. Pragmatische Differenzierungen medizintechnischer Geräte nach „Sicherheitsanforderungen und Gefährdungsgraden (Medizingeräteverordnung ...)" bzw. „technikfremden Kriterien wie der Relation von Anschaffungs- und Personalkosten", 5. „Strauss/Fagerhaugh/Suczek/Wiener (...) bringen ihre Resignation gegenüber der technischen Vielfalt und funktionalen Komplexität medizinischer und nicht-medizinischer Techniken (...) durch eine Auflistung von 36 sehr unterschiedlichen Charakteristika zum Ausdruck" (Feuerstein 1994a: 111f.).

zialtechniken und betriebliche Herrschaftsinstrumente, die betriebliche Kommunikationen strukturieren, subsumieren. „Insofern unterscheiden sich sachtechnisch gestützte Abläufe nicht prinzipiell von zweckrational konzipierten Handlungsformen oder algorithmisierten Verhaltensroutinen des Menschen. Die Variation liegt im Grad der Formalisierung" (a.a.O.).

In einer systemtheoretischen Perspektive ist nicht so sehr das Trennende von sozialem und technischem Handeln entscheidend, sondern vielmehr ein Verständnis ihrer innewohnenden Komplexität. „Vor diesem Hintergrund verliert auch der Grenzverlauf zwischen Technischen und Sozialem an Schärfe. Denn gerade die neuen Technologien reflektieren oft schon in ihrer Konstruktion die Eigenschaften der potentiellen Benutzer und das soziale Arrangement menschlicher Anschlusshandlungen, verlängern sich auf diese Weise in ihrer Funktionslogik in die Anschlusshandlungen des Menschen hinein (...) Sachtechnische und (psycho-)soziale Kontexte sind demnach nicht nur aufeinander bezogen, sondern untrennbar ineinander verstrickt" (a.a.O.).

In einer weiteren Annäherung soll im Rekurs auf FEUERSTEIN näher betrachtet werden, von welchen Einflüssen die medizintechnische Entwicklungsdynamik im Krankenhaus modelliert wird. „Die Ausprägung und Entwicklung des klinischen Technikeinsatzes vollzieht sich im komplexen Zusammenspiel von klinikexternen Einflüssen (Wissenschaft, Gesetzgebung, Produktentwicklung, Finanzierungssystem, Anspruchsverhalten) und organisationsinternen Zwängen, Interessen und Handlungsmotiven (Mikroökonomie, institutionelles Prestige, professionelle Karrieremuster), das heißt im Aufeinandertreffen und Ineinandergreifen von technischen, medizinischen, ökonomischen, sozialen und gesundheitspolitischen Kalkülen" (Feuerstein 1994a: 118).

Innerhalb des Krankenhauses müssten so zu einer „umfassenden Bewertung medizintechnischer Entwicklungsdynamiken" (a.a.O.) komplexe Zusammenhänge analysiert werden, die allesamt in der Systemevolution auf vielfältigste Weise miteinander verschränkt sind. Nach FEUERSTEIN gehören hierzu u.a.:

- die im technischen Ensemble ‚programmierten' Sozialkontexte,

- die Arbeitsteilung des medizinischen Versorgungssystems,

- die Arbeitsteilung der medizinischen Akteure,

- die sich aus herrschenden Lehrmeinungen, Standards, Ausbildungsordnungen, Konkurrenzbeziehungen, Finanzierungsmodalitäten u.Ä. ergebenden Handlungszwänge und

- die Einflüsse nicht-medizinischer Bereiche wie z.B. der pharmazeutischen Industrie, der medizintechnischen Gerätehersteller, der Gesundheitspolitik, der Krankenhausverwaltung und der Patientenansprüchen (vgl. a.a.O.).[60]

Es sollen hier nicht die jeweiligen Einflüsse im Einzelnen konkretisiert und in ihren vielfältigen Interdependenzen diskutiert werden. Es wird aber deutlich, dass es sich um hochkomplexe Zusammenhänge handelt. Es kann so auch nicht verwundern, dass betriebliche Interventionsversuche, die lediglich auf Einsicht und goodwill von Ärzten setzen, von vornherein zum Scheitern verurteilt sind. Vielmehr muss Medizintechnik selber als ein weitgehend selbstreferentielles sozio-technisches System betrachtet werden, das weniger den beteiligten Personen gehorcht als vielmehr den selbst hervorgebrachten Handlungslogiken und Gesetzmäßigkeiten und dabei von einer ganzen Reihe von Steuerungskräften modelliert wird, die allesamt auf vielfältige Weise miteinander interagieren.

Der fortschreitende Technisierungsprozess der Medizin bezieht sich bei genauerem Hinsehen nicht nur auf den Einsatz von technischen Geräten alleine, sondern durchzieht in immer rasanterem Ausmaß das gesamte medizinische Aktionsfeld. Er findet seinen Niederschlag in der Festlegung von Handlungsprozeduren in Durchführungsstandards, clinical pathways, in guidelines, geplanten Behandlungsabläufen u. dergl. m., die bspw. geeignet sind, als Arbeits- und Verfahrensanweisungen im Gesamtarrangement von Qualitätszertifizierungen z.B. gemäß DIN ISO 9000 aufgenommen zu werden und zu einem soziotechnisch-bürokratischen Netzwerk zu gedeihen. Die diesen Leitlinien und Standards innewohnende Handlungslogik gibt normative Handlungskorridore vor, denen sich die Akteure nur unter erheblichem Rechtfertigungsdruck entziehen können. Sie sollen ärztliche Willkür reduzieren, Fehlentscheidungen und unnötigen Ressourcenverbrauch minimieren und leisten dies zum Preis der Entindividualisierung und Standardisierung der patientenbezogenen Versorgungsbedürfnisse. Sie sind eingespannt in die Rekursivität medizintechnischen Handelns, schaffen keine Rationalität außerhalb der von der Medizin selber hervorgebrachten und wirken gleichsam als Katalysatoren einer hochgetriebenen und zugleich entmenschlichten Medizin.

Medizintechnik strukturiert den ärztlichen Blick auf den Patienten vor, sie bindet Personal und deren Aufmerksamkeit und zieht sie damit vom Patienten ab. HALFAR geht in der Technikfolgenabschätzung sogar so weit, nicht mehr nur von einer Vorstrukturierung der Therapie auszugehen, sondern gar von einer „Kolonialisierung ärztlichen Wissens durch medizinische In-

---

60 Ein Krankenhausberater wies in einer Diskussion darauf hin, dass die Tendenz zur Ausweitung medizin-technischen Arsenals offenbar noch durch eine weitere Stellgröße gefördert wird. So steht der Ausstattungsgrad der Abteilung im Zusammenhang mit dem Einkommen ihres jeweiligen Chefarztes im Bereich der Privatliquidation. Je höher die Ausstattung, desto besser der Zulauf von Privatpatienten und desto teurer die Einzelleistungen, an denen das chefärztliche Einkommen beteiligt ist.

formatik" (Halfar 1993: 202). „Diese ‚Geometrisierung des ärztlichen Blicks' auf Parameter und Daten – weg vom Patienten – forciert nicht nur eine technisch-somatische Verkürzung des Krankheitsbildes, sondern entfremdet den Arzt ebenso von seinem diagnostischen Blick" (a.a.O.).

FEUERSTEIN verweist zudem auf das enge Wechselspiel von Technikeinsatz und -nutzung und medizinischer Spezialisierung. „Denn Spezialisten in einem hoch technisierten klinischen Arbeitsfeld, die sich nahezu ausschließlich der Anwendung neuer komplexer Verfahren widmen, haben oft als Folge der weitreichenden Arbeitsteilung die Fähigkeiten verloren, allgemeinmedizinische Aufgaben auszuführen und Bedürfnisse von Patienten wahrzunehmen" (Feuerstein 1994a: 130f.).

JORDAN/KRAUSE-GIRTH gehen noch einen Schritt weiter, wenn sie darauf aufmerksam machen, dass dem Technologieeinsatz auch instrumentelle Bedeutung zur unbewussten Abwehr psychosozialer Komponenten des Krankheitsgeschehens sowohl auf ärztlicher wie auch auf Patientenseite zukommt. „Der Einsatz von Maschinen zur Diagnostik und Therapie eignet sich ideal zur Abwehr emotionaler Inhalte: Mit dem Patienten wird alles Menschenmögliche (man müsste sagen: Maschinenmögliche) gemacht und das spürbare emotionale Defizit in der Arzt-Patient-Beziehung erscheint als Sachzwang entschuldbar" (Jordan/Krause-Girth 1986: 76).

In klassischer Weise lässt sich an der medizinischen „Technisierungsspirale" (Feuerstein) das systemtheoretische Prinzip des ‚Mehr-von-demselben' ablesen (vgl. Kap. 1.1.4). So sind medizinische Probleme, denen mit Technikeinsatz begegnet wird, nur vorübergehend befriedigend gelöst. Sie erweisen sich in der Folgezeit als immer noch zu unspezifisch, im Erkenntniswert als zu wenig plausibel oder als zu gering. Die Gefahr fehlerhafter Diagnostik durch falsch-positive Befunde lassen in der Systemlogik nur den ‚vernünftigen' Schluss zu, noch sensitivere und spezifischere Techniken einzusetzen (vgl. Abholz 1986; Kirchberger 1986; Halfar 1993; Feuerstein 1994a), womit „Das medizinische System (einen) ... nahezu unerschöpflichen Technikbedarf" generiert (Feuerstein 1994a: 132). Grenzen medizinischer Erkenntnis, die durch Einsatz von Technik definiert werden, führen eben nicht zu einer Renaissance des klinischen Blicks mit einer höheren Bewertung sinnlicher Wahrnehmungsqualitäten, sondern im Gegenteil zu weiterem Technikeinsatz in einer vermutlich unendlichen Schraube. „Es kommt hinzu, dass die Priorität, die zwischenzeitlich technischen Lösungsmustern im klinischen Handlungszusammenhang eingeräumt wird, beim Offenbarwerden der Defizite einer technischen Lösung fast zwangsläufig dazu führt, die verbleibenden, beziehungsweise die durch den Einsatz einer Technik neu entstandenen Probleme ebenfalls mit technischen Lösungsmustern bewältigen zu wollen. (...) Indem das Problemlösungspotential einer Technik, gemessen an der jeweiligen Aufgabenstellung, zu kurz greift, oder weil sie die Tür zur Neudefinition und Ausweitung eines Aufgabenfeldes aufgestoßen hat, wirkt sie, kaum etabliert, bereits als unvollkommen" (Feuerstein 1994a: 133; vgl. Müller-Mundt 1993: 173; ausführlich auch Feuerstein 1994c: 169-182).

Technik schiebt sich zwischen Patient und Arzt. Ein Großteil der erhobenen Befunde setzt die Anwesenheit der Patienten nicht voraus. „Der noch sehr patientennahe Begriff des Befundes wandelt sich dabei in eine weitgehend abstrakte Größe, die unter der maßgeblichen Beteiligung von Technikern, Ingenieuren, Physikern und Chemikern entsteht. Dem gegenüber hat der unmittelbar am Patienten tätige Arzt immer weniger Einblick in die Prozesse, die zur Entstehung des Befundes führen, welcher seinen Entscheidungen zugrunde liegt. Damit verringert sich notwendig auch sein Einschätzungsvermögen der Relevanz der Befunde" (Murrhardter Kreis 1995: 75).

Von gesundheitsökonomischer Seite wird eine diagnostische Mengenausweitung beklagt, die mit immer geringeren Zuwächsen an diagnostischen Resultaten und therapeutischen Möglichkeiten (Diagnostik-Therapie-Schere) einhergeht (vgl. Niehoff 1995: 146). „Allen diesen Methoden gemeinsam ist ein zunehmendes Missverhältnis zwischen technologischem Aufwand und dem häufig nur marginalen Nutzen für den größten Teil der Patienten. Bei begrenzten Ressourcen spielen deswegen Kostengesichtspunkte in der Beurteilung diagnostischer und therapeutischer Verfahren zunehmend eine Rolle" (Murrhardter Kreis 1995: 74).

Pointiert formuliert OVERBECK ein vorläufiges düsteres Zwischenergebnis medizin-technischer Fixierung: „Was dabei herauskommt, ist der ‚Laborkranke', der auf Aberrationen behandelt wird, von denen er bis dahin nicht wusste und unter denen er auch nicht leidet. (...) Der böse Vorwurf, den die Schulmedizin einst der Psychoanalyse machte, ‚sie erfinde Krankheiten, die sie dann zu heilen vorgebe', fällt auf sie zurück" (Overbeck 1984: 27).

Obwohl der Technikeinsatz unbestreitbar Humanitätsdefizite impliziert, halten auch die Patienten an ihm fest. Erlaubt die progrediente Techniknutzung ihnen doch, einen mit der ärztlichen Sichtweise gut verträglichen distanzierten und maschinenorientierten Umgang mit ihrem Körper und ihrer Krankheit aufzubauen und damit ihre Unbewusstheit bezüglich psychosozialer Ursachen in der Krankheitsgenese aufrechtzuerhalten. „Bei sehr vielen Patienten stoßen wir auf einen bemerkenswerten distanzierten Umgang mit ihren Schädigungen des Herzens. Begrifflichkeiten wie ‚defekte Pumpe', ‚verstopfte Leitung', ‚rohrfrei', ‚Neueinstellung der Ventile' oder ‚frisch Verkabeln' gehören zum Standardvokabular von Koronarkranken, (...) Wir behandeln nicht mehr das von Aristoteles als geheimnisvoll und tiefschichtig bezeichnete Zentralorgan des Menschen; unsere Patienten bieten uns vielmehr ein öffentliches und veröffentlichtes, ein gläsernes und technizistisches Herz, das wir als kardiologisch tätige Ärzte auch bereitwillig als solches akzeptieren und durch unsere Art der Medizin in seinem Wesen perpetuieren" (Danzer 1993: 167).

Medizintechnik vermittelt den Patienten aber auch das Empfinden von Genauigkeit, Verlässlichkeit, Zielsicherheit, Schutz und Beruhigung (vgl. a.a.O.: 166). Welcher Patient möchte einen klinisch erhobenen Befund nicht verifiziert wissen durch das ‚objektive' Messergebnis eines technischen Apparates? Technikverwendung vermittelt darüber hinaus aber auch ein Bild der Aktivität, des fortwährenden und ruhelosen Kampfes gegen die Krankheit, und er gibt den Patienten im Krankenhaus Beschäftigung, Sinn und Struktur (vgl. a.a.O.). „Von Technik geht eine hochgradige Faszination aus, sodass häufig Ärzte und Patienten eher einem mit Hochtechnologie erhobenen Befund glauben als den Ergebnissen einer sorgfältig erhobenen Anamnese, obwohl Letztere in den meisten Fällen dem erfahrenen Arzt die besten Informationen liefert" (Murrhardter Kreis 1995: 74).

BADURA spricht ergänzend von einer zweifachen Depersonalisierung: „aufseiten der Patienten *und* ihrer Therapeuten. Durch die naturwissenschaftlich motivierte Konzentration auf somatische Prozesse kam es zu einer Abwertung ihrer subjektiven Körper- und Krankheitserfahrung, kam es m.a.W. zur Transformation der Patienten in passive Objekte rationaler Krankheitsbeherrschung. Nicht weniger dramatisch waren die Auswirkungen dieser Entwicklung auf die Therapeuten: Auch ihre Subjektivität, auch ihre Persönlichkeit verlor an Bedeutung für den Therapieprozess. Auch hier kam es zu einer Reduktion, zu einer Reduktion auf einen geschickten Umgang mit Technik, kognitive Informationsverarbeitung und rationale Entscheidungsfindung" (Hervorh. i.O.) (Badura 1994a: 26).

Medizintechnische Fixierung ärztlichen Handelns wird weiter durch ärztliche Ausbildungsbedingungen verstärkt, auf die weiter oben (Kap. 3.1) bereits hingewiesen wurde:

- die Ausbildungssozialisation von Ärzten in der Handlungslogik von Universitätskliniken mit selektiven Patientenaufkommen, dem Übergewicht von Forschung und den Maximalversorgungsansprüchen;
- die verschwenderische und unkritische Leistungserstellung durch reichlich Überschüsse klinisch unerfahrener Ärzte in der Aus- und Weiterbildung ohne ausreichend qualifizierte Aufsicht und Anleitung;
- die *Overkilldiagnostik* zur forensischen Absicherung;
- die Steuerungsfunktion ärztlicher Weiterbildungskataloge auf die Indikationsstellungen (vgl. Stratmeyer 2000a: 58f.).[61]

Rationalitätsüberschuss zugunsten der Technik im Arzt-Patient-Arrangement ergibt sich auch auf Grund der defizitären Selbstreflexion der Medi-

---

61 Ähnlich argumentieren auch HENNING u.a., die besonders die kurzfristigen Zeitverträge dafür verantwortlich machen, dass, um „Anforderungen einer Facharztausbildung zu genügen", möglichst viele Operationen, Röntgen- und Ultraschalluntersuchungen durchgeführt werden müssen (Henning u.a. 1998: 17).

zin, die zudem in der Erfolgsbeurteilung Evaluationsprobleme aufwirft. So erweisen sich die traditionellen Outcomevariablen der medizinischen Erfolgsbeurteilung (vor allem Letalitätsraten) in doppelter Hinsicht als unzureichend. Zum einen kann selbst bezüglich dieser ‚harten Daten' nicht mit ausreichender Sicherheit der *medizintechnische* Selektivnutzen nachgewiesen werden, da erstens am ‚Erfolg' immer auch untrennbar nichtmedizinische und nichtmedizintechnische Leistungen partizipieren und zweitens, weil ethische Hürden eine direkt vergleichende Untersuchung unter Laborbedingungen in der Regel verbieten. So lässt sich in vielen Fällen eben nicht mit endgültiger Sicherheit sagen, ob ein gewünschtes therapeutisches Ergebnis wegen, durch Unterstützung oder trotz medizintechnischer Zuhilfenahme eingetreten ist. Des Weiteren muss die Validität quantitativer statistischer Verfahren zur Beurteilung subjektiv empfundener Lebensqualität alleine schon wegen der hohen psychischen, biologischen und sozialen Variabilität stark angezweifelt werden (vgl. Feuerstein 1994a: 134ff.; Badura u.a. 1995: 13ff.). Evaluationsprobleme stellen allerdings heute nicht so sehr ein Legitimationsproblem der Technikbefürworter dar, sondern vor allem ihrer Gegner. Nicht der Einsatz von Medizintechnik muss mehr gerechtfertigt werden, sondern ihre Nichtnutzung.

Die Inhumanität produzierende Seite der Technikorientierung gehört nicht mehr zu den überraschenden neuen Erkenntnissen. Daher kann auf eine Exemplifizierung hier verzichtet werden (vgl. aber Badura 1994a: 21ff.). In besonders beeindruckender Weise zeigt jedoch die Fallschilderung der Fachkrankenschwester für Intensivpflege Sigrid ANDERSEN den Konflikt zwischen Handlungsoptionen, der sich aus einem auf sich selbst bezogenen Technikeinsatz und einer patientenbezogenen individuellen Bedürfnissicht ergibt und hier als ein illustratives Beispiel angeführt wird:

„Elfriede B. war eine zierliche, weißhaarige Frau mit wachen, klugen Augen und einem stillen, freundlichen Wesen, geistig noch absolut fit. Sie hatte mit einem komplizierten Knöchelbruch auf einer chirurgischen Station gelegen und dort plötzlich über heftige Herzschmerzen geklagt. Der Dienst habende Chirurg rief, wie in solchen Fällen üblich, den internistischen Oberarzt und bat um eine konsiliarische Untersuchung. Dieser kam und verlegte die Frau auf die Intensivstation!

‚Meine Uhr ist abgelaufen', sagte die alte Frau leise zu mir, als ich ihr die EKG-Elektroden zur Monitorüberwachung auf die Brust klebte. ‚Ich möchte nicht, dass noch viel mit mir gemacht, bitte.' Ich gab diese Äußerung an den internistischen Oberarzt weiter. ‚Da brauchen wir sie ja gar nicht erst herzulegen', sagte er schroff, ‚nun will ich erst mal sehen.' – ‚Sie ist 96', sagte ich. ‚Na und? Die ist doch mit ihren 96 noch besser in Schuss als manche 70-jährige', gab er zurück und ging mit seinem Assistenten ins Zimmer, um diesem vorzuführen, ‚wie ein Könner einen Notfall versorgt'.

Er begann damit, der alten Frau einen zentralen Venenkatheter zu legen. Und leider war er alles andere als ein Könner. Es dauerte sehr lange, bis es ihm gelungen war, die Nadel richtig zu platzieren. Während seiner zunehmend hektischer werdenden Bemühungen unterhielt er sich mit dem Assistenten, richtete an Elfriede B. nur das Wort, wenn sie den Kopf drehen, stillhalten oder den Arm heben sollte. Die alte Frau wurde x-mal gestochen, aber sie gab keinen Laut von sich, und das machte die Situation noch ein Stück unerträglicher. Diesen stummen, gequälten Blick werde ich wohl nie vergessen. Sie hat dann gefäßerweiternde und Blutdruck hebende und durchblutungsfördernde Medikamente per Dauerinfusion bekommen. Und endlich auch ein Schmerzmittel, wenn auch sparsam dosiert – wegen der atemdepressiven Wirkung (...) Dann wurde noch ein Blasenkatheter gelegt, ihr Bett wurde frisch bezogen, das vom Venenkatheterlegen erheblich beschmutzt war. Ein Röntgenbild wurde gemacht, um zu sehen, ob der Venenkatheter richtig liege. Er lag nicht richtig (...)

Dann ist sie gestorben, die alte Frau, unter erheblichen Schmerzen, mit Qual im Gesicht. Nach 96 Jahren wäre ihr ein sanfterer Tod zu wünschen gewesen" (Andersen 1987: 35f.).

Es geht nicht darum, eine Renaissance der Medizin ohne Technik einfordern zu wollen. Vielmehr geht es um eine kritische Würdigung der systemischen Steuerungskräfte, die durch das medizintechnische Ensemble ausgelöst werden. „Nicht Technik statt, sondern Technik plus Interaktion" (Badura) bedeutet eine Orientierung der Medizin, um den Gesundheitsbedarf im Zeitalter chronischer Krankheiten unter begrenzten Ressourcen decken zu können. „Für Arbeit im Krankenhaus charakteristisch ist noch ein zweiter (neben dem technischen Imperativ, P.S.), der *zwischenmenschliche Imperativ*, d.h. die faktische Notwendigkeit der Arbeit am und mit Menschen und die therapeutische Notwendigkeit einer ausdrücklichen Berücksichtigung nicht nur der somatischen, sondern auch der seelischen und sozialen Problemstellungen und Bedürfnisse der Patienten. *Technikintensive Leistungen werden oft nur möglich und sind oft nur dann von dauerhaftem Erfolg, wenn sie durch interaktionsintensive Leistungen vorbereitet, begleitet und nachbereitet werden.* Unter interaktionsintensiven Leistungen verstehen wir, was in der sozialepidemiologischen Literatur als ‚soziale Unterstützung' bezeichnet wird. Im Falle einer chronischen Erkrankung beinhaltet soziale Unterstützung Informationen und Deutungshilfen für den Patienten zur Aufklärung über seinen körperlichen Zustand, über Sinn und Zweck bestimmter Prozeduren und über das zukünftige Leben in Familie, Arbeitswelt, Freizeit. Sie beinhaltet zum zweiten Zuwendung und Verständnis zur Bewältigung negativer Gefühle wie Angst oder Depressivität. Sie beinhaltet zum Dritten sinnstiftende Signale und Signale sozialer Anerkennung und zur Wiedergewinnung eines positiven Selbstbildes. Sie beinhaltet schließlich Gesundheitsberatung, lebenspraktische Hilfestellungen und weitere der Förderung von Gesundheitspotentialen dienende Maßnahmen, z.B. Einbeziehung wichtiger Bezugspersonen der Patienten und Mobilisierung sonstiger sozialer Ressourcen" (Hervorh. i. Org.) (Badura 1994a: 79, ausführlich Teil 3, Kap. 1).

Wenn hier die Systemdynamik des Medizintechnik nachgezeichnet wurde, so bedarf es abschließend noch einer Differenzierung. Die Ausdifferenzierungen der medizinischen Wissenschaften in Subdisziplinen bringen je eigene Spezialsemantiken in der Weise hervor, dass zwar allgemeine auf den Grundlagen der Medizin fußende Kommunikationen generiert werden, die

Grenzen interdisziplinärer Kommunikation und systemischer Operationen jedoch schon bereits während der medizinischen Aus- und Weiterbildung kenntlich gemacht werden (vgl. Bertram 1994: 7). So klaffen zwischen den ‚harten', näher am naturwissenschaftlichen Modell und technischer Mechanik orientierten Fächern und den ‚weichen', stärker kommunikativ ausgerichteten Disziplinen ‚Systemwelten', die die Chancen einer Systemintegration äußerst gering werden lassen (vgl. z.B. auch Overbeck 1984). Die medizinische Wissenschaft stellt sich somit nicht als einheitliches Steuerungsmedium dar, sondern hat sich im Laufe der Systementwicklung ausdifferenziert zu je eigenen sozialen bzw. soziotechnischen Subsystemen. Insofern bedarf die bisherige Kennzeichnung der technischen Orientierung der Medizin eine Relativierung. Betrachtet man die technisch orientierte Medizin, wie sie in krasser Form stellvertretend von BADURA/FEUERSTEIN für die Kardiologie stehen kann, als einen Pol innerhalb eines Kontinuums, so steht am anderen Pol die Psychosomatik (vgl. Teil 1, Kap. 1.2). Dazwischen ist Platz für die weiteren medizinischen Fachgebiete, die mal mehr in Richtung Medizintechnik tendieren (Chirurgie) oder mal mehr in Richtung ‚sprechende Medizin' (Neurologie, Psychiatrie). Je weiter sich die Fachgebiete auf diesem angenommenen Kontinuum voneinander entfernt befinden, desto widersprüchlicher und unwahrscheinlicher gelingt eben auch eine sinnverstehende Kommunikation, die ein integriertes Behandlungssetting ermöglicht.

Es ist offenbar allerdings unverkennbar, dass die kommunikativ orientierten ‚weichen' Disziplinen (v.a. die Psychosomatik) bisher lediglich ein Schattendasein innerhalb der Medizin und besonders der Krankenhausbehandlungen i.S. einer Ultima Ratio eingenommen haben, die nur zum Zuge kommt, wenn alle medizintechnisch akzentuierten Verfahren erkenntnislos geblieben sind. Vergegenwärtigt man sich die stabilisierenden Einflüsse des medizin-technischen Ensembles, so kann diese Aussage nicht überraschen.

Wie ist es nun möglich, dass die Medizin eine Entwicklungsdynamik einnehmen konnte, die immer weniger in der Lage ist, brauchbare Antworten auf die großen Gesundheitsprobleme unserer Zeit zu finden und darüber hinaus im erschreckenden Maße Inhumanität zumindest in den Randbereichen menschlicher Existenz produziert? Wenn hier konstatiert werden kann, medizinisches Handeln habe sich zu einem autopoietischen System entwickelt, das den selbst hervorgebrachten Rationalitäten folgt und in einem bedrohenden Maße den Anschluss am gesellschaftlich produzierten Bedarf an Gesundheitsleistungen verloren hat, so wird damit das Evolutionsdilemma von Professionen in der gesamten Tragweite deutlich. Während den Professionen zentrale Aufgaben des Staates übertragen werden, entledigt er sich auch der Verantwortung und Kontrollmöglichkeiten gegenüber den Professionen. In dem Maße, wie Fremdkontrolle durch staatliche Gremien jedoch ausgeschlossen ist und die Gesellschaft dem – in unserem Fall – medizinischen System den Status der Eigenkontrolle garantiert, enteignet sie sich zunehmend aber auch der Möglichkeiten und Argumente, die eine Kritik oder Gegenrationalität gegen das medizinische System begründen könnte. Aus der für professionelles Handeln unverzichtbaren gesellschaftlich zugeschriebenen Handlungsautonomie ergibt sich evolutionär für das professionelle System ein systemwirksamer zirkulärer Kurzschluss, der Selbstreferentialität und Zentrifugalität des medizinischen Systems verstärkt und Gegenrationalität systematisch verhindert. Wie schwer sich das politische System tut, Reformen innerhalb des von Ärzten dominierten Gesundheitswesens durchzusetzen, kann an der Odyssee der verschiedenen Gesetzeswerke, aber auch an den von Ärzten, Pharmalobbyisten veranstalteten Gegenkampagnen gesehen werden.

Mangelnder Rekurs auf gesellschaftlich produzierte Bedürfnisse führt aber offenbar längerfristig zur Bedrohung der Professionen. Überbewertung des Szientismus und damit gekoppeltem mangelnden Anschluss an Klientenbedürfnissen führen nicht nur zum politischen Druck auf die ärztlichen Standesorganisationen, sondern, wie deutlich an der zunehmenden Skepsis gegenüber ärztlichem Handeln abzulesen ist, zu Erosionstendenzen der klassischen Professionen (vgl. Badura 1994a: 45; Schaeffer 1994: 109). Damit wächst auch der gesellschaftliche Druck auf die Profession und die Veranlassung, Fremdkontrolle auszuüben. Es zeichnet sich ein Paradoxon ab: Die Merkmale, die Professionalität überhaupt erst ausmachen (Zentralwertorientierung, professionelle Expertise und Handlungsautonomie) transformieren sich im systemischen Evolutionsprozess zu Kräften, die sich schließlich gegen die Professionen selber richten. Das Medizinsystem im Krankenhaus erfährt die Angriffe gegen seine uneingeschränkte Handlungsautonomie v.a. als ökonomischen Druck.

4.3.2 Ökonomisierungstendenzen

Während Krankenhäuser in der Vergangenheit weitgehend ungebremst den Handlungskontingenzen der Medizin und ihrer Steuerungslogik folgten, so muss etwa seit Mitte der 80er Jahre eine langsame Trendwende konstatiert werden (vgl. Arnold: 1993).

Als ein am Professionsstatus exklusiv gebundenes Charakteristikum der Medizin galt bislang in den meisten hochindustrialisierten Ländern, dass sich die Selbstkontrolle der Profession auch auf die Entscheidung über die praktische Umsetzung neuer Erkenntnisse bezogen hat. Entscheidungen waren in erster Linie von der Technologieentwicklung und dem elaborierten Forschungsstand abhängig, der einen andauernden Innovationsdruck auslöste und wurden kaum beeinflusst durch Ressourcenbegrenzung auf der Nutzerseite. Wenn es überhaupt zu maßgeblichen Restriktionen der Finanzmittel gekommen ist, dann im Bereich der Forschungsförderung, nicht aber bei der Überführung von Forschung in Praxis (vgl. Labisch 1992: 817). Da es für ein Krankenhaus keine Selbstbegrenzung im Hinblick auf technische Ausstattung sowie maximierte Diagnostik und Behandlungsverfahren gibt, Krankenhauspatienten zudem immer älter, multimorbider und somit behandlungsaufwändiger sind, mutiert jedes Krankenhaus der Grundversorgung trotz staatlich regulierter Krankenhausbedarfsplanung, in der Tendenz zu einer Einrichtung der Maximalversorgung (vgl. Badura 1994a: 35. Feuerstein 1994c: 166ff.; Hofer 1987: 19f.). So verfügt heute bereits fast jedes Krankenhaus über Intensivstationen, mit deren Hilfe Patienten behandelbar werden, die bspw. noch vor 15 Jahren den Großkrankenhäusern oder Universitätskliniken vorbehalten waren. Ein weiteres Beispiel ist die Tendenz, medizinische Großgeräte auch in Flächenkrankenhäusern vorzuhalten.

Medizintechnische Entwicklungen, soziale, demographische und epidemische Transitionen und die einseitige Fokussierung der Medizin auf kostenträchtige technisch orientierte Behandlungsmethoden führen insgesamt zu einem zügellos erscheinenden gesellschaftlichen Ressourcenverbrauch, der in der Folge gesundheitspolitische Steuerungsversuche auf den Plan gerufen hat, die in den verschiedenen Stufen der Gesundheitsreform konkrete politische Entsprechungen gefunden haben. Die griffige Formel der ‚Kostenexplosion' im Gesundheitswesen hat unbeschadet ihres statistisch nachweisbaren Wahrheitsgehaltes ihre öffentlichen Wirkungen gezeigt und auch vor einer „Demontage ärztlichen Ansehens" nicht Halt gemacht, zu einer „Erosion des in diesen Berufsstand gesetzten Vertrauens" (Badura 1994a: 45) sowie zu einer in der Geschichte der modernen Medizin erstmaligen Bedrohung ihres Professionsstatus' geführt.[62] Im Weiteren soll daher näher betrachtet werden, wie das System Krankenhaus im Allgemeinen und das me-

---

62 Es soll hier nicht dem unkritisch dem polit-ökonomischen Opportunismus das Wort geredet werden, der im Krankenhauswesen noch Milliarden Mark an Einsparpotential wittert. Wie Kühn eindrucksvoll nachweist, hält die Diskussion um eine nunmehr 25jährige ‚Kostenexplosion' einer sozialpolitischen Würdigung nicht stand und lässt sich leicht als Propaganda entlarven. Gerade im internationalen Kostenvergleich schneiden das deutsche Gesundheitswesen und die deutschen Krankenhäuser nicht schlecht ab. So handelt es sich bei der vermeintlichen ‚Kostenexplosion' im Krankenhaus offenbar sehr viel stärker um eine Einnahmeimplosion bei den Krankenkassen aufgrund hoher Arbeitslosigkeit und staatlicher Eingriffe (vgl. Kühn 1995: 145ff). Gemessen an der volkswirtschaftlichen Entwicklung, liegt „der Anteil der Ausgaben für das Krankenhauswesen am Bruttosozialprodukt ... seit Mitte der 70er Jahre konstant bei knapp unter 3% ..." (Simon 1997: 5; vgl. Wasem 1997). Medizin-technische Entwicklungen, wie die minimalinvasive Chirurgie, haben in der Folge in diesen Diagnosespektren auch zu einer Reduzierung der Fallkosten und zu Verlagerung zu ambulanten und tagesstationären Eingriffen geführt. Allerdings mit der Gefahr einer Mengenausweitung (vgl. Sachverständigenrat ... 1996: 191). So ändert alles dies nichts an der explizierten Systemlogik, in der die Technik-Diagnostik-Behandlungsspirale zur Mengen- und Kostenausweitung führt. Im Interesse einer angemessenen Bewertung ist daher nicht so sehr nach den absoluten Kosten zu fragen, sondern nach der Kosten-Nutzen-Relation für die Leistungsabnehmer (vgl. Arnold 1993: 21f.).

dizinische Subsystem im Besonderen die makroökonomischen Steuerungsversuche des gesundheitspolitischen Systems ‚verarbeitet' hat.

„Krankenhäuser sehen sich derzeit einem wachsenden ökonomischen Druck ausgesetzt, der vor allem von vier Bereichen der Krankenhausumwelt ausgeht:

1. den krankenhauspolitischen Interventionen zur Neuregelung der Krankenhausfinanzierung durch den Bund,

2. einer restriktiveren Haltung der Krankenkassen in den Budgetverhandlungen,

3. deutlichen Reduzierungen der Planbettenzahlen in den Krankenhausplänen der Länder und

4. einem sukzessiven Rückzug von öffentlichen und freigemeinnützigen Krankenhausträgern aus der Defizithaftung für ihre Krankenhäuser" (Simon 1997: 4).

SIMON konstatiert für den Zeitraum seit Mitte der 90er Jahre einen Wandlungsprozess der Krankenhäuser, „der in seiner Tragweite weit über die bisherigen Veränderungen der letzten zwei Jahrzehnte hinausgeht" (Simon 1997: 2). Unübersehbar ist dabei das Vorpreschen staatlicher Steuerungseingriffe in die wirtschaftliche Basis der Krankenhäuser, in deren Gefolgschaft Systemwirkungen auftreten, die so politisch weder intendiert wurden noch prognostiziert werden konnten.

Die Finanzierung beruhte seit In-Kraft-Treten des Krankenhausfinanzierungsgesetzes im Jahre 1972 auf dem mit dem ärztlichen Selbstverständnis gut verträglichen ‚Selbstkostendeckungsprinzip'(bis 1985).[63] Per KHG (Gesetz zur wirtschaftlichen Sicherung der Krankenhäuser und zur Regelung der Krankenhauspflegesätze) wurde den Krankenhäusern bei wirtschaftlicher Betriebsführung die Deckung der laufenden Behandlungs- und Betriebskosten über tagesgleiche Pflegesätze garantiert. Da die Auszahlung der Pflegesätze an die Pflegetage des Folgejahres gekoppelt war und somit retrospektiv vergütet wurden, ergaben sich für die Krankenhausärzte keinerlei Restriktionen in ihrem Leistungsverhalten und in ihrer Handlungsautonomie: alle ihre Anordnungen und Maßnahmen und damit verbundenen Sekundärleistungen wurden in voller Höhe über die Pflegesätze des Folgejahres vergütet (vgl. Simon 1997: 45).[64] Auch die nächste Krankenhausfinanzierungsphase ab 1985 änderte am Selbstkostendeckungsprinzip prinzi-

---

63 Zur Geschichte der Krankenhausfinanzierung in der Bundesrepublik Deutschland im Überblick JUNGMANN-GINKEL/KOBER (1993: 62ff.) und für den Zeitraum ab 1993 SIMON (1997: 7ff.).

64 Auf Besonderheiten, die sich ergaben, weil Krankenkassen die ‚wirtschaftliche Betriebsführung' der Krankenhäuser anzweifelten und sich weigerten, die geltend gemachten Selbstkosten anzuerkennen, soll nicht weiter eingegangen werden. Aus Gründen der Übersichtlichkeit genügen, die Hauptlinien kenntlich zu machen.

piell nichts. Allerdings waren die Krankenhäuser nunmehr veranlasst, die Kosten im Voraus zu kalkulieren (prospektive Pflegesätze), da sie über die Pflegesätze des laufenden Geschäftsjahres abgegolten wurden. Damit ergaben sich zwar höhere Anforderungen der Krankenhäuser an die Ausgabenkontrolle und auch Deckungsrisiken, die aus ungenauen Prognosen resultierten, restriktive Rückwirkungen auf ärztliches Leistungsverhalten waren jedoch weitgehend ausgeschlossen. Ergaben sich Überschreitungen in den prognostizierten Behandlungstagen, wurden die hierfür anfallenden Selbstkosten in Umfang der pauschalisierten variablen Kosten (25% des Pflegesatzes) gedeckt.

Eine völlig neue Ära der Krankenhausfinanzierung wurde mit dem GSG (Gesundheitsstrukturgesetz) ab 1993 eingeläutet. Hiermit kam es zunächst befristet bis 1995 zu einer von den tatsächlichen Kosten- und Leistungsentwicklungen der Krankenhäuser unabhängigen Gesamtvergütungsregelung, die unter dem Begriff ‚Kostendeckelung' zusammengefasst wurde. Kostensteigerungen sollten mithin nur noch im Rahmen der „Steigerungsrate der beitragspflichtigen Einnahmen der Mitglieder der GKV [Gesetzliche Krankenversicherung, P.S.] begrenzt werden" (Simon 1997: 7). Eine Reihe von Ausnahmeregelungen haben allerdings Pufferungswirkung gezeigt und letztendlich doch zu einer deutlich höheren Ausgabenentwicklung der GKV für die Krankenhausbehandlung geführt.

Es ist sehr schwierig, das gesamte Ausmaß an Rückwirkungen der Kostenbegrenzung im Hinblick auf den medizinischen Leistungsprozess zu beurteilen, da verständlicherweise sowohl aus Wettbewerbs- als auch aus forensischen Gründen, Informationen vermutlich nur zurückhaltend publik gemacht werden. Es müssen hier einige illustrative Beispiele ausreichen, die zumindest ein Licht auf die Auswirkungen werfen:

- „Einschränkung der Behandlungen aufgrund finanzieller Engpässe wurden u.a. gemeldet aus den Städtischen Kliniken Duisburg (FR 30.11.1993), der Uni-Klinik Göttingen (HAZ 6.12.93), dem Klinikum München-Bogenhausen (FR 30.11.1993), der Uniklinik Köln (HAZ 6.12.93), dem städtischen Krankenhaus Oststadt Hannover (HAZ 6.12.93: 4).
- Am 29.11.93 äußerte sich die „Ständige Konferenz der Verbände im Gesundheitswesen" zu den Auswirkungen des GSG und berichtete, dass ‚teurere' Patienten bereits teilweise nicht aufgenommen würden (FR 30.11.1993).
- Nach Aussagen des Vorsitzenden des Marburger Bundes waren vielen Krankenhäusern Ende 1993 die Mittel für kostenintensive Behandlungen ausgegangen und darum bestimmte Leistungen nicht mehr erbracht worden (Krankenhausumschau 6/1994: 408).
- Mitte 1993 schätzte der IKK-Bundesvorstand, dass etwa 10% der Krankenhäuser Patienten aus Kostengründen ablehnten oder Operationen ins

nächste Jahr verschoben (IKK-BV 1993). Der IKK-BV kritisierte den Aufnahmestopp als ‚unethisch und skandalös' und richtete ein spezielles kostenloses ‚Service-Telefon' für Patienten ein, die von Krankenhäusern abgewiesen wurden (ebd.).

- Die Bundes-Krankenhauskonferenz bestätigte Anfang Dezember 1993, dass Krankenhäuser Patienten zunehmend auf Wartelisten setzten oder an andere Krankenhäuser weiterverlegten (FR 10.12.1993)" (Simon 1997: 32f.; vgl. auch Schelter 1994: 34).[65]

SCHELTER vermutet eine „Konkurrenz um lukrative Patienten", die mit der „Stärkung wettbewerblicher Elemente" verbunden ist (a.a.O.: 36). „Unattraktive Patientengruppen drohen unterversorgt und attraktive Patientengruppen überversorgt zu werden" (a.a.O.). Auch SIMON sah im Zusammenhang mit den Fallpauschalen die Gefahr der Selektion bestimmter risikoreicher Diagnosegruppen (Simon 1996: 333). Ferner drohen Frühentlassungen bei Fallpauschalenpatienten, wenn deren persönliches Budget – bei funktionierender Kostenrechnung – aufgebraucht ist. „Medizinische Entscheidungen drohen, betriebswirtschaftlich dominiert zu werden (Schelter 1994: 36, vgl. auch Schelter 2000: 40).

Die Beispiele skizzieren den unverkennbaren Einfluss ökonomischen Drucks auf das Leistungsgeschehen. Die o.g. Beispiel sollten daher nicht vorschnell nur als situativ entstandene Extrem- oder Störfälle von Krankenhäusern interpretiert werden. Vielmehr deuten sie auf einen prinzipiellen Wandlungsprozess in der Systemsteuerung von Krankenhäusern hin. Dieser Gesichtspunkt wird von ARNOLD hervorgehoben. „Die Neuordnung der Vergütung, deren Notwendigkeit aus den durch den medizinischen Fortschritt ausgelösten Druck zu einer höheren Effizienz gefolgt ist, hat ihrerseits erhebliche Rückwirkungen auf das Leistungsgeschehen im Krankenhaus: Es besteht dort nun ein Interesse daran, besonders solche Leistungen zu erbringen, bei denen der Aufwand an Diagnostik in grober Weise abschätzbar ist und nicht, einem kranken Menschen nach Maßgabe von ad hoc festgestellten Bedürfnissen zu helfen" (Arnold 1993: 21). Aus diesem Raster der kalkulierbaren Kostenrisiken fallen verständlicherweise chronisch kranke, moribunde Patienten heraus, die dann z.B. als ‚Fehlbelegungen' Schlagzeilen gemacht haben oder als Steuerungsgröße durch die Köpfe der Krankenhausakteure und Gesundheitspolitiker geistern.

Weitaus zugespitzter zeigte sich die Vergütungssituation der Krankenhäuser für die Jahre ab 1996, da einige für die Krankenhäuser wirksamen politische Eingriffe und gesellschaftliche Entwicklungen ungünstig zusammen-

---

65 FR   Frankfurter Rundschau
    HAZ   Hannoversche Allgemeine Zeitung
    GSG   Gesundheitsstrukturgesetz
    IKK-BV Bundesverband der Innungskrankenkassen

treffen. Zum einen mussten pauschale Budgetkürzungen in Höhe von jeweils 1% für die Jahre 1997 bis 1999 verkraftet werden (Beitragsentlastungsgesetz). Zweitens standen Rückzahlungen an die Krankenkassen in Höhe von 0,8% für 1996 und 1,1% für 1997 (für Westdeutschland) ins Haus, da die Einnahmeschätzungen der GKV zu hoch veranschlagt wurden. Drittens mussten die über die mit den Kassen vereinbarte Höhe der Pflegetage hinausgehend abgerechneten und erstatteten Pflegesätze in voller Höhe über Budgetkürzungen des Folgejahres refinanziert werden. Unter Berücksichtigung der vom Bundesministerium für Gesundheit für das Jahr 1997 festgesetzten Budgetsteigerung von 1,3% ergab sich aus den geschilderten Faktoren eine von den Kliniken zu kompensierende reale Einnahmeminderung von 0,8% (Westdeutschland) im Bereich der GKV (die etwa 90% des Patientenaufkommens versichern) (alle Angaben entn. Simon 1997).

Eine weitere Variante der Krankenhausfinanzierung ergab sich aus der ab 1996 für alle Häuser verbindlichen Einführung pauschalisierter Entgelte in Form der für alle Krankenhäuser gleichen und alle Kostenarten (Fallpauschalen) oder lediglich besonders aufwändige Leistungskomplexe umfassenden Festpreisregelungen (Sonderentgelte). Dieses Entgeltsystem, das etwa 20-25% des Krankenhausbudgets ausmacht, gebietet eine Finanzierung, die sich weitgehend unabhängig von dem tatsächlich entstandenen Leistungsaufkommen und den Behandlungskosten bewegt. Hiermit sind für die Kliniken einerseits Chancen für Gewinne und andererseits Gefahren von riskanten Kostenunterdeckungen verbunden. Die in diesem Finanzierungssystem prinzipiell „starken Anreize zur Leistungsminderung" (Simon 2000: 12) werden „allerdings bislang noch durch interne Quersubventionen zwischen Fallpauschalen und Abteilungspflegesatzpatienten abgefedert" (a.a.O.).

Das neueste und erst in der Zukunft umzusetzende Finanzierungsprinzip sieht eine vollständige Abkehr von den krankenhausbezogenen pauschalisierten Pflegesätzen vor. Ab 2003, so sieht es das von der jetzigen Bundesregierung verabschiedete Reformwerk vor, sollen alle Krankenhausleistungen über diagnosebezogene Fallpauschalen (DRGs) vergütet werden. Da die Umstellung des Finanzierungssystems kostenneutral zu erfolgen hat, würden sich zumindest in den Häusern mit hoher Kostenstruktur erhebliche Probleme ergeben. Damit würden sich in der Folge auch die Risiken für eine einzelfallbezogene bedarfsgerechte Versorgung erhöhen. „Fallpauschalen setzen starke Anreize insbesondere zur Reduzierung der Leistungsqualität und zu einer Patientenselektion unter Kosten-Erlös-Gesichtspunkten" (Simon 2000: 27).

Die Veränderungen in der Krankenhausfinanzierung haben zu einem maßgeblichen Anwachsen der Bedeutung administrativ tätiger Personen und von Informationstechnologien geführt. Eine Anpassung an die neuen Anforderungen und eine Minimierung der drohenden Verlustrisiken waren nur möglich durch Transparenz und zeitgerechte Aufbereitung von Kosten- und Leistungsdaten. In diesem Zuge hat eine allgemeine Ökonomisierung des Krankenhauses eingesetzt, die in vielfältigen Veränderungsmaßnahmen spürbar geworden ist, und hier lediglich unvollständig und beispielhaft aufgelistet werden (vgl. Simon 1997: 25ff.):

- Ausbau des betrieblichen Rechnungswesens mit Implementierung des Kosten- und Leistungscontrollings sowie innerbetrieblicher Leistungsverrechnung als Entscheidungsgrundlage einerseits „für die Entwicklung der Aufbauorganisation" und andererseits „für ärztlich-pflegerische Entscheidungen" (a.a.O.: 43).

- Einsatz von spezifisch qualifizierten Krankenhausökonomen für die Stelle der kaufmännischen Krankenhausleitungen, „um eine stärkere betriebswirtschaftliche Orientierung und die Übertragung von Managementkonzeptionen des Industrie- oder Dienstleistungssektors auf das Krankenhaus zu erreichen" (a.a.O.: 42f.).

- Trend zu privatrechtlichen Gesellschaftsformen (bspw. GmbH) mit alleinentscheidender Geschäftsführungsfunktion (vgl. a.a.O.: 37) und damit Auslösung aus der Defizithaftung öffentlicher und freigemeinnütziger Träger.[66]

- Outsourcing von unrentablen Leistungsabteilungen (vgl. a.a.O.: 38f.).

- Einsparung von Personalkosten z.B. durch Einstellungsstops oder durch Umwandlung von bezahlten Überstunden in unbezahlte Mehrarbeit im ärztlichen Dienst (vgl. a.a.O.: 27; auch Kap. 4.1.5).

- Straffung von Arzneimittel- und medizinischen Sachmittelsortimenten und Neuordnung des Einkaufs (vgl. a.a.O.: 27f.).

- Erhöhung budgetunabhängiger Einnahmen durch Wahlleistungspatienten (vgl. a.a.O.: 36).

- Unter dem Diktat der Kostenkontrolle Zunahme von Standardisierung der einzelfallbezogenen Leistungen in Form von Behandlungsleitlinien, Clinical-Path-Ways.

Nach SIMON ist der Entwicklungsprozess des Krankenhauswesens nicht prognostizierbar (a.a.O.: 65). Ein Innehalten oder Umkehr zu den alten Verhältnissen erscheint ihm aber weder wahrscheinlich noch wünschenswert, da dies die Konservierung von reformbedürftigen Strukturen bedeuten würde. Insofern ist der Ökonomisierungstrend und damit die Aufwertung der sinn- und ordnungsgebenden Spezialsemantik ‚Geld' für die Funktionsweise eines Krankenhauses mittlerweile unübersehbar. Ihre Strukturierungskraft macht damit längst nicht mehr Halt vor dem Kernbereich ärztli-

---

66 Eichhorn vermutet nach „2000" einen Anteil von 20-25% (2001: 54; vgl. auch FN 1).

cher Autonomie (vgl. Siegrist 1988: 245f.), was zu einer ernsthaften Bedrohung ihrer Profession führen kann.

Zusammenfassend lässt sich an zwei Erscheinungsbildern resümieren, dass ärztliches Leistungsverhalten nicht mehr nur medizinisch motiviert ist, sondern deutlich überformt wird durch betriebswirtschaftliche Einflüsse:

1. erkennbar daran, dass Patienten von Krankenhäusern abgewiesen bzw. in den nächsten Budgetzeitraum verschoben werden, wenn deren individuell zu erwartende Fallkosten zur Kostenunterdeckung führen (vgl. Simon 1997: 32f.);

2. erkennbar daran, dass schwerere und somit kostenträchtigere Patienten in Krankenhäuser der Maximalversorgung abgeschoben werden (sog. ‚Verschiebebahnhof‘), in dem z.B. die „Notfallversorgung als voll belegt abgemeldet wird" (Simon 1997: 34).[67]

Z.Zt. ist nicht zuverlässig auszumachen, ob und inwieweit durch Finanzierungsrestriktionen Ärzte über die geschilderten Trends hinausgehend, den Patienten direkt notwendige Leistungen vorenthalten oder „eine Behandlung leicht modifiziert wird, um sie mit einem bestimmten Entgelt abrechnen zu können" (Simon 1997: 66). In der ökonomischen Rationalität ist diese Gefahr jedoch angelegt, und sie wird vermutlich mit steigendem Verlustrisiko der Klinik zunehmen. „Wenn medizinisch notwendige oder sinnvolle Maßnahmen absehbar zu einer Budgetüberschreitung und Kostenunterdeckungen führen, kann die Erwartung von Kostenunterdeckungen und der antizipierte Rechtfertigungsdruck zur Unterlassung sinnvoller oder sogar notwendiger Maßnahmen motivieren" (Simon 1997: 45). Es deutet sich auch an, dass die ökonomische Transzendierung medizinischer Handlungskontingenzen dabei unterhalb des reflektierten, bewussten Handelns angesiedelt ist. „Der Einfluss finanzieller Erwägungen wird von der Ärzteschaft zwar als allgegenwärtig wahrgenommen, aber nur selten im konkreten Einzelfall explizit benannt. Vielmehr sprechen die Befragten von ‚einem Geldproblem, das unterschwellig im Kopf rumspukt‘ und das Handeln auf unterschiedlichen Ebenen beeinflusst, von ökonomischen Vorgaben ‚im Hinterkopf‘ oder von der ‚subkutanen Kostenfrage‘. Die diffusen Anforderungen werden zwar als hochgradig belastend und widersprüchlich wahrgenommen, sie bieten aber zugleich Möglichkeiten, den individuellen Konflikt zwischen den finanziellen Interessen der Institution und den medizinischethischen Anforderungen an die Patientenversorgung zu entschärfen und gegenüber den Patienten zu minimieren oder gänzlich zu verleugnen" (Kuhlmann 2000: 48).

---

67 Wie SIMON nachweist, haben die Patientenverlegungen zwischen Allgemeinkrankenhäusern zu Lasten der größeren Kliniken in öffentlicher Trägerschaft in den Jahren ab 1993 überproportional zugenommen (vgl. Simon 1997: 31, 34).

Der organisationsbezogene Handlungsdruck, Ärzte für eine ökonomische Rationalität zu öffnen, wird besonders augenscheinlich, wenn man sich vergegenwärtigt, dass die in einem Krankenhaus anfallenden Kosten zum allergrößten Teil von Ärzten direkt oder indirekt veranlasst werden. Eine Kostensteuerung kann daher dauerhaft nur erfolgreich sein, wenn sie bei der ärztlichen Anordnungs- und Leistungssteuerung ansetzt (vgl. Simon 1997: 44). Leistungscontrolling, in dem die sich aus dem Budget errechneten Leistungssollzahlen (bezogen auf Fallzahlen, Fallstrukturen und Fallkosten) quartals- oder monatsweise mit den Ist-Zahlen abgeglichen werden, gehört damit heute zunehmend zur Standardausstattung von Krankenhäusern und ist im Hinblick auf die Einführung der diagnosebezogenen Fallpauschalen (DRG) unverzichtbar. Vor diesem Hintergrund tritt die Verwaltung aus ihrem im wahrsten Sinne des Wortes verwaltenden Schattendaseins heraus und entpuppt sich als eigenes Subsystem mit völlig neuen Regeln, Selbstverständnissen und Systemlogiken. Diese neue Art der funktionalen Ausdifferenzierung führt aber nicht nur zu einem zahlenmäßigen Anwachsen der Administratoren, sondern eben auch zu einer Verschiebung der Machtbalance. Der Arzt muss sich die Macht teilen und muss zulassen, dass seine Autonomie überformt wird durch die sinngebende Logik des Geldes.

Durch gesundheitspolitische Steuerungen in der Budgetzuteilung wird versucht, Einfluss auf ärztliches Anordnungsverhalten zu nehmen. Die Politik verzichtet dabei auf der Makrosystemebene noch weitgehend auf Erarbeitung von Verteilungskriterien, kann sich auch nicht, wie im Bereich der niedergelassenen Ärzte, der ärztlichen Standesvertretung bedienen, sondern verlagert die Kostenverantwortung auf die professionsfremde Gruppe der Krankenhausökonomen, denen allerdings – und dies ist ein gewichtiger gesundheitspolitischer Konstruktionsfehler – mehr das betriebliche Wohl auf dem Herzen liegt, als die chancengerechte, gemeinwohlorientierte Verteilung von Gesundheitsleistungen. Damit werden Ärzte in einen ziemlich komplizierten doppelten Loyalitätskonflikt gebracht. Wenn WIELAND noch davon ausgeht, dass Arzt und Patient eine Dyade darstellen, die lediglich durch externe Verpflichtungen beeinflusst wird (vgl. 1989: 75, auch Kap. 4.2.1), so kann dieser postulierte Idealtypus wohl längst nicht mehr zur realistischen Charakterisierung des Arzt-Patienten-Verhältnisses herangezogen werden. Ärzte sind aber nicht nur „längst in das Kraftfeld von Institutionen geraten" (a.a.O.: 95), wie WIELAND an anderer Stelle zur Kennzeichnung des Strukturwandels ärztlichen Handelns selber anmerkt, sondern sie können auch nicht der Verantwortung entzogen werden, dass ihr soziales und gesundheitliches Handeln eingebettet ist in grundlegende sozialstaatliche Verteilungsfragen gesellschaftlicher Ressourcen. Für diese ‚öffentliche' Funktion benötigen sie jedoch Organisationsautonomie, die ihnen auf Grund der politischen Vorgaben allerdings immer mehr verwehrt wird. Damit durchzieht – ähnlich dem ambulanten Bereich der niedergelassenen

Ärzte – ein ökonomischer Steuerungseinfluss im immer größeren Maße die Funktionslogik der stationären Gesundheitsversorgung. Medizinisches Handeln ist nicht mehr nur durch den Stand wissenschaftlicher Erkenntnisse begrenzt, ihr Leitmotiv oder ihr Zentralwert nicht mehr alleine an der Leitdifferenz Gesundheit-Krankheit gekoppelt, sondern zunehmend auch durch Beschneidungen in der Bereitstellung von Finanzressourcen.

Eine offensive Sprache, die sich den Ökonomisierungstendenzen stellt, geht von dem Medizinethiker VIEFHUES aus: „Während die Teilhabe an der Krankenversorgung traditionell als ‚Recht' angesehen wurde, findet jetzt ihr ökonomischer Aspekt eine steigende Beachtung. Die Gesundheitsversorgung wurde als Wirtschaftsgut ‚entdeckt', und in der Gesundheitsökonomie wurde ein Spezialfach zwischen Medizin und Wirtschaftswissenschaften geschaffen. Es ist nun die einfache Wahrheit, dass eine maximale Versorgung aller mit allen Gesundheitsgütern nach dem allgemeinen Wirtschaftsprinzip der Güterknappheit unterliegt. Hohe Personalkosten infolge laufender numerischer und qualitativer Verbesserungen, ausbreitendes Wachstum einer ‚High-Tech-Medizin', steigende hohe Investitionen in der Arzneimittelforschung, die sogar die Grenznutzenfrage aufwerfen, zeigen, dass ethische Überlegungen über eine optimale Versorgung mit medizinischen Gütern in eine wirtschaftliche Diskussion eingehen. Der Arzt als Mitverantwortlicher für Ausgabenbegrenzung, die Probleme steigender Arztzahlen, die Frage der Angemessenheit der Zahl der Krankenhausbetten, die Diskussion um verstärkten Wettbewerb, die Vielfalt der Versicherungsträger einerseits oder die Straffung, Planung und Regionalisierung des Gesundheitswesens andererseits – alles dies sind nur Bruchstücke aus den Strukturfragen, die auch immer sehr wohl Fragen nach ethisch vertretbaren Lösungen sind. Welcher Art der sozialen Zuträglichkeit unterliegt die Arzt-Patienten-Beziehung, oder welche soziale Zuträglichkeit wird aus dieser Beziehung sozusagen diktiert? Welche Patienten dürfen oder müssen wir abweisen? Sind es etwa die Opfer selbst verschuldeter Krankheiten – Drogenabhängige, Aidskranke, Trinker, Raucher, Kriminelle? Wie kann das Prinzip der sozialen Zuträglichkeit in die konkrete Entscheidung einbezogen werden? Behandeln wir bevorzugt Landsleute vor ‚Medizintouristen', oder richten wir uns nach dem ‚sozialen Wert' des Patienten oder nach der Devise, dass ‚der zuerst mahlt, der zuerst kommt'? Gilt die Regel: gleiche Therapie für gleiche Patienten in sozial ungleichen Situationen? Jetzt ganz konkret: Sollen wir ein Kind mit einem unkomplizierten Dow-Syndrom sterben lassen, wenn die Eltern aus wirtschaftlichen Gründen nicht in der Lage sind, für es zu sorgen? Oder aber aus emotionalen Gründen? Wem bürden wir zuträglicherweise welche Last auf? Kann ein schwerbehindertes Neugeborenes mit einer ganz kurzen Lebenszeit lebensunterstützende Therapien bis zum bitteren Ende verlangen und dabei personale, instrumentelle und monetäre Ressourcen der Gesellschaft aufbrauchen, die u.U. andererseits bitter benötigt werden? (Die Kosten auf einer neonatologischen Station bei dreimonatigem Überleben betragen derzeit etwa 300.000 DM). Ist überhaupt jede Forderung von Kranken an die Risikogemeinschaft gerechtfertigt? Oder welche Forderungen?" (Viefhues 1989: 35f.).

Die Frage der gesellschaftlichen Verteilung von Gesundheitsleistungen wird nicht gesellschaftlich bewertet und politisch entschieden, sondern zunehmend in die Steuerungsverantwortung von Krankenhausökonomen und Krankenhausgeschäftsführern gelegt. Wie sich an den genannten Beispielen andeutet, ist keineswegs davon auszugehen, dass die Summe betriebszentristisch ausgerichteter und ökonomisch durchrationalisierter Krankenhäuser geeignet sind, den gesellschaftlich produzierten Gesundheitsbedarf zu decken.

Die Chance, die medizinische Profession in die gesellschaftliche Verantwortung einzubinden und Handlungsanreize zu schaffen, ihr Indikationsverhalten weniger vom medizinisch-technischen Innovationsdruck abhängig zu machen und mehr von dem gesellschaftlich relevanten Versorgungsbedarf unter den Bedingungen einer solidarischen Verteilung von Reichtum, ist vermutlich auf längere Dauer verspielt. Die Unterwerfung ärztlicher Handlungsnormierung unter die Gesetze der Betriebsökonomie bedeutet für die ärztliche Profession eine erhebliche Gefahr, die nicht korrigierbar ist und auf Dauer ärztliche Handlungsautonomie weiter schrumpfen lässt. Professionsethisch und gesundheitspolitisch illegitim ist es, wenn auf der Institutionsebene das Indikationsverhalten der Ärzte vom Motiv einer betrieblichen, in der Steuerungskraft des Geldes implizierten Gewinnmaximierung präformiert wird, auch wenn diese sich z.Zt. *noch* vorwiegend im ‚Zwang' zur Verlustvermeidung konstituiert.

Aus systemtheoretischer Sichtweise kann gar nicht verwundern, wenn es (noch) erhebliche Probleme bereitet, das medizinische Subsystem „medizinökonomisch zu justieren" (Simon 1997: 45) und damit anschlussfähig an den eingesetzten Ökonomisierungstrend des Krankenhauses zu machen. Es würde sicherlich dem Komplex nicht gerecht werden, die Widerstände der Ärzte lediglich auf mangelnden wirtschaftlichen Sachverstand zu verkürzen; so kompliziert sind die ökonomischen Verhältnisse nicht, als dass sie nicht von Ärzten nachvollzogen werden könnten.[68] Sicherlich spielt hierbei auch der von Ärzten antizipierte institutionelle Macht- und Ansehensverlust ein Rolle, wenn sie nicht mehr alleinige Herren des Geschehens sind, plausibel werden die massiven Widerstände dagegen erst, wenn das das gesamte medizinische System bedrohende Potenzial des professionellen Autonomieverlustes, der von dem „entsprachlichten Kommunikationsmedium Geld" (Simon) ausgeht, in seiner Systemrelevanz kenntlich gemacht wird.

---

68 Was man im Übrigen daran sehen kann, wenn Krankenhausärzte sich in ihren eigenen Praxen niederlassen und dann mitunter sehr schnell lernen, ihren gesamten Leistungsprozess betriebswirtschaftlich EDV-gestützt zu optimieren.

Ärztliches Handeln befindet sich somit in einem zunehmenden Interessenkonflikt zwischen betriebswirtschaftlich gebotener Leistungssteuerung und einer für die Aufrechterhaltung der Profession essentiellen, von institutionsbezogenen Zwängen und Nöten sich unabhängig verstehenden medizinwissenschaftlicher und medizinethischer Orientierung. Medizinethische Reflexionen haben unbestreitbar einen das professionelle Handeln beeinflussenden Wert, der sich aus Überzeugungen, Haltungen, beruflichen Sozialisationen und dem Nachdenken über moralisches Handeln ergibt.[69] Wer Ärzten allerdings nicht nur schlicht Ignoranz unterstellt, sondern bereit ist, sich ihre Entscheidungsnot zu vergegenwärtigen, die entsteht, wenn sie Patienten abweisen sollen, die sich bedürftig und Hilfe suchend an sie wenden, nicht weil Kapazitäten der Klinik erschöpft sind, sondern wegen einer für sie abstrakten Rechnungsformel in der Geldmengenzuweisung, dem erscheinen Ärzte in einem neuen Licht. Es darf unterstellt werden, dass handlungsleitend in solchen Fällen nicht nur einseitig persönliche, egoistische Motive von Status, Macht, Einfluss und dergl. sind, sondern bei vielen eine in der medizinischen Profession verankerte ethische Orientierung. Darüber hinaus – und dies ist systemtheoretisch besonders relevant – konstituiert und stabilisiert die medizinische Ethik jenseits individuellen Handelns, aber auch die ärztliche Profession und das medizinische System.

Gelingt es dem System Krankenhaus jedoch nicht, die Steuerungsmedien ‚Geld' und Medizin zu integrieren, so muss es mit erheblichen Verwerfungen rechnen, die vom Austausch des Managements, über Privatisierungen bis hin zu Schließungen von Abteilungen oder ganzen Krankenhäusern reichen können. „Wer nicht umdenkt, verschwindet vom Markt" (Schwarz 1997: 494). In dieser Phase der turbulenten Systementwicklung zeichnen sich Ungleichzeitigkeiten der Systementwicklungen ab. Manche verharren an alten paternalistischen Handlungsmustern, andere Ärzte beginnen, ihre Entscheidungen vor dem Hintergrund ökonomischer ‚Sachzwänge' zu reflektieren. Die erste *konservative* Handlungsperspektive verweigert sich – systemtheoretisch gesprochen – dem Steuerungsmedium ‚Geld'. Die Steuerungsmedien medizinische Handlungssteuerung und ‚Geld' bleiben desintegriert. Diese Position ist vor dem Hintergrund wachsenden ökonomischen Drucks allerdings immer schlechter aufrecht zu erhalten. Die andere *progressive* Handlungsorientierung verweist eher auf die Perspektive einer Verknüpfung beider Systemsemantiken. Damit wird zwar der Konflikt in der Handlungsorientierung für die einzelnen Akteure nicht gelöst, aber die Entscheidungslast für den Einzelnen reduziert, indem sich sozusagen institutionelle Zwänge entschuldbar vor professionelle Standards schieben. Eine widersprüchliche Systemsteuerung zwischen Medizin und Geld wird in der Folge modelliert, schwächt sich ab und wird letztlich auch medizinisches

---

69 Auf die grundsätzlichen Defizite in der ärztlichen Ausbildung wurde bereits hingewiesen, vgl. Kap. 3.1.

Denken (und ihre Ethik) durchdringen. Immerhin über 40% der Ärzte halten mittlerweile eine „ökonomisch motivierte Therapieverweigerung mit dem moralischen Empfinden und den medizinischen Erfordernissen vereinbar (Kuhlmann 2000: 47).[70]

Beide Handlungsorientierungen scheinen in der aktuellen Krankenhausszenerie Gültigkeit zu haben. So gibt es eine ganze Reihe von Leitenden Ärzten, die hartnäckige Reaktanzen entwickeln, ihre Entscheidungen von betriebswirtschaftlichen Vorgaben abhängig zu machen. „Leider stehen leitende Ärzte diesen Anforderungen (des Managements, P.S.) oft beinahe hilflos gegenüber, weil sie hierfür weder ausgebildet noch sonderlich motiviert sind", so SCHWARZ ernüchternde Einschätzung, die er in seiner Funktion als Geschäftsführer einer Sana-Klinik abgibt. (Schwarz 1997: 496). Die betroffenen Krankenhausökonomen bringt angesichts ihrer Machtlosigkeit das Verhalten insbesondere der Leitenden Ärzte nicht selten zur Verzweiflung und führt zu Rechtfertigungsproblemen, da natürlich Argumente der (notwendigen) Krankenbehandlung gesellschaftlich höher rangieren als monetäre und überdies auch sozialrechtlich abgesichert sind (vgl. Kuhlmann 2000: 43).

Wenn weiter oben ein sozialethisch geprägtes Bild der Krankenhausmedizin gezeichnet wird, so bedarf es einer notwendigen Differenzierung. Nicht aufgehoben ist die grundlegende medizinisch-technologische Modellierung ärztlicher Sicht- und Handlungsweise. So ist ein Patient, der bspw. von einem Arzt unter sozialer Indikation aufgenommen wird, die sich sehr wohl im Einklang mit der ärztlichen Berufsethik befindet, natürlich keineswegs vor einer verhängnisvollen Tortour vermeintlicher medizintechnischer Segnungen mit erheblichen negativen Auswirkungen für sein Wohlbefinden geschützt. Dieser selbstgesteuerte Mechanismus der Medizin-Technik-Spirale zeigt sich immer wieder, wenn pflegebedürftige oder gar sterbende Patienten eingewiesen werden, weil Angehörige und substituierende ambulante Versorgungsstrukturen überfordert sind. So wird eine eigentümliche Paradoxie erkennbar: Krankenhausmedizin, die selber über ihre technikintensive Handlungsorientierung Inhumanität produziert, wird gleichzeitig zum Stammhalter von Humanität für eine Patientenversorgung mit medizinischen Leistungen, aber sehr wohl mit einem (insbesondere für chronisch Kranke) unzulänglichem Vorverständnis.

Der Ökonomisierungsdruck wird sicherlich gegen solches human motiviertes Vorgehen der Ärzte unter den skizzierten Institutionsbedingungen ansteuern. Es ist allerdings keineswegs wahrscheinlich, dass medizinische Reflexionen sich damit auch vor dem Hintergrund einer neuen, weniger tech-

---

70 Dass sich medizinische Ethik und Marktorientierung prinzipiell integrieren lassen, wird besonders am amerikanischen Gesundheitssystem deutlich (vgl. ausführlich Kühn 1996)

nisch orientierten Medizin bewegen werden. Vielmehr ist offenbar, dass eine betriebliche Systemintegration der Steuerungsmedien – ‚medizintechnische Wissenschaft' und ‚Geld' – die Gefahr einer unheilvollen Allianz darstellt. Insofern sind Zweifel an SIMONs Vermutung angebracht, „dass ärztliche Anordnungen stärker als bislang auf ihre medizinische Notwendigkeit hin überprüft und unnötige Belastungen von Patienten dadurch vermieden werden" (1997: 48). Sicherlich hat er Recht, wenn er von der Chance spricht „zu einem *höheren Grad an Rationalität in Medizin und Pflege* zu gelangen" (Hervorh. i.O.) (a.a.O.: 66). Allerdings wird auch diese Rationalität durchaus eine medizintechnische bleiben; denn für eine stärker interaktionsorientierte Medizin, die teure Technik und deren Folgen zum Teil ‚sanft' ersetzen könnte, ergibt sich für das ökonomisierte Krankenhaus bisher kein relevanter Veränderungsanreiz. Diese ‚neue' Vernunft wird sich im Zuge wirtschaftlich-wettbewerblicher Zwänge immer stärker im systemlogischen Korridor ‚abrechenbarer' und lukrativer Leistungen bewegen, und damit wird sie betriebswirtschaftlich rationaler, aber nicht im Hinblick auf eine bedarfsgerechte Patientenversorgung v.a. derjenigen, die diese am Allernötigsten haben. „Den Konzepten, in denen die ökonomische Konkurrenz am weitestgehenden eingeschränkt wird, liegen eher Analysen zugrunde, die nicht auf Analogien mit anderen marktregulierenden Wirtschaftszweigen beruhen, sondern in denen die Funktionsweise der Systeme aus der Perspektive der Schwächsten durchdacht wird, z.B. aus der von alten, chronisch kranken Menschen aus unteren sozialen Schichten, um die keinerlei Wettbewerb stattfindet" (Kühn 1996: 6).

Auf die Gefahren betriebszentristischer Marketingstrategien als Handlungsorientierung für Ärzte und Pflegende weist auch MEIER nachdrücklich hin. „Es ist in einer auf Quantifizierung orientierten Arbeitsgesellschaft durchaus die Tendenz zu erkennen, aus den Krankenhäusern ‚Gesundheitshäuser' zu machen, in die nur jene gehen, die finanziell ‚gesund' sind. Der geplante Rückzug des Staates aus dem Bettenbedarfsplan und die Vertreibung der vielen Krankenhäuser auf den Markt wird in der Zukunft viele Marketingstrategien auf den Plan treten lassen, die mit dem Ziel und den Mitteln der Krankenpflege und des verantwortlichen Arztes nichts mehr zu tun haben werden. (...) Man kann nicht länger von den ‚Krankenhäusern' sprechen. Es wird Fabriken geben, in denen der Rohstoff Mensch verwertet wird. Die Implantation der Hüften, Herzen oder Nieren wird am Ende der Qualitätskontrolle in einigen Betrieben zu schwarzen Zahlen führen und zu einer Quantifizierung im klinischen Denken. Das Motto lautet dann: Wir müssen in einem Team am Tag drei Hüften operieren! Das hat nichts mehr mit Ethik zu tun, nach der früher im Krankenhaus gehandelt wurde, mit der Nächstenliebe, wie sie zum Beispiel früher Ordensschwestern praktiziert wurde. Die Praxis und Theorie der Marketing-Sequenzen kennen aber kein ethisches Prinzip, sie haben keine qualitative, sondern lediglich eine quantitative Orientierung" (Meier 1996: 251f). Im Weiteren ermahnt MEIER folgerichtig, dass der „Blick, sowohl der gesellschaftlich verantwortliche als auch der des Krankenhausmitarbeiters, (...) im Krankenhaus nicht vorrangig der ‚Wirtschaftseinheit' im Gesundheitswesen gelten (darf), sondern ... die menschbezogenen Inhalte verfolgen (muss)" (Meier 1996: 251). Ob und in welcher Weise der Ökonomisierungsdruck bereits Verschiebungen in der ärztlichen Ethik und institutionsbedingtem Handeln bewirkt hat, müsste dringend im Rahmen einer Längsschnittstudie untersucht werden (vgl. Simon 1997: 45).

Die Ökonomen des Krankenhauses können, selbst wenn sie alleinverantwortliche Geschäftsführer sind, lediglich Budgetbegrenzungen anordnen, sie können aber als medizinische Laien weder angemessen die Daten des medizinischen Leistungsprozesses codieren, noch können und dürfen sie direkt in den Prozess der Leistungssteuerung eingreifen. „Effiziente Betriebssteuerung verlangt also die Kombination von kaufmännischer und medizinischer Kompetenz. Damit wird dem Umstand Rechnung getragen, dass sich Ärzte heutzutage neben der Medizin mit den Rahmenbedingungen, wie begrenzten finanziellen Ressourcen und Prozessoptimierung auseinandersetzen und sich vom Besitzstandsdenken verabschieden müssen" (Schwarz 1997: 496). Die Ökonomen benötigen den ärztlichen Sachverstand und die aktive Unterstützung der Ärzte, die sie ‚überzeugen' müssen, gegen ihre professionsgebundenen Interessen und ihre vorherrschende betriebliche Machtstellung zu agieren. Brisant wird dieses Anliegen des Managements vor allem auch, weil Ärzte, medizinisches Assistenzpersonal und Pflegekräfte von der ohnehin aufgrund der Personalverknappung verdichteten Arbeit noch einen erheblichen Teil für Datencodierungen und EDV-Eingaben verbrauchen müssen, die damit zusätzlich von der Zeit für die direkte Patientenversorgung abgezogen wird (vgl. Simon 1997: 59). In der Gruppe der Assistenzärzte verschlingt die Verwaltungsarbeit bei einem Anteil von 42% der Befragten mittlerweile ein wöchentliches Zeitbudget von 6 bis 10 Stunden (Hannoversche Allgemeine Zeitung 27.02.01).

Es lassen sich unterschiedliche Strategien identifizieren, mit denen ärztliches Handeln beeinflusst werden soll. Letztendlich sind ihre jeweiligen Erfolgspotenziale nicht bekannt. Komplexe Systeme lassen sich aber nicht mit trivialen Interventionsmethoden i.S. linearen Ursache-Wirkungsdenkens beeinflussen (vgl. Kap. 1.5). Traditionelle betriebliche Macht- und Führungsinstrumente sind daher in ihrer Wirksamkeit begrenzt. Über die Anwendung von Machtstrategien lassen sich Leitende Ärzte (Experten) kaum zu verändertem Handeln verleiten, nicht zuletzt, da sie mit dem Argument des „medizinisch Notwendigen" Kostengesichtspunkte aushebeln können. Wenig Erfolg versprechend sind auch Überzeugungsstrategien, die bei Appellen, die Gesamtinteressen des Krankenhauses zu berücksichtigen, beginnen, Ökonomiefortbildungen für Ärzte (zu denen sie aus ‚dringenden' Versorgungsproblemen der Patienten, mitunter gar nicht erscheinen) und gedanklich vorweggenommene ‚Horrorszenarien' über drohende Krankenhausschließungen einbeziehen. Offensichtlich spricht vieles dafür, einen Prozess dezentraler Kontextsteuerung in Gang zu setzen, der sich aus mehreren Komponenten zusammensetzt und systemisch wirksame Sparanreize für das medizinische System schafft:

- Mit dem Instrument der internen Budgetierung erhalten die Chefärzte die Budgetverantwortung für ihre Abteilung. Damit erhofft man sich selbst-disziplinierende Effekte. Im „Falle einer Überschreitung ihres Budgets (müssen sie sich) vor dem Krankenhausträger und anderen Chefärzten rechtfertigen, wenn Überschüsse anderer Abteilungen für Defizite ihrer Abteilung verwendet werden müssen" (Simon 1997: 44);
- die Bindung des chefärztlichen Einkommens (ggf. auch weiterer Beschäf-tigtengruppen) an den wirtschaftlichen Erfolg des Krankenhauses durch Prämien- oder Bonussysteme (vgl. a.a.O.: 45);
- die Einbindung medizinischen Sachverstandes im zentralen Management, z.b. im Controllingbereich und in der Reorganisation von Betriebsabläu-fen (vgl. Schwarz 1997:496), aber auch Einstellung hauptamtlicher ärztli-cher Direktoren, die von der direkten Patientenversorgung befreit sind (Simon 1997: 46);
- Einrichtung von Stabsstellen, die auf Abteilungsebene den Chefärzten bei der Budgetüberwachung zuarbeiten (a.a.O.);
- auch die bereits genannte Normierung von Behandlungskorridoren in so-genannten ‚Behandlungspfaden', ‚Standards', ‚guidelines', ‚Algorithmen' dürfte als Versuche zur Normierung, Quantifizierung, Berechenbarkeit und Kontrolle ärztlichen Handelns gewertet werden (vgl. Kühn 1996: 7f.);
- gezielte betriebswirtschaftliche Weiterqualifikation in postgradualen Wei-terbildungsstudiengängen (sog. Chefarztstudiengängen in Köln, Hanno-ver, Hamburg).

Im nächsten Kapitel werden die sich abzeichnenden Ökonomisierungsten-denzen in einem angenommenen Szenario weitergedacht. Damit sollen v.a. auch die Folgen der Transzendenz der Steuerungsmedien Medizin-Technik und Geld auf die Patientenversorgung betrachtet werden.

4.3.3 Szenario eines monetarisierten Krankenhauses
Dieses Szenario geht von der Annahme aus, dass die beiden Kommunikati-onsmedien Medizinwissenschaft und Geld/Markt ihre noch vorhandenen Inkompatibilitäten überwinden und sich zu einer das System Krankenhaus steuernden Ordnungskraft vereinen. Dabei ist wahrscheinlich, wie bereits ausgeführt, dass die Handlungskontingenzen des Krankenhauses von der primären Steuerungskraft des Geldes transformiert werden, da Geld Steue-rungswirkungen erzielt, „vor denen Macht, Moral, Tradition und anderes kapitulieren müssen" (Willke 1995: 186).

Dem Grundsatz nach geht es in diesem Krankenhaustypus um die Identifizierung und anschließende Optimierung der für das Leistungsgeschehen zentralen Arbeitsprozesse. Für die Krankenhausbehandlung setzt sich der übergeordnete universelle Geschäftsprozess aus den Komponenten Aufnahme, Anamnese, Diagnostik, Therapie, Entlassung zusammen (vgl. Gräulich/Thiele/Thiex-Kreye 1997: 23), der dann fallbezogen mit allen Einzelleistungen analysiert wird. Die genaue Rekonstruktion der diesem Prozess zugrunde liegenden Arbeitsschritte erlaubt die Identifizierung ineffizienter Abläufe (a.a.O.: 24) und bildet die Grundlage für Ablaufoptimierungen (Business-Reengineering). Ergebnis werden ‚Sollarbeitsläufe' sein, die in Krankenhausinformationssysteme eingespeist werden (Geplante Behandlungsabläufe). Auf dieser Grundlage können durch vernetzte DV-Systeme die Kommunikationen innerhalb der einzelnen Leistungsabteilungen optimiert (Workflow-Management) (vgl. a.a.O.: 26f.) und fallbezogene Prozesskostenrechnungen erstellt werden. Typische Ansatzpunkte für Optimierungen bieten sich im Krankenhaus z.B. durch:

- „Wartezeiten des Patienten
- Leerlaufzeiten des Personals aufgrund von Abhängigkeiten einzelner Leistungsbereiche
- Wegezeiten des Patienten oder der Angehörigen" (a.a.O.: 26).

Im Zentrum des monetarisierten Krankenhauses stehen nicht mehr die Berufsgruppen, v.a. die Mediziner, um deren Akteurshandeln sich das gesamte Krankenhaus ‚herumorganisiert', sondern die Aufgaben innerhalb des medizinischen Leistungsprozesses. Der Krankenhausauftrag wird in der Folge immer mehr und immer perfekter auf die reine Reparaturfunktion organischer Defekte zugeschnitten sein. Medizintechnik wirkt hierbei als Trendverstärker (vgl. Badura 1993: 38). Ein solches Krankenhaus arbeitet hocheffizient (schnell, zuverlässig, termingerecht und mit hohen Qualitätsstandards). Innerhalb dieser Systemlogik lässt sich durchaus modernes Management einbetten, das durch corporate identity, Teamgeist, Abflachung von Hierarchien, Qualitäts- und Projektmanagement u. dergl. m. gekennzeichnet ist. Kunden- und Mitarbeiterzufriedenheit genießen hohen Stellenwert. Es handelt sich um ein Hochleistungskrankenhaus par excellence, für das es auch einen relevanten Bedarf gibt, der z.Z. von vielen Krankenhäusern noch gar nicht erkannt wird.

In erster Linie ist das monetarisierte Krankenhaus auf die Bedürfnissituation von Akutkranken zugeschnitten, die sich weitgehend problemlos in das vorgedachte Soll der Geschäftsprozesse integrieren lassen. Sie dürfen ein nahezu perfekt organisiertes Krankenhaus erwarten, das ihnen gute Information, besten Gerätepark, routiniertes und freundliches Personal auf aktuellem Kenntnisstand, zuverlässige Prognosen, geringe Komplikationsraten, exaktes Timing, guten Hotelservice und hohen Ausstattungsgrad der Einrichtungen bietet. Der Krankenhausauftrag ist eng als ein *medizintechni-*

scher definiert, beginnt mit der Aufnahme des Patienten und endet mit der Entlassung.

Die Sozialfunktionen des Krankenhauses werden in einem solchen Modell technisch und ökonomisch rationalisierter Hochleistungsmedizin vermutlich zunehmend ausgegrenzt werden. Dabei muss berücksichtigt werden, dass Krankenhäuser bisher mehr oder weniger häufig, und mehr schlecht als recht und im Wesentlichen ohne formalen Auftrag, soziale Aufgaben übernommen haben, die eng mit Krankheitsbewältigung und Krankheitsprozess vergesellschaftet sind (weiter oben unter dem Begriff ‚soziale Indikation' zusammengefasst). Diese Aufgaben haben damit auch eine gewisse Brückenfunktion zur Integration desintegrierter Versorgungssysteme übernommen. Hierzu zählen v.a.:

- die Entlastung Rekonvaleszenter von ihren familiären oder gesellschaftlichen Aufgaben, wenn sie diesen objektiv oder subjektiv noch nicht gewachsen waren;

- vorübergehende Entlastung pflegender Angehöriger von ihren Pflegebedürftigen;

- vorübergehende Entlastung von Pflegeheimen und Sozialstationen in besonders arbeitsintensiven Zeiten oder bei Verschlechterung des Pflegezustands;

- die gesellschaftliche Funktion der Sterbebegleitung;

- die Organisation des Übergangs in zeitlich anschließende Institutionen (Reha-Einrichtung, Sozialstation, Pflegeheim);

- Hilfen bei der emotionalen Krankheitsbewältigung der Patienten und ihrer Angehörigen.

Es ist auffällig, dass chronisch Kranke und Multimorbide insbesondere auf diese sozialen Funktionen angewiesen sind. Ein Hochleistungskrankenhaus wird ihrer spezifischen Bedürfnissituation mit Ausnahme von akuten medizinischen Kriseninterventionen damit immer weniger gerecht werden. Es eröffnet weder ihnen noch den Krankenhausakteuren die Chance zu einer anderen als technisch rationalisierten Medizin und verlängert somit den Prozess einer gesellschaftlich produzierten Unbewusstheit gegenüber einer psychosozial ausgerichteten Betrachtung von Krankheitsentstehung und -verarbeitung.

Das Szenario eines monetarisierten Krankenhauses ist unzweifelhaft verknüpft mit dem weiteren Vordringen privatrechtlicher Trägerschaften (vor allem GmbHs und zunehmend Aktiengesellschaften). Diese Entwicklung signalisiert, dass der Betrieb von Krankenhäusern selbst unter den Bedingungen restriktiver Finanzpolitik gewinnträchtig sein kann. So hat bspw. die RHÖN KLINIKUM AG, die vorwiegend Akutkrankenhäuser aller Versorgungsstufen betreibt, selbst in dem für die meisten Krankenhäuser verlustträchtigem Jahr 1996 bei einem Umsatzvolumen von 740 Millionen Mark einen Jahresüberschuss von 43 Millionen Mark erwirtschaftet; und dies, obwohl sie auch den Löwenanteil der Investitionskosten abdeckte, für die eigentlich im Rahmen der dualen Finanzierung die Länder einzustehen hätten. Bestechend sind auch die im Vergleich mit Kliniken öffentlicher Trägerschaft im Durchschnitt um 30-40% niedrigeren Fallkosten (alle Angaben entn. Ries 1996). Diese wirtschaftlichen Erfolge werden, gemessen an quantifizierbaren Qualitätsmerkmalen medizintechnischer Entwicklung, offenbar auch auf hohem Versorgungsstandard erreicht. Irrationalitäten in der Erstellung des medizinischen Leistungsprozesse werden durch Diagnostikabteilungen reduziert. Reibungsverluste, Doppel- oder unnötige Untersuchungen durch unzureichend erfahrene und qualifizierte Ärzte werden durch Aufgabenorientierung und Einsatz von Spezialisten minimiert. Durch flexible abteilungsübergreifende Bettenbelegungen und ‚Engpassmanagement' in den Intensiv- und Intermediate Care-Abteilungen können Versorgungsprozesse gestrafft und Behandlungsrisiken reduziert werden sowie Fallzahlen und Auslastungsgrad maximiert werden (vgl. Münch 1996).

Das monetarisierte Krankenhaus bietet imponierende Vorteile einer sehr viel höheren Effizienz und Effektivität in der Leistungserstellung bei geringeren Versorgungsrisiken. Gewinner dieses Systemwandels sind in erster Linie die Manager und Finanziers dieses ‚industrialisierten' Krankenhauses, in der Folge Administratoren und Controller und die fest angestellten Ärzte. Für die letztere Gruppe wird der Gewinn allerdings geschmälert um die nicht unerheblichen Professionskosten der sukzessiven Überformung ihrer Handlungsoptionen und mithin auch ihrer Berufsethik durch die sinngebende Kraft des Geldes. Auf der Nutzerseite werden sowohl (Akut-)Patienten als auch wegen der kurzfristigen Spareffekte die Versicherer zufrieden sein. Die öffentliche Hand wird sowohl von Verlustrisiken befreit als auch von Investitionskosten entlastet.

Ein monetarisiertes Krankenhaus ist ein selbstreferentielles System, das den eigenen selbsterzeugten Handlungslogiken folgt. Es hat aber im Vergleich zu dem heute noch dominierenden Krankenhaussystem gelernt, sich nach markt- und gewinnorientierten Gesichtspunkten zu steuern. In dieser Programmatik steht der „Ausbau der technischen Kontrollmöglichkeiten von Krankheitsverläufen und deren wirtschaftliche Verwertungsmöglichkeiten im Vordergrund" (Göpel 1997: 19). Es verhält sich in dieser Systemlogik rational, nicht aber gegenüber den Anforderungen einer solidarischen, bedarfsgerechten, integrierten bio-psycho-sozialen und interaktionsintensiven Gesundheitsversorgung im Zeitalter chronischer Krankheiten. Erfolgsindikator eines monetarisierten Krankenhauses ist die Anzahl erfolgreicher Therapien. Der eingeforderte Wettbewerb dient dabei als „Trendverstärker: er multipliziert jeden relativen Vorteil (Marktbeherrschung, Geld, Macht, Privilegien etc.), und er prägt die schon heute zentralen Fehlentwicklungen der Medizin noch schärfer aus: Technik und Medikamente statt Kommunikation, neue Diagnoseverfahren bei unzureichender Therapie, zu viel Medizin und zu wenig bzw. zu schlechte Pflege und Betreuung" (Kühn 1996: 6). Das monetarisierte Krankenhaus geht „global operierende strategische Allianzen mit Bio- und Pharmatechnologie-Firmen, Medizingeräte- und Informationstechnologie-Herstellern sowie Versicherungskonzernen und anderen großen Kapitalgebern" ein, die „weltweit einheitlich standardisierte Präventions-, Therapie- und Rehabilitationskonzepte für alle größeren Krankheitsgruppen kostengünstig im Franchise-System anbieten" (Göpel 1997: 20).

Mit dieser Entwicklungsperspektive würde die Chance einer Korrektur medizintechnischer Steuerungslogik in Richtung auf mehr ,Bewusstheit' in Gesundheits- und Krankheitszusammenhängen bei Klienten und Therapeuten sowie stärkerer Hinwendung zu alternativen und interaktiven Heilmethoden weiter sinken, und Krankenhäuser würden vollständig zu Reparaturfabriken entarten. Für die Integration zu einer sozio-psychosomatischen Medizin gäbe es kaum Ansatzpunkte, vielmehr würde die Psychosomatik weiterhin in Spezialkliniken und -abteilungen als nachgeordnete Institutionen verbleiben, die ihr (mitunter bereits iatrogen geschädigtes) Klientel vorsortiert von der somatischen Medizin zugeteilt bekommt. „Akut-Krankenhäuser werden sich auf ihr ,Kerngeschäft' in Form einer technisch aufwendigen Diagnostik und auf invasive Eingriffe konzentrieren, die mit einem möglichst kurzen Übernachtungs- und Pflegeaufwand pauschal abgerechnet werden" (a.a.O.). Letztendlich wird sich dieses Szenario damit als das ineffektivere und teurere erweisen, da keine Anreize bestehen, Versorgungsprozesse aufeinander abzustimmen, der *Markt* auf Leistungsexpansion programmiert und der Primat der Medizintechnik im Sinne des ,Mehr-von-demselben-Prinzip' kostentreibend ist. Von daher dürfte zu erwarten sein, dass die Versicherer zunehmend die Rolle der Brückenfunktion zur Integration der Versorgungsleistungen und die Qualitätskontrolle im Hinblick auf Indikationsgerechtigkeit einnehmen werden. Sie werden dies aber nur erfolgreich leisten können, wenn sie hierzu auch politisch legitimiert werden.

Im monetarisierten Krankenhaus wird den Patienten eine emanzipiertere Rolle zugeschrieben. Aber auch die Entdeckung des Patienten als *Kunden* (vgl. Simon 1997: 67) wird nicht geeignet sein, eine Gegenrationalität zur Medizintechnikorientierung darzustellen. „Ein Teil der Patienten ist schwer krank, jung oder besonders alt, verängstigt, uniformiert und auch inkompetent – das macht sie besonders schutzbedürftig. Alle Konzepte, deren Funktionsfähigkeit davon abhängen, dass die Patienten erfolgreich die Rolle des ,kritischen Kunden' spielen, ignorieren diese Asymmetrie und die daraus resultierende Schutzbedürftigkeit des Kranken" (Kühn 1996: 3). So profitieren nur jene vom neuen Kundenparadigma, die hierfür günstige Voraussetzungen mitbringen: hoher Bildungsstand, Kritikfähigkeit, Selbstbewusstsein, hoher Informationsstand über die eigene Krankheit (vgl. Kuhlmann 2000: 49). Wie die Verfasserin feststellt, werden damit auch „Soziale Ungleichheiten ... so über die Aufklärungspraxis reproduziert und verstärkt" (a.a.O.).

Selbst wenn sich für viele Patienten eine bessere Information und Partizipation einstellen wird, muss dabei aber beachtet werden, dass die Patienten nicht unmaßgeblich zur Stabilisierung des technischen Rationalitätsüberschusses der Medizin durch die Kombination von Ansprüchen an eine technische Medizin einerseits und ihr Wissensdefizit andererseits maßgeblich beitragen. Die *Kundenorientierung* dürfte zwar ökonomischen Wettbewerbsvorteilen dienlich sein, aber nicht so sehr einer alternativen Rationalität zum medizinischen System, sondern sie würde im Gegenteil den Einsatz von Medizintechnik und die Unterbewertung interaktionsorientierter Leistungen verstärken. „Die Allgemeinmedizin wird aus dem telematischen Krankheitsversorgungssystem ausgegrenzt und ist dann ebenso wie Heilpraktik, Psychotherapie, Physiotherapie oder Pflege als persönliche Dienstleistung und Teil des individuellen Konsums zu finanzieren" (Göpel 1997: 20).

Es ergibt sich damit die Systemperspektive einer unheilvollen Allianz zwischen den Steuerungsmedien Geld und medizintechnischer Wissenschaft. Dass diese Allianz bei gigantischem volkswirtschaftlichen Ressourcenverbrauch gleichwohl hochgradig betriebswirtschaftlich lukrativ sein kann, wird am amerikanischen Gesundheitswesen deutlich, das bekanntlich mit über 14% den weltweit höchsten Anteil am Bruttosozialprodukt hat und exorbitante Steigerungsraten (bis 30%) der Versicherungsprämien bei ungünstigen Versichertenpopulationen aufweist (Meurer/Riegl 1997: 478). Es gibt wenig Grund zu der Annahme, dass Ökonomisierungstendenzen etwas Wesentliches an der einseitigen medizin-technischen Orientierung verändern könnten. „Sparzwänge können zwar die Innovationsgeschwindigkeit, also das ‚Drehmoment' der medizinischen Technisierungsspirale verlangsamen, sie bewirken jedoch nicht per se eine Trendumkehr beispielsweise im Sinne einer verstärkten Abstimmung einzelner Teilsysteme mit den Versorgungsbedürfnissen chronisch Kranker" (Badura 1994a: 13). Es ist wahrscheinlich, dass die Ökonomisierung, die sich z.Zt. noch in der Maske der Einsparung von Krankenhauskosten zeigt, in nicht ferner Zukunft eine Systemlogik hervorbringen wird, in deren Gefolge immense Steigerungsraten gesamtgesellschaftlich zu verkraften sein werden, die allerdings zu einem größeren Teil als bisher über private Haushalte aufzubringen sein wird. Dieser Zusammenhang einer ökonomisch induzierten Mengenausweitung wird von Krankenhausmanagern für die Zukunft unter den Formeln ‚Nachfrageexpansion' und ‚Wachstumsbranche Gesundheitswesen' bereits vorhergesagt (vgl. Münch 1996).

4.4 Systemdynamik der Krankenhauspflege oder die heimatlose Pflege im Krankenhaus?

Ergebnis der bisherigen Ausführungen ist, dass das moderne Krankenhaus sich im Wesentlichen über die Interdependenz der Subsysteme Medizin und Ökonomie konstituiert. Die zahlenmäßig dominierende Berufsgruppe der Pflegenden spielte auch in der Rekonstruktion des Expertensystems nur eine randständige Rolle. Im Weiteren muss daher genauer analysiert werden, Welche Bedeutung der Berufsgruppe Pflege bei der Systemsteuerung des Krankenhauses zukommt.

Ausgangspunkt für die nachfolgende Analyse sollen u.a. Aussagen sein, die von der populären Diskussion in der Pflege in Anspruch entnommen wurden. Es wird dabei um eine kritische Untersuchung der Frage gehen, ob sie für eine Rekonstruktion des Pflegesystems im Krankenhaus geeignet sind. Im Anschluss daran werden die Untersuchungsergebnisse thesenförmig verdichtet und die konstitutiven Grundrisse einer ‚Theorie der Krankenhauspflege' vorgestellt und diskutiert.

4.4.1 Autonomiebestrebungen der Pflege

Unverkennbar befindet sich die Krankenhauspflege in einem Prozess, der zunehmend durch Abgrenzung gegenüber der Medizin, Kenntlichmachen und Hervorheben des eigenen Arbeitsbereiches, Ausgrenzung sog. nicht originär pflegerischer Arbeiten und Emanzipationsbemühungen geprägt ist (vgl. z.B. Bischoff 1994b: 739f.). Nachdem sich etwa BORSI/SCHRÖCK jeweils knapp mit der historisch begründeten Medizinlastigkeit der Pflege (1995: 4), mit ihrer Fremdbestimmung sowie ihrer mangelnden theoretischen Fundierung (vgl. a.a.O.: 11) auseinandergesetzt haben, postulieren sie gestützt auf KUHNs wissenschaftstheoretische „Revolution" des Paradigmawechsels (a.a.O.:23), auch eine Wende pflegerischer Anschauungen in Richtung auf das Konzept der „Gesundheitsförderung" (orientiert am Modell ‚Gesundheit 2000' der Weltgesundheitsorganisation). Diese Leitidee wird dann im Rahmen systemisch orientierter Managementtheorien entfächert.

Pflegerische Autonomiebemühungen werden mit dieser Orientierung in einen populären, zukunftsweisenden begrifflichen und konzeptuellen Rahmen gebracht. Das Buch vermittelt so den Eindruck, dass Krankenhäuser in absehbarer Zeit von der Pflege im neuen Gewand des ‚gesundheitsförderlichen Krankenhauses' im Wesentlichen unter der Federführung eines durchsetzungswilligen und partizipativ orientierten Pflegemanagements erscheinen können. Hier postulieren die Autorinnen offenbar eine dominierende pflegerische Einflussnahme auf das System Krankenhaus.

Problematisch an solchen Konstruktionen ist, dass Pflege als Systeminsel betrachtet wird und die Rückwirkungen der im Krankenhaus wirksamen Steuerungskräfte, wie sie in der Analyse als konstituierend heraus gearbeitet wurden (Medizin, Macht und Geld) weitgehend vernachlässigt werden. So ist z.. Z. schwer vorstellbar, wie sich ein gesundheitsförderliches Krankenhaus in den traditionellen Strukturen des Gesundheitssystems etablieren könnte. Es mangelt bereits an der wirtschaftlichen Grundlage zur Finanzierung gesundheitsförderlicher Programme. Immerhin „fließen weit über 90% unseres Gesundheitsbudgets in den biomedizinischen Sektor" (Badura 1994a: 15). Noch schwerer vorstellbar ist allerdings, wie angesichts medizinischer Dominanz und gültiger krankenhausinterner Machtverhältnisse ein solches Anliegen von der Pflege chancenreich befördert werden könnte.

Ähnlich wie bei dem Medizinsystem ist aber auch zu diskutieren, welche wahrscheinlichen, von den Autorinnen noch nicht erfassten Wirkungen von einer betriebswirtschaftlichen Managementakzentuierung für die Krankenhaussteuerung wahrscheinlich sind. Immerhin fokussieren BORSI/SCHRÖCK auf völlig unterschiedlichen Ebenen, deren Kompatibilität nicht voraussetzungsfrei angenommen werden darf. Das Konzept der Gesundheitsförderung zielt auf eine makropolitische Reform des gesamten Gesundheitswesens mit völlig neuem Zuschnitt der einzelnen Institutionen und Aufgabenbereiche ab. Die Managementmodelle haben dagegen im Interesse der Unternehmensviabilität primär Interventionen und Steuerungen auf betrieblicher Ebene im Auge. Die grundsätzliche Annahme, über betriebliches Management Gesundheitspolitik auf der Makroebene steuern zu wollen, ist – wie bereits erläutert – aus systemtheoretischem Blickwinkel nicht plausibel, theoretisch nicht begründet und auch empirisch nicht nachzuweisen.

Die systemischen Rückwirkungen und Nachschwingungen des pflegerischen Verselbständigungsprozesses sind auf der Makroebene kaum beobachtbar. Stärker dagegen führen sie auf der Mesoebene (Krankenhausleitung) und besonders auf der patientenbezogenen Akteursebene (Mikroebene) zu erheblicher Irritationen, gewachsener Inkompatiblitäten mit dem Medizinsystem und Dysfunktionalitäten für die Leistungserstellung. Zwar weist die Position der Pflege stärker als alle anderen Berufsgruppen horizontale und vertikale Beziehungen zu den anderen Teil- oder Subsystemen des Krankenhauses auf, ihr zielgerichtetes Steuerungspotential bleibt allerdings auch entgegen aller pflegepolitischer Statements für durchgreifende und gezielte *Systemveränderungen* sehr begrenzt, wie bspw. WEIDNER mit dem „Strukturkennzeichen" der Krankenhauspflege „zentrale Position – marginale Einflussgröße" treffend markiert (Weidner 1995: 317).

In Gegenüberstellung zu den „Leitbildern und Prioritäten der Akutmedizin" diskutiert BADURA einen alternativen, handlungstheoretischen Entwurf über die Pflege (vgl. Badura 1994a: 48ff.). Er sieht ganz wesentliche Unterschiede in der Handlungsorientierung zwischen den Berufsgruppen. Während sich die Medizin immer mehr auf das Kerngeschäft der „Notfallbekämpfung und Kontrolle pathogener Prozesse" konzentriert (a.a.O.: 49), bleiben den Pflegekräften immer mehr die kommunikativ akzentuierten

Aufgaben wie „Schmerzbekämpfung, Gefühlsregulierung, Beratung, Lebensorientierung etc." (a.a.O.), mit denen sie bemüht sind, „die depersonalisierenden Konsequenzen zunehmend sachbezogener Tätigkeiten im Krankenhaus zu korrigieren" (a.a.O.: 51).

Unter dem Eindruck von Zeitmangel und Personalnot werden die Prioritäten allerdings in der Regel zugunsten der medizinisch dominierten technikorientierten Arbeiten gesetzt. Technikausweitung und erhöhter Patientendurchlauf führen aber nicht nur zu einer Verdichtung unmittelbar diagnostischer, therapeutischer bzw. assistierender Aufgaben, sondern auch zu einem Anwachsen von Administration, so dass interaktionsorientierte Pflegearbeit immer gegen die in der Werteskala höherrangierenden technik- und administrativen Arbeiten konkurrieren muss und die pflegerische Aufmerksamkeit letztlich von der psychosozialen Situation der Patienten abgezogen wird (vgl. a.a.O.: 52). Durch diese Entwicklung wird zunehmend das Selbstverständnis des früheren vorherrschenden Gebotes der Selbstaufgabe und Nächstenliebe, heute des säkularisierten Imperativs zur Zwischenmenschlichkeit in Frage gestellt (vgl. a.a.O.: 49).

Da die Pflegenden als einzige Berufsgruppe zu jeder Zeit und immer direkt von Patienten gerufen werden können und patientennahe Aufgaben einen großen Zeitumfang pflegerischer Arbeit ausmachen, können sie sich anders als die Ärzte nicht den „‚Luxus' unkommunikativen Verhaltens" erlauben (Hoefert 1997: 61). Den Pflegenden kommt zu – gleich ob es ihnen bewusst ist, ob sie es intendieren oder kritisch bewerten – die inhumanen Folgen des medizintechnisch überformten Handlungssettings zu kompensieren. Dies ist seit jeher ihre historische Bestimmung, der sie sich – ob sie wollen oder nicht – nicht gänzlich entziehen können. Sie müssen diese Aufgabe, und dies macht Krankenhauspflege immer schwieriger und widersprüchlicher, unter zunehmend restriktiven Kontextbedingungen aufrechterhalten. Die Kompensationsfunktion ist ihre historische Rollenzuschreibung, entspricht den Rollenerwartungen der Ärzte, aber auch der Patienten an die Pflegenden. Gerade auch aus Sicht der Patienten sind Ärzte für andere als kommunikative Aufgaben da, indes Pflegekräfte „häufig danach bewertet (werden) und müssen sich entsprechender Kritik von Seiten der Patienten und Ärzte aussetzen, selbst wenn sie durch zunehmende Arbeitsdichte, obwohl dazu fähig, ihre Kompetenz nicht unter Beweis stellen können" (Hoefert 1997: 61f.). So rangiert im Vergleich beider Berufsgruppen in der Wertehierarchie der Patienten Fachkompetenz für die Ärzte und die menschliche Zuwendung für die Pflegenden höher (vgl. Freter/Glasmacher 1996: 438).

Die betrieblich gewachsenen Freiheitsgrade der Pflege werden sehr leicht umgedeutet in eine Handlungsautonomie i.S. der Professionalisierungsdebatte. Die Pflege ist formal „relativ organisationsautonom, wie exemplarisch an der Organisation der Pflege im stationären Sektor sichtbar wird. Im Krankenhaus ist die Pflege zwar professionsspezifisch zugeordnet und steht gleichberechtigt neben den Ärzten, die ihrerseits organisationsautonom sind, faktisch aber wird ihr gerade im Krankenhaus kaum Autonomie zuerkannt und ist sie auf zuarbeitende Funktionen der Medizin reduziert, was sich alleine darin zeigt, dass Pflegeleistungen einen Appendix zur medizinischen Krankheitsbehandlung darstellen. (...) Auch die Handlungsbedingungen der Pflege sind nicht gemäß eigenen Kriterien strukturiert, sondern durch die Erfordernisse der Medizin determiniert" (Schaeffer 1994: 119, vgl. auch Weidner 1995: 111f.). Auch WEIDNER hält Pflegehandeln „für grundsätzlich professionalisierbar", allerdings ende „die notwendige Autonomie an der (derzeitig gesetzlich verankerten) Weisungsbefugnis durch den Arzt, aber auch an den Bürokratisierungsstrukturen der Organisationen, in diesem Fall des Krankenhauses" (Weidner 1995: 327, vgl. besonders Kap. 4.1.2). Es ist der deutschen Krankenhauspflege bisher eben nicht gelungen, einen eigenständigen professionellen Handlungsbereich zu reservieren und gegen andere Berufsgruppen (insbesondere gegen die Medizin) zu behaupten.

Pflegerische Autonomiebemühungen sind begleitet durch die Ausgrenzung sog. pflegefremder Arbeiten und der Eingrenzung auf *Pflege,* ohne allerdings den Kern und die Kernkompetenz der Pflege gekennzeichnet zu haben. „Zu Beginn stationärer Krankenpflege war die Pflegeschwester für den Körper, den Geist und die Seele eines Patienten zuständig. Die Seele ist, überspitzt formuliert, weitgehend an den Seelsorger, der Geist an die Psychologen und Psychotherapeuten und der Körper in seiner medizinisch kurativen Dimension an den Arzt und beispielsweise an die Diätassistentin oder den Küchenchef usw. abgetreten worden" (Mühlbauer 1998: 19). Der Autor resümiert scharfsinnig, dass die Pflege „aus der Diskussion über pflegefremde Tätigkeiten ... nichts (gewonnen hat)" (a.a.O.). „Was vom Körper noch für die Krankenpflege übrig bleibt, liefert den Stoff für die Abgrenzungsdiskussion über ärztliche und pflegerische Tätigkeiten, die letztlich zur Ablehnung pflegefremder Tätigkeiten führte: Ein Geflecht aus von vornherein definierten Pflegestandards mit der Tendenz zur legitimierenden Verrichtung zeitlich und inhaltlich fixierter Patientenbedarfe – mit immer stärker verringerten Blick für die tatsächlichen Patientenbedürfnisse" (a.a.O.; vgl. auch Weidner 1995: 300ff.). Die Eingrenzung des pflegerischen Arbeitsfeldes führt entgegen der Absicht ihrer Protagonisten perspektivisch zu einer Abwertung der Pflege im Krankenhaus, da nunmehr ehemals pflegerische Aufgaben „jetzt vielfach durch AIPler – auch inzwischen die billigste Berufsgruppe – verrichtet (werden), was das deutsche ‚arztlastige' Krankenhaussystem noch verstärkt" (Henning u.a. 1998: 17).

So werden zwar in einem *diffusen Bild des Pflegeberufes,* „das sich im ‚Mischmasch' und in der Metapher vom ‚Mädchen für alles' widerspiegeln lässt" (Weidner 1995: 254) alle Dimensionen der körperlichen, psychosozialen und sozialen Ebene von den Pflegenden als Zuständigkeitsbereich reklamiert, „Indirekt findet jedoch eine Betonung der körperlichen Aspekte der Begegnung (mit dem Patienten, P.S.) statt" (a.a.O. 255). Dieser auf die körperliche Pflege verengte Zuständigkeitsbereich ist nicht nur eine (zu) geringe Grundlage für eigenständige Professionsansprüche, sondern legitimiert auch nur schwerlich den gültigen Ausbildungsstandard. „Selbst das somit immer weiter verengte Kerngebiet teilen sich nun Stationshilfen, Hausfrauen, die Patienten waschen, Schüler und Zivildienstleistende, die Essen verteilen und letztlich examinierte Krankenschwestern" (a.a.O.).

Hierzu korrespondierend einige Daten der von ENGELKE durchgeführten empirischen Untersuchung über die Homogenität des Pflegeaufwands bei den Pflege-Fallpauschalen, bei der auch die Qualifikationsprofile des Pflegepersonals auf insgesamt 14 Krankenstationen unterschiedlicher Fachabteilungen und Krankenhäuser erfasst wurden. Kennzeichnend ist dabei die hohe Varianz: Zwischen den 4 beteiligten Krankenhäusern variiert der Anteil 3-jährig ausgebildeter Pflegekräfte zwar durchschnittlich nur zwischen 54,58% und 64,88%, innerhalb der Fachabteilung Innere Medizin sind krankenhausübergreifend bei den 5 Stationen allerdings bereits Unterschiede von 45,10% und 81,73% (!) im Anteil 3-jährig Ausgebildeter zu verzeichnen. Über alle Krankenhäuser und Fachabteilungen hinweg variiert der Anteil unterhalb des 3-jährig qualifizierten Pflegepersonals indes zwischen 9,19% (urologische Station) und 37,09% (Innere Medizin Station) (vgl. Engelke 1994: 25f.). Bisher ist es empirisch nicht gelungen, einen Zusammenhang zwischen den in den Krankenhäusern vorzufindenden Qualifikationsstrukturen des Pflegepersonals und der Qualität pflegerischer Versorgung herzustellen. Vor diesem Hintergrund dürfte es gerade angesichts der Tätigkeitseingrenzung auf körperfunktionsbezogenes Arbeiten schwierig sein, einen hohen Anteil 3-jährig ausgebildeten Personals zu rechtfertigen. MÜHLBAUER sieht die Zukunft dieser teuren Pflegekräfte, „eher in einem Pool von Springern stations- und abteilungsübergreifend zusammenzubinden und bei Bedarf an den Ort des examinierter Hilfe bedürftigen Patienten abzurufen" (Mühlbauer 1998: 19).

So sieht auch BADURA einen Trend in den pflegerischen Handlungsoptionen „in Richtung einerseits auf mehr Selbständigkeit und andererseits in Richtung somatisch orientierter und technikintensiver Tätigkeiten" (a.a.O.: 49). Dieser Gedanke ist besonders interessant und knüpft an diese Überlegungen an. BADURA eröffnet damit Entwicklungsoptionen der Pflege, die keineswegs gradlinig auf einen normativ gesetzten Punkt originär pflegerischen Handlungsselbstverständnisses zulaufen, sondern sehr stark abhängig sind von der Systementwicklung des Krankenhauses insgesamt und der besonderen Systemdynamik der Krankenhauspflege.

4.4.2 Steuerungswirkung von Pflegetheorien und Pflegewissenschaft
Als Kennzeichen fortschreitender Professionalisierung wird gemeinhin der Aufbau pflegerischer Studiengänge und die damit beginnende *Verwissenschaftlichung* der Pflege gesehen (z.B. Weidner 1995: 79ff.; Glaser 1997:

13). Besonderes Kennzeichen der deutschen Pflegewissenschaft ist nun, dass erst seit wenigen Jahren begonnen wird, eine eigene Infrastruktur für Pflegeforschung aufzubauen. „Gemessen an den USA ist die Bundesrepublik Entwicklungsland, denn nach wie vor stellt die fehlende wissenschaftliche Infrastruktur als notwendige Voraussetzung, um Pflegewissenschaft systematisch betreiben zu können, ein ungelöstes Problem dar", resümierten vor wenigen Jahren BOTSCHAFTER und STEPPE (1994: 83). Zwar hat sich diese Situation mit dem Aufbau von Studiengängen und pflegewissenschaftlichen Instituten erheblich gebessert, eine Theorieentwicklung, die auf wissenschaftlicher Basis „die grundlegenden Fragen nach dem Wesen, dem Ziel und dem Zweck von Pflege" (a.a.O.) zu beantworten sucht, ist bisher jedoch noch nicht aus den Forschungsprozessen hervorgegangen. Hier dominiert z.Z. noch eindeutig die Rezeption überwiegend angloamerikanischer Pflegetheorien, die dort seit den 50er Jahren vielfältig entwickelt wurden.

Gründlich hat SCHRÖCK in ihrem Vortrag auf der 1. Internationalen Konferenz für Pflegetheorien mit überstiegenen Hoffnungen auf die Praxiswirksamkeit von Pflegetheorien aufgeräumt (vgl. Schröck 1997). Sie referierte zunächst die gängigen Vorstellungen von vielen Pflegewissenschaftlerinnen, dass die Pflegetheorieentwicklung der wissenschaftlichen Fundierung der Pflegepraxis diene. „Die ‚grundsätzliche Annahme' ist, dass ‚Theorien die Praxis der Pflege voranbringen' und dass die Entwicklung von Pflegetheorien nur existiert, ‚um die Pflegepraxis zu verbessern, indem sie eine rationale Basis für pflegerisches Handeln stellt' (Mariner 1986: 185)" (a.a.O.: 39). Empirisch sei diese Praxisbedeutung allerdings bisher nicht verifizierbar, wie mehrere Literaturstudien belegen (a.a.O.: 40). Deutlichen Vorrang habe vielmehr die „klinische Forschung und die Beschäftigung mit Fragestellungen aus der Praxis in der amerikanischen Krankenpflege (seit den sechziger Jahren)" (a.a.O.).

Rekurrierend auf AXMACHER desillusioniert SCHRÖCK die absehbare Zukunft der deutschen Pflegewissenschaft: „(...) anders als die Pflegepraxis und die in ihr Tätigen vielleicht erwarten, wünschen oder hoffen, spricht vieles dafür, dass sich das wissenschaftliche Pflegewissen als ein ‚berufsfremdes' Wissen entwickeln wird. Anstatt für die Pflegepraxis Probleme zu lösen, wird die Pflegewissenschaft im Stadium rekursiver, das heißt auch esoterischer Forschung eine Fülle neuer Probleme aufwerfen in Form von Fragen, die in der Pflegepraxis niemand gestellt hat" (Axmacher 1991: 128).

Auch KARRER geht davon aus, dass sich die Pflegewissenschaft nur außerhalb der Praxis etablieren kann, „wobei sie sich nicht primär am praktischen, sondern an wissenschaftlichen Kriterien orientieren muss. So wird man (...) zunehmend über ein Wissen und eine Sprache verfügen, die die Pflegenden – nach einem Ausdruck von Dirk Axmacher – zu ‚Laien im eigenen Haus werden lassen'" (1995: 48). Er beobachtet innerhalb der Diskussion um die Pflegewissenschaft, dass die „Herausbildung neuer Unterschiede und Hierarchien (...) zu wenig gesehen wird. Stattdessen wird manchmal der Eindruck erweckt, Wissenschaft und Praxis seien direkt vereinbar. Pflegewissenschaft kann sich aber nur durchsetzen, wenn sie sich bis zu einem gewissen Grad unabhängig von der Praxis (oder gar gegen die Praxis!) konstituiert. Ihr Wissen ist ... nicht quasi eins zu eins in die Praxis übersetzbar" (a.a.O.).

Systemtheoretisch können SCHRÖCKS und KARRERS Ausführungen kaum überraschen. Der Pflegewissenschaft ist damit eine völlig andere historische Entwicklung beschert als der Medizin (vgl. Kap. 4.3). Analogien entbehren der theoretischen und empirischen Grundlegung. Das Krankenhaus ist ein Haus der medizinischen Profession und konstituiert sich ganz maßgeblich (zwar mit abnehmender Tendenz) über das Steuerungsmedium ‚Medizin-Technik', die, wie gezeigt werden konnte, nicht im Widerspruch zum naturwissenschaftlichen Handlungsmodell und zur medizinischen Wissenschaft steht, sondern untrennbar zu einem medizintechnischen Ensemble mit ihnen verschmolzen ist. Pflegewissenschaft in ihrer Anfangsblüte ist abgekoppelt von der Krankenhauspraxis und separiert in Hochschulen untergebracht. Sie wird sich wie andere Wissenschaften selbstbezogen und selbstreferentiell an ihrer eigenen, von ihr selbst hervorgebrachten Systemlogik konstituieren und wird damit die Anschlussfähigkeit an die Praxis weiter verlieren. Diese als Theorie-Praxis-Konflikt[71] erlebte Leitdifferenz (vgl. Weidner 1995: 327) legitimiert Wissenschaft als kritische Instanz einer prinzipiell verbesserungswürdigen Praxis, allerdings um den Preis eines nur geringeren und v.a. durch die Akteure indirekt vermittelten Innovationspotenzials. Dieser Konflikt ist damit im besten dialektischen Sinne Problem und Zweck gleichzeitig. Wissenschaft kommt damit nicht die Rolle zu, einen „Beutezug im Land der Laien zu betreiben, sondern (sich, P.S.) selbst noch als Moment eines einheitlichen Modernisierungsprozesses zu konzipieren: Wissenschaft über die Bedingungen ihrer praktischen Wirksamkeit von Wissenschaft aufzuklären" (Axmacher 1991: 135).

Dem medizinischen System mangelt es genau an dieser Rationalität außerhalb ihrer selbst. Forschung, Lehre und Anwendungsfeld sind miteinander

---

71 Semantisch sei angemerkt, dass das Begriffspaar „Theorie und Praxis" in der von mir verwendeten Form zwar üblich, aber eigentlich höchst unscharf ist. Wissenschaft und Theorie sind immer auch Praxis, nämlich die Praxis der Theorie- und Wissenschaftsentwicklung, -darstellung und -veräußerung. Und sie findet in Institutionen statt. Dieser Prozess bewegt sich nicht unabhängig von Organisations- und Umweltbedingungen wie z.B. der Ressourcenzuweisung und den damit verbundenen Restriktionen, die die Handlungsmöglichkeiten des Wissenschaftsbetriebes beeinflussen. Es ist aber eben – und das ist der entscheidende Unterschied – eine andere Praxis als die von Betrieben. Genauso ist aber in allen Betrieben immer auch schon Theorie vorhanden.

zu einem handlungsleitenden Sinnmedium verschmolzen. Es befördert Zentrifugalität (das ausbreitende Kreisen um den selbstgenerierten Sinn) und hat damit die Probleme, in denen es heute steckt, maßgeblich selber hervorgebracht.

Eine solche Zukunft kann der Pflege nicht vorhergesagt werden. Ein direkter Anwendungsbezug von pflegewissenschaftlichen Erkenntnissen und Theorien ist – zumal, wenn sie wie die amerikanischen Pflegetheorien noch aus einem anderen kulturellen und gesundheitspolitischen Versorgungssystem entnommen werden – genauso unwahrscheinlich, wie bspw. die in pädagogischen Hochschulen vermittelte Theorie direkten Einfluss auf die Schulpraxis nimmt und dort Handlungssicherheit befördert (vgl. Axmacher 1991: 127). Ebenso wenig wird die Praxis einer Sozialbehörde maßgeblich durch sozialwissenschaftliche Theorien der Sozialarbeit gesteuert. Es handelt sich eben um jeweils selbstreferentielle Systeme mit ihren je eigenen Steuerungsmedien. Die Systemlogik eines Wissenschaftsbetriebes, das Bildung und Forschung betreibt, unterscheidet sich elementar von einem Unternehmen, wie dem des Krankenhauses. Das Arbeiten im Krankenhaus:

- steht unter einem (nicht selten dramatischen) Handlungsdruck und -zwang;
- enthält komplexe, z.T. wenig oder gar nicht überschaubare Problemkonstellationen;
- kann in der Regel handlungswirksame Entscheidungen (z.B. bei personenbezogenen Handlungen) nicht mehr zurücknehmen;
- sanktioniert Fehlentscheidungen mit z.T. erheblichen Auswirkungen für die Betroffenen.

Demgegenüber ist der Prozess der Wissenschaftsentwicklung und der Lehre eher durch folgende Systemmerkmale geprägt:

- Handlungs- und Entscheidungszwang des Alltags sind aufgehoben;
- konzentrierte Auseinandersetzung mit selektierten Fragestellungen und Problemen in Forschung und Lehre prägt den originären Daseinszweck;
- Reflexion, Probehandeln und Fehlhandeln sind konstitutiv für den Lernprozess und erfolgen in der Regel ohne Sanktionen (vgl. auch Axmacher 1991: 123).

Alle Annahmen, die davon ausgehen, theoretische Konzepte, Handlungsmodelle u.Ä. ließen sich problemlos in Anwendungssysteme übertragen, unterschätzen in trivialer Weise die Steuerungskraft autopoietischer Systeme. In noch wesentlich höherem Maße gilt dieser Grundsatz auch für die Krankenhauspflege, da das Handlungsfeld Krankenhaus eben v.a. durch die sinngebende Kraft der Medizin transzendiert wird und der ihr „einen eng definierten Kanon von medizinisch-hygienischem Wissen zur rezepthaften Anwendung abtrat" (Axmacher 1991: 129).

Die Erziehungswissenschaftler JANK und MEYER sind in Bezug auf die „Übersetzung von Theoriewissen in unterrichtspraktisches Handeln" zu der Ansicht gelangt, dass „zwischen der Aneignung von Theoriewissen und dem Aufbau von Handlungskompetenz ... eine komplexe, durch die unterrichtpraktische Tätigkeit vermittelte Wechselwirkung (besteht)" (Jank/Meyer 1991: 44). Sie gehen davon aus, dass sich Theoriewissen und Handlungskompetenz in einem sich gegenseitig befruchtenden Transformationsprozess befinden. Dieses grundsätzliche Verständnis von einem komplexen Beziehungsgeflecht lässt sich auch auf das Bezugssystem Pflege übertragen (vgl. Abb. 1).

Abbildung 1: Steuerung des pflegepraktischen Handelns (in Anl. an Jank/Meyer 1991: 45).

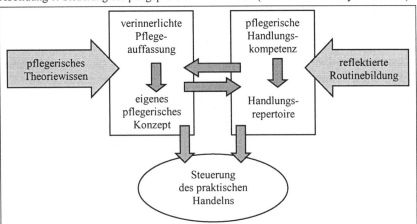

Pflegekräfte entwerfen ihre *eigenen* Theorien und Konzepte über die Pflege. Sie bestehen aus Erfahrungen, Einstellungen, Überzeugungen und Kenntnissen, die ihren Ausgangspunkt bereits vor der Ausbildung haben und zu einer *verinnerlichten Pflegeauffassung* kristallieren. Im fortschreitenden Sozialisationsprozess bildet sich unter dem Einfluss theoretischen Wissens ein *eigenes pflegerisches Konzept* i.S. eines autopoietischen psychischen Systems[72], das immer wieder überformt wird durch erweiterte persönliche Kenntnisse und Fähigkeiten und durch die reflektierte Auseinandersetzung mit der gelebten und erfahrenen alltäglichen *Krankenhauspflegepraxis* und das damit *praktisches Pflegehandeln* steuert. Theoretische Konstruktionen schlagen damit niemals voll in der Praxis durch, sondern durchlaufen den ‚Filter' der einzelnen Pflegekraft. Sie wirken zusammen mit der reflektierten Routine als Regulativ des pflegerischen Handelns und stellen das Handlungsrepertoire in „immer wieder neuen, nie vorhersehba-

---

72 Nähere Ausführungen zum ‚psychischen' oder ‚lebenden System' erfolgen unter Bezugnahme auf Thure v. ÜEXKÜLL im 3. Teil, Kap. 1.2.; zur strukturellen Kopplung zwischen psychischem und sozialem System 2. Teil, Kap. 1.4.

ren" (Jank/Meyer 1991: 44) Pflegesituationen bereit. Systemisch gesprochen sind es Handlungsoptionen des Systems. Ob sie allerdings in der Organisation abgerufen und mithin handlungswirksam werden oder als nicht genutzte Möglichkeiten seligiert bleiben, hängt von den Funktionsbedingungen des Systems und ihrer generierten Sinnprogrammatik ab (vgl. Kap. 1.8). Es ist nicht nur eine leidvolle Erfahrung von Auszubildenden, sondern auch von Teilnehmern in Fort- und Weiterbildungen, dass gute Einsichten und vernünftige Neuerungen sich nicht etablieren lassen (vgl. z.B. Weber/Fehr/Laga 1997: 176ff.; auch Kap. 1.5).

So gesehen sind es zwei komplexe externe Kontextbedingungen, die sich als Steuerungsanreize für pflegerisches Handeln eignen: Die Vermittlung *pflegerischen Theoriewissens* auf der einen Seite und Ermöglichungsbedingungen einer *reflektierten Routinebildung* auf der anderen Seite. Der psychische Transformationsprozess unterliegt dagegen den autopoietischen Regeln des Individuums. Die Qualität beider Steuerungsanreize im Rahmen des pflegerischen Ausbildungssystems wurde bereits untersucht (Kap. 3.2). Es konnte gezeigt werden, dass wissenschaftliches Wissen der Pflege, das insbesondere für eine patientenorientierte Pflege nutzbar gemacht werden könnte, unter den kontingenten Bedingungen des vorherrschenden Ausbildungsregimes kaum vermittelt werden und auch bei Weitem nicht an praktisches Handeln der Pflegenden angeschlossen werden kann. „Erforderlich erscheint (darüber hinaus, P.S.) ein möglichst kurzer Weg des Transfers systematischer Erkenntnisse in die Pflegepraxis, was eine pflegerische Erstausbildung auf (Fach)Hochschulniveau ins Blickfeld rückt" (Weidner 1995: 334).

Für den beruflichen Kompetenzerwerb erscheint ein weiteres Moment von Bedeutung. Reflektierte Routinebildung ist mehr als das bloße Erleben von beruflicher Praxis oder „des Verstreichens von Zeit" (Benner 1994: 54). „Die im Selbstbezug tätige ‚Reflexivität' ist nicht nur Spiegel, bildet nicht einfach ab. Sie arbeitet vielmehr konstruktiv im Sinne von Re-Konstruktion, und ist insofern nicht nur rückwärts gewandt, sondern zugleich vorausschauend. Sie erinnert sich der Vergangenheit als ‚vergangene Zukunft', als Entwurf, der seine Erfüllung fand und Folgen auf sich zog oder enttäuscht wurde und so zu einer Änderung des bisherigen oder zu einem anderen, neuen Entwurf herausfordert" (Schulze 1991: 151). Neben der Bereitschaft zum ‚Sich-selbst-in-Bezug'-Setzen zur umgebenden Umwelt, neben anthropogenen Voraussetzungen und neben dem im Lernprozess einzulagernden kritischen und konstruktiven Selbstverständnis über den Lerngegenstand und über das eigene Handlungsfeld ist die Gestaltung einer ‚selbstaufmerksamkeitsfördernden' Arbeitsumgebung eine weitere Bedingung von ‚Reflexivität'. Gerade das Expertensystem Krankenhaus bietet – wie gezeigt werden konnte – wenig Anhaltspunkte für Selbstzweifel, Unsicherheit, (Selbst-)Kritik, rückblickende Bewertung von Dienstleistungen und Handlungsprodukten. Die systemkonstituierenden Bedingungen von

Pflege und Medizin im Krankenhaus bieten ebenso wie beide Ausbildungs-systeme kaum Anhaltspunkte zur Förderung von Selbstreflexivität.

Die amerikanische Pflegewissenschaftlerin BENNER hat in ihrer Studie zum Kompetenzerwerb bei amerikanischen Krankenpflegekräften diverse Er-möglichungsfaktoren zur Herausbildung pflegerischer Expertise beschrie-ben. Neben einer „fundierte(n) Ausbildung in den biologischen und psycho-sozialen Wissenschaften und in der Praxis und Theorie der Krankenpflege" (Benner 1994: 181) und persönlichen Voraussetzungen wie Engagement und Motivation (vgl. a.a.O.: 176), sind es v.a. betriebliche Kontextbedin-gungen. Hierzu zählt sie die Personalstabilität, die es Pflegekräften kontinu-ierlich und über einen längeren Zeitraum ermöglicht, mit vielen Patienten zu arbeiten, die „vergleichbare Problem zu überwinden haben" und die sie „durch alle Phasen der Krankheit hindurch begleiten" (a.a.O.: 178). Des Weiteren misst sie der Förderung des Beurteilungsvermögens „durch eine systematische Erfassung und vergleichende Analyse klinischer Urteile und der verwendeten Begriffe" (a.a.O.), der „praxisorientierte(n) Fortbildung auf Stationsebene" (a.a.O.: 177), der Leistungsbeurteilung (vgl. a.a.O.: 180) sowie der mit dem Kompetenzerwerb parallelisierten Erweiterung des Er-messenspielraums eine hohe Bedeutung zu.

SCHAEFFER weist zudem noch darauf hin, dass die Entwicklung der Pfle-gewissenschaft an den deutschen Hochschulen noch erhebliche Defizite aufweist. So seien „die drängenden wissenschaftlichen Herausforderungen, die die Innovation und Professionalisierung der Pflege aufwirft, ins Hinter-treffen geraten, weil die verfügbaren Kapazitäten weitgehend von Aufbau-arbeit (der Studiengänge, P.S.) absorbiert sind" (1998: 9). So bestünden be-sonders große konzeptionelle und qualifikatorische Anforderungen in der Verbesserung der Versorgungsqualität alter Menschen, in der Entwicklung von Präventionsstrategien im jüngeren Alter und bei chronischen Krankhei-ten (a.a.O.). Die Verfasserin geht auch davon aus, dass mit dem Aufbau von Studiengängen alleine noch nicht viel gewonnen ist. Vielmehr sei es not-wendig, „Pflegewissenschaft als eigenständige Disziplin zu etablieren und auszubauen. Bereits jetzt scheint es fraglich, ob der dazu notwendige Sprung an die Universitäten in ausreichendem Maß geschafft wird" (a.a.O.: 9).

Im Pflegesystem des Krankenhauses ist das Problem der unzureichenden Transformation pflegewissenschaftlichen Wissens damit aber noch nicht hinreichend beschrieben. Die pflegefachliche Abstinenz des pflegerischen Leitungskaders verhindert systematisch das ‚Andocken' an empfänglichen Rezeptoren des pflegerischen Handlungsfeldes. Der geringe pflegewissen-schaftliche und pflegetheoretische Qualifikationshintergrund der Pflegelei-tungen befördert immer wieder ein verkürztes rezeptologisches Verständnis komplizierter systemischer Sachverhalte und pflegerischer Reformprozesse. So werden komplexe Zusammenhänge häufig genug auf einzelne Begriffe reduziert, wie an „Ganzheitlichkeit", „Patientenorientierung", „Pflegeprozess" und dergleichen abgelesen werden kann. Die Verkürzung eines wissenschaftlichen Reflexionsprozesses auf unmittelbare Handlungsanweisungen entleert den Konzepten jedoch ihren eigentlichen Sinn. Zurück bleiben Organisationsmaßnahmen, die von den Pflegekräften als nutzlose Mehrarbeit und unnötige Verkomplizierung des alltäglichen Arbeitens wahrgenommen werden und auf breiter Front auch unterlaufen werden. Wie wenig handlungswirksam Reformkonzepte sind, kann exemplarisch an der Abb. 2 gesehen werden kann. Mit dem Grad der Praxiseinbindung nehmen bspw. die Erfahrungen von Pflegekräften mit dem Krankenpflegeprozess rapide ab.[73]

Abbildung 2: Erfahrungen mit dem Pflegeprozess (eigene Erhebungen)

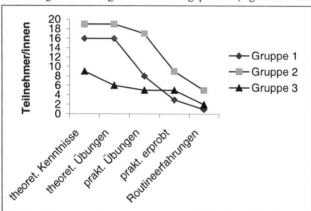

Gruppe 1: Studierende Diplommanagement (berufsbgl.) im 5. Sem. (1997) (n = 16)

Gruppe 2: Lehrer/innen für Pflege auf einer Fortbildungsveranstaltung (1998) (n = 19)

Gruppe 3: Teilnehmer/innen an einem Aufbaulehrgang zur Stationsleitung (1998) (n = 10)

Bei der Realisierung der ‚Patientenorientierten Pflege' kommt WANNER zu einer vergleichbaren Einschätzung: „Bei dem heutigen, noch relativ geringen Reflexionsstand in der deutschen Diskussion um die Patientenorientierung und der fast vollständig fehlenden theoretischen Durchdringung der Voraussetzungen, Methoden und Folgen patientenorientierten Vorgehens ist POP (Patientenorientierte Pflege, P.S.) mehr als eine soziale Bewegung innerhalb der Pflege zu bezeichnen und weniger als ein theoretischer Ansatz" (Wanner 1993: 204f.). Eine fruchtbare Intervention pflegerischer Innovationsprojekte (Einführung von Pflegeprozess, Pflegemodellen u.Ä.), denen komplexe Vorverständnisse impliziert sind, kann nicht dadurch gelingen, dass sie rezeptologisch auf Handlungsanweisungen simplifiziert werden und ‚top down' von den Pflegedienstleitungen den Pflegekräften verordnet werden.

Eine gegenseitige Einflussnahme der weitgehend entkoppelten Systemevolutionen von Pflegewissenschaft/Pflegehochschule und Pflegepraxis/Kran-

---

73 Diese kleinen (nichtrepräsentativen) Erhebungen wurden von mir im Rahmen meiner Tätigkeit als Fort- und Weiterbildner der Pflege durchgeführt.

kenhaus wird nur Chancen haben können, wenn Hochschule auf Praxis und Praxis auf Hochschule rekurrieren. Hierfür sind allerdings mehr als Appelle und gute Worte notwendig, sondern vielmehr eine systemische Steuerung und Vernetzung, die beide Umwelten infiltriert und transzendiert. Diese Voraussetzungen sind bisher zumindest in den Krankenhäusern weitgehend zu vermissen.

Wissenschaftlichkeit der Pflege wird die Probleme des Krankenhauses im Allgemeinen und der Krankenhauspflege im Besonderen nicht lösen, weil die Systemgrenze des Betriebes nicht ohne Weiteres transzendiert werden kann. Das spricht natürlich nicht gegen die Pflegewissenschaft (zumal der Prozess ohnehin nicht umkehrbar ist), aber es spricht gegen ein naives und lineares Verständnis ihres Veränderungspotenzials. Wenn Pflegewissenschaft nicht nur Einzug in die Köpfe, sondern auch in die Handlungen der Pflegenden nehmen soll, so wird man sich damit abzufinden haben, dass sie erstens durch Praxisbedingungen überformt wird, zweitens über pflegewissenschaftlich qualifizierte ,change agents' der Pflege transportiert und transferiert, drittens im betrieblichen Machtapparat verankert werden müssen und viertens, dass intendierte Effekte und Verläufe weder genau vorhersehbar noch direkt steuerbar sind. Man wird sich allerdings dann auch unter den Pflegekräften mit einer neuen (heute noch sehr unpopulären) Hierarchisierung abzufinden haben, in der es höher qualifizierte (Pflegeexperten) mit pflegewissenschaftlicher Qualifikation und weniger qualifizierte Pflegekräfte mit jeweils unterschiedlichen Kompetenzbereichen geben muss (vgl. Stratmeyer/Weber 1997: 108ff.).

4.4.3 Ganzheitlichkeit als handlungsleitendes Kommunikationsmedium der Pflege?

In seiner Analyse löst HELLER die von GROSSMANN präferierte Symmetrie der Berufsgruppen auf und attestiert der Pflege ein hohes Maß an Fremdbestimmung durch die Medizin. Er verweist auf die Einflussnahme der Medizin innerhalb der beruflichen Sozialisation in der Aus- und Weiterbildung durch Unterricht (i.S. einer „verdünnten Universitätsausbildung"), Prüfungsverantwortung und ferner auf ihr Weisungsrecht (Heller 1994: 283). Dagegen wissen die „Ärzte in der Regel wenig von der Leistungsfähigkeit, dem praktischen und theoretischen Standard einer adäquaten Pflege", was „eine Quelle ständigen Energieverlustes" darstellt (a.a.O.). HELLER hält aus zwei Gründen eine Emanzipation der Pflege von der Medizin für notwendig. Zum einen, um die Rollenasymmetrie beider Berufsgruppen im Krankenhaus aufzulösen und zum anderen aus erkenntnistheoretischen Gründen. Hier bezieht er sich auf die unterschiedlichen Paradigmen von Medizin und Pflege. In bereits bekannter Manier verweist er auf das verkürzte Krankheitsverständnis der naturwissenschaftlich orientierten Medizin. Die Pflege sieht er dagegen theoretisch geprägt „von einem ganzheitlichen Bild des Menschen, in dem körperliche, seelische, soziale und geistig-spirituelle Bedürfnisse berücksichtigt werden. Eine Aufgabe der Pflege im Kontext des Medizinparadigmas besteht darin, den Blick auf das Ganze nicht zu verlieren und sich gleichzeitig um Spezial- und Detailfragen zu sorgen. Dieser ‚Widerspruch' einer umfassenden Sichtweise des Menschen bei notwendiger Spezialisierung ist einer der Stärken der Pflege und eine deutliche Differenz zur Medizin. Er erhöht die Anschlussfähigkeit an andere Professionen (Sozialarbeit, Psychologie, Theologie etc.)" (a.a.O.: 284).

Bei genauerem Hinsehen macht HELLER es sich in der Charakterisierung der Pflege aber zu einfach, wenn er unkritisch die übliche Standardformel der „ganzheitlichen Prägung" als handlungsweisend für die Pflege übernimmt. Im Rahmen einer systemtheoretischen Analyse des Beziehungsgeflechtes von Medizin und Pflege sollte man sich davor hüten, normative Vorstellungen – auch wenn sie einer noch so guten theoretischen Legitimation entsprechen – in ihrer systemischen Handlungswirksamkeit überzubewerten. So weiß auch BISCHOFF zu berichten: „Ich kann also durchaus eine Befürworterin der ganzheitlichen Betrachtungsweise sein, in der Praxis aber völlig unganzheitlich handeln" (Bischoff 1994a: 38). Sie führt dies auf den Umstand zurück, dass die Menschen „an einen hochselektierten Umgang mit Realität gewöhnt" seien, „der bis zur Realitätsverleugnung gehen" könne (a.a. O.). Zwar fließen Werte und Intentionen von Beschäftigten, die sich durchaus auch auf dem Boden theoretischer Reflexionen bewegen können, in ihre Handlungen ein, sie werden aber gebrochen und überformt durch die vorherrschenden komplexen Prozesse und Gesetzmäßigkeiten innerhalb des Systems.

Die zunehmende Verdichtung der Krankenhausarbeit trägt eben auch dazu bei, den subjektorientierten Arbeitsanteil zunehmend Opfer der Rationalisierung werden zu lassen. „Desgleichen bei Pflegekräften, deren Arbeit notgedrungen fast nur noch aus funktional spezifischen Verrichtungen am Patienten besteht, während die Aufnahme und Unterhaltung einer persönlichen Beziehung ins Hintertreffen gerät" (Ulrich 1993: 25). Hier bestätigt sich MÜHLBAUERS Beobachtung von der zunehmend körperfunktionsbezogenen Zuständigkeit im pflegerischen Selbstverständnis. ULRICH beobachtet sowohl bei der Medizin als auch bei der Pflegearbeit eine Ausgliederung der psychosozialen Betreuung bei gleichzeitiger Delegation an ‚Beziehungsexperten' und stellt die Frage, „ob die dergestalt arbeitsteilige Expertenmedizin das ist, was unter ‚ganzheitlicher Medizin' zu verstehen wäre" (a.a.O.).

Des Weiteren sollte man auch nicht übersehen, dass diese o.g. Auffassungen zur Ganzheitlichkeit in der Pflege *nicht aus* der pflegerischen Praxis entstanden sind, sondern aus einer kritischen Reflexion *über* die Pflege und einer normativen Setzung. Über ihre Rückwirkungen auf die Praxis, ihren Verbreitungsgehalt und vor allem über ihr handlungsleitendes Steuerungspotential in den Krankenhäusern ist nur wenig bekannt. WEIDNER hat in seiner empirischen Studie über professionelle Pflegepraxis und Gesundheitsförderung u.a. untersucht, inwieweit im Selbstverständnis von Pflegekräften patientenorientiertes Pflegehandeln verankert ist und kommt darin zu ernüchternden, wenn auch nicht einheitlichen Ergebnissen (1995).[74] Das Spektrum patientenorientierter und nichtpatientenorientierter Einstellungen ist dabei recht weit. So werde „das Wahren der Intimsphäre ... mitunter in der Frage des Auf- bzw. Zugedecktlassens des Patienten (erschöpft)" (a.a.O.: 301), Gespräche mit Patienten ergäben sich „offensichtlich eher zufällig ..., als dass die Krankenschwester sie gezielt geschaffen hätte" (a.a.O.: 307). „Oft fehlen der betreffenden Pflegekraft für die individuelle Ausgestaltung einer Beziehung zum Patienten, die sich nicht selten auch über Jahre hinweg erstreckt, die Kenntnisse und Fähigkeiten überhaupt eine notwendige professionelle Distanz zu schaffen und zu wahren oder eine von vornherein unprofessionell große Distanz zu erkennen und zu verringern" (a.a.O.: 319). So sei von einem „dezidierten Aufnahmegespräch abseits datenorientierter Fragebögen, das in angemessener Atmosphäre stattfinden müsste", von keiner der interviewten Pflegekräfte berichtet worden (a.a.O.) (vgl. hierzu auch Höhmann/Weinrich/Gätschenberger 1996).

An vielen Stellen der Untersuchung und von WEIDNER auch immer wieder hervorgehoben, resultieren pflegerische Einstellungen nicht aus einer *professionellen Fallkompetenz* auf dem Boden reflexiver wissenschaftsbasierter Auseinandersetzung, sondern aus einem persönlich akzentuierten Alltagsverständnis der Pflegenden („vertraute Handlungs- und Begründungsmuster des Privatlebens" Weidner 1995: 303), aus dem dann die Modellierung des pflegerischen Beziehungsangebotes resultiert.

DARMANN berichtet bspw., dass Pflegende z.T. die Kommunikation mit den Patienten über ihre emotionale Befindlichkeit als Sonderleistung verstehen, die außerhalb der Hauptaufgaben liegt, und die sie nach je eigenem Gusto anbieten oder unterlassen können bzw. sie grundsätzlich nicht vorsehen, weil sie sich dafür nicht ausreichend ausgebildet halten (2000: 222f.). Eine Reihe von Pflegekräften hat offenbar ein differenziertes Verhaltensrepertoire der Machtausübung gegenüber Patienten ausgebildet, mit dem sie konformes Verhalten von Patienten ‚erzwingen' können (‚zwingende' Macht). Eine andere Variante der Machtausübung ist, Leistungen, die Patienten erbitten, zu verweigern (‚verweigernde' Macht) (vgl. a.a.O.: 221ff.). Auffällig ist auch, dass Macht von Pflegenden offenbar gar nicht strategisch eingesetzt wird, sondern „Vielen Pflegekräften ist ... ihr Machtpotential nicht oder kaum bewusst, sie reflektieren nicht, welche Not sie etwa mit der Verweigerung von Patientenwünschen hervorrufen und viele sehen sich selbst sogar in der ‚Opferposition'" (a.a.O.: 223).

---

74 Grundlage seiner Ergebnisse sind 24 qualitative Interviews mit Pflegekräften verteilt auf 11 internistische Stationen von drei Krankenhäusern (Weidner 1995: 180).

Es ist beim Pflegepersonal nicht selten zu beobachten, dass sich der Wissens- und Reflexionsgehalt über Pflegetheorien in der Regel lediglich in unklaren Abstraktionen wie ‚Ganzheitlichkeit', ‚Patientenorientierung', ‚psycho-soziale Bedürfnisse' erschöpft. Unter diesen Metaphern lassen sich nun allerdings nahezu beliebige Handlungsoptionen einbetten. „Indem aber zentrale Begriffe wie Emanzipation, Mündigkeit, Ganzheitlichkeit, Partnerschaft und Parteinahme für den Patienten ebenso wenig definiert wie kritisch über Umsetzungsmöglichkeiten reflektiert wird, erliegt die PoP (Patientenorientierte Pflege, P.S.) der Gefahr des Missbrauchs: Ohne diese genauen Bestimmungen lässt sich jedem beliebigen Konzept das Etikett *patientenorientiert*' verleihen (Hervorh. i. Orig.) (Wanner 1993: 204). So gesehen wird man im gesamten Krankenhaus wohl kaum jemanden finden, der sie nicht für sich reserviert. Der handlungswirksame Bedeutungsgehalt solcher Leerformeln tendiert gegen Null (vgl. z.B. Ulrich 1993: 25, vgl. auch Kap. 3.2.2). „Werden zwei Pflegende nach ihrem Verständnis einer ganzheitlichen Pflege befragt, geben sie mit Sicherheit mindestens drei verschiedene Definitionen an. Nicht anders verhält es sich zum Beispiel beim Thema ‚Umgang mit Schwerstkranken und Sterbenden': Inwieweit ist die Grundpflege noch durchzuführen, welche (für den Patienten evtl. schmerzhaften) pflegerischen Prozeduren sollen noch durchgeführt werden, wie ist das Ruhe- bzw. Nähebedürfnis des Sterbenden einzuschätzen; alles Fragen, die sicherlich unterschiedlich beantwortet werden" (Schäfer 1997: 853).

Während BISCHOFF dringend eine theoretische Näherung an den Ganzheitsbegriff anmahnt, indem sie auf die sehr unterschiedlichen und widersprüchlichen Denktraditionen verweist und insbesondere auch ihre individualisierende und idealisierende Verwendung einer politischen und gesellschaftskritischen Perspektive unterwirft, hält BURCHGART Ganzheitlichkeit schlichtweg nicht für definierbar, weil jeder Versuch, es zu tun, den im Wort liegenden „Anspruch, nochmals (...) reduzieren und somit den Sinn des Wortes selbst endgültig (...) zerstören" würde (Burchgart 1996: 9).[75] Damit erscheint dem Verfasser ‚Ganzheitlichkeit' folgerichtig auch als „ein zentrales Paradigma pflegerischen Tuns" ungeeignet (a.a.O.).

BURCHGARTS Zweifel am Ganzheitlichkeitsbegriff der Pflege gehen indes aber noch ein Stück weiter. „Behaupten möchte ich nun, dass ein Begriff, der innerhalb der eigenen Fachsprache inhaltlich nicht präzise fassbar ist, darüber hinaus nicht einmal Formen sprachlicher, und damit letztlich auch gedanklicher Variabilität aufweist, außerhalb des Geltungsbereiches intuitiven Verständnisses grundsätzlich nicht kommunizierbar ist" (Burchgart 1996: 9). Vergegenwärtigen wir uns, dass Kommunikationen und Kommunikationsstrukturen das eigentlich Tragende und Wesentliche innerhalb sozialer Systeme sind (vgl. Fußn. 5), wird die am Patienten wirksame Hand-

---

75 Eine differenzierte und ausführliche Diskussion des Ganzheitsbegriffes in der Medizin findet sich im Argument Sonderband 162 (1989).

lungsrelevanz erkennbar: Was im System nicht kommunizierbar ist, kann auch keinen Niederschlag in Systemstrukturen finden, kondensiert nicht in der ordnenden Spezialsemantik und bietet somit keine Steuerungspotenziale bei den Handlungskontingenzen (vgl. bes. Kap. 3.2.2). Bedeutsam wird der Begriff der ‚Ganzheitlichkeit' allerdings in einer anderen Funktion, wenn er moralisierend gegen „eine böse, weil nicht-ganzheitliche Medizin" eingesetzt wird (Bischoff 1994a: 37) und damit rhetorisch als Instrument zur Abwehr medizinischer Vereinnahmung genutzt wird. Ein eigenes pflegerisches Konzept ist damit jedoch bei Weitem nicht verbunden. Die Pflegesprache ist übrigens reich an solchen Hülsen, die rhetorischen Konjunkturen unterliegen: „Pflegephilosophie, Pflegeleitbild und, sehr aktuell, die Qualitätssicherung und die Vernetzung. Liegen bei den zwei erstgenannten Begriffen beide Faktoren, also nicht zureichende Möglichkeit zur inhaltlichen Präzisierung verbunden mit sprachlicher Invariabilität vor, so mangelt es den letztgenannten überwiegend an inhaltlicher Füllung" (Burchgart 1996: 9).

In der Pflege wird leicht verkannt, dass ‚Ganzheitlichkeit' wie ‚Patientenorientierung' u.Ä. nicht konzeptuelle Handlungslogik der Pflege darstellen, sondern den Versuch einer positiv besetzten begrifflichen Etikettierung dessen, was Pflege von der Medizin unterscheidet. Handlungslogik der Pflege ist hingegen Konglomerat aus tradierter Rollenzuweisung, beruflichen Sozialisationseffekten, emotionaler Betroffenheit bei gleichzeitig geringen Chancen zur Patientendistanzierung und weiteren systemimmanentem Handlungszwängen. Dieser Handlungskomplex verschmilzt mit Alltagsfähigkeiten bei einer Zielgruppe, deren Sprach- und Moralsozialisation vor Berufseintritt abgebrochen wurde. Die Ausbildung selber bietet den Krankenpflegeschülern, genauso wie die restriktive Krankenhauspraxis den Pflegekräften wenig Chancen, das in dieser Handlungslogik eingelagerte unreife Potenzial zu einer patientenorientierten, psycho-sozialen, interaktionsintensiven Handlungskompetenz zu entfalten und mithin auch die Aussicht auf eine handlungswirksamen Steuerungskraft des Krankenhauses zu erhöhen (vgl. auch Weidner 1995: 335).

Die für Pflegekräfte unvermeidliche Konfrontation mit der *Ganzheit* des Patienten und den daraus resultierenden Problemen bedeutet eben nicht *Ganzheitlichkeit der Pflege*. Diese Konfrontation vermittelt den Pflegenden nicht gleichsam Kompetenz zur patientenorientierten oder ganzheitlichen Pflege, oder gar mit einer fundierten, theoretisch abgesicherten Kritik an der Naturwissenschaftlichkeit der Medizin. Ganzheitlichkeit und die damit häufig synonym gesetzte Patientenorientierung reichen kaum über die Qualität eines schmückenden Lippenbekenntnisses hinaus. Zur weiteren Illustration sollen in einem nachfolgenden Exkurs noch zwei persönliche ‚sinnlich-praktische' Erfahrungen beigesteuert werden. Diese Beobachtung gehen auf meine eigene berufliche Tätigkeit in der Weiterbildung zurück und sollen an einer Unterrichtserfahrung illustriert werden.

Anlässlich der Weiterbildung zu Mentorinnen in der Krankenpflege wurden die Teilnehmerinnen von mir in die pflegetheoretischen Grundlagen eingeführt. Hierzu gehörte eine medizinsoziologisch geführte Kritik naturwissenschaftlichen Handelns der Krankenhausmedizin vor dem Hintergrund des zunehmenden Anteils chronisch Kranker. In der Kritik an der Medizin mit der Vernachlässigung biographischer und psycho-sozialer Faktoren konnten sehr leicht alle Teilnehmerinnen vereint werden. Die Unterrichtseinheit leitete nun über zu dem bedürfnisorientierten Pflegemodell von ROPER, LOGAN, TIERNEY (1987), welches in seinen wesentlichen Bestandteilen vorgestellt und teils mit Übungen untermauert wurde. Die Teilnehmerinnen bekamen sodann den Auftrag, eine Pflegeplanung nach dem Krankenpflegeprozessmodell nach Möglichkeit auf der Grundlage des ROPERschen Pflegemodells in der Praxis über einen Zeitraum von wenigstens 5 Tagen zu erstellen.

Die Ergebnisse fielen in fast allen Kursen gleich schlecht aus. Kaum einer Teilnehmerin ist es gelungen, in der Pflegeplanung eine Patientenorientierung zum Ausdruck zu bringen, die maßgeblich über ein verengtes medizintechnisches Verständnis hinausgeht. Eine lebensgeschichtlich und lebensweltlich orientierte Pflegeplanung wurde in der Somatik von niemanden gezeigt, sie wurde dagegen in der Psychiatrie vermehrt deutlich. Psychosoziale Aspekte und eine aktive vertrauensbildende Beziehungsarbeit war bei den somatisch Tätigen selbst dann so gut wie nicht erkennbar, wenn besondere psycho-soziale Probleme bei den Patienten vorlagen. So spielte bei einem im Sterben liegenden Frühgeborenen die Mutter überhaupt keine Rolle, obwohl sie auf der Nachbarstation lag. Bei einem sterbenden Patienten blieben die Angehörigen in der Pflegeplanung genauso unberücksichtigt, wie die Begleitung eines Patienten, der von seiner bösartigen Erkrankung hörte. Wurden psycho-soziale Probleme aufgenommen, so fiel ein merkwürdiger technokratischer, das medizinische Modell nachahmender Umgang mit ihnen auf, so als ob die Pflege immer für jedes Problem Lösungen produzieren müsse, einerlei wie sinnvoll solche Lösungen aus Patientensicht auch sein mögen.

Diese persönlichen Beobachtungen korrespondieren mit den Ergebnissen einer Modellbegleitung an niedersächsischen Krankenhäusern (Hasenfuß/Poser 1994). Selbst unmittelbar *nach* Begleitung und Fortbildung zur Pflegeplanung ergibt sich eine geringe Wirkquote in der Praxis. Auf der ersten Modellstation wiesen von 22 Patientendokumentationen lediglich „neun Berichte (...) eine ganzheitliche Orientierung auf und gaben ein patientenorientiertes Bild" (a.a.O.: 99). Auf der nächsten Station waren es sogar nur 5 Pflegeberichte von 33, die „umfassend und patientenorientiert angelegt" waren (a.a.O.: 101), und auf der dritten Station wurden die Pflegeplanungen „zu 31% vollständig entwickelt mit sinnvoller Prioritätensetzung" (a.a.O.: 103). Ob und in welchem Ausmaß dieses Anfangsverhalten bis heute durchgestanden werden konnte, ist nicht bekannt. Es gibt aber Grund zu der Annahme, dass sich unter dem Eindruck einer fehlenden Anleitung, Kontrolle und Schulung das Verhalten nicht ausreichend stabilisieren konnte und in alte Routinen zurückgefallen wurde.

Ermutigender sind die Befunde der Interventionsstudie zur „Ganzheitlich-Rehabilitierenden Prozesspflege", die vom Agnes-Karll-Institut am Beispiel von Apoplexiekranken durchgeführt wurde. „War vor der Intervention die Orientierung auf Defizite der PatientInnen ausgerichtet und primär ‚versorgungsorientiert', so rückte im Verlauf der Intervention das systematische

Einbeziehen der Fähigkeiten der PatientInnen in den Mittelpunkt" (Krohwinkel 1993: 103). Die Intervention, die sich aus einem aus diversen Einzelmaßnahmen vernetzten Gesamtkonzept zusammensetzte, führte zu erheblich verbesserter Wahrnehmung und zu effizienteren pflegerischen Handlungen. „Pflegende sammelten nunmehr systematisch Informationen über die häusliche Pflegesituation und den zu erwartenden nachklinischen Bedingungen für die Pflege der PatientInnen nach der Entlassung und berücksichtigten diese Informationen während des Pflegeprozesses" (a.a.O.: 104). Zudem wurden auch die Entlassungen und Verlegungen der Patienten „jetzt systematischer und unter aktiver Beteiligung von Pflegenden und Krankengymnastinnen vorbereitet" (a.a.O.). Die Behinderungen der Patienten und der entsprechende Einsatz von Hilfsmittel wurden gezielter erfasst und berücksichtigt. Die Selbstpflegefähigkeiten wurden im Vergleich zur Ausgangssituation nach der Intervention besser eingeschätzt und „im Sinne ganzheitlich-fördernder Prozesspflege genutzt" (a.a.O.: 106). Das Interventionsprojekt setzte sich dabei aus einer Reihe umfassender Teilkonzepte zusammen. Neben praxisbegleitenden Seminaren wurden stationsinterne Schulungen durchgeführt, die sich sowohl auf die Anwendung des Pflegeprozesses bezogen als auch auf den spezifischen Pflegebedarf unter besonderer Berücksichtigung der Rehabilitationspotenziale von Apoplexiekranken (a.a.O.: 229ff.). Des Weiteren wurden die vorhandenen Pflegeprozessdokumentationen weiterentwickelt (vgl. a.a.O.: 256ff.), die Arbeitsablauforganisationen wurden restrukturiert und den Bedürfnissen der Patienten angepasst (vgl. a.a.O.: 263f.), und es wurde die Bezugspersonenpflege eingeführt (vgl. a.a.O.: 265; auch Kap. 4.4.6). Bei diesem Forschungsprojekt handelt es sich sicherlich um eines der konsequentesten Interventionsstudien der deutschen Pflege. Gleichzeitig wird damit auch der erhebliche Interventionsaufwand deutlich, der zur Sicherung nachhaltiger Erfolge in der patientenorientierten Pflege nötig ist.

Abgesehen von solchen Teilerfolgen, muss konstatiert werden, dass die Krankenhauspflege den Handlungsbedarf patientenorientierter (oder ganzheitlicher) Pflege noch gar nicht definiert hat. Was bedeutet patientenorientierte Beziehungsgestaltung bei chronisch Kranken, was bei Sterbenden; was macht den Unterschied zwischen Patientenaktivierung und Bedürfnisorientierung aus und in welchen Handlungssituationen bedarf es welchen Konzepts; was heißt Patienten zu gesundheitsförderlichem Verhalten anzuregen? Diese und weitere Aspekte, die prinzipiell dazu geeignet sein könnten, einen eigenständigen Handlungsbereich der Krankenhauspflege zu legitimieren und zu konstituieren, haben bisher die Qualität von Alltagsfähigkeiten noch kaum übersteigen können. Bspw. haben MÜLLER-MUNDT u.a. in einer umfassenden Literaturstudie nachweisen können, dass Anleitung und Beratung von Patienten für die Pflege bisher kein zentrales Thema in der Fachliteratur und den Ausbildungscurricula darstellt. Aus ihrer Untersuchung leiten sie die Schlussfolgerung ab: „Auch wenn davon auszugehen ist, dass Pflegende im Rahmen ihrer Tätigkeit Patienten und Angehörige implizit beraten und anleiten, geschieht dies eher intuitiv, ist die Qualität der Beratung und Anleitung abhängig von individuell erworbenen Kompetenzen, die ... qua Ausbildung nicht ohne weiteres vorausgesetzt werden können. Es ist daher zu befürchten, dass wesentliche Potentiale für eine Verbesserung der Versorgungssituation und damit der Lebensqualität von Menschen, die aufgrund chronischer Krankheit zeitweilig oder in zunehmenden Maße in ihren Selbstversorgungsfähigkeiten eingeschränkt sind, ungenutzt bleiben. ... Allerdings ist fraglich, ob die für eine professionelle Beratung und Anleitung der Patienten und ihrer Bezugspersonen erforderliche breite und fundierte Wissensvermittlung edukativer Kompetenzen unter den gegebenen strukturellen Ausbildungsbedingungen leistbar ist" (Müller-Mundt u.a. 2000: 49)[76]. Einmal mehr stellt sich also die Frage, ob die mit einem eigenen pflegerischen Handlungsbereich verbundenen Kompetenzen nicht überhaupt auch erst im Rahmen wissenschaftlich-akademischer Ausbildungsgänge erreichbar sind.

Die Ausgrenzung sog. nichtpflegerischer Arbeiten hat eben nicht zu einer Eingrenzung und Professionalisierung originär pflegerischer Arbeiten geführt. Es gibt bislang keinen Anhaltspunkt dafür, dass die gewonnenen Freiheitsgrade (Dispositionsspielräume) der Pflege die Professionalisierung patientenorientierter Pflege begleitet hat.

4.4.4 Pflege als Expertensystem?

GROSSMANN verzichtet in seinem bereits mehrfach zitierten Aufsatz gänzlich auf eine Differenzierung der Systembedeutungen von Medizin und Pflege. Für ihn sind Pflegekräfte als Expertengruppe genauso krankenhauskulturprägend wie Ärzte und medizintechnisches Personal (vgl. Grossmann 1993: 304). In der weiteren Analyse der Systemmerkmale sieht er dann auch keine maßgeblichen Unterschiede der Berufsgruppen. Als Problem bleibt aus seiner Sicht lediglich „die Schwierigkeit, Interprofessionalität (zwischen den Berufsgruppen, P.S.) zu organisieren", da sie als Subsysteme ihren eigenen professionellen Traditionen, Kulturen, Identitäten und Standards folgen (a.a.O.: 309). „Das Verhältnis von medizinischen und pflegerischen Leistungen ist von unvermeidlichen Widersprüchen durchzogen. Ein hohes Maß an Arbeitsteilung einerseits und notwendige Kooperation andererseits, eine notwendige fachliche Abgrenzung und ein hohes Maß gegenseitiger Abhängigkeit bestimmen die alltägliche Arbeit" (a.a.O.) Hieraus ergeben sich Brüche im Behandlungsgeschehen.

---

76 WEIDNER konnte in seiner Untersuchung sehr wohl bestätigen, dass einzelne Pflegekräfte die Anleitung von Bezugspersonen intendieren. Aber auch hier gilt, „dass die Handlungsausrichtung und deren Begründung der einzelnen Pflegekraft überlassen bleibt" (Weidner 1995: 319) und mitnichten berufliches Handlungsrepertoire darstellt.

Als wesentlichstes Problem für die Organisationsentwicklung sieht er die unzureichende Professionalität der Leitungsarbeit (a.a.O.: 307, 310ff.) besonders in der Förderung und Stützung interprofessioneller Kooperationen, für die formale Kommunikationsstrukturen entwickelt werden müssen (a.a.O.: 311f.). Diese Betrachtung ist im ersten Zugriff plausibel: zwei zur Kooperation gezwungene selbstreferentielle Professionen, haben erhebliche Schwierigkeiten, ihre unterschiedlichen Systemidentitäten in ein gemeinsames widerspruchsfreies Handlungsfeld einzubetten. Der Schlüssel zur Lösung dieser Konflikte liegt in der von Leitungskräften zu initiierenden Teamentwicklung.

Bei genauerer Betrachtung fallen bei GROSSMANN einige Ungereimtheiten und Verallgemeinerungen auf, die in ihrer systemprägenden Relevanz noch weiter analysiert werden müssen. So konnten in der Analyse der Leitungsstrukturen erhebliche prinzipielle Systemunterschiede zwischen Pflege und Ärzten ausgemacht werden. Während im ärztlichen Sektor ein unmittelbarer Patientenkontakt über alle Hierarchiestufen hergestellt ist und das medizinische Handeln als Expertensystem (Kap. 4.2) das Zentrum ärztlicher Aufgaben aller Hierarchiestufen darstellt, endet, wie gezeigt werden konnte, die pflegerische Verantwortung für die Patienten auf der mittleren Führungsebene der Stationsleitungen, die sich zunehmend aber selbst in pflegerischen Belangen meist gar nicht mehr als Vorgesetzte, sondern als Erste unter Gleichen (Primus inter pares) sieht (Kap. 4.1.4).

Die pflegefachlichen Leitungsdefizite hängen ursächlich sehr eng mit dem problematischen Handlungsfeld der Pflege zusammen, das gesellschaftlich als Anhängsel der Medizin gering bewertet, hohen beruflichen Anforderungen und Belastungen ausgesetzt, wenig Masse zur beruflichen Identitätsbildung und attraktivem eigenständigen Leitungshandeln bietet (Kap. 4.1.2). Hohe berufliche Fluktuation ist ein bekanntes Ergebnis dieser Entwicklung. Ein Weiteres ist die indirekte Berufsflucht in patientenferne Arbeitsbereiche, die die Tendenz zur Abwertung patientenbezogener Arbeit selbst immer weiter verstärkt. Charakteristikum pflegerischer Karrierewege ist damit in Deutschland immer gleichbedeutend mit der Entfernung vom originär pflegerischen Arbeiten, wobei die Regel gilt, je weiter vom Patienten entfernt, desto höher der berufliche Status. Vor diesem Hintergrund haben auch in den pflegerischen Weiterbildungen zu Pflegeleitungen pflegefachliche Inhalte nicht den Stellenwert erringen können, wie die betriebswirtschaftlichen (ausführlich Kap. 4.4.7). Die Identitätsbildung mit den betrieblichen Leitungsaufgaben hat sich als machtvoller erwiesen, als mit den Pflegeaufgaben.

Die Vernachlässigung pflegefachlicher Interessen auf allen Hierarchieebenen hat im evolutionären Prozess des Krankenhauses die Vormachtstellung der Medizin unterstützt. Pflege hat bisher ihre historische Chance nicht genutzt (oder nicht nutzen können), pflegerisches Handlungsselbstverständnis in den betrieblichen Machtapparat der Krankenhäuser einzubauen und zu etablieren. Es ist unmittelbar einleuchtend, dass krankenhausexterne Steuerungsanreize der Pflege, wie sie von der Berufspolitik und Pflegewissenschaft bereitgestellt werden, in ihrer betrieblichen Anschlussfähigkeit weiter geschwächt werden.

Man kann es nicht deutlicher sagen: Die Konstruktion der Arbeitsteilung von Medizin und Pflege ist in der Systemevolution immer widersprüchlicher und brüchiger geworden. Das, was Pflege und Medizin einmal unterschieden hat und lange eine funktionelle Arbeitsteilung ausmachte, wird beiden heute zum Verhängnis. Dabei ist Pflege nicht, so wie es mitunter den Anschein hat, Opfer einer bösen Medizin, sondern Mittäter. Sie hat eine katalysatorische Wirkung auf die Entwicklungsdynamik der Medizin-Technik-Spirale. Die Pflege hat der Medizin niemals ein eigenes Handlungskonzept gegenüberstellen stellen können. In der historische Perspektive hat das Krankenhaus die Bedingungen selber hervorgebracht, unter denen Patienten und das Kooperationsverhältnis der Berufsgruppen heute zu leiden haben. Es hat seine Widersprüche selber produziert.

Die in vielen Sonntagsreden aber eben auch in der Literatur verfestigte These von der fortschreitenden Professionalisierung der Pflege (so z.B. auch bei Engelhardt/Herrmann 1999: 22) bedarf somit einer sehr kritischen Relativierung. Zur Erinnerung: Professionalisierung ist ein Prozess, der von den Merkmalen der zentralwertbezogenen Leistungen, universellen (wissenschaftlichen) Wissens und der Autonomie gegenüber Klienten und Organisationen definiert wird. Für die Pflege stellt sich die Frage, ob sie bisher ein professionelles Handlungsrepertoire hat generieren können, das ihr handlungsleitend für den Umgang mit problematischen Situationen zur Verfügung steht. Hierzu fällt WEIDNERs Analyse ernüchternd aus. Zwar wird dem Beziehungshandeln mit Patienten von den Pflegenden eine hohe Wertigkeit beigemessen, die auch durch die Anteilnahme am Schicksal betroffener Patienten zum Ausdruck kommt, es fehlen ihnen jedoch „grundsätzliche Qualifikationen und Möglichkeiten, zu einer ethisch-moralischen Reflexion ihrer Handlungen zu gelangen. Damit ist eines der konstitutiven Bestandteile des professionellen Pflegehandelns, die ethisch-moralische Kompetenz, in ihrer Wichtigkeit für die Pflegepraktiker bestätigt worden. Gleichsam sind die Defizite in bedrohlicher Weise zutage getreten, und dies nicht nur in qualifikatorischer, sondern auch in arbeitsbedingter Hinsicht" (Weidner 1995: 278).

In anderer Konnotierung führt SCHAEFFER die Konflikte der zentralen Wertorientierung am Beispiel eines zukünftigen Public-Health-Professionals aus, „der Managementfunktionen im Krankenhaus wahrnehmen soll, (...): Handelt er in erster Linie als Manager und Ökonom, oder hat er die Bedeutung des Krankenhauses für die Gesundheitsbeschaffung und ebenso die Patienten und ihre Problematiken der Krankheitsbewältigung vor Augen

(Schaeffer 1994: 112f.). Abgesehen von diesem Konflikt, der bereits für die ärztliche Profession herausgearbeitet wurde, stellt er sich auch für Pflegekräfte, besonders in Leitungsfunktionen. Dazu müsste Pflege allerdings „zunächst ihren *eigenständigen* Beitrag zur Gesundheitserhaltung definieren ..., und das, ohne vorrangig auf die Lücken zurückzugreifen, die die Deprofessionalisierung der Medizin hinterlassen hat" (Hervorh. i.O.) (a.a.O.: 114). Gerade auch die Eigenlogik der pflegefachlichen Abstinenz in den pflegerischen Leitungsorganen widerspricht jeglichen Professionalisierungsprozessen, wie sehr deutlich im Vergleich zum Medizinsystem gekennzeichnet werden kann.

Die Wissensbasierung als zweites Professionalisierungmerkmal befindet sich in Deutschland noch in den Kinderschuhen. „Mit der Einführung von Pflegstudiengängen – so bleibt festzuhalten – wird auch hierzulande eine eigene Pflegeforschung geschaffen und die Pflege wissenschaftlich etabliert werden müssen mit dem Ziel, eine universal gültige Wissensbasis zu entwickeln, die Wissensbasis der Pflege von der Medizin zu lösen und die Eigenständigkeit der Pflege in theoretischer Hinsicht unter Beweis zu stellen" (a.a.O.: 116). Pflege hat sich dann aber auch mit der Frage auseinander zu setzen, „ob überhaupt ein eigenständiger Wissensbestand generierbar bzw. universalisierbar ist" (a.a.O.:). Selbst wenn diese Frage positiv entschieden werden kann, bleibt das bereits ausgeführte Problem der Anschließbarkeit von Pflegewissenschaft an pflegepraktisches Handeln.

Die These vom *professionellen Expertensystems Pflege* ist (verständlicherweise) Ausdruck berufsständischer Zielvorstellungen, bietet aber bisher keine Basis, um zur theoretischen Rekonstruktion des Pflegesystems herangezogen werden zu können.

4.4.5 Sozio-technische Überformung der Pflege?
Bereits bei der Analyse des pflegerischen Ausbildungssystems und bei den kritischen Befunden zur ‚Ganzheitlichkeit in der Pflege' wurde die Konzentration auf technisch-handwerkliche Aspekte der Pflegearbeit herausgearbeitet, die auch ihre Entsprechungen in den vorwissenschaftlichen Pflegelehrbücher haben und einer patientenorientierten Pflege widersprechen. Hierzu gesellen sich einige weitere Befunde, die insgesamt für einen Hang zur technokratischen Überperfektionierung innerhalb der Pflege sprechen. So kann im Umgang mit dem Krankenpflegeprozess eine subjekt- und beziehungsverkürzenden Rezeption in Deutschland konstatiert werden. „Diverse Veröffentlichungen, insbesondere auch Fallbeispiele und Schulungsmaterialien in Deutschland, lassen tatsächlich weitgehend unbearbeitet, wie die Pflegekräfte zu ihren pflegerischen Befunden und ihren weiteren Planungen gelangt sind. Patienten erscheinen häufig nur als Datenlieferanten. Die Deutung der Probleme und Ressourcen, die Festlegung der Ziele und der Pflegemaßnahmen übernehmen die Pflegekräfte ohne direkte Beteiligung der Betroffenen. In einem Lehrfilm wird sogar illustriert, wie eine

Pflegekraft, die eine Patientin niemals zu Gesicht bekommen hat, maßgeblich bei der Pflegeplanung beteiligt ist. (...) Die Identifikation der Probleme und Ressourcen bleibt somit völlig spekulativ, die Festlegung der Pflegeziele und der Maßnahmen ist alleinige Angelegenheit der Pflegekräfte. PatientInnen werden zu Opfern der Pflege gemacht, sie kennen nicht ihre vermeintlichen Probleme, nicht ihre stellvertretend erhobenen Ziele und sind dazu verurteilt, eine Anzahl sinnvoller und unsinniger Maßnahmen zu ertragen. Der Aktivitätsbegriff, der hier für PatientInnen geltend gemacht wird, bezieht nicht die Selbstbestimmungsfähigkeit ein, sondern ist reduziert auf die Compliance bei der Maßnahmedurchführung. So entsteht der Eindruck, dass Pflege nicht das Ergebnis des Interaktionsgeschehens zwischen den unmittelbar beteiligten Personen PatientIn und Pflegekraft ist, sondern sich anhand von wie auch immer gearteten Kriterien objektiv aus einer Informationssammlung deduzieren lässt. Das Rollenbild von PatientInnen gerät damit in die gefährliche Nähe eines willenlosen Geschöpfes" (Stratmeyer 1997a: 37).

Ähnlich äußern sich auch HÖHMANN/WEINRICH/GÄTSCHENBERGER, die die Ausbildungsstruktur in Deutschland dafür verantwortlich machen, dass „die Einführung des Pflegeprozesse oftmals mit nur geringem Bezug auf die zugrunde liegenden handlungs- und interaktionstheoretischen Grundannahmen" erfolgte (1996: 9). In lediglich nur „diffuser Bezugnahme" zum Krankenpflegeprozess sei in vielen Kliniken nur der „Umgang mit einem neu eingeführten Pflegedokumentationssystem geschult" worden (a.a.O.). Da es sich oftmals nur um Gebrauchsanweisungen der von der Industrie hergestellten Dokumentationssysteme gehandelt habe, „ergaben sich in der Folge massive Missverständnisse und oft mechanistische Lehr-, Anwendungs- und Umsetzungsversuche, die immer zu den viel beklagten Praxisproblemen führten" (a.a.O.). So sei versucht worden, „die zu Unterrichtszwecken vorgenommene starke Zergliederung des Pflegeprozesses unreflektiert in den Alltag der Pflegepraxis zu übertragen, ohne die Praktikabilität der eins-zu-eins Übertragung eines analytischen Modells auf singuläre Verrichtungen zu überprüfen" (a.a.O.: 10).

WEIDNER hat viele Hinweise bei den Pflegenden identifizieren können, die für eine „technizistische Einstellung" von Pflegenden sprechen. Damit gehe „nicht selten das Verständnis einer ritualisierten und rezepthaften Körperpflege einher" (Weidner 1995: 302). Die Maßnahmen im Umgang mit eigenen Ekelgefühlen und denen der Patienten „entstammen ... einem herkömmlichen, betont körperlichen Maßnahmenkatalog" (a.a.O.: 304). Beschreibungen der Beziehungen zu Patienten zeigen bei einem Teil der Interviewten „eine betont mechanistische Haltung, die sich an routinisierten Abläufen orientiert" (a.a.O.: 308).

BARTHOLOMEYCZIK kommt denn auch zu einer ähnlichen Einschätzung in der kritischen Betrachtung von Pflegestandards:

- „Sie reduzieren die Pflege wieder auf ein gut darstellbares Handwerk, dessen Einzelverrichtungen in Listen nur abgehakt werden müssen.

- Die Standardproduzenten scheinen den Anspruch zu haben, mit solchen Listen alle Mängel einer eingeschliffenen Pflegepraxis auszugleichen, die lese- und diskussionsfeindlich ist.

- Schließlich lassen sich nach der Kenntnis solcher Standards sehr gut die Vorurteile nachvollziehen, die besagen, dass Pflege etwas für Leute mit geringen intellektuellen Ansprüchen sei. Das notwendige Wissen kann in Checklisten auf den Stationen eingesehen werden. Und es bedarf einer x-beliebigen Arbeitsgruppe, um diese noch einmal selbst zu entwickeln" (Bartholomeyczik 1995: 889).

IPPENDORF hat ebenfalls erhebliche Zweifel, die pflegerische Professionalisierung durch Pflegestandards fördern zu können (vgl. Ippendorf 1990: 67). „(...) ist es gerechtfertigt, für eine eher wenig relevante Tätigkeit wie ‚Betten machen', einen Pflegestandard mit 56 (!) verschiedenen, sich verzweigenden und vernetzenden Punkten und Unterpunkten zu entwerfen, nach dem dann ein Bett gemacht wird? (So gesehen in der Deutschen Krankenpflegezeitschrift 2/90). 56 Punkte – wie viele würden es wohl bei einem ‚Standard für die Pflege eines Patienten mit apoplektischem Insult' werden? Ein Standard, den man allerdings in vorgegebener Form niemals durchführen könnte, wird doch die Pflege eines Apoplektikers zum größten Teil getragen von der Zusammenarbeit mit Ärzten, Physiotherapeuten, Angehörigen, Logopäden, Ergotherapeuten, Sozialarbeitern usw." (a.a.O.).

Die nachhaltigen Anstrengungen der Krankenhauspflege zur technikorientierten Rationalisierung ihrer Arbeitsabläufe (wie sie in der Pflegeplanung und den Pflegestandards zum Ausdruck kommen), die bei aller Abwehr von Pflegenden gegenüber dem Krankenpflegeprozess und Pflegestandards durchaus – wie oben gezeigt werden konnte – ihren handlungswirksamen Niederschlag finden, sind vermutlich als Versuche zu werten, pflegerische Arbeit gegenüber der ‚rationalen' Medizin aufzuwerten und sie als relevante Arbeit im Krankenhaus sichtbar werden zu lassen; für die wissenschaftliche Fundierung einer patientenorientierten Pflege und als Beitrag für die Professionalisierung erweisen sie sich jedoch als geradezu kontraproduktiv. Die Pflege kopiert damit die technizistische Handlungslogik der Medizin, ohne in absehbarer Zeit die Chance zu haben, an deren (ingenieur-)wissenschaftlichem Reifegrad heranzureichen. Sie verkennt dabei, dass sie es angesichts der Komplexität „human-biologischer und psycho-sozialer Prozesse" (Murrhardter Kreis) ähnlich der Medizin und vielleicht sogar in höherem Maße mit qualitativen und schwer quantifizierbaren Informationen zu tun hat, die nur unter erheblichen qualitativen wie quantitativen Verlusten generalisierbar und standardisierbar sind. Der Murrhardter Kreis weist auf den Nutzen, aber auch auf die Gefahren der medizinischen Informatik hin: „Elektronische Informations- und Wissensbereitstellung, algorithmische Aufbereitung und künstliche Intelligenz sollen und können die ärztliche Entscheidung verbessern, aber niemals ersetzen" (Murrhardter Kreis 1995: 79).

Algorithmisierung und Standardisierung der Pflegehandlungen erhöhen den Trend zum körperfunktionsorientierten Reduktionismus, da technisch-handwerkliche Abläufe sich in sehr viel höherem Maße zur Standardisierung eignen und mithin damit noch mehr ins Zentrum der Aufmerksamkeit geraten. Das Menschenbild und Pflegeverständnis, das hier eingelagert ist, geht von einem objektivistischen, mechanistischem, dualistischen und eben reichlich ‚unganzheitlichen' Paradigma aus, indem der Patient als Handlungsobjekt in die Dimensionen Soma, Psyche und Soziales zerlegt und entsprechend dem Diktat algorithmisierter Verfahren gepflegt wird (ausführlich zu Begriff und Modellen der Patientenorientierung Teil 3, Kap. 1).

Verweigern Patienten ihre Compliance zu den von Pflegekräften beabsichtigten Prozeduren, müssen sie damit rechnen, dass die meisten Pflegekräfte wenig Verständnis für diese „unkooperativen Patienten" haben. Sie „werten deren Entscheidungen als unvernünftig ab und führen sie auf mangelnde Ein- und Übersicht zurück. Sie versuchen in diesen Situationen, die Patienten zunächst mit Argumenten umzustimmen. Wenn dies nicht gelingt, entstehen aggressive und wütende Gefühle, die sie die Patienten zum Teil auch spüren lassen" (Darmann 2000: 222).

Zwar verweisen die Befürworter der Pflegestandards immer wieder auf die individuelle Anpassung, sie verkennen aber dabei den normativen Handlungsdruck, der von Standards ausgeht und für den Pflegende besonders auch wegen ihrer Qualifikationsdefizite anfällig sind. Es ist immer leichter, den Standards zu folgen als sich ihnen unter Begründungsverpflichtung zu widersetzen. Der Algorithmisierungstrend der Pflege angesichts der Qualifikationsdefizite führt eben nicht zur Verbesserung pflegerischer Entscheidungskompetenz, sondern zu deren unkritischem Ersatz. Damit kommt ihnen ein Dequalifizierungspotenzial und in Verlängerung der Kritik am medizin-technischen Ensemble auch eine inhumane Komponente im Rahmen der Patientenversorgung zu (vgl. auch Mühlbauer 1998:19). DARMANN machte in ihrer Forschung zur kommunikativen Kompetenz von Pflegekräften bspw. darauf aufmerksam, dass Pflegekräfte z.T. mit dem Verweis auf stereotype Regeln die Erfüllung von Patientenbedürfnissen verweigern (2000: 221). So verweisen „Pflegekräfte häufig auf gesetzte Regeln und von ihnen nicht hinterfragte Normen der Schulmedizin ..., mit denen sie ihre eigenen Handlungen sowie Handlungsanweisungen an Patienten begründen. Diesen stereotypen Regeln bzw. Normen werden die Bedürfnisse und Begründungsmuster der Patienten untergeordnet" (a.a.O.: 223).

In der historischen Perspektive verspielt die Pflege damit möglicherweise nicht nur die Option auf eine patientenorientierte Pflege, sondern auch die Option zur Generierung einer eigenen Wissensbasierung. Eine Forschung über die Wirksamkeit von decubitusprophylaktischen Maßnahmen, die sich nur auf physiologische Parameter zurückzieht, unterscheidet sich eben nicht maßgeblich von einer ingenieurhaften medizintechnischen Untersuchungsanordnung. Es wird angesichts medizinischer Dominanz schwerlich möglich sein, wissenschaftlich zu legitimieren, warum es sich dabei um eine originär pflegewissenschaftliche Fragestellung handelt, wenn nicht deutlich gemacht werden kann, dass die Entscheidungen in der Pflege nicht alleine und nicht immer maßgeblich von (körper-)funktionalen Parametern bestimmt wird.

4.4.6 Innovation durch Reformkonzepte der Pflegeorganisation?

In der Debatte der patientenorientierten Pflege wird immer wieder die besondere Rolle der stationären Pflegeorganisation hervorgehoben. Typischerweise werden die weniger arbeitsteiligen Organisationsmodelle mit ‚ganzheitlicher Pflege' (z.B. Elkeles 1988; Heger 1993; Lingenberg/Reimann 1995) etikettiert, was dann immer auch Assoziationen und Gleichsetzungen mit Patientenorientierung nahe legt.

Reformen der stationären Arbeitsorganisation waren dabei gar nicht so sehr darüber motiviert, die pflegerische Versorgungssituation der Patienten zu verbessern. Vielmehr waren sie integraler Bestandteil der diversen Arbeitszeitmodelle, die angesichts des Pflegenotstands die Beschäftigtensituation in der stationären Pflege attraktiver machen sollte und insgesamt Ausdruck eines pflegerischen Demokratisierungsprozesses sind (vgl. auch Kap. 4.1.4).

Wesentliche Pionierarbeit in der theoretischen wie auch empirischen Analyse der pflegerischen Arbeitsorganisation gingen mit dem wegweisenden Untertitel: *Zur Kritik an der Funktionspflege* von ELKELES (1988) aus. In idealtypischer Kontrastierung hat er die jeweiligen Vor- und Nachteile der beiden Pflegesysteme ‚Funktions- und Ganzheitspflege' theoretisch analysiert und konnte die daraus resultierenden Annahmen auch zum großen Teil innerhalb von Gruppendiskussionen mit Pflegekräften bestätigen.

Der Idealtypus der Funktionspflege ist dadurch charakterisiert, dass die „Tätigkeiten der direkten und indirekten Pflege (früher: Grund- und Behandlungspflege) sowie sonstige anfallende Aufgaben ... nach funktionellen, aufgaben- und verrichtungsbezogenen Gesichtspunkten zusammengestellt und einzelnen Pflegekräften jeweils zur Durchführung an mehreren oder allen Patienten einer Station zugewiesen" werden (Elkeles 1997: 51). ELKELES sieht in der Funktionspflege eine „Art Rapportsystem", das für die einzelne Pflegekraft „hohe Kontrollunterwerfung" bedeutet (vgl. a.a.O.: 53). Der Kommunikation mit Patienten käme als „Einzel-Arbeitselement" tendenziell geringe Chancen zu, „in die zügig hintereinander zu erledigenden Runden eingeflochten zu werden" (a.a.O.). Die Arbeitszerlegung erfolgt nach „hierarchischen Gesichtspunkten", wobei „hierbei gilt, dass je patientenferner eine Tätigkeit ist, desto höheres Sozialprestige kommt ihr zu (Schreibtischarbeit als Statussymbol)" (a.a.O.). Die Funktionspflege stehe „im Widerspruch zum ganzheitlichen und personenbezogenen Charakter, der der Pflegearbeit grundsätzlich innewohnt" und erfordere „ein relativ breites Qualifikationsspektrum", das sich bspw. zusammensetzt aus Kenntnissen „über Krankheitsäußerungen von Patienten, über körperliche Funktionszusammenhänge, pflegerische Handlungsmöglichkeiten und zunehmend solche über die Bedienung technischer Geräte, daneben aber auch allgemeine Fähigkeiten wie Genauigkeit, Geschicklichkeit, Konzentrationsvermögen, Reaktionsschnelligkeit, Improvisationsvermögen, Verantwortung und psychosoziale Sensibilität, Kommunikations- und Handlungsfähigkeit" (a.a.O.). Für die Pflege ergäbe sich damit in der Funktionspflege eine „Dequalifikationsproblematik" (a.a.O.).

Das idealtypische Modell der Ganzheitspflege charakterisiert ELKELES als „dezentral-egalitäres" Modell, in dem intendiert sei, „dass keine Statusunterschiede unter den Pflegekräften einer Station auszumachen sind" (Elkeles 1988: 82). Diese „Totalität des Anspruch" sei allerdings nicht realistisch, „schon allein, weil auch Auszubildende Bestandteil des Stationsteams sind" (a.a.O.). Die zentralistische Kontrollunterwerfung durch die „Instanz der Stationsleitung" würde durch „Eigenverantwortung und Eigenkontrolle der Arbeit durch die Arbeitenden" ersetzt (a.a.O.: 83). Die Arbeitsteilung erfolge nur nach quantitativen Gesichtspunkten z.B. nach der „Anzahl der zu betreuenden Patienten" (a.a.O.: 84). „Patientenorientierte Aufteilung der Arbeit schließt Arbeitszerlegung nach funktionellen Gesichtspunkten aus" (a.a.O.). „Kommunikation mit Patienten" würde aufgewertet und „mit höheren Chancen zur Durchführung ausgestattet", da sie „integrativer Bestandteil der übrigen Verrichtungen" würde (a.a.O.). Die Handlungsspielräume würden, „so weit es die medizinische Situation" zulasse, im Hinblick auf zeitliche Dispositionen, aber auch sachlich im Hinblick auf „die Definition von Arbeitsaufgaben" und das Ergreifen von Eigeninitiative erweitert. „Zum Beispiel wird eine Pflegekraft bei ihren Patienten selbständig die Initiative zu pflegerischen Thromboseprophylaxenmaßnahmen ergreifen, ohne hierzu gesonderte Anweisungen abzuwarten" (a.a.O.: 85). In der „Ganzheitspflege" würden sich auch die Kooperationsbeziehungen zwischen den Pflegekräften und anderen Berufsgruppen verändern, die ihre Planungen gegenseitig aufeinander abzustimmen haben" (a.a.O.).

In der Zwischenzeit liegen eine ganze Reihe von organisations- und arbeitswissenschaftlichen Forschungsarbeiten vor, die sich mit der Einführung und/oder Auswertung neuer stationärer Organisationsmodelle beschäftigten (z.B. Hasenfuß/Poser 1994; Ministerium für Arbeit und Soziales ... 1994; vgl. im Überblick Priester 1997; Büssing 1997, Engelhardt/Herrmann

1999) und ein sehr viel differenzierteres Bild über die Aus-, Rück- und Wechselwirkungen dieser Organisationsreformen ermöglichen. Es hat sich mittlerweile herausgestellt, dass deren Einführungserfolg von einer ganzen Reihe von Organisationsbedingungen (vgl. auch Kap. 4.1.4) determiniert wird. ENGELHARDT/HERRMANN konnten in ihrer Untersuchung diverse Variablen identifizieren: z.b. stationäre Anforderungs- und Versorgungsbedingungen (u.a. Fachrichtung, Patientenstruktur, Verweildauer), Teamstruktur und -identität (u.a. Entwicklungsbereitschaft, Innovationsinteresse, Flexibilität, personelle Kontinuität, soziale Stabilität, Problembewältigung), Führungsstil und Führungskompetenz der Stationsleitung, Selbstorganisationsfähigkeiten des Teams, Unterstützung durch die Pflegedienstleitung, Kooperationsverhältnis und Veränderungsbereitschaft des ärztlichen Dienstes, die insgesamt virtuell und dynamisch Potenziale der Ermöglichung bzw. Verhinderung hervorbringen und damit die Einführungsprozesse auf sehr unterschiedlichen Qualitätsniveaus etablieren können. Längerfristige wissenschaftliche Begleitungen der Innovationsverläufe zeigten an, dass sie durch Schübe, Stagnationen, Regressionen, Konsolidierungen, Weiterentwicklungen, Blockierungen gekennzeichnet sind und keineswegs linearen und kalkulierbaren Erfolgsmustern gehorchen (vgl. Engelhardt/Herrmann 1999).

Interessant ist ein Befund, den LAGA, BÖTTGER und SCHMIDT erhoben haben und der einen Eindruck davon vermittelt, inwieweit Pflegekräfte abhängig von der beruflichen Eingangsqualifikation Ganzheitspflege favorisieren (1997: 157). Während 100% der Befragten mit Hochschulreife Zimmerpflege bevorzugten, sank dieser Anteil bei den Realschulabsolventen auf 78,1% und bei den Hauptschülern auf 43,8%. Bei aller Vorsicht der Dateninterpretation könnte damit ein Eindruck der von den Pflegekräften selber eingeschätzten Qualifikationsanforderungen für die Ganzheitspflege vermittelt werden und könnte als Indiz für eine berufliche Qualifikation für die verantwortliche patientennahe Pflege auf Hochschulniveau betrachtet werden.

KUNK/STRATMEYER haben eine Reihe von Publikationen über stationäre Reorganisationsprojekte im Hinblick auf ihre Beratungsqualität untersucht und dabei festgestellt, dass den Projekten häufig eine Reihe von *pflegebornierten* ,Trugschlüssen' hinterlegt sind, die den Blick für organisationssystemische Erfolgsbeurteilung versperren. Probleme der Pflege im Krankenhaus erscheinen sowohl wie die hierfür benötigten Lösungen (z.B. Bereichspflege, Krankenpflegeprozess) als bekannt und machen offenbar aus Sicht der Initiatoren und Berater betriebliche Problemdiagnosen und spezifische Zieldefinitionen entbehrlich. So werden Reorganisationsmaßnahmen zu Reorganisationszielen umdefiniert. Erfolgsbeurteilungen werden dann auch nicht unter der Perspektive der Gesamtverbesserung der Patientenversorgung vorgenommen und auch nicht im Hinblick auf ihre systemischen Wechselwirkungen zu anderen Teilsystemen untersucht, sondern lediglich daran gemessen, inwieweit die Maßnahmen (bspw. Bereichspflege) umgesetzt werden konnten (vgl. Kunk/Stratmeyer 2001: 62ff.). Charakteristisch für die Pflege sind gleich der Medizin Mängel in der Evaluation ihrer Handlungsprozesse und -ergebnisse. Die neuzeitliche Geschichte der Pflege ist angereichert mit selbstzweckbezogenen Konzepten: Einführung von Pflegestandards, der Bereichspflege, des Pflegeprozessmodells. Sie alle stehen für eine ‚gute' Pflege der Patienten, ohne dass der Nachweis hierfür geführt wird.

BÜSSING hat in Zusammenarbeit mit GLASER eine „Reformulierung des Pflegesystembegriffs" vorgenommen, der dem vorherrschenden zirkulären Kurzschluss, eine patientenbezogene Arbeitsteilung determiniere patientenorientierte Pflege, eine Absage erteilt. Hierzu haben sie ein (heuristisches) Klassifikationsmodell von Pflegesystemen entworfen, das sich aus unterschiedlichen Kombinationen der Variable *Pflegeprinzip* mit der Variable *Pflegeorganisationsform* zusammensetzt.

Abbildung 3: Klassifikation von Pflegesystemen (Büssing 1997: 26)

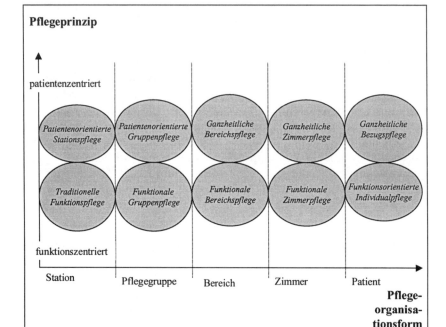

„*Erstens* lassen sich die beiden Dimensionen Pflegeprinzip und Pflegeorganisationsform verankern, und zwar das Pflegeprinzip mit den Polen der Funktions- und Patientenzentrierung und die Pflegeorganisationsform mit der Kategorienabstufung Station, Pflegegruppe, Bereich, Zimmer und Patient. *Zweitens*, der Grad der Patientenorientierung wird – obgleich der Zusammenhang nicht zwingend ist – durch die Pflegeorganisationsform begünstigt. Das heißt, je kleiner der Zuständigkeitsbereich der Pflegekraft, desto günstiger sind die Voraussetzungen zur Umsetzung einer Patientenorientierung. Dieser Sachverhalt wird durch die Größe der Kreise veranschaulicht. *Drittens* gehen wir davon aus, dass eine ganzheitliche Pflege bei Zuständigkeit für die gesamte Station bzw. für eine gesamte Pflegegruppe nicht realisierbar ist. Zwar kann auch dann eine vergleichsweise hohe Patientenorientierung vorliegen; es ist jedoch anzunehmen, dass die pflegerischen Aufgaben in wesentlichen Punkten unvollständig bleiben, so etwa aufgrund eingeschränkter Planbarkeit, reduzierter Transparenz der Aufgaben, aufgrund unzureichender Informationen und mangelnder Umsetzung des Pflegeprozesses in der Stations- und Gruppenpflege (z.B. unzureichende Pflegeanamnese, keine individuelle Pflegeplanung). *Viertens*, die bekannten neun Formen der Pflege (Stationspflege, Gruppenpflege, Bereichspflege, Zimmerpflege, Funktionspflege, Individualpflege, Progressivpflege, Bezugspflege, primary nursing) lassen sich in diese Systematik einordnen. *Fünftens*, die in den Kreisen beispielhaft genannten Pflegesysteme ermöglichen eine präzisere Beschreibung von Pflege als die bisher verwendeten Begriffe. Und schließlich *sechstens* geht diese Pflegesystem-Konzeption davon aus, dass Pflege im soziotechnischen System des Krankenhauses verankert sein muss, um fruchtbar existieren zu können; und das heißt auch, dass neben der Gestaltung und Entwicklung des Pflegesystems die Vernetzung an und über die Schnittstellen mit anderen Berufsgruppen und Diensten zu korrigieren und zu entwickeln ist" (Büssing 1997: 25f.). Diese von BÜSSING/GLASER vorgenommene Differenzierung und krankenhaussystembezogene Sichtweise erlaubt prinzipiell eine sehr viel präzisere Beschreibung des Zusammenhangs von Patientenorientierung und Pflegeorganisation, räumt mit Analogietrugschlüssen auf und ermöglicht – bei entsprechender Entwicklung beobachtbarer Indikatoren – eine spezifischere Beurteilung des Reifegrades patientenorientierter Pflege im Krankenhaus.

Ganzheitliche Pflege i.S. BÜSSINGs setzt sich aus drei „einander wechselseitig bedingenden Merkmalen" zusammen:

- vollständige Pflegeaufgaben,
- hinreichende Patientenorientierung,
- Umsetzung des Pflegeprozessmodells (vgl. a.a.O.: 25).

Patientenorientierung bezeichnet der Autor allgemein als „Kundenorientierung im Rahmen einer Dienstleistung", in der der „Patient mit seinen Bedürfnissen wahr- und ernst genommen und als gleichberechtigter Partner im Pflegeprozess verstanden wird" (a.a.O.: 24). Rekurrierend auf FEUERSTEIN/BADURA sieht er mangelnde Patientenorientierung „etwa bedingt durch hoch technisierte Prozesse, rationalisierte Strukturen und formalisierte Abläufe", deren soziale Beziehungslosigkeit durch „hoch arbeitsteilige

Prozesse, wie sie etwa im System der funktionalen Pflege angetroffen werden" verstärkt würde (a.a.O.). „Vergleicht man nun Patientenorientierung und ganzheitliche Pflege und versucht, ihr Verhältnis zu bestimmen, so lässt sich feststellen, dass ganzheitliche Pflege über die Patientenorientierung hinaus eine Vollständigkeit der pflegerischen Aufgaben voraussetzt. ... Insoweit fungiert Patientenorientierung als notwendige, nicht aber als eine hinreichende Bedingung für ganzheitliche Pflege" (a.a.O.).

Ob das in den neuen Pflegeorganisationsmodellen eingelagerte Potenzial patientenorientierter Pflege wirksam durchschlägt, hängt wie gezeigt werden konnte, von der virtuellen Komposition organisationssystemischer Variablen (sensu Engelhardt/Hermann) ab. Darüber hinaus wird die pflegerische Patientenorientierung aber auch – und dieser Gesichtspunkt wird meistens vernachlässigt – von der Qualifikation und den kultivierten Einstellungen, Berufsstereotypen und etablierten Handlungsweisen der Pflegenden modelliert, die die positiven Handlungsanreize der verbesserten Arbeitsorganisation durchaus konterkarieren können. So kann die Abgrenzungsproblematik und das Eigenständigkeitsbeharren sehr wohl erhebliche Versorgungslücken durch ‚Nichtzuständigkeiten' schaffen. Zudem wird die Umsetzungsqualität sehr stark vom individuellen Engagement und individueller Qualifikation der Pflegekräfte begrenzt. Zu leicht wird verkannt, dass das von MÜHLBAUER beobachtete und von WEIDNER empirisch bestätigte Selbstverständnis von Pflegenden, sich überwiegend auf die Körperfunktionen bezogenen Verrichtungen einzugrenzen, aber auch die dargestellten Ausbildungsdefizite der psychosozialen Betreuungskompetenz einen engen Rahmen zuweisen.

Hinzu kommt der zunehmend *hierarchiefreie Raum* in der pflegebezogenen Arbeit, der zwar nach ELKELES konstituierendes Merkmal der ganzheitliche Pflege ist, aber eben auch je nach den variierenden persönlichen Vorlieben, Einstellungen, Kenntnissen und Fähigkeiten der einzelnen Pflegekraft erhebliche Disharmonien und Diskontinuitäten in der pflegerischen Betreuung wahrscheinlich werden lassen. So ist ganzheitliche oder patientenorientierte Pflege eben immer das, was die einzelne Pflegekraft dafür hält. Aus dem Blick gerät zu leicht, dass selbständiges Arbeiten und *Expertentum* der Pflegenden wie von KELLNHAUSEN (1995: 684f.) angesichts der Ausbildungsdefizite nicht einfach vorausgesetzt werden dürfen. Wenn in der patientenbezogenen Pflegeorganisation die psycho-sozialen Bedürfnisse der Patienten unvermeidlicher sichtbar werden, so ist dies nicht gleichbedeutend mit einem kompetenteren Umgang mit diesen Bedürfnisse durch die Pflegenden. Zwar ist ELKELES Recht zu geben, wenn er die Qualifikationsanforderungen in der ‚ganzheitlichen' Pflegeorganisation für größer hält, daraus lässt sich aber nicht der Umkehrschluss ableiten, ‚ganzheitliche Pflegeorganisation' sei zwingend für eine patientenorientierte Pflege qualifizierend.

Vor dem Hintergrund dieser Analyse können die Reformmodelle der stationären Pflegeorganisation als ein wichtiger organisationsbezogener Ermöglichungsfaktor im Sinne der systemischen Kontextgestaltung gelten, der aber sehr erheblichen organisationswirksamen Restriktionen unterliegt. Ein Determinismus von Pflegeorganisation und Patientenorientierung lässt sich weder theoretisch begründen, noch nach den derzeitigen Befunden empirisch belegen.

4.4.7 Krankenpflege in der Liaison mit der Ökonomie?

Bei gleichzeitig vorhandenem Mangel wissensbasierter Arbeit konstituiert sich die *Berufsgruppe* der Pflegenden im Krankenhaus als *soziales* und *strukturelles Subsystem* unverkennbar weiter (vgl. zu den Begriffen z.B. Kap. 1.1). Hier scheint die Pflege im Vergleich zu den Krankenhausärzten sogar die Nase vorne zu haben. Administration, Personalwirtschaft, Arbeitszeitgestaltung, Implementierung von Informationstechnologien usw. machen heute bei Pflegeleitungen den eigentlichen Kern der ‚Pflege'-arbeit aus. Sie dienen ideal einer Organisation als strukturgebende Hülle für die Erledigung von Sachaufgaben. Da allerdings keine entwickelte Vorstellung über die *Sache* der Pflege (i.S. von *Ziel- u. Aufgabensubsystemen*) ausgemacht werden kann, können *soziales* und *strukturelles Subsystem* eben nicht im Hinblick auf die Anforderungen der Patientenversorgung ausgerichtet werden. Hieraus erwachsen regelmäßig erhebliche Kommunikationsprobleme zwischen Pflegekräften und ihren Leitungen (vgl. Kap. 4.1.4). Die gemeinsame Basis zwischen Pflegeleitungen und Pflegekräften scheint sich im Wesentlichen im Kampf gegen die Ärzte zu erstrecken. Diese Form der Solidarität innerhalb der Berufsgruppe Pflege erhöht zwar das betriebliche Konfliktpotenzial, schafft aber kaum Ansatzpunkte für Konfliktlösungen.

Pflege ist somit offen für Handlungsoptionen in verschiedene Richtungen, wobei die genannten Tendenzen unübersehbar sind:

• Abgrenzung von der Medizin und Wendung gegen die Medizin;

• Tendenz zur technokratischen Handlungsübersteuerung;

• fehlende ‚scientific community' mit der Folge eines mangelhaft aufgebauten Selbstverständnisses von den Sachaufgaben der Pflege;

• weitgehende fehlende Bewertung der Pflege bzgl. ihrer Angemessenheit, Folgerichtigkeit und dergl. (Evaluationsdefizite);

• keine Stützung der pflegerischen Fachaufgabe und pflegerischen Expertise im Leitungskader (pflegefachliches Leitungsvakuum);

• dagegen findet eine zunehmende Liaison der Pflege mit der Ökonomie statt, die eine starke und traditionsreiche Verankerung in der betriebswirtschaftlich orientierten Fort- und Weiterbildung zur Qualifizierung von Pflegeleitungen hat.[77]

---

77 „Im Vergleich zu anderen Wirtschaftsbereichen besteht im Gesundheitswesen noch immer ein Rückstand bei der *Managementausbildung*. Eine diesbezügliche Vorbil-

Dieser letzte Gedanke muss noch entfaltet werden. Er ist noch wenig erkennbar konturiert, aber er erlaubt, einige Beobachtungen der Situation der Krankenhauspflege erklärbar zu machen. Auf der Suche nach einer Identität läuft die Pflege Gefahr, von betriebswirtschaftlichen Einflüssen und ihrer sinnstiftenden Spezialsemantik des Geldes vereinnahmt zu werden, der sie genauso argumentationsarm gegenübersteht wie der Medizin. Es braucht wohl keiner weiteren Explikation, dass die Verengung von Pflegearbeit auf technisch reduzierte Problemlösungsmodelle (Krankenpflegeprozess), quantifizierbare Handlungsstandardisierung und -steuerung – genau wie in der Medizin die ‚Behandlungspfade' und ‚guidelines' – eine geeignete ökonomische Basis liefern, da sie als Quantitäten gemessen, geplant und mit Zeit- und letztlich Geldwerten belegt werden können (vgl. auch Ippendorf 1990: 39). Vermutlich hat die im Verhältnis zur Medizin schwache Position einen erhöhten Legitimationsdruck insbesondere bei den Pflegeleitungen ausgelöst und damit den Trend zu ‚sichtbaren' und quantifizierbaren Leistungen verstärkt. Die zentrale These, die im Weiteren begründet wird, lautet daher: Pflege hat es in ihrer Abwendung von der Medizin vernachlässigt, eine eigene Systemidentität hervorzubringen und läuft damit Gefahr, widerstandslos in das Magnetfeld der Ökonomie zu geraten.

Die These von der *Ökonomisierung der Pflege* wird von HAUBROCK bestätigt, indem er für das Krankenhaus konstatiert, dass die Krise im Gesundheitswesen „zu einer verstärkten betriebswirtschaftlichen Sichtweise innerhalb des Pflegesektors (→ Stichworte: Rationalisierungstendenzen, Qualitätsbetrachtung, Managementmethoden) geführt hat bzw. weiterhin führen wird" (Haubrock 1999: 63).

BOCK-ROSENTHAL sekundiert, indem sie „erweiterte Handlungspotentiale der Pflegeberufe" ortet, die durch die Gesundheitsreformgesetze geschaffenen betrieblichen Verselbständigungsmöglichkeiten entstanden sind (Bock-Rosenthal 1999: 17). Pflege müsse hierfür „auf die Personalentwicklung und Organisationsentwicklung Einfluss nehmen und vor allem auch sich in die Unternehmensführung und das Management des Gesamtunternehmens" einschalten (a.a.O.: 18). „Für die Zukunft ist zu erwarten, dass Krankenhäuser und Pflegeheime in viel stärkerem Maße als heute üblich mit ihrem speziellen Pflegeangebot und Service werben, um ihr Erscheinungsbild in der Öffentlichkeit aufzupolieren und ihre Märkte zu sichern. Das setzt aber voraus, dass Pflegemanagerinnen und Pflegemanager sich nicht auf das enge Feld der Pflege konzentrieren, sondern sich in die Gestaltung der Unternehmensphilosophie und -kultur einschalten können, die Personal- und Organisationsentwicklung mittragen und die Marketingstrategien ihrer jeweiligen Häuser mit prägen" (a.a.O.). So ist die Autorin denn auch der Überzeugung, „dass die fortschreitende ökonomische Durchrationalisierung des

---

dung fand in den letzten Jahren zuerst im Pflegebereich, dann im Verwaltungsbereich Eingang in die Anstellungsanforderungen" (Hervorh. i.O.) (Locher 1995: 251).

Gesundheitswesens, die Dezentralisierung und Dehospitalisierung, aber auch die zunehmende Marktförmigkeit des Gesundheitssystems und die damit in den Blick geratene Kundenorientierung auch weiterhin als Motoren in den Professionalisierungsprozess wirken werden" (a.a.O.: 30).

So soll nun neben der akademischen „Qualifizierungsoffensive" (Bock-Rosenthal) v.a die Ökonomisierung der Pflege zur Professionalität verhelfen. Bedenken gegenüber *Standardisierungen wissenschaftlicher Problemlösungen* der Pflege („auf der Basis empirisch fundierten Wissens") erscheinen der Verfasserin als unbegründet, da „Problemlösungen ... erst gefunden werden können vor dem Hintergrund des Verstehens des Einzelfalles, also erst mit dem Blick auf die individuellen Bedürfnisse der Patientinnen und Patienten" (a.a.O.: 31).

Die Fokussierung der Pflegeleitungen auf Personalwirtschaft und Administration, wie sie bereits von BUSSCHE/DAHLGAARD und BREYMANN/SCHAHN aufgezeigt wurden (vgl. Kap. 4.1.4), entspricht der Handlungslogik betriebswirtschaftlicher Steuerung.

Es ist auffällig, mit welcher im Vergleich zur Medizin geringen kritischen Distanz ökonomischen Steuerungseinflüssen begegnet wird, wenn etwa BORSI/SCHRÖCK zwar auf die Probleme der Medizin und ihrer Einflussnahme verweisen, die restriktiven Auswirkungen der Gesundheitspolitik auf Krankenhäuser im Allgemeinen und der Pflege im Besonderen aber aussparen (1995). Die zunehmende Ökonomisierung des Krankenhauses wird nicht folgenlos für eine chancengleiche Verteilung von Krankenhausleistungen bleiben. Auf die Interdependenzen, Widersprüche und Unvereinbarkeiten der handlungssteuernden Bezugsrahmen Pflege und Geld wird von den Verfasserinnen nicht verwiesen, sie stellen auch keine ethischen Hürden dar (i.S. von Widersprüchen zwischen den Loyalitäten gegenüber individuellen Patienten, gesellschaftlicher Verteilungsgerechtigkeit und Wirtschaftszielen des Krankenhauses), denen sich Pflege ähnlich wie die Medizin zu stellen hätte. Vielmehr erscheint es so, als könnten die Gesetzmäßigkeiten betriebswirtschaftlicher Steuerung des Krankenhauses problemlos übernommen werden.

Pflege hat im Unterschied zur Medizin den Ökonomisierungstendenzen des Gesundheitswesens kaum ein originäres Handlungsverständnis entgegenzusetzen, da sie „in Bezug auf den Kern ihres Handelns in eigentümlicher ‚Sprachlosigkeit' (Mischo-Kelling 1991) verharrt" (Schaeffer 1998: 8). Die Ökonomisierung „birgt angesichts des noch geringen Professionalisierungsgrades die Gefahr in sich, dass unter dem Vorzeichen von Optimierung Rationierung gefördert wird" (a.a.O.: 10). SCHAEFFER geht sogar davon aus, dass die „in mühsamer Kleinarbeit begonnenen Innovationen der Pflege und pflegerischer Handlungsbedingungen" wieder zur Disposition stehen könnten, wie sie u.a. an der durch den Gesetzgeber aufgehobenen Pflegepersonalverordnung illustriert. „Auch eine qualifizierte, dem komplexen Charakter und den Verlaufsdynamiken chronischer Krankheit entsprechende Pflege rückt unter diesen Umständen in scheinbar unerreichbare Ferne" (a.a.O.).

Es kann zurzeit noch nicht ausgemacht werden, ob die genannten Beispiele Frühzeichen, Symptome oder auch nur Ausnahmen darstellen. Sie sind aber in jedem Fall Anlass, einseitige betriebswirtschaftliche Akzentuierungen der Pflegeentwicklung mit Skepsis zu betrachten. Dabei geht es nicht um die Frage, ob Pflege betriebswirtschaftliche Verantwortung tragen sollte und vorhandene betriebliche Ressourcen immer auch die Leistungsgrenzen definieren und dass daher im Interesse einer gerechten, sozialen und effizienten Leistungserstellung die Mittel überlegt und sparsam eingesetzt werden sollten, sondern es geht darum, ob Marketing, Dienstleistungsmanagement und ökonomische Steuerungsprinzipien, die primär auf das *Gemeinwohl* des Betriebes gerichtet sind, ein geeignetes und ausreichendes Steuerungsmedium für eine sich professionell verstehende Pflege bietet.

Die Orientierung gesundheitlicher Dienstleistungsunternehmen an modernen Konzepten des Dienstleistungsmarketings und -managements lässt wie in der Medizin auch in der Pflege die Frage aufkommen, ob die implizierte Gleichsetzung von Kunden und Patienten fachlich geboten ist, oder ob mit dem Kundenbegriff nicht auch Annahmen verbunden sind, die viele Patienten gar nicht erfüllen können oder wollen. In einem studentischen Fachprojekt zum Thema ‚Patientenorientierung' fiel einer Studierendengruppe im Rahmen der teilnehmenden Beobachtung auf einer Krankenstation auf, dass einige Patienten sich mit der Offerte nach freien Entscheidungsmöglichkeiten im Rahmen der neuen Kundenorientierung des Krankenhauses eher überfordert fühlten. „Ich hatte zwischenzeitlich bei einigen Patienten/innen den Eindruck, dass sie mit diesen Fragen überfordert waren und sich lieber der Stationsroutine unterwerfen, als ihre eigenen Bedürfnisse zu artikulieren. Es ließen sich auch altersspezifische Unterschiede feststellen. Für die jüngeren Patienten war die Beantwortung offenbar kein Problem. Die Älteren nahmen sich mit ihren Bedürfnisse und Fragen eher zurück" (Louvet 1999: 18).

In medizinsoziologischer Perspektive kann diese Beobachtung nicht sonderlich überraschen. So werden Patienten nahezu um ihren sekundären Krankheitsgewinn betrogen, wenn ihnen die mit der Krankenrolle verbundene Entlastung gesellschaftlicher Verpflichtungen und mithin auch daran gekoppelte Entscheidungslasten verwehrt bleiben. Gerade Patienten mit chronischen Krankheiten wünschen sich angesichts von hohem Alter, Leid, Schmerzen, Elend und Erschöpfung mitunter deutliche Rollenentlastung und loyale Personen, die für sie stellvertretend handeln und entscheiden.

Die Souveränität der Kunden, über Umfang und Güte der Dienstleistung angemessen zu urteilen, bleibt in aller Regel selbst bei selbstbewussten und gut informierten Patienten begrenzt. Weder können Erfolg oder Misserfolg einer medizinischen oder pflegerischen Handlung eindeutig der Behandlungs- oder Pflegequalität zugeschrieben werden, noch ist der Patient, von Ausnahmen abgesehen, in der Lage, über die fachliche Dimension der Therapie und Pflege zu urteilen. Zudem lassen sich Behandlungserfolge häufig auch erst als Spätfolgen angemessen bewerten, so dass – wie bereits erwähnt – die Spätevaluation als qualitätssichernde Maßnahme ein viel größeres Gewicht in der Gesundheitsversorgung erhalten sollte. Valide Qualitätsaussagen von Patienten können sich weniger auf die Entscheidungskompetenz und die handwerklich-technische Durchführung der Therapie, Diagnostik und Pflege beziehen, die sie als selbstverständlich und gegeben voraussetzen müssen, als vielmehr auf begleitende Umstände wie geringe Wartezeiten, Schmerzfreiheit, auf unterstützende Leistungen wie Information, Zuwendung, Verständnis und auf Nebenleistungen des Hotel- und Servicebetriebs eines Krankenhauses (vgl. auch KALTENBACH 1993: 146ff.). Problematisch wird es, wenn Krankenhäuser unter dem Eindruck zunehmenden Wettbewerbs verstärkt auf eben diese kundenträchtigen Qualitätsmerkmale fokussieren und dabei die Qualität der für Laien intransparenten Kernleistungen vernachlässigen. Kundenorientierung ist jedenfalls kein ausreichend probates Mittel, um den Betrieb auf den Qualitätswettbewerb primärer Dienstleistungen zu präformieren.

Der vermutlich noch immer stärkste Handlungsanreiz und in der Debatte um Kundenorientierung weitgehend vernachlässigte Qualitätsanreiz bei der Dienstleistungserstellung geht von der professionellen Selbstverpflichtung der Akteure aus. Während in der privaten Dienstleistungsbranche der Kundenwunsch als Ausgangspunkt und Leitlinie der Handlungsorientierung dient, sollten sich *Professionals* von ihren fachwissenschaftlichen Standards und Erkenntnissen, von ihren berufsethischen Normen leiten lassen und den besonderen Bedingungen des individuellen Falles (vgl. Kap. 2.4.2, auch SIEGRIST 1988: 208). Genau darin wird der Unterschied zwischen professionellem Handeln und Servicedienstleistung markiert wie bereits am Expertensystem Medizin deutlich gemacht werden konnte. Die Profession als Idealkonstruktion dient mithin als zumeist unsichtbare Wächterin über das Handeln i.S. der beruflichen Selbstkontrolle. So gesehen bedarf die Pflege zunächst des Aufbaus einer handlungsleitenden berufsethischen Normierung. Diese Berufsethik kann und sollte an den Dienstleistungskonzepten kontrastiert werden, keineswegs aber darf sie durch sie ersetzt werden.

Kundenorientierung i.e.S. verträgt sich dem Grundsatz nach nicht mit professionellem Handeln. Kundenorientierung heißt, sich aus der Fürsorgeverantwortung für die Patienten herauszustehlen und ihnen eine Souveränität zu unterstellen, die in vielen Fällen angesichts von körperlicher Versehrtheit, emotionaler Betroffenheit und sozialer Desintegration nicht einfach vorausgesetzt werden darf. Vielmehr bedarf es eines Blickes hinter die Kulissen vordergründiger Erwartungen und Wünsche von Klienten und Patienten. Professionssoziologisch konstituiert sich dieser Blick als Handlungsautonomie gegenüber den Klienten. Die professionelle Expertise basiert in der

Generierung wissenschaftlichen Wissens, der ethischen Orientierung und der Berücksichtigung der individuellen Bedingungen des Einzelfalls. Für die Pflege würde sie ihre Entsprechung haben in einer fallverstehenden Deutungskompetenz und in Analogie zur Medizin, in die Indikationsgerechtigkeit pflegerischer Versorgungsleistungen einmünden (vgl. Kap. 4.2).

Handlungsautonomie und Loyalität der *Professionals* gegenüber ihren Patienten ist immer dann besonders wichtig, wenn diese zu einer adäquaten Einschätzung ihrer Situation nicht in der Lage sind. Bei Weitem nicht immer lassen sich diese Probleme mit Informationen beheben. Es ist unmittelbar einleuchtend, dass es in der Medizin ethisch nicht vertretbar und unprofessionell wäre, kritiklos etwa den Wünschen von Patienten zur zigsten kosmetischen Operation oder bei psychosomatischer Genese blind den somatischen Behandlungswünschen zu folgen. Es muss eben auch berücksichtigt werden, dass Patienten maßgeblich zur Stabilisierung der Fehlsteuerungen des Gesundheitssystems beitragen. Ihnen unkritisch zu folgen, würde bedeuten, Rehabilitationspotenziale zu verschenken und würde auch bedeuten, die negativen Tendenzen, unter denen das Gesundheitssystem leidet, weiter zu verstärken: zu viel Technik und Medikamente, zu viel und zu teure Diagnostik ohne Therapiekonsequenz und zu wenig zuwendungsintensive Aufklärung, Beratung und fürsorgliche Begleitung und Förderung der Entwicklung von gesundheitlicher und pflegerischer Selbstkompetenz.

Gerade in Anbetracht der noch sehr in den Kinderschuhen steckenden Professionalisierung der Pflege muss daher einer unkritischen Rezeption von Konzepten des Dienstleistungsmanagements als bedenklich angesehen werden. So hat denn MÜLLER als Vorsitzende der Bundesarbeitsgemeinschaft leitender Krankenpflegepersonen e.V. (BALK) einen Wandel vom Pflegemanagement zum Dienstleistungsmanagement postuliert. Sie benennt 5 Thesen, die belegen sollen, „warum Pflege mit ihren fachlichen Exklusivitäten in das neue Krankenhausführungskonzept gehört" und legitimiert damit den Anspruch auf „Präsenz in den Führungsetagen der Krankenhäuser" (MÜLLER 1997: 38).

„Thesenübersicht

1. Pflegemanagement verfügt über *Personalmanagementfähigkeiten*
2. Pflegemanagement verfügt über *Organisationsfähigkeiten*
3. Pflegemanagement verfügt über *Qualitätsmanagementfähigkeiten*
4. Pflegemanagement verfügt über *Hotelpflegemanagementfähigkeiten*
5. Pflegemanagement verfügt über *Marketingfähigkeiten*"
(Hervorh. i.O.) (a.a.O.: 39).

Auffallend ist hierbei, dass sich diese „fachlichen Exklusivitäten" allesamt auf Aspekte von Dienstleistungsqualitäten beziehen, die den Kern pflegerischer Leistungserstellung aussparen. Die Analogisierung von Pflegemanagement und Dienstleistungsmanagement wird mit einer kühnen Selbstverständlichkeit und Leichtigkeit vorgenommen. Der Patient avanciert zum Kunden, der in einem sich im Konkurrenzkampf befindlichen Krankenhaus umworben werden muss. Personalentwicklungsstrategien im Pflegedienst werden damit nicht mehr unterscheidbar von allgemeinen Anforderungen, wie sie in x-beliebigen Dienstleistungsunternehmen im privaten Sektor gestellt werden:

- „intensive Kundenorientierung (Erwartung der Patienten, Bewohner oder Betreuten an die Dienstleistung)
- bedarfsgerechte Beratung
- schnelle Abwicklung von Arbeitsabläufen
- schnelle Änderung bei Klagen
- Betreuung, Beratung und individuelle Hilfsangebote" (KIRCHNER 1997: 193).

In ganz besonders krasser Weise wird diese neue ‚Kundenorientierung' deutlich, wenn Pflegeleitungen sich unverhohlen für soziale Selektionen einsetzen und damit tendenziell gegen sozialethische Prinzipien der Chancengleichheit in der Gesundheitsversorgung verstoßen. „Aus dem Bereich der Pflegedienstleitungen kam bereits der Vorschlag, unterschiedliche Qualitätsstufen in der Pflege anzubieten, etwa ‚eine Fünf-Sterne-Pflege oder eine Zwei-Sterne-Pflege (...), die je nach Zahlungsbereitschaft bzw. Zahlungsfähigkeit des Patienten oder der Krankenversicherung gewährt würde" (SIMON 1997: 36).

Oben wurde beschrieben, dass die Anforderungen an die Souveränität der Kunden mitunter eine deutliche Überforderungen von Patienten oder Klienten darstellen kann. Auf der anderen Seite ist es auch ein, wenn auch nicht immer bewusstes Interesse der Patienten, ein möglichst hohes Maß an Selbstbestimmung auch unter Krankheit zu erreichen. In dieser widersprüchlichen Situation kann es keine eindeutigen Handlungsleitlinien oder Dienstleistungsstandards geben. Vielmehr muss die Pflegeperson in der laufenden Interaktion erkennen, was Patienten/innen an eigener Entscheidungsverantwortung bereits zugemutet werden kann. Ähnlich verhält es sich mit dem Anspruch nach ‚aktivierender Pflege'. An einem Beispiel in dem genannten studentischen Projekt wurde illustriert, wie es einer Pflegeperson durch ‚Hartnäckigkeit' gelingt, Eigenaktivität eines Patienten zu provozieren (vgl. AX 1999: 19) Auch hier bedarf es einer tragfähigen Beziehung und sehr viel Einfühlungsvermögen der Pflegekraft, um die Grenze auszuloten, bei der ‚Hartnäckigkeit' noch als wohl wollende Unterstützung vom Patienten gewertet wird, ihm mithin auch Zustandverbesserung signalisiert und nicht als unsensible Ruppigkeit oder mangelnde Hilfsbereitschaft aufgefasst wird. Aktivierende Pflege und Selbstbestimmung von Patienten können durchaus widersprüchlich sein und werden erst durch die interaktive und kommunikative professionelle Kompetenz von Pflegepersonen miteinander in Einklang gebracht.

Deutlich wird auch hieran, dass die Kundenorientierung i.S. des Dienstleistungsmarketings für patientenorientierte Pflege allemal zu kurz greift. „Die Qualifikation für sozial kompetentes Handeln im Alltag darf nicht – wie das heute im Gesundheitswesen üblich ist – mit der sehr speziellen Qualifikation für interaktionsintensive Dienstleistungen gleichgesetzt werden. Der sozial kompetente Umgang mit Personen, die uns vertraut oder bekannt sind, ist etwas völlig anderes als die tagtägliche Dienstbereitschaft zum Umgang mit hilfebedürftigen fremden Menschen, die sich in emotional hochbelasteten Situationen befinden" (Badura 1994b: 272; vgl. auch Stratmeyer 1999a: 6f., 26). So gesehen kann es durchaus Ausdruck pflegerischer Kompetenz sein, wenn eine Krankenschwester einen Patienten zu körperlicher Aktivität ermuntert, obwohl dieser lieber im Bett bleiben möchte. Es kann selbst dann angemessen sein, wenn sich die Ehefrau – ganz Kundin – über das insistierende Verhalten der Krankenschwester bei der Krankenhausleitung beklagt. So kann es auch professionelles Handeln sein, wenn eine Krankenschwester eine Patientin etwa nach einem Apoplex bewegt und lagert, Trainingsprogramme durchführt und dergleichen mehr tut, obwohl diese lieber in Ruhe gelassen werden will.

Bei der gesamten Diskussion um Kundenorientierung wird verkannt, dass sich in den Krankenhäusern zum immer größeren Anteil Menschen in Krisen- und Ausnahmesituationen befinden, die hilflos, verängstigt, abhängig, leidend und unsicher sind und so gar nicht in das Bild eines souveränen und mündigen Kunden passen, mit denen man das Für und Wider alternativer pflegerischer Verfahrensweisen diskutieren könnte. Diese Menschen haben das Bedürfnis und ein Anrecht darauf, von loyalen Personen gepflegt zu werden, die ein professionelles Gespür dafür bekommen, in welchen Situationen Patientenwünschen entsprochen werden sollte, in welchen mit Patienten verhandelt werden kann und in welchen es richtig und legitim ist, auch einmal qua institutioneller Macht und fachlicher Autorität bestimmtes Patientenverhalten einzufordern. Gerade in der Betreuung von chronisch Kranken, von psychiatrisch Kranken, Suchtkranken und in Notfallsituationen wäre es zutiefst unprofessionell, das Handeln einseitig auf die Wünsche von Patienten zu orientieren (vgl. z.B. Heim/Willi 1986: 534ff. u. 542ff.). Dies wäre auch ein Beitrag zur Aufrechterhaltung der Unbewusstheit psycho-sozialer Prozesse in der Entstehung und im Verlauf von Krankheiten.

Um einer populären Kritik vorzubeugen: Diese hier angemahnte Handlungsautonomie von pflegerischen *Professionals* darf weder missverstanden werden mit Unhöflichkeit, Ruppigkeit, mit saloppem oder rigidem Umgang mit Patienten oder Klienten, noch darf sie zur Rechtfertigung mangelnder Information, Aufklärung und zur pauschalen Reduzierung der Selbstbestimmungsrechte eingesetzt werden. Im Gegenteil, professionelle Handlungsautonomie setzt einen besonders verantwortungsvollen Umgang mit der eigenen Kompetenz und dem Expertenwissen, das Klienten und Patienten nicht haben können, voraus, und sie erfordert Loyalität, Empathie und Sensibilität in der Interaktion mit den Patienten.

Es ist evident, *Kundenorientierung* stellt weder in der Medizin noch in der Pflege ein hinreichendes Konzept zur patientenorientierten Handlungsnormierung dar. Vielmehr bedarf es über eine grundlegende Qualifizierung zu moralischem Handeln in beiden Berufsausbildungen hinausgehend, der Entwicklung eines betrieblichen interdisziplinären Diskurses über Maßstäbe und Werte professioneller Arbeit, wie sie etwa in Form von Fallsupervisionen, Fallbesprechungen, Pflege- und Ethikvisiten beschrieben werden (vgl. z.B. KOHLEN 1999: 197ff.) und mithin die ethische Reflexionsfähigkeit und die moralische Handlungskompetenz der Akteure erhöhen könnten. Diesen Qualitätsinstrumenten kommt zur Steuerung professionellen Handelns eine ungleich höhere Bedeutung zu als dem marketingstrategischen Kalkül. Patienten- und Klientenzufriedenheitsbefragungen können Qualifikation und Diskurs nicht ersetzen, sie können aber wesentliche Informationen zur Qualität der dem Klienten/Patienten kommunikativ vermittelten primären Dienstleistungen (Information, Aufklärung und Beratung) liefern. Ganz zweifellos haben sie darüber hinaus einen herausragenden Stellenwert zur Beurteilung der Service- oder Hotelleistungsqualität.

Das einseitige betriebliche Abheben auf Kunden, Absätze, Marktchancen usw. legt der Pflege ein Korsett an, das im Widerspruch zu verantwortlichem und professionellem pflegerischen Handeln steht. Pflege, wie auch die Medizin, benötigen einen autonomen Handlungsrahmen, der sich auch unabhängig und mitunter sogar *gegen* artikulierte ‚Kundenwünsche' bewegen kann. Patienten tragen zur Stabilisierung gesellschaftlich produzierter Unbewusstheit gegenüber psycho-sozialen Faktoren in der Krankheitsentstehung und in der Krankheitsintervention maßgeblich bei. Eine gegenüber dem eigenen Handeln nicht blinde Medizin und Pflege werden es sich zur Aufgabe machen, Patienten Bewusstheit zu ermöglichen, ihnen hierfür den Weg zu ebnen, sie hierin zu begleiten, zu stützen, aber auch zu fördern und mitunter auch zu fordern. Dafür benötigen beide Gruppen Handlungsautonomie, die mit einer ausschließlich marktschielenden Kundenorientierung nicht vereinbar ist.[78]

---

78 Ausführlich zur Problematisierung der Kundenorientierung in der Gesundheitsversorgung und sozialen Arbeit vgl. Stratmeyer (2000).

4.4.8 Fragmente einer systemtheoretischen Theorie der Krankenhauspflege

In der bisherigen Analyse lassen sich nachfolgende Ergebnisse ausmachen, die bei der Rekonstruktion des Pflegesystems im Krankenhaus konstituierend sind:

- Die im Kontext des pflegerischen Autonomieprozesses gewonnen Freiheitsgrade in den Handlungskontingenzen sind systemlogische Folge der *historischen Chance* ‚Pflegenotstand' und der Verberuflichung der Pflege einerseits sowie der ansteigenden Schwierigkeiten andererseits, das tradierte Arbeitsfeld unbeschadet der betrieblichen Veränderungsprozesse weiter aufrecht erhalten zu können. Es gibt keinen Anhaltspunkt dafür, diesen Verselbständigungsprozess auf *gezielte* berufspolitisch oder pflegewissenschaftlich *lancierte* Einflüsse zurückzuführen, obgleich sie von beiden aufgegriffen, durchaus als Trendverstärker dienen.[79] Eine professionelle Handlungsautonomie lässt sich entgegen vorherrschender Ansichten für die Krankenhauspflege bisher nicht erkennen.

- Der in der Pflege eingesetzte Demokratisierungsschub, der insgesamt einen Verberuflichungsprozess und partizipationsorientiertere Arbeits- und Organisationsformen befördert hat, beschert den patientennah tätig Pflegenden damit zwar eine fachliche Weisungsungebundenheit von ihren Leitungskräften, hat gleichzeitig aber damit auch deren Rückzug aus der pflegefachlichen Verantwortung verstärkt. Mit dieser Entwicklung ist ein doppelter Effekt verbunden. Zum Einen hat es zu einer weiteren sukzessiven Abwertung originär pflegefachlicher Belange im systemischen Machtgefüge des Krankenhauses geführt. Zum Anderen wurden diese größeren pflegerischen Handlungsoptionen in der direkten patientenbezogenen Arbeit auch dadurch begrenzt, dass sie nicht durch einen Qualifikationszuwachs begleitet wurden.

- Die gewonnen Freiheitsgrade wurden somit von der Pflege nicht in die Definition und Ausweitung ihres Zuständigkeitsbereiches eingebracht und damit potenziell zur Ausweitung ihres eigenständigen Anteils am Versorgungsprozess genutzt, sondern zu deren Eingrenzung. Damit beraubt sich die Pflege selber der Argumente, die ihnen Macht und Einfluss im System Krankenhaus sichern könnte. Die *historische Chance Pflegenotstand* ist in paradoxer Weise von der Krankenhauspflege verbraucht worden, um sich selber für die Systemsteuerung unbedeutender zu machen und ihre gewonnene Machtposition perspektivisch disponibel werden zu lassen.

---

79 So konnte WEIDNER durchaus feststellen, dass die Ansichten von Pflegenden von einem idealen Krankenhaus sich „mehrheitlich ... an den allgemein bekannten Forderungen (z.B. der Gewerkschaften oder Berufsverbände) zur Verbesserung der Pflegebedingungen in den Krankenhäuser" orientieren, darüber hinausgehende Vorstellungen aber nur vereinzelt vorhanden seien (Weidner 1995: 318).

- Konstitutiv für das pflegerische Handeln ist Kommunikation. Damit ist ausgesagt, dass Kommunikation mit Patienten und anderen Berufsgruppen wesentlicher, immanenter und unverzichtbarer Bestandteil pflegerischer Arbeit ist. Dieser Umstand ist aber nicht gleichbedeutend mit psycho-sozialer Kompetenz der Pflegenden und sagt zunächst auch nichts über ihre zugrunde liegenden Implikationen und ihre wissenschaftliche Legitimation aus. Die empirischen Befunde deuten bei Pflegekräften eher auf Alltagsfähigkeiten hin, die dem des privaten Handelns entlehnt sind. Anhaltspunkte für professionelle psycho-soziale und moralische Kompetenz sind aus korporativem Pflegehandeln bisher nicht rekonstruierbar. Die Frage nach dem handlungssteuerndem Potenzial psycho-sozialer und moralischer Kompetenz, patientenorientierter oder ganzheitlicher Pflege ist damit nicht beantwortet, sondern gerade erst aufgeworfen worden.

- Sozialisationseffekte in der Ausbildung, die vielfältigen negativen beruflichen Erfahrungen im Umgang mit Ärzten, berufsständische Proklamationen, gesellschaftliche Abwertung von Frauenarbeit (die in der Arbeitsteilung von Medizin und Pflege eine sehr krasse Entsprechung findet) – all dies konglutiniert in der Einstellung und Haltung der Pflegenden zu einem *Feindbild Arzt*. Es ist bedeutsam festzustellen, dass diese Abwehr gegen die Ärzte von den Pflegenden meist nicht theoretisch rekonstruierbar ist, nicht wissenschaftlich begründbar, nicht argumentations- und diskursfähig ist und mithin für einen intendierten Veränderungsprozess gar nicht nutzbar gemacht werden kann. Dem auf die *persönlich* handelnden Ärzte bezogenen Feindbild haftet damit ein destruktives Moment an, erhöht die *Unwahrscheinlichkeit der Zusammenarbeit*, ohne eine Perspektive zu weisen. Es bleibt zu fragen, ob die Akademisierung der Pflege und die in diesem Zuge einsetzende Verwissenschaftlichung der Pflege geeignet ist, zur konstruktiven Konfliktlösung beizutragen.

- Pflegewissenschaft findet z. Zt. kaum Eingang in die Köpfe und in die Handlungen der praktisch tätigen Pflegekräfte. Systemische Inkompatibilitäten zwischen Theorie und Praxis, Dominanz der medizinischen Handlungsprogrammatik, Bildungs- und Qualifikationsbarrieren, pflegefachliches Leitungsvakuum, mangelhafte reflexive Selbstaufmerksamkeit und vorherrschendes rezeptologisches Handlungsverständnis sind systemische Kontextbedingungen, die die Konstituierung einer handlungswirksamen ‚scientific communitiy' nachhaltig blockieren.

- ‚Ganzheitlichkeit' bzw. ‚Patientenorientierung' der Pflege sind Mythen, die sich zwar zur rhetorischen Abgrenzung von der Medizin und zur Feindbildkonstruktion eignen, pflegerisches Handeln jedoch über Alltagsfähigkeiten hinausgehend nicht transzendieren. Neben dem Mangel an begrifflicher und theoretischer Konzeptualisierung, fehlt es den Pflegenden v.a. auch ganz entschieden an psycho-sozialer Kompetenz, um diesem Pflegeanspruch gerecht werden zu können. Pflege hat sich dagegen –

wie die Medizin – längst auf körperfunktionsbezogene Verrichtungen zurückgezogen.

- Pflege ist kein professionelles Expertensystem. Die Professionalisierungsmerkmale lassen sich nicht erfolgreich auf die Pflege beziehen. Eine im korporativen Handeln der Pflege eingelagerte, sich auch in berufsethischer Hinsicht entfaltende, wissenschaftlich basierte hermeneutische Fallkompetenz kann nicht rekonstruiert werden. Eine für ein Expertensystem maßgebliche Einflussnahme auf die Systemsteuerung ist für die Pflege im Krankenhauses nicht zu identifizieren. Vielmehr nimmt ihr Einfluss ausgehend von der Handlungsebene vertikal und horizontal rapide ab.

- Patientenbezogene Pflegeorganisationsmodelle bieten der Pflege erweiterte Dispositionsspielräume, die wohl auch die Steuerungsprogrammatik des Krankenhauses zu Gunsten pflegerischer Handlungskontingenzen verschieben könnte. Dieses Potenzial wird aber in seiner Wirkung auf Grund der genannten, von der Pflege im hohen Maße selbst generierten Kontextbedingungen, stark obstruiert.

- Pflegewissenschaftliche Abstinenz in Deutschland (insbesondere auch ihrer sozial- und geisteswissenschaftlichen Bezugsdisziplinen), verkürztes, rezeptologisches Verständnis, wirtschaftliche und inhaltliche Legitimationszwänge und v.a. die im Krankenhaus raumgreifende priorisierte medizin-technische Steuerungsdynamik haben insgesamt zu einer der medizinischen Handlungslogik nicht unähnlichen, aber wesentlich unterentwickelteren sozio-technischen Überformung pflegerischer Handlungen geführt, die auch die Option einer unangemessenen Machtausübung gegenüber Pflegenden freigesetzt hat. Gleichermaßen hat die Pflege zunehmend ihre in der Tradition liegende Zuständigkeit für die nicht standardisierbaren psycho-sozialen Dienstleistungen geopfert. Die Professionalisierungspotenziale für ein in Zeiten chronischer Krankheiten erweitertes Krankheits- und Pflegeverständnis, für fallverstehende Handlungskompetenz und damit verbundenen neuen interaktionsintensiven Aufgaben wurden damit von der Pflege nicht aufgegriffen.

- Die Karrierelogik der Pflege, ihre Abwertung sachbezogener Aufgaben, betriebliche Allianzbildungen mit der Ökonomie gegen den *gemeinsamen Feind Arzt*, technizistische Übersteuerung u.a. haben insgesamt zu einer beginnenden betriebswirtschaftlichen Kolonialisierung pflegerischen Leitungshandelns geführt, die einer professionellen Perspektive der Pflege den Weg versperrt.

- In wechselseitiger Verstärkung mit der Ökonomisierung geht der Trend zur Algorithmisierung (i.S. technizistischer Ablaufsteuerungen) einher. Auch aus diesem Grund geraten damit nichtquantifizierbare und nichtstandardisierbare (v.a. psycho-soziale) Dimensionen der Pflege zunehmend aus dem Blickfeld und aus dem Zuständigkeitsverständnis.

Sollte die oben genannte Analyse eine brauchbare Modellierung pflegerischer Krankenhausarbeit darstellen, so stellt sich jetzt die Frage, ob die *Pflege* überhaupt ein soziales System expressis verbis darstellt. Hierbei ist zu berücksichtigen, dass soziale Systeme nicht einfach vorhanden oder nicht vorhanden sind, sondern sich in einer evolutionären Perspektive von einem lockeren Zusammenschluss von Menschen zu einem sozialen System entwickeln (vgl. Willke 1996a: 72ff.). Zur Erinnerung seien hier zusammenfassend die für ein soziales System konstituierenden Merkmale genannt:

- operative Geschlossenheit;
- intensivere und qualitativ produktivere Beziehungen der Teile untereinander, über die die symbolisch-sinnhafte Systemgrenze konstituiert wird als mit ihrer Umwelt;
- Eigenschaften des Systems sind Selbstorganisation, Grenzerhaltung, Selbstreferenz, Autopoiese und Generativität;
- die Rationalität und Funktionsweise eines soziales Systems wird durch Sinnstrukturen (Spezialsprachen, Steuerungsmedien) gesteuert;
- eine produktive Interaktion von Systemen oder Subsystemen setzt die Kompatibilität und Konvertibilität der jeweiligen Steuerungsmedien voraus.

In der Krankenhausmedizin wurden alle diese Merkmale aus unterschiedlichen Perspektiven und Systemzusammenhängen unter verschiedenen Fragestellungen analysiert. Es gibt auch in der systemisch orientierten neueren Literatur keine maßgeblichen Widersprüche in den Systemeigenschaften der Krankenhausmedizin. Auffallend ist, dass in einem Teil der gesichteten Literatur die Systemeigenschaften auch für die Pflege reklamiert werden, ohne dass hierfür eine ausreichende Analyse stattgefunden hat. Werden jedoch diese Kriterien, wie oben bei der Medizin, bei der Pflege angelegt, so fallen wesentliche Unterschiede auf.

Pflegerisch-fachliche Handlungslogik verfügt nicht, wie gezeigt werden konnte, über eine eigene sinnstiftende Spezialsemantik, die ihren Überschuss an Handlungsoptionen steuert. Vielmehr lässt sie sich z.Zt. noch steuern durch die im Krankenhaus agierenden Steuerungsmedien, wozu sicherlich in erster Linie die medizintechnische Wissenschaft zählt. Unterstützt und legitimiert wird diese Fremdsteuerung durch sanktionierte Machtpolitik, die ihr in der Regel noch keinen eigenständigen Handlungsrahmen zur Verfügung stellt. Pflege ist dabei längst und vermutlich mehr als die Medizin in das Magnetfeld der ökonomischen Steuerung geraten, der sie kein eigenes, das fachliche Handeln steuerndes Medium entgegenzusetzen hat.

Als systemeigenes, identitätsstiftendes Steuerungsmedium käme für die Pflege die in ihrer Tradition liegende Interaktionsorientierung in Frage, für die allerdings kaum systemwirksame Potenziale ausgemacht werden konnten. Von dieser Tradition der Aufgabenorientierung entfernt sie sich mehr, als sich ihr i.S. der Herausbildung einer pflegefachlichen Kompetenz zuzuwenden. Zurück bleibt Diffusion in der sinngebenden Handlungsorientierung. Mit dem Mangel einer eigenen Sinnordnung, die die Rationalität und Funktionsweise eines Systems erst ausmacht, können auch die anderen Systemmerkmale nicht mehr ausfindig gemacht werden. Eine Systemgrenze lässt sich nur identifizieren, wenn sich ein System als etwas Eigenständiges von der Umwelt abhebt und über Ressourcen verfügt, die „zur Befriedigung der existentiellen Bedürfnisse der Mitglieder" dient (Willke a.a.O.: 82). Diese Ressourcen stehen im Krankenhaus aber kaum originär der Pflege zur Verfügung, sondern sind abhängig von der strukturierenden Kraft der Medizin und des Geldes, was u.a. an der immer wieder beklagten Unterbewertung der Pflege abgelesen werden kann. Pflegerische Belange haben sich den Prioritäten medizintechnischer Rekursivität unterzuordnen.

Wo eine eigene Rationalität und Funktionsweise in der Handlungsausrichtung fehlt, kann auch keine Selbstorganisation, Selbstreferenz und Generativität stattfinden: woran sollten sie sich denn auch orientieren? Und in der Tat gibt es kaum eine tragende fachbezogene Systemstruktur, die in der Lage wäre, Systemeigenschaften hervorzubringen. Die Krankenhausmedizin verfügt über solche Strukturen, sei es in Form ihrer fachlichen Besprechungen über die Patienten, sei es in der Ausgestaltung hierarchischer Kontrolle, sei es in der Selbstverständlichkeit, bei Unklar- oder Unsicherheiten fachlichen Rat (Konsiliarien), die Fachliteratur, Videokonferenzen, virtuelle Datenbanken etc. zu bemühen, sei es in Form der Visiten, die alle Ärzte aller Hierarchieebenen einer Fachabteilung miteinander verbinden, sei es in der formalen Etablierung ärztlicher Aus- und Weiterbildungsstrukturen und sei es – last but not least – in der berufsständischen Verkammerung. Alle diese Faktoren können für die Krankenhauspflege nicht oder nur in Ansätzen ausgemacht werden.[80] Eine systematische und wirksame Kontrolle pflegerischer Aktivitäten findet nicht statt: Weder wird auf die Einhaltung von Standards geachtet, noch findet maßgeblich ein pflegerisches Fachgespräch im Rahmen der Dienstübergaben oder bei anderen Gelegenheiten statt. Die Leitungskräfte sehen sich nicht als Fachvorgesetzte; in diesem Klima ist alles Verhalten richtig, was nicht direkt und fundamental die Patienten schädigt.

---

80 Erinnert sei bspw. an die Unklarheiten und Unterschiede, die die Umsetzung der Pflegevisite bedeuten (vgl. Kap. 4.1.4). Es stellt sich die ungelöste Frage, ob und mit welcher Funktion pflegerische Leitungskräfte einbezogen werden sollten. Lässt man sie unberücksichtigt, so kann die Pflegevisite zur ,Nabelschau' verkommen, bezieht man sie ein, können die über den Stationsleitungen angeordneten Abteilungsleitungen oder gar Pflegedienstleitungen die Pflege wegen mangelnden Patientenkontaktes und wegen fachlicher Defizite gar nicht angemessen beurteilen.

Gerade das Auseinanderdriften von Theorie und Praxis wird von den Krankenpflegeschülerinnen immer wieder beklagt (vgl. Kap. 3.2.1). Das Krankenhaus bleibt den Auszubildenden ihre praktische Ausbildung in einem relevanten Maße schuldig, u.a., weil sich ‚neuere' Erkenntnisse der Pflege, die seit Jahren in den Schulen unterrichtet werden, in einer ‚Pflegekultur des Unverbindlichen' einfach nicht etablieren lassen. Der praktische Ausbildungsauftrag ordnet sich den vermeintlichen medizinisch argumentierten Sachzwängen der Patientenbehandlung unter.

Eine operative Geschlossenheit, das bedeutet das Hervorbringen von Handlungsoptionen nach selbst produzierten Rationalitäten, kann so noch nicht als maßgeblich systemkonstituierend reklamiert werden. Pflege ist nicht auf sich selbst bezogen, sondern auf die Steuerungskräfte des Krankenhauses, von denen sie hin und her geworfen wird, an die sie sich zu adaptieren hat und denen sie bisher wenig im Sinne einer eigenen Identität entgegensetzen konnte.

Nun ist die Krankenhauspflege allerdings mehr, als das zufällige Zusammentreffen von Pflegekräften. Es gibt Organisationsstrukturen, Hierarchien, es gibt Regeln, formelle und informelle Prozesse, Handlungsanweisungen, Sanktionierungssysteme, kollektive Widerstände gegen die Ärzte und dergleichen mehr, die für ein soziales System konstituierend sind. Wenn die Krankenhauspflege mehr ist, als ein lockerer Zusammenschluss von Menschen (und das ist augenscheinlich der Fall), aber offenbar auch noch kein soziales Expertensystem, an dem die konstituierenden Systemmerkmale angelegt werden können, so befindet sie sich in einer Entwicklungsphase, in der sie das eine nicht mehr und das andere noch nicht ist. WILLKE spricht in dieser Phase der Systemevolution von einem Quasi-System (vgl. Willke 1996a: 72ff.).

Quasi-Systeme lassen sich als soziale Zusammenschlüsse bezeichnen, die eine relativ lockere Beziehung untereinander haben und sich dadurch von der Umwelt unterscheiden. Die Beziehungen sind weder zufällig noch beliebig, sondern sie haben sich durch eine minimale gemeinsame Orientierung der Personen entwickelt. „Eine Abstimmung ist von Anfang an erforderlich, weil die prinzipiell kontingenten Möglichkeiten des Erlebens und Handelns jedes Teilnehmers auf die ebenfalls kontingenten Möglichkeiten jedes anderen Teilnehmers treffen" (vgl. a.a.O.: 72f). In dieser Evolutionsphase verfügt das System über „Mehrfachkontingenzen", die homogenisiert werden müssen, um überhaupt handlungsfähig zu sein. Dieser Abstimmungsprozess ist schwierig und langwierig, da die Mitglieder nicht auf eine etablierte gemeinsame Spezialsemantik zurückgreifen können. Rollen- und damit Arbeitsverteilungen sind unklar, inhaltliche Positionen nicht gegenseitig anerkannt und verbindlich. Dennoch verfügt ein Quasi-System über eine „vorläufige und schwache Struktur", die diesen Verständigungsprozess trägt. Es gibt Besprechungszeiten, Tagesordnungen, Erklärungen, Abstimmungen und dergleichen mehr. Aber Regeln für Vereinbarungen und Verbindlichkeiten sind erst im Ansatz vorhanden, und der Boden für gemeinsame Einschätzungen von Situationen und gemeinsame verbindliche Handlungsoperationen ist gering. Das System ist operational offen und in der Struktur elastisch. Diesem Vorteil einer anpassungsfähigen Systemstruktur steht der Nachteil einer geringen Autonomie und Umweltkontrolle gegenüber (vgl. a.a.O.: 74).

Das Quasi-System operiert nicht als geschlossene Identität mit emergenten Eigenschaften, sondern im Vordergrund stehen die einzelnen Personen mit ihren unterschiedlichen Identitäten (vgl. a.a.O.). Ergo kann personelles Handeln auch nicht dem System zugerechnet werden. Dass es überhaupt zu einem Korridor ähnlichen oder gemeinsamen Handelns kommt, liegt an der Ausbildung sozialer Kontrollmechanismen, „weil gegenüber anwesenden Beteiligten, die anwesend bleiben wollen, gerade dieser Wunsch als Motivationsmittel und mithin als Kontrollmittel wirkt" (a.a.O.).

Es fällt nicht schwer, die Aussagen zum Quasi-System auf die Krankenhauspflege anzuwenden. Damit dürfte eine theoretisch brauchbare Charakterisierung gelungen sein. Bei der Pflege handelt es sich nicht um ein Expertensystem, das durch das Medium der ‚scientific community' gesteuert wird. Vielmehr handeln einzelne Personen in einem weiten Korridor möglicher Optionen. Gerade die Dominanz individueller Erfahrungen, persönlicher Alltagsfähigkeiten, individueller Bewältigungsmuster, unreflektierten Vorgehens mit Patienten und Angehörigen, persönlicher Sympathie und Antipathie wurde von WEIDNER immer wieder als charakteristisches Merkmal in der Handlungssteuerung von Pflegekräften herausgestellt (vgl. Weidner 1995: 262, 276, 304, 310, 316, 318). Klarheit und Verbindlichkeit darüber, was legitimes und somit systemkonformes Handeln ausmacht, existiert nicht. Eine gemeinsame Werteorientierung, gemeinsam getragene Überzeugungen und gemeinsame Handlungsnormen, die auch hierarchisch durchgesetzt und kontrolliert werden, sind lediglich sehr vage i.S. unklarer Handlungsoptionen (‚Ganzheitlichkeit', ‚Patientenorientierung', Abwehr gegen die Medizin usw.) ausgeprägt. Entsprechend unterschiedlich fallen auch die Aktionen und Orientierungen der Pflegekräfte aus. Hierin dürften auch viele Schwierigkeiten begründet sein, Prozess- und Strukturveränderungen z.B. in der stationären Pflege zu bewerkstelligen. Solche Veränderungen können nicht auf dem Boden gemeinsamer Semantik und Identität aufgebaut werden, vielmehr muss dieses Fundament erst einmal anlässlich eines Organisationsvorhabens parallel bereitet werden, was zum einen vermutlich häufig gar nicht bedacht wird und zum anderen eine Zeit raubende Veranstaltung ist. Die Synchronizität von Prozessen durch Arbeits- und Kompetenzteilung, die ein System zur Reduktion zeitlicher und sachlicher Komplexität benötigt, erlaubt einem System schnelles Handeln und basiert – das wurde eingangs deutlich gemacht – immer auf dem Boden kollektiver Identitäten.

Wenn THIELHORN davon ausgeht, dass „Die *Bedeutung* von Pflegenden in Bezug auf die Beschreibung, Erklärung und Bewertung von Krankheit ... bislang weitgehend *unterschätzt* worden (ist)", so liegt dies eben nicht – wie sie annimmt – an der „*mangelnde*(n) *Transparenz pflegerischer Konzepte*" (Hervorh. i.O.) (vgl. 1999: 37), sondern daran, dass diese Konzepte allenfalls einzelne Pflegekräfte im Denken und Handeln erreicht haben und v.a. nicht organisationswirksam entfaltet wurden.

Die Krankenhauspflege hat es daher aus systemischer Betrachtung mit erheblichen Problemen zu tun, ihr pflegerisches Anliegen zu befördern. Notwendig ist eine alle Beschäftigte einbeziehende kollektive Verständigung über das Handeln am und mit dem Patienten auf dem Boden einer gemeinsamen ‚scientific community'. Hierüber ließe sich pflegerische Expertise und Identität herausbilden. „Hier wird das Problem der differierenden Pflegeverständnisse der einzelnen Teammitglieder deutlich, ein Thema, das im Pflegealltag schnell zu Spannungen führen kann, welches aber, wenn es angesprochen, diskutiert wird und letztlich zu einem Konsens führt, durchaus zu einem fruchtbaren Ergebnis führen kann" (Schäfer 1997: 853). Dieses ist allerdings ein zeitaufwändiger kollektiver Sozialisationsprozess, der eigentlich bereits wesentlich in der Ausbildung angelegt sein müsste. Hier erfahren allerdings die Auszubildenden eher eine ‚verdünnte medizinische Universitätsausbildung' als eine originär pflegerische Wissensbasierung. Unter den kontingenten Bedingungen des ständigen Handlungszwanges und Zeitdrucks kann das Fundament der Handlungsorientierung von der Pflege nicht zeitgleich aufgebaut werden, da die Voraussetzungen für diesen langwierigen Prozess nicht vorhanden sind. „Es kann immer nur einer der Anwesenden auf einmal reden (...). Das heißt: Interaktionssysteme müssen sich bei höheren Ansprüchen auf innere Ordnung auf jeweils ein Thema konzentrieren, das im Zentrum gemeinsamer Aufmerksamkeit steht. Mehrere Themen können nur im Nacheinander behandelt werden. (...) Vor allem aber ist das Erfordernis thematische Konzentration ein sehr Zeit raubendes Strukturprinzip" (Luhmann 1975: 10f.).

Während der Prozess ärztlich-korporativen Handelns von der Informationsaufnahme bis zur Ausführung (zu) schnell verläuft und eher durch einen Mangel an Reflexion gekennzeichnet ist, sind die Voraussetzungen für korporatives Handeln in der Pflege noch kaum vorhanden. Es handeln die Individuen, kollektive Abstimmungsprozesse gestalten sich schwierig, langwierig und sind häufig auch nicht fruchtbar. Sie stoßen auf Unverständnis und Widerstände der Ärzte und sorgen für Irritationen im Leistungsprozess.

Die Aussagen zum Quasi-System der Pflege beziehen sich ausdrücklich nur auf die Prozessierung ihrer fachlichen Handlungslogik, mithin auf die Herausbildung ihres Ziel- und Aufgaben-Subsystems (vgl. French/Bell 1994: 103, Kap. 1.3). In der Entwicklung ihres organisationsbezogenen strukturellen und sozialen Subsystems, insbesondere in der Entfaltung ihrer mitarbeiterbezogenen Aufgaben, gehört die Pflege, wie an ihrem Verberuflichungs-prozess gekennzeichnet wurde, eindeutig zu den , Modernisierungsgewin-nern' des Krankenhauses (vgl. Kap. 4.1.4, auch Lindemeyer 2001: 117).

Sicherlich ist es noch verfrüht, der Pflege eine stark betriebswirtschaftlich orientierte Zukunft vorherzusagen, dafür sind die Belege insgesamt noch zu dürftig. Solche Zukunftsprognosen widersprächen auch systemtheoreti-schem Denken. Vielmehr handelt es sich um verdichtete Eindrücke, die ei-ne Tendenz andeuten, die allerdings sehr wohl zur Kenntnis genommen und kritisch bewertet werden sollte. Die Pflege als Quasi-System ist operational offen und anpassungsfähig an verschiedene Umwelterfordernisse. Diese Of-fenheit kann grundsätzlich z.Zt. noch als Vorteil im Rahmen der Sys-temsteuerung gewertet werden, weil damit auch noch Systemkonfiguratio-nen möglich werden, die anders als in der systemisch hoch entwickelten Medizin, sich eben noch nicht emergent und selbstreferentiell verhalten, sondern leichter reflexiven Anschluss an gesellschaftlich produzierten Be-darf ermöglichen.

In der Analyse ging es darum, Tendenzen möglicher Systementwicklungen zu diskutieren, um Ansatzpunkte für Gegenrationalität und Systeminterven-tion ausmachen zu können. Die Chancen, dass die Pflege in der nächsten Zeit als sinnkonstituierendes Medium die Wissenschaft kontextualisiert, wurde dabei allerdings unter den gegebenen Bedingungen als weniger wahrscheinlich angenommen. Die ‚Heilserwartungen' an die Akademisie-rungswelle wurden somit auf ein geringes und sicherlich realistischeres Maß zurückgeschraubt. Zurück bleibt Orientierungslosigkeit und eine Ab-wehr gegen die Medizin. In diesen unreflektierten Prozess des Sinnkonsti-tuierung droht eine vorwiegend ökonomische Orientierung hineinzuschlüp-fen. Hierfür sprechen einige Gründe:

• Auch in der Krankenhausökonomie werden als Sündenböcke für wirt-schaftliche Irrationalitäten die Ärzte geortet, woraus sich zumindest vorü-bergehend ein Zweckbündnis ergibt;

• in dem allgemeinen Prozess der Ökonomisierung von Gesundheitsinstitu-tionen würde die Pflege damit einen zunehmend potenteren Partner erhal-ten;

• genauso wie sie in der fundierten Kritik gegenüber der technik-orientier-ten Medizin sprachlos und argumentationsarm bleibt, ist sie es auch ge-genüber ökonomischer Rationalität;

• mit der Ökonomie verbindet sie anders als mit der Medizin keine kon-fliktträchtige und belastete Tradition.

Sollte die Ökonomisierungstendenz der Pflege sich weiter als eine system-konstituierende Evolution herausstellen, so ist natürlich nicht davon auszu-gehen, dass sie widerspruchsfrei und gradlinig verläuft. Es ist auch zu se-hen, dass diese Tendenz eher von den Leitungskräften innerhalb der Pflege verstärkt wird und zumindest zurzeit noch auf emotionale Hürden oder auch sozialpolitische Bedenken bei vielen Pflegekräften in der Praxis stoßen wird. Es wird aber vermutlich auch Protagonisten und Gegner auf allen Hierarchieebenen geben. Wobei die Gegner in Ermangelung einer Gegenrationalität es schwerer haben werden. Sie werden voraussichtlich diffuses Unwohlsein empfinden und emotionale Barrieren aufbauen, ähnlich wie viele Pflegekräfte dies gegenüber ärztlichem Handeln häufig tun.

Es bleibt, die Position der Pflege in dem entworfenen Szenario des monetarisierten Krankenhauses zu skizzieren, um damit ihrer Bedeutung in diesem Zukunftsentwurf nachzugehen.

4.4.9 Die Pflege im monetarisierten Krankenhaus
Der Krankenpflege würde, so zitiert MÜHLBAUER populäre Auffassungen, im Krankenhaus der Zukunft eine zentrale Rolle eingeräumt. Die Anforderungen der Dienstleistungsorientierung und des Managements (zeitnahes Pflegecontrolling, Stationsmanagement) „bis hin zu einem pflegerischen Stationsmanager mit Profit-Center-Verantwortung" würde diesen Positionen zu Folge zunehmen und auch einen „Bedarf an immer qualifizierteren Pflegekräften anwachsen (lassen)" (Mühlbauer 1998: 17). In diesem Zuge würden auch die Krankenhäuser von den pflegewissenschaftlich Qualifizierten profitieren, da sie die „Pflegearbeit fundieren und Theorien der Pflege entwickeln und transformieren helfen" (a.a.O.). Die Hoffnungen auf die pflegewissenschaftlich basierte Überformung pflegerischen Handelns dürften nach der derzeitigen Analyse allerdings nicht bestätigt werden können. Übrig bliebe ein Pflegemanagement, das sich um das betriebswirtschaftliche Gemeinwohl des Krankenhauses bemüht und damit seine Bedeutung und seinen Einfluss ausbaut.

Diesen Zukunftsaussichten räumt MÜHLBAUER allerdings wenig Chancen ein. „Da der Einsatz von Personal (mit einem Anteil von etwa 70% der Gesamtkosten, P.S.) letztlich Resultat der Fall- und Behandlungsstrukturen ist, die durch die Entscheidungen von Ärzten vor der Aufnahme ins Krankenhaus und während der Behandlung im Krankenhaus getroffen werden, müssen die Entscheider über die Kostenentwicklungen auch in die Verantwortung eingebunden werden – und dies sind nach überzeugender Meinung vieler Kollegen vor allem die Chefärzte" (a.a.O.). Aus Sicht der ökonomischen Krankenhaussteuerung wäre die Verantwortungsteilung Arzt/Pflegekraft wenig sinnvoll, da von verantwortlichen Ökonomen befürchtet wird, die bekannten Probleme „gegenseitiger Schuldzuweisung" damit strukturell fortzuschreiben. Zudem würden die Modelle der kooperativen Abteilungsleitung an den „vorherrschenden Machstrukturen der Chefärzte" scheitern (vgl. a.a.O.). Angesichts dieser drohenden Reibungsverluste spricht vieles in einem ökonomisch durchrationalisiertem Krankenhaus dafür, sehr wohl die Leitenden Ärzte, nicht jedoch leitende Pflegekräfte in die Führungsverantwortung von Krankenhäusern zu nehmen.

Eine Pflege, die sich nicht nur als Adnex zur Medizin, sondern als originäre therapeutische Leistung versteht, würde in diesem Szenario noch weiter an den Rand gedrängt und erhielte wie die medizinischen Hilfs- und Assistenzberufe den Status von Erfüllungsgehilfen zur Erreichung der bestmöglichen systemischen Funktionsweise der neuen monetären Sinnordnung. Das bisher erreichte strukturelle und soziale Machtvolumen der Pflege im Krankenhaus stünde damit zur Disposition. Unter der Maxime ökonomischer Ziele sind von ihr Kostenbewusstsein, Dienstleistungsqualitäten, reibungslose Sicherstellung ärztlicher Assistenz (so sie nicht bereits von der Station externalisiert in Diagnostikabteilungen verlagert sind) gefordert. Damit hängt (nur noch vorübergehend) zusammen: optimales Zeit- und Organisationsmanagement und Harmonisierung dysfunktionaler Versorgungsstrukturen (die dann auch nicht mehr zur ‚psychischen Betreuung' aufgewertet werden muss, sondern schlicht Kundenfreundlichkeit heißt), aber keine das medizinisches Denken korrigierende Funktion und bei weitem keine Handlungsautonomie gegenüber der Medizin.

Die bisherige Domäne der Pflege, administrative Tätigkeiten des Stationsmanagements zu gewährleisten (Gesamtkoordination der patientenbezogenen Einzelleistungen), würde i.S. fortwährender Prozessoptimierung immer mehr einer medizintechnisch durchrationalisierten Versorgungslogistik weichen und in die Hände eigens hierfür qualifizierter Personen gelegt.[81] Die Pflege würde damit ihre für sie hochbelastende Residualfunktion im Krankenhaus, die versucht hat, auseinander fallende Systementwicklungen auf den Patienten bezogen zusammenzuhalten, zugunsten eines klarer umrissenen Arbeitsbereiches aufgeben. Diese Entwicklung würde eine weitere unweigerliche Abwertung pflegerischer Arbeit für die Sicherstellung der Versorgungsstrukturen implizieren. Pflege hätte unter diesen kontingenten Bedingungen nicht die Chance, ein eigenes sinngebendes Kommunikationsmedium i.S. einer Gegenrationalität zu entfalten, das ihrem Handeln einen eigenen identitätsstiftenden Sinn verleiht. Bereits vorhandene Potenziale würden weiter unterdrückt.

Es ist nicht zu erwarten, dass die Pflege, ohne Widerstand zu produzieren, sich von der neuen Sinngebung einer ökonomisch durchrationalisierten Medizin problemlos okkupieren ließe. Sie würde insbesondere die Renaissance der Gefolgschaft hinter der Medizin nur schwerlich verdauen können; hat sie doch in den letzten Jahrzehnten ihre ‚Identität' gerade aus dem Kampf gegen die Medizin aufgebaut. So würde sich dieses seit längerem getrübte Verhältnis zwischen Medizin und Pflege zunächst als systemwirksame Gegentendenz erweisen, die die Frage berechtigt erscheinen lässt, ob eine derartige Unterordnung überhaupt noch chancenreich sein kann.

---

81 Kurioserweise wäre dann die Pflege endlich an ihr Ziel gekommen, keine ‚berufsfremden' Tätigkeiten mehr ausüben zu müssen, allerdings zu den erheblichen Kosten, schwindender Bedeutung für die betriebliche Funktionsweise.

Der Trend Pflegedienstleitungen aus der Verantwortung der Krankenhausleitungen herauszunehmen und pflegerische Abteilungsleitungen direkt den Chefärzten zu unterstellen, sind allerdings bereits heute unverkennbar. „Wenn dies so ist, dann entsteht möglicherweise ein immer geringerer Bedarf an pflegerischen Leitungskräften auf der höchsten Ebene der Betriebsleitung, da die abteilungsbezogene Verantwortung unterhalb des Chefarztes über alle Fachabteilungen von den pflegerischen Bereichsleitungen vorgenommen wird. Ein vielleicht noch notwendiger Koordinations- und Leitungsaufwand für eine Pflegedienstleitung oberhalb der Fachabteilungen kann durch die ökonomischen und ärztlichen Geschäftsführer wahrgenommen oder die bisherige Pflegedienstleitung auf ein Stabsfunktion der ärztlichen und ökonomischen Betriebsleitung reduziert werden" (a.a.O. 17).

Möglicherweise werden aber auch die Widerstände seitens der Pflege geringer ausfallen als erwartet, da die Pflegekader ihren neuen Status durch ihre eigene Unterrepräsentanz fachlicher Arbeitsinhalte und ihre Aufwertung ökonomischer Trends mitzuverantworten haben. Sie hätten sich damit z.T. selber als eine für den Betriebsablauf nicht mehr essentielle Funktion wegrationalisiert. Würden die ‚neuen' Leitenden Ärzte die neuen Managementkonzepte richtig internalisieren, könnten die in der Pflegepraxis tätigen Pflegenden sogar von dieser Entwicklung profitieren; denn es ist allemal für eine Pflegekraft besser in ihren Alltagsbelangen von einem auf Gesamtbetriebsabläufe rekurrierenden Arzt gut vertreten zu werden als schlecht von einer Pflegedienstleitung. Des Weiteren würde ihr tägliches Arbeiten weitaus weniger durch die zermürbenden widersprüchlichen Anforderungen belastet, die sich bisher aus dem konkurrenzvollen Arrangement der beiden Berufsgruppen ergeben. Während der Status der Pflegearbeit tendenziell abgewertet würde, würde der Beschäftigtenstatus der Pflegekräfte durch die Anwendung moderner Managementkonzepte weiter aufgewertet. Platz und Ansatzpunkte für eine interaktionsorientierte professionelle Pflegepraxis ließen sich in diesem Szenario allerdings nur noch schwerlich ausmachen. Es könnte die Situation eintreten, „dass das Joch der Medizin gegen das der Ökonomie eingetauscht wird und sie in ihren eigentlichen Innovations- und Professionalisierungsaufgaben beschnitten wird" (Schaeffer 2001: 3).

4.5 Systemische Anschlussvoraussetzungen von Pflege und Medizin im Krankenhaus – zusammenfassende Betrachtungen

In der ersten Analyseebene (Literaturrecherche) wurden in einer überwiegend deskriptiven Perspektive die Zusammenarbeitsprobleme von Pflege und Medizin in den von den Handlungsakteuren selber wahrgenommenen oder aber im Rahmen von Interventionsprojekten ermittelten Erscheinungsformen zusammengetragen und analytisch verdichtet. Dieser Schritt diente v.a. dazu, die Dimensionen und die Organisationsdramatik der Kooperationsprobleme zu erfassen. Der gesamte zweite Teil der Arbeit war bisher darauf angelegt, aus einer systemtheoretischen Sicht die Kooperationsvoraussetzungen beider Berufsgruppen im Gesamtarrangement des Krankenhauses zu erforschen. Diese Analyse steht nicht im Widerspruch zu den Ergebnissen der Literaturrecherche, sondern konnte – und dies ist ihr eigentlicher Wert – zu wesentlich komplexeren und differenzierteren Begründungszusammenhängen vorstoßen. Aus Gründen einer besseren Darstellung wurde die Systemanalyse bisher für beide Berufsgruppen getrennt vorgenommen. Obwohl bereits immer mal wieder ein Seitenblick auf die Schnittstellenprobleme geworfen wurde, fehlt die konsistente Zusammenführung dieser Ergebnisse im Hinblick auf die Klärung der systemischen Anschlussvoraussetzungen beider Berufsgruppen, die nunmehr in diesem Kapitel erfolgen soll.

Zur Erinnerung: Das historische Konzept des Krankenhauses sieht eine komplementäre Arbeitsteilung zwischen Ärzten und Pflegenden vor, wobei der Pflege eine Restfunktion von der Medizin zugewiesen wurde, die sie auf Aufgaben verpflichtete, die die Ärzte nicht für sich reklamierten. Damit ist (selbstverständlich begleitet durch eine Reihe anderer historischer Prozesse) insgesamt eine Entwicklungsdynamik begünstigt worden, die die Medizin immer stärker und konsequenter auf einen dem naturwissenschaftlich-technischen Paradigma entsprechenden Handlungskorridor eingeebnet hat.

Diese historisch gewachsene Rollen- und Arbeitsteilung ist in der Folge immer brüchiger geworden. In erster Linie liegt dies daran, dass die medizintechnische Handlungslogik eine ganze Reihe von gesellschaftlichen und krankenhausinternen Kosten hervorbringt, die sich insbesondere in der Schnittstelle zur Pflege auswirken. So verursacht der in der Medizinentwicklung eingelagerte einseitig technisch orientierte Erkenntnisfortschritt einen expotential zunehmenden und von der Gesellschaft nicht mehr ohne Weiteres zu befriedigenden Ressourcenverbrauch, und er schafft im Binnenklima des Krankenhauses auf der Patientenseite Humanitätsdefizite. Diverse krankenhauspolitische Steuerungsversuche, die einen ansteigenden Ökonomisierungsdruck auf die Häuser auslösen, ist eine, Defizite in der Erbringung begleitender psycho-sozialer Dienstleistungen ist eine andere Rückwirkung. Beide Effekte wirken sich ganz besonders bei den Krankenhausbeschäftigtengruppen Pflegende und Ärzte aus, die die größte Nähe zu den Patienten aufweisen, den veränderten Handlungsdruck allerdings in sehr unterschiedlicher Weise verarbeiten.

Das pflegerische Handlungsfeld wurde und wird zunehmend widersprüchlicher. Ärztliche Vor-, Zu- und Nacharbeitsfunktionen lassen sich immer schlechter mit den originär pflegerischen Versorgungserfordernissen der Patienten vereinbaren. Verkürzte Verweildauer und Zunahme der Einzelfallleistungen erwirken eine Arbeitsverdichtung und mithin eine zeitliche Konkurrenz in der Aufgabenerfüllung. Wie an vielen Belegen der Literaturrecherche erkenntlich ist, handelt es sich aber nicht nur um ein Zeitproblem. Die zwischen Medizin und Pflege divergierenden Beziehungsinhalte und -strukturen zum Patienten fördern zudem eine sachliche Konkurrenz. Zum einen sind Pflegende in sehr viel größerem und intensiverem Maße mit den inhumanen Folgen der ärztlichen einseitig medizin-technisch orientierten Handlungsentscheidungen konfrontiert. Sie können sich im Unterschied zu den Ärzten nicht nur deutlich weniger distanzieren, sondern sie werden auch immer wieder in für sie problematische Situationen gebracht. Vor diesem Hintergrund sind Widerstände vorprogrammiert. Zum anderen sind sie aber auch immer weniger bereit zu akzeptieren, dass ihre Arbeit gegenüber dem medizinischen Handeln nachrangig ist. Das ist nicht verwunderlich: der die eigene berufliche Identität konstituierende Arbeitsinhalt der pflegerischen Grundversorgung und der kommunikativen Betreuung gerät gegenüber der medizinischen Handlungspriorisierung immer mehr ins Hintertreffen.

In seiner berufssoziologischen Analyse kommt KARRER zu dem Ergebnis, dass sich die Professionalisierung der Pflege „bei näherem Hinsehen als ein Kampf um Unterschiede (erweist)". Pflegepersonal und Ärzte seien Teil eines „medizinischen Feldes", das „bis zu einem gewissen Grad gemeinsame Interessen" aufweist, darüber hinaus aber „Gegenstand von Definitionskämpfen" um die Unterschiede sei (Karrer 1995: 43). Der Kampf zwischen den Berufsgruppen ist allerdings aus verschiedenen Gründen ungleich. „Zentral ist der Unterschied zwischen zwei Wissensformen: einem wissenschaftlichen Wissen und einem Wissen, das sich zwar Wissen aus Wissenschaften aneignet (v.a. Medizin), aber (noch) nicht Produkt einer *eigenen* Wissenschaft ist. Ärzte *und* Pflegende wissen etwas, aber ihr Wissen hat einen völlig unterschiedlichen *symbolischen* Wert. Dem wissenschaftlichen Wissen wird eine Legitimität zugeschrieben, die das nichtwissenschaftliche Wissen aufgrund der bestehenden Spielregeln nicht erringen kann" (Hervorh. i.O.) (a.a.O.: 44).

Einen weiteren Aspekt der Ungleichheit macht KARRER aus, wenn auch er auf die Sozialisationsunterschiede zwischen beiden Berufsgruppen rekurriert. „Während der Pflegeberuf traditionell mit Eigenschaften verbunden wird, die eher in mittleren Herkunftsmilieus wichtig sind (Gewissenhaftigkeit, Zuverlässigkeit, Verschwiegenheit, Fähigkeit, sich einzuordnen); erscheint der Arztberuf wie geschaffen für die Abkömmlinge von oben: Souveränität, Noblesse, Dominanz. Die Wahrscheinlichkeit, aus dem oberen Raum zu stammen, ist bei Ärzten denn auch sehr viel höher als bei diplomierten Pflegenden" (a.a.O.: 45). In der Analyse der Sozialisationsbedingungen konnte dieser Aspekt präziser ausdifferenziert werden (vgl. auch Kap. 3.1, 3.2).

Ein drittes Moment tritt durch die gesellschaftliche Zuweisung einer Geschlechterhierarchie hinzu, die die berufliche Hierarchie zwischen den Berufsgruppen überlagert (a.a.O.: 45). Dieses traditionell gewachsene Unterordnungsverhältnis, das von den Pflegenden in der Vergangenheit auch als gegeben und berufskonstituierend hingenommen wurde, wird allerdings heute von den Pflegekräften in Frage gestellt. „Die Dominanz der Ärzte und die abhängige Stellung der Pflege wird von vielen Pflegenden zunehmend als illegitim empfunden" (a.a.O.: 46). KARRER macht hierfür vier Gründe verantwortlich, die zu einer konflikthaften Verschiebung der Machtbalance geführt haben. Zum einen ist „das Selbstbewusstsein des Pflegepersonals (...) gewachsen, und die Diskrepanz zwischen Wissen und bestehender Kompetenzverteilung ist ‚nerviger' geworden" (a.a.O.). Zum Zweiten hat auch „das Aufbrechen der traditionellen Frauenrolle in den letzten Jahrzehnten (...) diese Seite des Machtverhältnisses illegitimer werden lassen" (a.a.O.). Zum Dritten haben sich die Geschlechteranteile maßgeblich verändert (geringerer Frauenanteil in der Pflege und höherer in der Medizin). Als letzten Punkt nennt er den in den letzten Jahren zu beobachtenden Legitimitätsverlust des medizinischen Modells von Krankheit (vgl. a.a.O.).

Entscheidenden Anteil an dieser Entwicklungsdynamik der Krankenhauspflege haben somit die gesellschaftlichen Umweltbedingungen, die weiter oben unter dem Stichwort des ‚gesellschaftlichen Wertewandels', maßgeblich aber eben auch als Ergebnis der Feminismusbewegung, insgesamt einen Demokratisierungs- und Verberuflichungsschub der Pflege unterstützt haben. Die zunehmenden Rekrutierungsprobleme des pflegerischen Nachwuchses und die hohen Abwanderungsquoten der Pflegekräfte wurden berufspolitisch als historische Chance „Pflegenotstand" vermarktet und konnten diesen Entwicklungstrend geradezu beflügeln. In der Folge ist es dem System Pflege gelungen, seine machtstrategische Position im Krankenhaus zu seinen Gunsten zu verschieben, und es konnte sich ein stärkeres Selbstbewusstsein über die Bedeutsamkeit pflegerischer Arbeit herausbilden. Im Zuge (der bereits wieder abgeschafften) Pflegepersonalregelung wurde neben geringen allgemeinen Personalzuwächsen insbesondere der Leitungskader zahlenmäßig gestärkt. Entweder waren ärztlichen Leitungen, die die Leistungsfähigkeit ihrer Abteilungen bedroht sahen, freiwillig zu Zugeständnissen bei der Arbeitsverteilung zwischen Pflege und Medizin bereit, oder aber es entfachte in den Kliniken mit den Hauptkooperanten der berufspolitische Streit um die berufsfremden Tätigkeiten. Darüber hinaus konnten eine ganze Reihe weiterer Organisationserfolge erzielt werden. Die Arbeitszeiten des Pflegepersonals wurden beschäftigtengerechter gestaltet, und die stationären Arbeitsorganisationen wurden zu Gunsten kleinerer Einheiten umgestellt.

Insgesamt hat sich dadurch ein erheblicher Systemwandel der Pflege vollzogen. Sie hat sich von der ihr zugewiesenen komplementären Restfunktion zu einem selbstreferentiellen strukturellen Subsystem entwickelt. Krankenhauspflege rekurriert heute weniger denn je auf ‚Medizin', sondern generiert vielmehr ihre Spezialsemantik zunehmend im binären Code *Pflege-*

Medizin, wobei sich ihre eigene Identität in einer *Gegen-die-Medizin-Handlungslogik* konstituiert.

Das medizinische System im Allgemeinen, die Gruppe der sich überwiegend in Weiterbildung befindlichen Stationsärzte (und die ÄiP) im Besonderen, müssen als die eigentlichen Modernisierungsverlierer der Krankenhausentwicklung bezeichnet werden. Die Macht der Medizin ist insgesamt geschrumpft, problematisch wirkt sich dies allerdings v.a. für die Stationsärzte aus, die zu einem großen Teil auf die Zusammenarbeit mit Pflegekräften angewiesen sind. Sie tragen zu einem erheblichen Anteil die Kosten der Entwicklung, indem sie häufiger denn je Widerspruch für ihre Arbeit ernten und indem ihre Delegationsmöglichkeiten rückläufig sind. Unterstützung können sie von ihren ‚Chefs' kaum erwarten, vielmehr müssen sie ihre geringeren Zugriffsmöglichkeiten angesichts ihrer hohen betrieblichen Abhängigkeit von der pflegerischen Arbeitskraft mit enormen Belastungen und Überstunden hinnehmen.

Ärzte haben aber auch eine medizinprofessionelle Hypothek zu tragen, die ihnen einen konstruktiven Umgang mit Konflikten versperrt. Im Handlungsverständnis der Medizin ist Handlungs- und Entscheidungssicherheit, Unfehlbarkeit und ein Hang zur Omnipotenz eingelagert, was es nach außen abzubilden gilt. Angesichts der komplexen Problemsituation vorwiegend chronisch Kranker, multimorbider und betagter Patienten, aber auch wegen der hohen Qualifizierungsdefizite in der ärztlichen Aus- und Weiterbildung ist ein solches Medizinerbild unangemessen und impliziert systematische psychische Überforderung und mündet in der Folge in eine persönliche Deformation. Es verhindert aber auch weitgehend wertschätzende Kommunikation und Kooperation innerhalb der Ärzteschaft und v.a. berufsgruppenübergreifend. Gar das Einholen von interdisziplinärem Rat muss in diesem Selbstverständnis als ‚unter Wert' erscheinen.

Auch die Pflegekräfte sind auf die Kooperation mit Ärzten schlecht vorbereitet. Ihnen mangelt es neben grundsätzlichen Defiziten in der sprachlichen Artikulationsfähigkeit an einer auf die Patientenversorgung orientierten organisationswirksamen individuellen v.a. aber kollektiven pflegerischen Identität, die sie argumentationsfähig gegenüber einer medizintechnisch kolonialisierten Ärzteschaft machen könnte. An die Stelle sachbezogener Kritik und dem Entwurf alternativer Handlungskonzepte treten persönlich-emotionale Betroffenheit, Ohnmachtgefühle und wohl auch nicht selten kindlich-regressives Trotzverhalten, das sich seinen Weg in den diversen o.g. Machtspielchen sucht.

Die Modellation der Kooperation zwischen den beiden Parteien wird zudem über die divergierenden gesellschafts- und organisationsbezogenen Rollen und Rollenzuschreibungen maßgeblich beeinflusst. Während der Medizin der Professionsstatus zugeschrieben ist, ihr die weitgehend ungeteilte Behandlungsverantwortung (zumindest einschließlich der therapeutisch wirksamen Pflege!) zukommt, die Handlungskontingenzen des Krankenhauses entscheidend durch die Medizin geprägt werden, ist die Pflege Adnex zur Medizin geblieben. Anders als die Medizin erfüllt sie keinen durch Professionals selbstkontrollierten sozialstaatlichen Auftrag, muss sich nicht zu den skizzierten doppelten Loyalitätskonflikten zwischen gesellschaftlicher Verteilungsgerechtigkeit, individuellem Hilfebedarf und betrieblichen Gemeinwohlinteressen autonom handelnd positionieren, sondern bewegt sich im Schlepptau gesellschaftlicher und betrieblicher Veränderungsprozesse. Wie in der Medizin kann Pflege sich zwar den zunehmend ethisch brisanten Handlungssituationen nicht entziehen, sie muss sich aber hierzu nicht rational verhalten, und sie unterliegt – und dies ist um einiges gewichtiger – keiner Legitimationsverpflichtung außerhalb des eigenen Gewissens der individuellen Pflegepersonen. Einer von der Pflegeseite bei den Ärzten eingeforderte Partizipation und Partnerschaft bezogen auf die patientenbezogenen Handlungen, stehen mithin nicht nur ihre eigenen Qualifikationsdefizite im Wege, sondern eben auch die ungeteilte Verantwortung und Entscheidungslast der Medizin.

Die Anschließbarkeit von Pflege und Medizin wird auch darüber erschwert, indem sie das Kommunikationsmedium Macht in unterschiedlicher Weise prozessieren und dabei nichtkompatible Spezialsemantiken hervorgebracht haben. Es wurde weiter oben aufgezeigt, dass sich die Leitungsprofile von den Berufssäulen Pflege und Medizin gegensätzlich ausgeformt haben (vgl. Kap. 4.1.1). Die ärztliche Linienstruktur bezieht sich, und nur hier ist GROSSMANNs Analyse zutreffend, größtenteils auf den fachlichen Bereich bei gleichzeitiger Vernachlässigung administrativer und Führungsaufgaben (vgl. Grossmann 1993: 304ff.; Kap. 4.2.1), während der Pflegekader sich sukzessive aus dem Kerngeschäft ihrer Arbeit herausgezogen hat.

In bisherigen Analysen ist nicht angemessen theoretisch durchdrungen und in den praktischen Folgen abgeschätzt worden, welche besondere Dynamik sich durch das Aufeinandertreffen der völlig unterschiedlichen Sozialisationsbedingungen und Beschäftigtenkulturen von Pflegekräften, die sich zunehmend zu einer Gruppe ‚normal' abhängig Beschäftigter entwickelt hat, und dem ‚exklusiven' Sonderstatus der Klinkärzte der unteren Hierarchieebene ergeben, der mehr einer modernen Spielart des Feudalismus ähnelt als zeitgerechten Arbeitsverhältnissen. Aus den fundamentalen Systemunterschieden entwickeln sich auf der Ebene der Wahrnehmungen, Einstellungen und Handlungen der Akteure Berufsstereotype und Spannungen im Interaktionsgefüge zwischen den Berufsgruppen in ganz besonderer Art:

- Der ärztlichen Sozialisation immanent ist als komplementärer Teil der Macht die Konkurrenz. Sie ist bereits konstitutiv bei Bewerbung und Zulassung zum Studium, durchzieht Aus- und Weiterbildung wie ein rotes Band und begünstigt Karriereverläufe (vgl. auch Kap. 3.1). Pflegerische Sozialisation ist dagegen eher kollektivitätsorientiert (Schulklassen in der

Ausbildung, Arbeit in Stationsteams; vgl. auch Hoefert 1997: 53). Auch in dieser Systemkonstellation ist die ärztliche Position relativ schwach, da sie als Einzelkämpfer nicht selten der geballten ‚Stationsmacht des Pflegepersonals' gegenüber treten.

- Ärzte erleben „wie keine andere Berufsgruppe ... die *Macht*", die bei ihnen „oft den Wunsch nach *Gegenmacht* oder auch das Gefühl von *Ohnmacht*" schafft (Hervorh. i. Orig.) (Hoefert 1997: 52). Insbesondere diese Verquickung von Ohnmacht gegenüber Vorgesetzten und Gegenmacht gegen die Pflege bringt sie in eine schwache und zugleich destruktive Position als Kooperationspartner mit immer selbstbewussteren Pflegenden. „Pflege- und Verwaltungskräfte lassen sich nicht mehr führen wie hierarchiegewohnte Mediziner", so auch die Einschätzung HOEFERTs (1997: 9).

- Verbunden ist diese Last mit der offenen Tabuisierung eigener Unsicherheiten und Kenntnisgrenzen sowie mit unzulänglichen Aus- und Weiterbildungsbedingungen. Diese Bedingung machen Ärzte zu eher unsicheren und unzuverlässigen Kandidaten in der Zusammenarbeit besonders mit Pflegekräften.

- Pflegekräfte haben wenig Verständnis für den Gehorsam und die Unterwürfigkeit von Stationsärzten gegenüber Chef- und Oberärzten und ihrer kritiklosen Bereitschaft zur Selbstausbeutung.

- Ärzte haben wiederum ebenfalls wenig Verständnis für Pflegekräfte, die sich abgrenzen, private Belange in den Vordergrund rücken und vor allem auch nicht davor zurückscheuen, ärztliche Anweisungen zu hinterfragen oder ihnen zu widersprechen.

- Ärzte sind verständlicherweise geneigt, ihren erfahrenen Belastungsdruck an die Pflegekräfte weiterzugeben, indem sie versuchen, ihnen Aufgaben zuzuweisen. Die Pflegekräfte haben allerdings immer mehr auch hierarchisch sanktionierte Strategien entwickelt, sich dagegen erfolgreich zu Wehr zu setzen.

- Ärzte vermissen angesichts des pflegerischen Leitungsvakuums klare Strukturen und offizielle Ansprechpartner.[82]

- Pflegekräfte empfinden es als Zumutung, von den Ärzten für medizinische Aufgaben in Anspruch genommen zu werden und dabei ihren anderen grundpflegerischen Tätigkeiten nicht mehr angemessen nachkommen zu können.

---

82 Wie in den Fallstudien von ENGELHARDT und HERRMANN gezeigt wurde, sperren sich die Ärzte nicht grundsätzlich gegen pflegerische Innovationen (Pflegedokumentation, Bereichspflege). Sie vermissen jedoch bei einer Reihe von Pflegekräften die Qualifikation und die Bereitschaft zur Verantwortungsübernahme und ‚zentrale Koordinationsstellen' (vgl. Engelhardt/Herrmann 1999: 174).

- In diesem Spannungsverhältnis geben die ablaufenden Kommunikationen reichlich Anlass für Missverständnisse und Missgunst, zumal die Chancen für eine gelungene Kommunikation ohnehin als gering zu bewerten sind.

Für die Medizin begünstigt sich ein Überschuss egozentrischer fachlicher (technikzentrierter) Rationalität zu Lasten einer auf gesamtbetriebliche Versorgungsprozesse hin orientierte betrieblicher Identität. Der Pflege mangelt es dagegen an der Entwicklung fachlich-professioneller Identität bei gleichzeitigem Überschuss pflegebornierter administrativer Rationalität. Während in der Medizinleitung eher ein generelles Vakuum in Fragen des betrieblichen Managements und besonders der Personalwirtschaft (strukturelles Subsystem) vorherrscht, haben Pflegeleitungen bis zur Ebene der Stationsleitungen sich genau dieses zur Kernaufgabe gemacht (vgl. auch Lindemeyer 2001: 117f.). Demgegenüber ist das ärztliche Leitungssystem durch streng paternalistische Strukturen im *fachlichen* Ziel- und Aufgabensubsystem gekennzeichnet, währenddessen der Kernbereich pflegerischer Arbeit Opfer der betrieblichen Demokratisierung geworden ist und ein Verantwortungsvakuum bei den pflegerischen Leitungen hinterlassen hat. Die Kommunikationen zwischen den Berufssäulen begegnen sich somit auf unterschiedlichen Ebenen, was eine sinnstiftende Verständigung erschwert. Ärztliche Leitungen begründen mit Sachargumenten der Patientenversorgung, Pflegeleitungen mit Sachargumenten aus personalwirtschaftlichen Zusammenhängen. Sowie Pflegeleitungen inkompetent sind, zu Fragen der direkten Patientenversorgung qualifiziert Position zu beziehen, sind es die Chefärzte in Bezug zu administrativen Aspekten.

Es ist damit eine Entwicklung begünstigt worden, deren Gegenteil gesundheits- und pflegepolitisch intendiert und proklamiert wird: Die Handlungsrelevanz der Pflege für die Steuerung des Krankenhauses im Allgemeinen und für die Versorgungsprozesse der Patienten im Besonderen ist rückläufig, obgleich – und dies ist das eigentliche Paradoxon – ihre Institutionsmacht (vorübergehend!) zugenommen hat. Es gibt hinreichend Beispiele dafür, die signalisieren, dass der Zenit des pflegerischen Machtausbaus in vielen Häusern bereits wieder abgenommen hat.

Vermutlich ist der Machtzuwachs nicht nur dem krankenhausinternen Niederschlag gesellschaftlicher Veränderungsprozesse und der historischen Chance ,Pflegenotstand' zuzuschreiben, sondern überdies auch den Ökonomisierungstendenzen des Krankenhauses, indem es zu einem Zweckbündnis der Krankenhausadministratoren und -ökonomen mit der Pflege gegen die, den wirtschaftlichen constraints schwerer zugänglichen Ärzten gekommen ist. Langfristig wird die Pflege aber nicht – wie im Szenario des monetarisierten Krankenhauses aufgezeigt wurde – von dieser Entwicklung profitieren können. Wenn auch die Pflegeleitungen sehr viel mehr Verständnis für die wirtschaftlichen Nöte der Kliniken aufbringen (nicht zuletzt, weil sie von den Versorgungsnöten der Patienten weit distanziert sind), so ist ihr Steuerungseinfluss auf die kostenträchtigen Kernleistungsprozesse Diagnostik und Therapie bescheiden. Vordringliche Entwicklungsaufgabe der Krankenhausökonomen ist es daher, die medizinische Handlungslogik durch intelligente Anreizsysteme ökonomisch umzuprogrammieren. Auch hier sind erste Erfolge unübersehbar. Die Pflege wird dagegen von dieser Liaison mit der Ökonomie längerfristig nichts gewinnen.

In einem wesentlichen Handlungsaspekt ähneln sich die Berufsgruppen in fataler Weise. Beide Systeme rekurrieren in viel zu geringem Maße auf die Erfordernisse und Herausforderungen, die der demographischen und epidemischen Transitionen für die Krankenhausversorgung folgen. Beiden Berufsgruppen ist gemeinsam, dass sie ihr Handeln nicht auf die veränderten Gesundheitsbedürfnisse im Zeitalter chronischer Krankheiten orientieren, in der es neben der Beherrschung des handwerklich-technischen Arbeitszusammenhangs ganz besonders auch um psycho-soziale Kompetenzen im Dienste einer aufgewerteten Interaktionsorientierung geht. Und beiden ist auch gemein, in ihren Handlungslogiken im Wesentlichen nur aus der selbstreferentiellen Tunnelperspektive der episodischen Krankenhausbehandlung zu handeln und dabei sowohl die vorgelagerten Patientenbiografien und Versorgungsprozesse zu vernachlässigen als auch die nachgelagerten antizipierten Entwicklungsprozesse und Anschlussbehandlungen.

Während es der Pflege v.a. an grundsätzlichen wissenschaftlichen Qualifizierungswegen mangelt und zudem die aufkeimende deutsche Pflegewissenschaft nicht an die Krankenhäuser angeschlossen werden kann – es sich ergo v.a. um Entwicklungshemmnisse handelt – liegt das zentrale Problem in der Medizin in ihrer einseitig naturwissenschaftlich-technischen Fehlsteuerung.

Wenn es in dieser Arbeit v.a. darum ging, das Kooperationsgefüge von Pflege und Medizin nicht als ein sich selbstgenügenden Zweck, sondern im Dienste der Patientenorientierung zu untersuchen, so kann bereits an dieser Stelle resümiert werden, dass dieser Kristallisationspunkt gemeinschaftlichen Handelns bisher viel zu wenig in den Blick genommen wurde. Das absichtsvolle kooperative Handeln hat sich auszurichten an Erfordernissen patientengerechter Pflege und Behandlung.

Die Anreize und Strukturveränderungen, die auf eine zunehmende ökonomische Übersteuerung hinweisen, werden – so viel ist aber bereits deutlich geworden – nicht dazu geeignet sein, dem medizin- und pflegetechnisch orientierten Handeln entgegenzusteuern. Die Verschränkung von Technik und Ökonomie muss im Interesse einer bedarfsgerechten Versorgung daher von einer weiteren Systemkraft in ihrem zügellosen Durchschlagen begrenzt werden. In der Auseinandersetzung mit dem Qualitätsbegriff der Krankenhausversorgung hat bspw. EICHHORN weitdenkend eine Klassifikation von drei handlungsleitenden Zieldimensionen entwickelt, die an diesen Überlegungen geeignet anknüpfen. Die erste Dimension nennt er *wissenschaftlich-*

technische Ziele, die sich „vorrangig an dem naturwissenschaftlichen Kenntnisstand der Medizin/Krankenpflege und an den derzeit möglichen Technologien" orientieren. Mit der zweiten Dimension bezeichnet er *ökonomische Ziele*, die sich daran orientieren, „ob die vorgegebenen medizinischen Ziele mit möglichst geringem Mitteleinsatz erreicht worden sind".[83] Schließlich nennt er *interpersonale Ziele*, die „sich vor allem an der Übereinstimmung ärztlicher/pflegerischer Handlungen mit den gültigen sozialethisch definierten Wertvorstellungen im Allgemeinen und den individuellen Erwartungen von Arzt/Pflegekraft und Patient im Einzelnen" orientieren (Eichhorn 1987: 38f.). Sicherlich ist EICHHORNs Darstellung grob vereinfachend, wenn er etwa die medizinische und pflegerische Handlungsorientierung in einem Zuge nennt und er weiter vernachlässigt, dass besonders die dritte Zielebene in sich sehr inhomogen und interdependent ist. So bleibt noch sehr undeutlich, wie sich eine interpersonale Orientierung im Handeln darstellen könnte. Dennoch bleibt der Gedanke wichtig, das Wechselspiel von Wissenschaft und Geld durch eine Stellgröße beeinflussen zu wollen, die sich außerhalb dieser beiden Sinnsysteme befindet und auf gesellschaftlich produzierte Werte und Normen rekurriert. Welche konzeptionellen und theoretischen Vorstellungen sich für ein gemeinsames übergeordnetes kooperatives Handlungsverständnis fruchtbar machen lassen, soll im dritten Teil dieser Arbeit vorgestellt und diskutiert werden.

Insgesamt ist zu konstatieren, dass zwischen den beiden Berufsgruppen ein immer raueres Verteilungsklima entstanden ist, in dem Konkurrenz bzw. Rivalität vorherrschen. Die Anschlussprobleme generieren eben eine *Unwahrscheinlichkeit der Zusammenarbeit* auf allen Hierarchieebenen des Krankenhauses. Absichtsvolle und gelungene Kooperation wird schwieriger, aufwändiger und auch immer störanfälliger. Überraschend ist hingegen eher, dass angesichts dieser Voraussetzungen und Bedingungen eine funktionelle Kooperation hergestellt wird, die überhaupt noch einen weitgehend geordneten Leistungsprozess beider Berufsgruppen miteinander zulässt. Trotz aller Widrigkeiten gelingt sie, obgleich die Kosten für beide Berufsgruppen hoch sind. Es existiert offenbar etwas, was beide Berufsgruppen zur Kooperation zwingt, und dies dürfte der Blick auf die Versorgungserfordernisse der Patienten und Patientinnen sein. Wenn auch zunehmend schlechter, so setzen und vereinbaren Medizin und Pflege die Kontextbedingungen noch so, um sie an die ‚Patientenwelt' anschließen zu können. Aber diese gemeinsame Verständigung erfordert einen immer größeren Tribut in der Leistungsqualität.

---

83 Man sieht, wie vorsichtig EICHHORN agiert, wenn er der Ökonomie gegenüber Medizin eine Nachrangigkeit bescheinigt. Dass medizinische Ziele auch von einer Mittelbegrenzung diktiert werden können, wollte vor knapp 15 Jahren offenbar noch gar nicht in seine Überlegungen einfließen.

Teil III: Reformoptionen des Krankenhauses

In der Einleitung dieser Arbeit wurde ein kursorischer Überblick über die Zukunftsanforderungen des Krankenhauses gegeben. Reformbemühungen haben sich verschiedenen eng miteinander verknüpften Entwicklungsaufgaben zu stellen, die sich insgesamt auf den Daseinszweck des Krankenhauses, die Versorgung der Bevölkerung mit Krankenhausleistungen, zu beziehen haben. Bisher konnte deutlich gemacht werden, dass die Kliniken mit ihren beiden Hauptberufsgruppen zu wenig auf die Herausforderungen, die sich aus dem demographischen und epidemischen Umbau der Gesellschaft ergeben haben, reagiert haben. In diesem konzeptionellen Teil der Arbeit geht es nun darum, die bisherigen Analyseergebnisse konstruktiv zu wenden und schrittweise in die Option eines patientenorientierten Krankenhauses zu überführen. Die theoretischen Reflexionen und Entwürfe werden sich dabei konsequent am Versorgungsbedarf chronisch Kranker auszurichten haben. Diese Hinwendung erfolgt nicht nur, weil hier der dringendste Entwicklungsbedarf ist, sondern auch, weil sich für Pflegende bei chronisch Kranken ein attraktives Aufgabenfeld erschließen lässt, das nicht durchgängig medizinisch dominiert ist und für das sie vergleichsweise günstige Ausgangsbedingungen mitbringen. Eine Professionalisierung der Pflege kann sich nur vollziehen, wenn ein eigener autonomer Handlungsbereich ausgemacht werden kann. Die Versorgung chronisch Kranker ist hierfür geradezu prädestiniert.

Zunächst erfolgt ein Überblick über verschiedene Konzepte und Modelle patientenorientierter Pflege und Medizin mit dem Versuch, die wichtigsten Gedanken und Strömungen zu einem theoretischen Konzept eines patientenorientierten Krankenhauses zu konturieren (Kap. 1). Im zweiten Kapitel wird dieser Entwurf im Hinblick auf die Möglichkeiten der komplementären Arbeitsteilung von Pflege und Medizin im Dienste der Patientenorientierung diskutiert.

1. Konzepte der Patientenorientierung

Nachfolgend werden einige theoretische Konzeptualisierungen und Modelle der Patientenorientierung vorgestellt, die entweder aus der Medizin oder Pflege hervorgegangen sind und die unter je unterschiedlichen Blickwinkeln sowohl die bereits an vielen Stellen formulierte Kritik an der Patientenversorgung im Krankenhaus aufgreifen als auch konstruktiv zu überwinden versuchen. Ziel dieses Kapitels soll es sein, die Umrisse eines möglichen gemeinsamen Handlungsverständnisses beider Berufsgruppen zu entwerfen.

1.1 Zum Begriff der Patientenorientierung

Im Qualitätsleitfaden der BUNDESÄRZTEKAMMER werden Aussagen zur Patientenorientierung gemacht. Ebenso (wie zuvor in Positionen des Pflegemanagements, vgl. 2. Teil, Kap. 2.6.7) wird dabei der Patient als *Kunde* verstanden, dessen Bedürfnisse und Erwartungen im Krankenhaus unter Abwägung von Kosten-Nutzen-Gesichtspunkten zu erfüllen seien (Bundesärztekammer 1998: 43ff.). Bei Privatpatienten sollte das Krankenhaus hingegen den „Besondere(n) Erwartungen bezüglich Ausstattung und Komfort" entgegen kommen, da sie ja „freiwillig dafür hohe Versicherungsprämien geleistet haben" (a.a.O.: 44). In einem beispielhaften Kriterienkatalog wird die Patientenorientierung im Krankenhaus konkretisiert:

- „Wartezeiten bei der Aufnahme ins Krankenhaus,
- Aufklärung der Patienten bei der Arztvisite,
- Ausmaß der Zuwendung der Krankenpflegekräfte,
- Wartezeiten vor dem Röntgen, der Endoskopie, dem Labor etc.,
- Umgang mit der Intimsphäre,
- die Weck- und Essenszeiten,
- Kontakt durch Sozialhelfer,
- Anzahl/Art der Freizeitangebote,
- Hygienemaßnahmen,
- Orientierungshilfen im Haus, an Parkplätzen und anderen Vorkehrungen zur Erleichterung der Zugänge zur Klinik" (Bundesärztekammer 1998: 45).

Patientenorientierung wird damit auf eine Kategorie begrenzt, die lediglich den Anteil der Dienstleistungen umschließt, die vom Patienten wahrnehmbar und beurteilbar sind. Es sind bei genauerer Betrachtung Merkmale, die den Kernprozess der medizinischen Leistungserstellung weitgehend aussparen. Vielmehr wird Patientenorientierung als Zugeständnis an den drohenden Wettbewerb verstanden und genau genommen auf eine Katalysatorfunktion im Dienste des medizinischen Hauptarbeitsgang reduziert. Patientenorientierung avanciert damit zu einer die Neben- oder Serviceleistungen betreffenden Krankenhausanstrengung und ist an die Eigenlogik des monetarisierten Krankenhauses anschlussfähig. Patientenorientierung als Wert an sich, der sich für eine kritische Selbstreflexion der eigenen professionellen Handlungsvoraussetzungen, -prozesse und -produkte nutzbar machen ließe, gerät ausdrücklich noch nicht in den Betrachtungshorizont der ärztlichen Standesvertretung.

Deutlich anders konnotiert sind dagegen pflegewissenschaftliche Positionen zur Patientenorientierung, wie sie systematisch bspw. von WANNER zusammengetragen wurden. Die Diskussion um Patientenorientierung in der Pflege hält bereits seit Jahrzehnten an und hat bisher nichts an Aktualität eingebüßt, obgleich bei genauerer Betrachtung sowohl zeitliche als auch interessensspezifisch unterschiedliche Intonierungen spürbar werden. Das Motiv nach mehr Patientenorientierung ist dabei angenommenen Humanitätsdefiziten in der stationären Krankenversorgung geschuldet (vgl. z.B. Wanner 1993: 192).[84] Ausgangspunkt der Kritik und mithin Stoßrichtung intendierter Veränderung differieren dabei jedoch erheblich: Mal stehen hohe Medizin- und Technikzentrierung und mangelnde Eigenständigkeit der Pflege im Vordergrund der Kritik (z.B. Hermann 1986), mal ist es die Forderung nach einem höheren Maße an psycho-sozialer Betreuungsarbeit durch die Pflegenden und Entwicklung ihrer beruflicher Identität (z.B. Taubert o.J.) und mal sind es die starren Arbeitsabläufe in den Krankenhäusern, die mit den individuellen Zeitmustern der Patienten/innen kollidieren (z.B. Zopfy 1986). Eine etwas neuere Variante stellt die Formel „von der Theorie über den Standard zur patientenorientierten Pflege" (Anonym 1989a) dar, wo (schwer nach vollziehbar) ein enger Zusammenhang zwischen Patientenorientierung einerseits sowie Verwissenschaftlichung der Pflege und Pflegestandards andererseits konstruiert wird.

Eines der größten Probleme der patientenorientierten Pflege stellte in der Vergangenheit die große Beliebigkeit der Konzeptualisierung und eine faktisch fehlende Operationalisierung dar. So wurde die patientenorientierte Pflege synonym mit ‚patientenzentrierter Pflege', ‚individueller Pflege', ‚menschengerechter Pflege', ‚geplanter Pflege' und v.a. mit ‚ganzheitlicher Pflege' gesetzt, wie WANNER anhand einer Zeitschriftenrecherche belegt (vgl. Wanner 1993: 196, auch Bischoff 1994a: 745).

Die Bemühungen um eine theoretische Fundierung und Systematisierung sind indes in der Zwischenzeit vorangekommen. Bischoff sieht die Ziele der patientenorientierten Pflege

• in der Verbesserung der Pflegequalität,

• in der (Wieder)Herstellung der Autonomie des Patienten/Klienten und

• in der Herstellung seines größtmöglichen Wohlbefindens (vgl. Bischoff 1994a: 745).

Beeinflusst und theoretisch fundiert wird die Debatte der patientenorientierte Pflege maßgeblich durch die psychosomatische Medizin und durch die humanistische Psychologie (a.a.O.).

WANNER identifiziert eine Reihe von Begriffen und Konzepten, die er für die Konzeptualisierung einer patientenorientierten Pflege für zentral be-

---

84 WANNER nennt insgesamt drei Anlässe, die innerhalb der Pflege die Ausgangspunkte für die Diskussion der patientenorientierten Pflege ausgelöst haben: erstens die Funktionspflege, in der der personenbezogene Kontakt und die individuelle Kommunikation mit dem Patienten unberücksichtigt bleibt, zweitens die naturwissenschaftliche Ausrichtung der Medizin und drittens die Verengung der Pflegeausbildung auf die Versorgung der Akutkranken, die den heutigen Anforderungen nicht mehr gerecht würde (Wanner 1993: 192ff.).

deutsam hält, kritisiert aber gleichzeitig den „geringen Grad an kritischer Reflexion", da Begriffe verwendet würden, „die an keiner Stelle explizit definiert werden" (Wanner 1993: 196):

a. Gesundheits- und Krankheitsverständnis
Gemeint ist hier das dynamische Kontinuum von Gesundheit und Krankheit, das zwischen beiden Polen menschliches Wohlbefinden definiert und Abschied nimmt von der Dichotomie gesund/krank. „Im Mittelpunkt der pflegerischen Aufgaben steht nicht die Krankheit oder eine medizinische Diagnose, sondern der kranke Mensch mit seinen physischen, psychischen und sozialen Bedürfnissen. Im Prozess der Pflege sollen die gesunden Anteile des Patienten/Klienten ebenso berücksichtigt werden, wie seine kranken" (Wanner 1993: 197).

b. Menschenbild
WANNER konstatiert, dass das Menschenbild sich innerhalb der patientenorientierten Pflege nicht einheitlich präsentiert. Wird von kirchlichen Vertreterinnen eher der leidende, hilfsbedürftige Mensch in den Vordergrund gerückt, dominiert in der weltlich orientierten beruflichen Pflege der mündige Bürger, „der als Partner akzeptiert wird, der verantwortlich und selbstbestimmt an seinem Behandlungsprozess teilnimmt" (a.a.O.). „Dieser Widerspruch ist theoretisch noch nicht aufgelöst, sodass hier durchaus die Gefahr besteht, die erste – traditionelle – Sichtweise des Patienten als eines nur hilfsbedürftigen und Leidenden zu betonen" (Bischoff 1994a: 746).

c. Ganzheitlichkeit
Abgesehen von der grundsätzlichen Kritik am Begriff (vgl. Teil 2, Kap. 4.4.3), ist ‚Ganzheitlichkeit' in Bezug zur Patientenorientierungen mehrdeutig und wird auch in unterschiedliche Argumentationszusammenhänge eingespannt. So bezieht WANNER sich zum einen auf die Kritik medizinischer Organzentrierung („medizingerechte ‚Zerlegung'", vgl. Wanner 1993: 198) und reklamiert entsprechend die bio-psycho-soziale Einheit. Aber selbst hier treten erhebliche Differenzierungen auf. So lässt sich ‚Ganzheit' in den relativ ‚unganzheitlichen' Kontext der Einbeziehung der Psyche etwa in traditionellen psychosomatischen Krankheitsmodellen einbringen und sich stufenweise – wie in den unterschiedlichen Pflegetheorien zu erkennen – um ‚soziale Beziehungen', ‚Umweltbedingungen', ‚Geist und Spiritualität' sowie um ‚kosmische Energien' anreichern (vgl. Meier 1989). Zum anderen wird ‚Ganzheitspflege' aber auch – wie bereits weiter oben expliziert – mit einer bestimmten Arbeitsorganisation der stationären Krankenversorgung gleichgesetzt, die abrückt von der zergliederten, hocharbeitsteiligen Funktionspflege hin zur Bündelung patientenbezogener Pflegetätigkeiten. Für BÜSSING ist die Patientenorientierung Element der ganzheitlichen Pflege (vgl. Teil 2, Kap. 4.4.6). Er versteht – lediglich knapp umrissen – Patientenorientierung verallgemeinert als Kundenorientierung, die für ihn die zentralen Elemente der Subjekt- und Interaktionsorientierung und in Rekurs

auf BORSI/SCHRÖCK die Patientenpartizipation beinhaltet (vgl. Büssing 1997: 24). Ansonsten definiert er den Begriff überwiegend negativ, indem er auf die bekannten Humanitätsdefizite des Krankenhauses zurückgreift.

In diesem Zusammenhang sei daran erinnert, dass ,ganzheitliche' Pflegeorganisationsformen zwar patientenorientierte Pflege begünstigen, jedoch nicht determinieren. Diese Aussage gilt auch im Umkehrschluss. Patientenorientierte Pflege, so wie sie sich hier beginnt begrifflich zu konstituieren, wird innerhalb der Funktionspflege sicherlich erschwert, keineswegs aber unmöglich (vgl. auch Büssing 1997: 24ff.).

d. Emanzipation
Nach WANNER fokussiert die Diskussion der patientenorientierten Pflege einseitig auf die Kritik an der Patientenrolle, wenn sie durch regressives Verhalten gekennzeichnet ist. Vielmehr solle der Patient sich als „mündiger Bürger" verstehen, der „selbstverantwortlich an seinem Gesundheitsprozess mitwirkt". Dass mündige Patienten/innen aber auch das Interaktionsgefüge zwischen Pflegekraft und Patient verschieben und mithin auch einen Bedarf an Rollenselbstreflexion der Pflegenden freisetzen, gerät seines Erachtens noch zu wenig ins Blickfeld. In diesem Zusammenhang sind sicherlich auch Vorstellungen der aktivierenden Pflege zu sehen, die zu einseitig auf die unzulängliche compliance der dem Patienten *verordneten* Pflegemaßnahmen rekurrieren und das Postulat der Selbst- und Mitbestimmungsfähigkeit der Patienten in allen Phasen des Pflegeprozesses noch kaum berücksichtigt (vgl. Stratmeyer 1997b: 37). Es sei angemerkt, dass die Aufforderung zur Mündigkeit an einen Patienten einen zirkulären Widerspruch darstellt. Es kann durchaus für einen Patienten Ausdruck von Mündigkeit und Selbstbestimmung sein, sich unmündig zu verhalten und sich in die verantwortungsvolle Fürsorge von Pflegenden zu geben. Die Aufforderung, sich aktiv, selbstbestimmt und eigenverantwortlich zu verhalten, stellt damit einen Akt der Entmündigung dar und beinhaltet genau das Gegenteil der implizierten Absicht.

e. Partnerschaft
Die Beziehung zum Patienten ist gegenwärtig hierarchisch strukturiert und sollte „in eine gleichberechtigte, dialogische und authentische umgewandelt werden" (Wanner, 1993: 200). Zur Beziehungsdefinition werden nicht selten konzeptionelle Anleihen an die non-direktive Gesprächspsychotherapie (und andere Therapiekonzepte) genommen (vgl. z.B. Bauer 1997; Brearley/Birchley 1995), wobei allerdings vermutet werden kann, dass dies durchaus eine Überforderung des Pflegepersonals darstellt (vgl. auch Teil 2, Kap. 3.2).

BISCHOFF greift zur Charakterisierungen auf die aus der humanistischen Psychologie stammenden Werthaltungen Echtheit, Empathie und Akzeptanz zurück, denen sie eine „herausragende Rolle" zuschreibt:

- „*Echtheit* heißt, dass das innere Erleben und äußere Verhalten so weit wie möglich übereinstimmen.
- mit Empathie ist die Fähigkeit gemeint, sich in jemanden hineinversetzen zu können.
- *Akzeptanz* heißt, jemanden als Menschen akzeptieren, sich aber trotzdem mit ihm auseinandersetzen können" (Hervorh. i.O.) (Bischoff 1994a: 747).

Partnerschaft wird innerhalb der Diskussion indes aber auch noch in einem anderen Sinne verstanden, indem sie sich auf Zusammenarbeit der Berufsgruppen untereinander bezieht (vgl. Wanner 1993: 201). Der Zusammenhang zwischen patientenorientierter Pflege und Emanzipation des Pflegepersonals ist dabei durchaus plausibel, da die Durchsetzungschancen der Patientenorientierung mit den hier skizzierten Implikationen innerhalb des medizinisch-technisch dominierten paternalistischen Herrschaftssystems Krankenhaus kaum Durchsetzungschancen haben dürfte. Insofern beinhaltet der Anspruch nach patientenorientierter Pflege nicht nur die Kritik am segmentierenden Charakter der Organmedizin, sondern auch die Forderung nach Auflösung geltender medizinischer Vormachtstellung zu Gunsten multiprofessioneller Teamarbeit. So ist BÜSSING Recht zu geben, wenn er *ganzheitliche* Pflege nur dann für chancenreich hält, „wenn sie ohne Einschränkung integraler Bestandteil des Krankenhaussystems ist" (Büssing 1997: 39). Die Konzeptualisierung der Patientenorientierung im Krankenhaus – so viel wird deutlich – erfordert eine grundlegende tief greifende Reform des Krankenhauses. Sie impliziert nicht nur die Herausbildung psycho-sozialer Kompetenzen, sondern führt auch zu einer Neubewertung tradierter Hierarchien und Prinzipien der intra- und interprofessionellen Arbeitsteilung. Ebenso wie patientenorientierte Pflege nicht innerhalb der paternalistischen Bevormundung der Medizin hergestellt werden kann, ist patientenorientierte Medizin nicht im engen Korsett intraprofessioneller Herrschaftsunterwerfung des Medizinsystems zu erreichen.

Patientenorientierte Pflege verändert – zumindest wenn sie mit der von BÜSSING genannten Übernahme vollständiger Pflegeaufgaben verbunden ist – nicht nur die Interaktions- und Kooperationsbeziehungen zu den Patienten und anderen Berufsgruppen, sondern auch innerhalb der Berufsgruppe der Pflegenden. Immer mal wieder wird daher auch kritisch auf die Reziprozität der Patienten- und Personalorientierung verwiesen. „Ohne ein personenorientiertes Management jedoch ist eine patientenorientierte Pflege nicht möglich" (Borsi/Schröck 1995: 13; vgl. auch Botschafter-Leitner 1982).

Insgesamt können nach diesem Entwurf der Patientenorientierung sicherlich grundlegende theoretische Anforderungen markiert werden, allerdings – auch dies wird deutlich – bieten sie noch keine konsistente Theorie der Patientenorientierung im Krankenhaus.

Diese konzeptionelle Ratlosigkeit trägt auch dazu bei, dass patientenorientierte Pflege durchaus auch schon i.s. einer Heilsbotschaft rangiert, indem an ihre Erfüllung grandiose Erwartungen zur Verbesserung der Situation der Pflegenden auf den Ebenen der Arbeitszufriedenheit, Sinnerfüllung, Selbstvertrauen u.Ä. geknüpft werden (vgl. Taubert 1994: 120).

Eine derart komplexe Darlegung eines Konzepts der Patientenorientierung ist sicherlich sinnvoll und notwendig, um begriffliche Klarheit zu schaffen und um überzogenen Hoffnungen auf schnelle Umsetzung und damit verbundenen möglichen Frustrationen frühzeitig zu begegnen, wenn denn die z.B. von TAUBERT genannten Effekte ausbleiben. Es dürfte auch deutlich die Begrenztheit singulärer Maßnahmen, wie neuer Zuschnitt der Personalzuständigkeiten für kleinere Patientengruppen oder Anschaffung neuer Dokumentationssysteme mit der Option der Pflegeplanung zu Tage getreten sein. „Indes besteht die Gefahr der inhaltlichen Überfrachtung und nachhaltigen Diffusität eines so beschriebenen Programms der Orientierung am Patienten mit der Konsequenz einer nachfolgenden Nichterfüllbarkeit der damit verbundenen hoch gesteckten Erwartungen" (Weidner 1995: 77). Dieser Einwand von WEIDNER gegen WANNERS Entwurf trägt schwer, da eine konzeptuelle Orientierung an Maximalforderungen, immer auch schon deren Scheitern impliziert und eher zur Verharrung am status quo, als zur Einleitung schrittweiser Reformprozesse einlädt.

1.2 Das Modell der Integrierten Psychosomatik

Es ist nahe liegend, die Psychosomatik im Rahmen des Diskurses der Patientenorientierung aufzunehmen, speist sie doch – wie oben genannt – als theoretisches Konzept die patientenorientierte Pflege und verspricht darüber hinaus eine Alternative zum naturwissenschaftlichen Modell der organzentrierten technisch dominierten Medizin zu sein. „Psychosomatische Medizin ist die Heilkunde und Wissenschaft der gegenseitigen Beziehungen von seelischen und körperlichen Vorgängen, die den Menschen in engem Zusammenhang seiner Umwelt begreift. In dieser leib-seelischen Perspektive betrifft sie die Grundlagen der Humanmedizin. Sie vertritt damit eine Zugangsweise zum Kranken, die nicht nur bestimmte Fachgebiete betrifft, sondern in alle vorklinischen und klinischen Bereiche hineinreicht" (Bräutigam/Christian/von Rad 1992: 2).

Wesentliche Grundlage und in der Folgezeit ausschlaggebend für das Verständnis psychosomatischer Krankheiten war die Psychoanalyse, mit deren Hilfe eine theoretische Erklärung über psychogene Krankheitsursachen durch „bewusste und unbewusste Konflikte sowie biographische Lebenskrisen" geschaffen werden konnte (a.a.O.:3).[85] Prägend für die Entwicklung

---

85 Ein Überblick über die verschiedenen psychosomatischen Schulen findet sich bei BRÄUTIGAM/CHRISTIAN/VON RAD (1992).

der Psychosomatik war allerdings eine dichotome Sichtweise der Krankheitsgenese: körperlich-organische Ursachen auf der einen Seite und geistig-seelische auf der anderen. Sowohl die medizinische Ausbildung als auch die Ausgestaltung der Versorgungsstrukturen vollzogen und vollziehen noch heute weitgehend dieses gegensätzliche Ätiologieverständnis nach, wobei in der zeitlichen Folge des Behandlungsablaufes dem Körper zumeist Vorrang eingeräumt wird. Der medizinische Blick für psychogene Ursachen des Krankheitsgeschehens wird dann als Ultima Ratio gesehen, wenn die ‚Organmediziner' am Ende ihrer Weisheit angelangt sind. Diesem Zeitpunkt können durchaus jahre- oder gar jahrzehntelange mühevolle medizintechnische Interventionen und für Patienten nicht selten qualvolle Krankheitskarrieren vorausgegangen sein. So hat sich zwar das „arithmetische Mittel der Leidensdauer, bis ein psychoneurotisch-psychosomatisch Kranker erstmals einen Psychotherapeuten zu sehen bekommt, (...) in den letzten 30 Jahren von 12 auf 8 Jahre gesenkt", ist „aber immer noch viel zu lang" (Haag/Stuhr 1994: 49). Gerade aber dieser Faktor ‚Zeit' ist – wie HAAG und STUHR anhand von empirischen Befunden belegen – für den psychosomatischen Behandlungserfolg von entscheidender Bedeutung. Für die psychosomatischen Abteilungen der Universitätskliniken Frankfurt und Hamburg ließen sich Krankheitszeiten von 5,9 bzw. 5,7 Jahren ausmachen. Diese Krankheitsdauer lässt sich nahezu halbieren (2,9 Jahre), wenn die psychosomatische Untersuchung von vornherein in die Primärdiagnostik einbezogen wird (vgl. a.a.O.).[86]

---

86 „Man weiß durch die wenigen vorliegenden Studien, dass bei 22% bis 66% der stationären, nicht psychiatrischen PatientInnen psychosoziale Faktoren am Krankheitsverlauf beteiligt sind" (Krause-Girth/Jordan 1989: 27). Einem internistischen Konsiliarius werden „derzeit (...) im Durchschnitt lediglich 0,5% bis 4% aller PatientInnen internistischer Allgemeinstationen (...) vorgestellt, wenn ein solcher zur Verfügung steht" (a.a.O.). Die Verfasser berichten weiter, dass selbst „viele schwer psychosomatisch Erkrankte (wie z.B. Colitis-, Crohn-, Asthma-, Neurodermitis oder Rheumakranke) wochenlang auf internistischen Stationen liegen, ohne dass die Zeit für Gespräche über eventuelle psychosomatische Hintergründe der Erkrankung genutzt würde" (a.a.O.). Dass trotz bestehender Behandlungserfolge und nachgewiesenen ökonomischen Vorteilen der Psychosomatik nur eine geringe Anerkenntnis innerhalb der Medizin zugekommen ist, ist nur erklärbar, wenn man sich die unterschiedlichen gegenseitig stabilisierenden Einflüsse des medizin-technischen Ensembles, die sozialisierenden Effekte innerhalb des ärztlichen Ausbildungssystems (vgl. 2. Teil, Kap. 3.1) und die eine technische Medizin einfordernden Patienten vergegenwärtigt, die in ihrer wechselseitigen Verstärkung immer wieder auch Anlass geben, eine nicht technisch orientierte Medizin sowohl im systemischen Beobachtungs- als auch im Handlungskorridor auszugrenzen. Es darf allerdings angenommen werden, dass die Psychosomatiker an ihrem Los nicht unbeteiligt sind. Die privilegierte Sonderstellung der vorwiegend psychoanalytisch orientierten Psychosomatiker hat auch zu einem „selbstgewählten Abseits" geführt, in dem u.a. Privatabrechnungsmodi und freie Auswahl ‚psychoanalyse-fähiger' Patienten vorherrschen (vgl. Krause-Girth/Jordan 1989).

Abgesehen von den nichtmonetären Kosten langer Leidensprozesse der Krankheitsentwicklung, leidvoller und erfolgloser invasiver medizinischer Interventionen, iatrogener Schäden, die auf Patientenseite zu bilanzieren sind, werden auch erhebliche monetäre Kosten des Solidarsystem durch lange Arbeitsunfähigkeitszeiten und unnötige und fehlgesteuerte Leistungsinanspruchnahme verbraucht (vgl. a.a.O.: 48f., vgl. auch 2. Teil, Kap. 4.3.1). Hinzu kommt, dass mit fortschreitender Chronifizierung des Leidens offenbar die „Motivation der Patienten, psychosoziale Aspekte ihrer Erkrankungen zu reflektieren", abnimmt. „Patienten, die länger als 5 Jahre krank sind, zeigen signifikant weniger Bereitschaft, sich den psychologischen Problemen ihrer Erkrankung zu stellen" (a.a.O.).

Neuere Ansätze der Sozio-Psychosomatik, der integrierten oder systemtheoretischen Psychosomatik setzen ihre Kritik am dichotomen Krankheitsverständnis indes noch grundsätzlicher an. So wird die psychosomatische Perspektive nicht nur auf die Krankheitsgenese beschränkt, sondern ebenso auf die Beteiligung psychosozialer Prozesse während des Krankheitsverlaufes ausgedehnt. „Auch die, wie man sagt, primär organisch bedingten Krankheiten – seien sie durch ein mechanisches Trauma, eine Missbildung, eine Degeneration, einen Enzymdefekt oder anderes hergerufen – werden beim Menschen zu einer psycho-somatischen bzw. somatopsychischen Krankheit, weil sich seelisches Erleben und körperliche Krankheit nicht voneinander trennen lassen. Oft ist auch gar nicht zu entscheiden, ob körperliche oder seelische Faktoren am Anfang einer Krankheitsentwicklung gestanden haben" (Overbeck 1984: 19).

Erfahrungen bspw. der Psychoonkologie belegen eindrucksvoll, wie wichtig und notwendig die psycho-soziale Betreuung von Patienten mit Krebsleiden neben der körperbezogenen Therapie ist. So können Helfer-Patienten-Beziehungen dadurch belastet werden, wenn z.B. „familiäre Konflikte auf Übertragungsebene reinszeniert und in die Krankheitsverarbeitung eingebaut werden" (Kappauf/Gallmeier 1994: 212).[87] Das psychosoziale Betreuungsangebot ermöglicht Patienten aber auch einen bewussteren und aktiveren Umgang mit sich selbst und ihren sozialen Bindungen. In dem Maße wie Krankheiten lediglich als von außen kommende Bedrohungen angesehen werden, verstetigt sich auch das Gefühl des Ausgeliefertseins und das Verlassen auf die therapeutischen Möglichkeiten von außen. Es kommt zu

---

87 In dem illustrativen Beispiel von KAPPAUF und GALLMEIER schwärzt eine Patientin Pflegekräfte bei dem Stationsarzt an, die sie bei deren Anwesenheit überschwänglich lobt. Gegenüber Pflegekräften beklagt sie sich indessen über Putzfrauen und Stationshilfen. Dieses Patientenverhalten entspricht sehr genau dem familiären Muster der Konfliktverarbeitung (Kappauf/Gallmeier 1994: 211). An dem Beispiel von jüngeren Patientinnen mit vermeintlicher Appendizitis verdeutlicht HONTSCHIK, wie Ärzte sich in innerfamiliäre Konflikte hineinmanövrieren lassen und mit untauglichen Mitteln des chirurgischen Schnitts „zur Familientherapie missbraucht" werden (Hontschik 1994: 60).

einer problematischen Entwicklungsspirale, indem Patienten ein eigenes mechanistisches Verständnis ihrer Krankheitsvorgänge verfestigen, diesen ‚Reparaturbedarf' bei den Ärzten und Ärztinnen einfordern, die ihn bereitwillig annehmen und entsprechend *behandeln* und damit ihrerseits dazu beitragen, eine aktive Auseinandersetzung des Kranken mit den psychosozialen Dimensionen der Krankheitsentstehung und des -verlaufes zu verhindern. „Im gegenseitigen Einverständnis bemühen sich daher häufig Patient und Arzt, doch eine organische Grundlage zu finden und damit die Krankheit ordentlich zu machen", resümiert der Psychosomatiker OVERBECK (1984: 30). Nicht nur die Patienten, sondern auch ihre Familien, Partner und Freunde starren ausgeliefert und nicht selten trügerisch hoffnungsvoll auf die Medizinakteure. Die Bedeutung der Familie, von Partnern und Freunden als Ressource der sozialen Unterstützung kann sich aber häufig nur wirksam entfalten, wenn Bewusstheit von den Helfern (Ärzten wie Pflegekräften) in diesen sozialen Netzen angebahnt wird. CORBIN und STRAUSS zeichnen in ihren Fallstudien nach, wie chancenreich aber auch riskant familiäre Strukturen auf Krankheits- und Pflegeverläufe wirken (1993). Die Krankheit und ihre Folgen müssen ja nicht nur von dem Kranken in seine Biografie und sein Selbstkonzept eingebaut werden, sondern auch in das soziale System der Familie. Sie erfordert nicht selten neue Rollen, veränderte Aufgaben und Anpassungen der innerfamiliären Beziehungsstrukturen.

Die traditionellen psychosomatischen Modelle als Domäne psychotherapeutischer Intervention, denen unzweifelhaft das große Verdienst zukommt, die Bedeutung seelischer Faktoren für eine Reihe von somatisch nicht adäquat behandelbarer Fälle identifiziert zu haben, verstärkten in kontraintuitiver Weise genau den Trend, gegen den sie zu kämpfen antraten. Sie haben das folgenschwere kartesianische Missverständnis der Zweiteilung von Körper und Seele/Geist befördert, indem sie sich den vermeintlich eindeutig psychogenen Krankheiten zuwandten und damit den vermeintlich somatogenen der naturwissenschaftlichen Medizin überließen (vgl. Kriz 1999: 172). Sie haben sich, wie KRAUSE-GIRTH verdeutlicht, mit dieser therapeutischen Nische auch recht gut arrangieren können (1989, vgl. auch Herrmann/Uexküll 2000: 38). Gerade bei den krankheitsbegleitenden psychischen Beeinträchtigungen führt diese Trennung aus Sicht der Patienten und ihrer sozialen Bezugsysteme indes zu einer *doppelten Desintegration*. Körper und Psyche werden von unterschiedlichen Spezialisten *behandelt* und werden auch als zwei von einander getrennte manifeste organische Krankheiten erlebt. „Wird ein ‚Experte für Psyche' eingeschaltet, befürchten viele Patienten folgerichtig eine psychische Störung zusätzlich zur manifesten Krebserkrankung – ein weiteres ‚Organ' ist in der assoziativen Einschätzung krank; wobei die ‚Psyche' gerade das Organ darstellt, welches zur Kontrolle notwendig erscheint." (Kappauf/Gallmeier 1994: 207).

Unter radikaler systemtheoretischer Betrachtung können Krankheitsgenese, Krankheitsverlauf und Krankheitsintervention nicht als lineare Ursachen-

Wirkungszusammenhänge i.S. des trivialen Maschinenmodells verstanden werden. Vielmehr gilt es, das virtuelle Geschehen mit seinen vielfältigen Zusammenhängen (Bedingungsfaktoren), befördernden und behindernden Prozessen, Rück- und Wechselwirkungen zunächst einmal als Konstituens zu akzeptieren und bei der Rekonstruktion des *Falles* so systemisch wie nur möglich zu analysieren.

Insbesondere den fortschreitenden Erkenntnissen der Neuroendokrinologie und der Psychoneuroimmunologie ist es zu verdanken, dass das virtuelle Zusammenspiel von Psyche und Soma beginnt, weniger rätselhaft zu sein. „Die Suche nach ‚Mediatoren', den biologischen Vermittlern und Überträgersubstanzen zwischen seelischem Eindruck und körperlichem Ausdruck, zwischen Psyche und somatischer Symptombildung scheint erstmals in einem Bereich wirklich erfolgversprechend verlaufen zu sein" (Bräutigam/ Christian/von Rad 1992: 24). Die mechanistische Vorstellung geordneter physiologischer Abläufe von Reiz-Überträgersubstanz und Reaktion ist nach Einschätzung von KRIZ somit auch nicht mehr länger aufrecht zu erhalten (1999: 171). Wie er an einigen Beispielen belegt, zeichnen sich gesunde Organismen weniger durch geordnete als mehr durch chaotische biochemische Steuerung aus. KRIZ schlussfolgert: „Nimmt man nun noch die in den letzten Jahrzehnten sprunghaft angestiegenen Erkenntnisse hinzu, nach denen zwischen zahlreichen Körperprozessen und dem Zentralnervensystem sowohl afferente als auch efferente Verbindungen und Rückkopplungsschleifen existieren, und bedenkt man letztlich, dass Gedanken (inkl. Wahrnehmungen, Emotionen, Bewertungen etc.) und die Erfassung von kommunikativen Eindrücken sowie deren Umsetzung in kommunikativen Ausdruck alles Prozesse dieses Zentralnervensystems sind, dann wird deutlich, dass eigentlich nur unter Ausblendung dieser Erkenntnisse Krankheiten *nicht* psychosomatisch verstanden werden" (Hervorh. i.O.) (Kriz 1999: 171).

Die immunsupressive Wirkung von Stress, die in Tierversuchen seit SELYE nachgewiesen ist, lässt sich längst auch in der psychoneuroimmunologischen Humanforschung bestätigen. So lässt sich bei belastenden akuten (z.B. Examen) und länger anhaltenden Lebensereignissen (z.B. Scheidung, Verlust nahe stehender Personen, Versorgung chronisch kranker Angehöriger) eine temporäre Schwächung des Immunsystems beobachten (vgl. Bräutigam/Christian/von Rad 1992: 31). Durch die Möglichkeiten der Stresskontrolle konnte zumindest im Rattenversuch der Immunsuppression nicht nur vorgebeugt werden, sondern es zeigten sich auch „Anzeichen eines reagibleren Immunsystems" (a.a.O.). Hierüber wird ein Hinweis darauf gegeben, durch psycho-soziale Interventionen (z.B. Psychotherapie) unterstützend auf die Abwehrlage des Organismus einwirken zu können (vgl. a.a.O.).

Ähnlich sind auch die Befunde der Stressforschung zu werten, bei denen in Evaluationsstudien nachgewiesen werden konnte, dass „rehabilitative *Interventionsmaßnahmen* die Bewältigung krankheitsbezogener psychosozialer Belastungen verbessern können" (Hervorh. i.O.) (Hampel/Petermann 1997: 93). Die „insgesamt positiven Befunde" weisen nach Ansicht der Autoren darauf hin, Stressbewältigungsprogramme bei chronischen Erkrankungen anzuwenden. „Mit Methoden des Stressmanagements kann es in besonderer Weise gelingen, bei chronisch kranken Patienten ein Gegengewicht zu den vielen schwerwiegenden negativen Folgezuständen zu schaffen, sodass ein positiver Umgang mit der Krankheit möglich wird" (a.a.O.: 93f.).

Den Medizinern und Psychotherapeuten Thure VON UEXKÜLL und Wolfgang WESIAK ist es maßgeblich mit zu verdanken, dass die Psychosomatik aus ihrem Elfenbeinturm herausgetreten ist und den ungleich dornenreicheren Weg der Reintegration des *Seelischen in den Körper* beschritten hat. Nicht in der dualistischen Teilung von Psychosomatik und naturwissenschaftlich orientierter Medizin sehen sie die Zukunft, sondern in deren Integration zu einem bio-psycho-sozialen Gesundheits- und Krankheitsverständnis. „Integrierte Psychosomatische Medizin erhebt den Anspruch, den heutigen Dualismus einer Medizin für seelenlose Körper und einer Medizin für körperlose Seelen zu überwinden. Sie will eine medizinische Betreuung kranker Menschen verwirklichen, welche die körperlichen, seelischen und sozialen Probleme gleich ernst nimmt" (Uexküll 1994: 18). In dieser Konsequenz habe die Psychosomatik als spezielle therapeutische Disziplin ihr Ziel erreicht, wenn sie überflüssig geworden ist und in ein integratives psychosomatisches Behandlungsparadigma aufgeht (Uexküll 2000: 38). Hierfür mahnt Uexküll allerdings für die Medizin einen Paradigmawechsel an, da die „biotechnische Medizin", die den „Körperbegriff als eine physikalisch-chemisch Maschine definiert", keinen geeigneten erkenntnistheoretischen Hintergrund bietet (vgl. a.a.O.). In Folge dieses paradigmatischen Dogmas, „dass im Organismus keine anderen Kräfte wirksam sein dürfen, als die gemeinen physikalisch-chemischen" (a.a.O.:25) sei es zwar unbestritten zu einem enormen Wissenszuwachs über die physikalischen und biochemischen Zusammenhänge des Organismus „zum Segen für unendlich viele Kranke in einem früher unvorstellbaren Maße" gekommen, allerdings zum Preis der „Austreibung der Seele aus dem Körper" (a.a.O.: 26).

Das integrative Modell wird maßgeblich durch das Denken der neuen Systemtheorie geprägt, wie es auch dem theoretischen Bezugsrahmen dieser Arbeit entspricht (vgl. bes. Kap. 2.1). Analog zum sozialen System, in dem Strukturen und Prozesse etwa von Organisationen durch Sinn (Spezialsemantik) gesteuert werden, der nicht unmittelbar wahrzunehmen ist, sondern durch die Beobachtung der Handlungen des Systems erschlossen werden muss, geht auch V. UEXKÜLL davon aus, dass die „Rhythmen, Gene, Enzyme, Peptide und Zellmembranen ... allen Menschen zugänglich (sind), die über die einschlägigen Beobachtungsinstrumente verfügen" (Uexküll 1994:

30f.). Die Steuerung dieser physiologischen Prozesse vollzieht sich jedoch ebenso nach einem Kode, der nur demjenigen zugänglich ist, der ihn zu deuten versteht (vgl. a.a.O.: 39). Die physiologischen Vorgänge enthalten daher neben den physikalisch-chemischen Eigenschaften des Energietransports die „gänzlich unphysikalische Funktion" der Übermittlung von Informationen und Nachrichten. Wenn es in der Beobachtung des sozialen Systems darum geht, die Spezialsemantik des Systems zu deuten, um die Steuerungsprogrammatik zu erfassen, geht es nach v. UEXKÜLL beim lebenden System darum, die materiellen (physikalischen, chemischen oder elektrischen) Vorgänge wahrzunehmen, um damit die nicht wahrnehmbaren Nachrichten und Informationen deuten zu können (vgl.: a.a.O.: 22, 31). Hieraus schlussfolgert er, dass „Die adäquate Methode lebende Systeme zu beschreiben, ... daher nicht die Kausalanalyse (ist), sondern die Semiotik, die Lehre der Zeichenprozesse" (a.a.O.: 30).

Den mechanistischen Vorstellungen, die den lebenden Organismus als Trivialmaschine mit berechenbaren Ursache-Wirkungszusammenhängen verstehen, wird unter Bezugnahme von v. FOERSTER gegenübergestellt, „dass lebende Systeme ‚beobachtende Systeme' sind, worunter Systeme zu verstehen sind, die ihre Umgebung unter dem Aspekt der Bedeutung erfahren, welche die Umgebung für sie hat" (Herrmann/Uexküll 2000: 91). Somit ist auch das komplexere kybernetische Modell ungeeignet, da bei „kybernetischen Maschinen der Sollwert von außen, durch den Konstrukteur eingegeben ist" (Uexküll 1994: 29). Damit schließt der Autor unmittelbar an das Autopoiesekonzept (vgl. Teil 2, Kap. 2.1.4, ausführlich auch Willke 1996a: 92f.) an, indem er feststellt, dass lebende Systeme ihren Sollwert, „d.h. ihre kodierende Instanz in sich (tragen) und sie ... mit ihren inneren Zuständen bzw. ihren biologischen Bedürfnissen (verändern)" (Uexküll 1994: 29). Das lebende System ist ebenso wie das soziale System offen für die Aufnahme von Informationen von außen, aber nicht determiniert in der Verarbeitung der Informationen, sondern kodiert sie nach der selbstgenerierten Logik einer „subjektiven Wohnhülle" der „individuellen Wirklichkeit". „Die Sinnesenergien sind seelische Funktionen des Körpers. Sie weben ein Netz greifbarer, farbiger, tönender, duftender und schmeckender Beziehungen um ihn, die ihn mit festen, aber für jeden anderen unsichtbaren Fäden mit den Dingen und Personen der Außenwelt verbinden" (a.a.O.:24). Eine der wichtigsten Aufgaben biologischer Forschung müsse es daher sein – so UEXKÜLL – „die ‚Interpretanten' aufzudecken, nach denen lebende Systeme die Einwirkungen ihrer Umgebung kodieren" (a.a.O.: 30).

Ein solches systemtheoretisches bio-psycho-soziales Modell hat weit reichende Konsequenzen nicht nur für die Bewertung körpereigener Vorgänge, sondern auch für die Entscheidung über externe Interventionen. Im Sinne einer neuen „epistemiologischen Bescheidenheit" (Arnold) kann es in der Wissenschaft nicht mehr darum gehen, „die Realität ‚hinter' unseren Beobachtungen aufzudecken", sondern vielmehr Wissenschaft als Anstrengung zu verstehen, „Zusammenhänge aufgrund definierter Ordnungsprinzipien herzustellen und zu erproben" (Herrmann/Uexküll 2000: 93). Insofern stellen auch die ‚subjektbereinigten' positivistischen Forschungen über medizinische Diagnostik und Therapie wissenschaftliche Trugschlüsse dar, wie HERRMANN und UEXKÜLL in einer Kritik zur Evidence-based-Medicine erläutern. Diese „golden standards" würden dem Modell der „trivialen Maschine" folgen, weil sie dem Arzt „Probleme eines Patienten in technisch manipulierbare Vorgänge übersetzen. Sie zeigt ihm die Probleme eines Patienten, wie sie für seine technischen Interventionsmöglichkeiten aussehen. Anders formuliert: Sie bringt die Probleme des Patienten für seine Eingriffe in Form, indem sie sie – und das kann lebensrettend sein – trivialisiert. Diese Maschine gehorcht einem ‚pragmatischen Realitätsprinzip', wie es in randomisierten Studien zum Ausdruck kommt. Sie produziert ‚pragmatische Evidenz'" (Hervorh. i.O.) (a.a.O.: 92).

Dagegen folgt die nicht-triviale Maschine einem „kommunikativen Realitätsprinzip". „Sie hilft dem Arzt, den Code zu erfassen, nach dem ein Kranker seine Wirklichkeit erlebt. Sie produziert keine pragmatische, sondern ‚kommunikative Evidenz'. Sie ist der wirkliche ‚Goldstandard', der Auskunft gibt, ob und inwieweit etwas, das der Arzt dem Patienten aufgrund der pragmatischen Evidenz vorschlagen kann, unter dem Aspekt der kommunikativen Evidenz zwischen Arzt und Patient zu dem Patienten und seiner individuellen Situation ‚passt'" (a.a.O.: 92). Insofern kann es keine *objektiv richtige Diagnose*, sondern nur eine Diagnose geben, die möglichst umfassend i.S. einer Arbeitshypothese die individuelle bio-psycho-soziale Situation des Patienten und seine subjektiven Deutungen zu erfassen sucht. Die Diagnose leitet sich nicht aus den messbaren Organbefunden ab, sondern vielmehr müssen Organbefunde im transzendierenden Zusammenspiel der psycho-sozialen Situation gedeutet werden. Ärztliche Professionalität ist damit auch Deutungskompetenz der „Zeichen", die sich der physikalischen, chemischen, thermischen Beurteilung entziehen. Damit ist die Therapie nicht deduziert aus der körperfunktionsbezogenen Diagnose, sondern Produkt des fallverstehenden Deutens des Arztes im kommunikativen Prozess mit dem Patienten. In systemtheoretischer Sicht *erzwingt* der Arzt selbst durch direkte Intervention mittels Arznei oder chirurgischem Schnitt keine therapeutischen Resultate, sondern er verändert Kontextbedingungen eines autonomen lebendigen Systems, deren Ergebnisse mehr oder weniger wahrscheinlich sind, aber keinem mechanistischen Kausalitätsprinzip folgen.

Das Problem der Non-Compliance erscheint vor dem Hintergrund dieser theoretischen Reflexionen in einem neuen Licht. Im traditionellen Verständnis wird es als ein Anpassungsproblem der Patienten an die ärztlichen Weisungen verstanden (vgl. z.B. Petermann 1998: 9). Der Arzt arbeitet ein Kausalitäts-Wirkungskonzept aus (Therapieplan), das er dem Patienten verordnet. Hält sich der Patient nicht an die Regeln, gilt es, ihn durch gezielte

Information bis hin zu verhaltenstherapeutischen Interventionen, zu manipulieren. In diesem hier geschilderten systemtheoretischen Sinn ist hingegen Non-Compliance v.a. ein Kommunikations- und Interaktionsproblem, in dem es nicht hinreichend gelingt, das medizinische System an das Patientensystem anzuschließen. Wie im sozialen System wird die Systemkompatibilität in dem Maße erhöht, wie *beide* Systempartner bereit sind, offen für Informationen des jeweils Anderen zu sein und diese Informationen im Selbstbezug zu verarbeiten. Wie es dem System Krankenhaus an kritischer Selbstreflexion mangelt, offenbart das Non-Compliance-Problem ebenso einen Bedarf an Selbstreflexion auf Arzt- und Patientenseite.[88] Selbstreflexion ist die Fähigkeit, „sich selbst gewissermaßen von ‚außen',, zu beobachten „und in dieser veränderten Perspektive nun seine Einheit und auch seine Differenz zu seiner Umwelt" zu sehen (Willke 1996b: 108). Differenz heißt das Beobachten von Unterschieden zwischen sich und der Umwelt, heißt sich selber in Bezug zur Umwelt setzen und somit die „Rückwirkungen der Folgen seines Handelns in der Umwelt auf sich selbst" zu beobachten (a.a.O.: 107f.). So wie intelligente Organisationen Strukturen zur Selbstthematisierung und Selbstbeobachtung hervorbringen, generieren intelligente lebende Systeme Mechanismen der Selbstreflexion.

So gesehen bedeutet Intervention (Therapie) in geschlossene lebende Situation immer Unsicherheit; bedeutet, das virtuelle Geflecht von Wirkungen, Rückwirkungen und rekursiven Schleifen nicht exakt vorhersehen zu können; bedeutet auch, neben einer Reihe intendierter Wirkungen eine Fülle nichtintendierter (Neben-)Wirkungen auszulösen, die die angestrebten Effekte verändern, verstärken oder abschwächen können. Therapeutische Intervention wird so zu einer Suchbewegung in einem virtuellen Feld. Die hohe Anzahl von Fehldiagnosen (vgl. z.B. Herrmann/Uexküll 2000: 80) verweisen bspw. eben nicht auf einen Mangel des „Mehr-von-demselben" medizin-technischer Analytik, sondern verweisen auf die Erkenntnisgrenzen systemischer Wechselwirkungen. Suchbewegung heißt anzuerkennen, dass das lebende System nicht durch Umwelt determiniert ist, sondern die Interventionen nach selbstproduzierten Gesetzen verarbeitet. „Anstelle eines Verhältnisses von externer Ursache und interner Wirkung, von Aktion und Folge, müssen wir das komplizierte und indirektere Verhältnis von *Autorenschaft und Lektüre* zugrundelegen, wenn es um Intervention in autonome System geht. Das intervenierte System ‚liest' und interpretiert die angebotene Intervention nach seinen eigenen Regeln, nach seinem eigenen Verständnis und im Kontext der eigenen Welt" (Hervorh. i.O.) (Willke

---

88 Um Missverständnissen vorzubeugen: in Situationen, in denen akutes Handeln erforderlich ist wie in Notfällen oder (psychischen) Krisen, kommt dem reduktionistischem Kausalitätshandeln durchaus ein funktioneller Stellenwert zu, um Patienten überhaupt erst wieder in die Lage zu versetzen, für sich zu handeln und zu entscheiden. Problematisch wird es nur, wenn von diesen ‚Ausnahmetatbeständen' prinzipielle Handlungsmuster generiert werden.

1996b: 95). Therapeutische Intervention als Suchbewegung heißt hier genau genommen Kontextverschiebung (Willke), indem durch biologische, psycho- und sozialtherapeutische Handlungen Impulse ins lebende System und/oder in das soziale Bezugssystem gesendet werden, deren Wirkungen auf der biologischen, psychischen und sozialen Repräsentationsebene des Systems beobachtet werden und miteinander in Beziehung gesetzt werden.

Diese Erkenntnis korrespondiert mit BENNERs Modell des Kompetenzerwerb von Krankenpflegekräften, indem sie Situationen intuitiv wahrnehmen, sich nicht von Handlungsstandards oder analytischen Prinzipien leiten lassen, sondern eher auf dem Boden eines umfassenden Verständnisses der Gesamtsituation agieren. Analysen haben bei Pflegeexperten durchaus einen Stellenwert, um sich in ungewohnten Situationen zu orientieren, wenn unerwartete Entwicklungen eingetreten sind oder um erste Informationen zu sammeln, sie suggerieren aber nicht den handlungsleitenden Wert von Objektivität, Wahrheit und Verlässlichkeit (vgl. Benner 1994: 52f.). „Auch eine noch so hoch entwickelte Kompetenz kann Pflegeexperten nicht von dem Rest an Unsicherheit befreien, die zum Wesen der Aufgabe gehört" (a.a.O.: 175).

Bei Ärzten wurde – sehr ähnlich – die professionelle Fähigkeit als doppelte, ausbalancierte Wissensbasierung bezeichnet, die in der Medizinwissenschaft und in der fall- bzw. sinnverstehenden Alltagspraxis begründet ist und in die Indikationsgerechtigkeit medizinischer Versorgungsleistungen einmündet (Teil 2, Kap. 4.2.1).

Was ist und was will also die „Integrierte Psychosomatische Medizin?" fragt V. UEXKÜLL am Ende seines Aufsatzes: „Sie will der Medizin den lebenden Körper zurückgewinnen. Um den Patienten als Interpreten seiner Umgebung, in seiner, nur ihm gehörigen, individuellen Wirklichkeit erkennen – und erleben zu können, muss der Arzt lernen, ihn im Bionschen Sinne ,zu denken'. Dazu gehört nicht ,in Intuition zu baden' ... Dazu muss er lernen, die Zeichen, die den Patienten auf den verschiedenen Integrationsebenen seines Körpers – der vegetativen, der animalischen und der humanen – erreichen, zu deuten und ihrer Bedeutung entsprechend zu beantworten. Dann kann die Medizin wieder das werden, was sie im Grunde immer war: *eine Zeichenlehre, die somatische, psychische und soziale Indizien zu einer, der direkten Erfahrung des Arztes unzugänglichen Wirklichkeit eines Menschen integriert*" (Hervorh. i.O.) (Uexküll 1994: 33).[89]

---

89 V. UEXKÜLL bezieht sich hier auf BION, um deutlich zu machen, dass der Wunsch des Menschen nach „reiner, von affektiven Beimengungen gereinigter Erkenntnis" lediglich ein Ausweichmanöver ist, da es die Frustrationstoleranz übersteigen würde „Objekte als lebende Wesen, d.h. als Wesen mit eigenem Recht gelten zu lassen". „Daher weichen wir in Pseudolösungen aus, die Leben als Unbelebtes, den Körper als Maschine und ,Wissen' als ,Kenntnis des Unbelebten' definieren" (v. Uexküll 1994: 32).

1.3 Das Modell der Patientenorientierung nach K. Wittneben

Den wohl in Deutschland differenziertesten theoretischen Entwurf patientenorientierter Krankenpflege findet man bei WITTNEBEN (1990). Ihre Leitidee, unterschiedliche Stufen von der Patientenignorierung zur Patientenorientierung hierarchisch zu ordnen, ist bestechend, da sie nicht nur das zwar populäre aber logisch nicht zu argumentierende Gegensatzpaar von Krankheitsorientierung und Patientenorientierung auflöst, sondern vielmehr unterschiedliche Abstufungen kennzeichnet, mit deren Hilfe der Grad pflegerischer Patientenorientierung analysiert und bewertet werden kann. So wurde dieses Modell in der Vergangenheit denn auch bereits zur Interpretation von empirischen Forschungen in Anspruch genommen (vgl. Busch 1996; Darmann 1998). Obgleich die theoretische Konsistenz des Modells noch Fragen offen lässt und auch keine explizite Kritik an der medizintechnischen Handlungsorientierung einschließt, dürfte es durchaus geeignet sein, Pflegehandlungen zu systematisieren, zu kategorisieren und v.a. zu entideologisieren und mithin diskursfähig zu machen.[90] Allerdings fokussiert das Modell eng auf das Interaktionshandeln zwischen Pflegeperson und Patient. Systemische Interdependenzen zu angrenzenden oder übergeordneten Bedingungsfaktoren, die sich etwa aus den oben beschriebenen Kooperations- und/oder Abhängigkeitsbeziehungen, aus aufbau- oder ablauforganisatorischen Kontexten sowie aus krankenhausübergeordneten Steuerungsvariablen ergeben, bleiben bei WITTNEBEN ausgeklammert. Insofern dürfte das Modell zwar brauchbar sein, um Pflegehandlungen zu beschreiben und zu typologisieren, nicht allerdings, um sie zu erklären, will man nicht zu individualistisch verkürzten Kausalbetrachtung gelangen.

WITTNEBEN hat eine gestufte zunehmend umfassendere Theorie der Patientenorientierung entwickelt. Diese diente ihr als Grundlage, um mittels hermeneutischer Methoden eine Bewertung von Fachdidaktikansätzen von Weiterbildungseinrichtungen in der Ausbildung von Pflegelehrkräften vorzunehmen. Im dritten Teil ihres Buches entwirft sie auf der Grundlage der „kritisch-konstruktiven Didaktik" von KLAFKI eine Fachdidaktikkonzeption. Kern der Arbeit ist dabei eine heuristische Matrix (Orientierungsraster), mit der „kritisch-konstruktiver Pflegeunterricht" geplant, durchgeführt und analysiert werden kann (vgl. a.a.O.: 327).

---

90 Das Modell impliziert, dass die jeweils übergeordneten Stufen der Patientenorientierung die unteren Stufen einschließen. Unklar ist allerdings; wie Modellstufen, die auf z.T. widersprüchlichen wissenschaftlichen Modellen und auch wissenschaftstheoretischen Grundlagen basieren (wie der Behaviorismus und die Theorie des kommunikativen Handelns) widerspruchsfrei zu einem normativen Handlungssetting zusammengefügt werden können. Vielmehr scheint es doch so zu sein, dass die von WITTNEBEN postulierte höchste Stufe der Patientenorientierung alle darunter liegenden ‚patientenorientierten' Handlungsmuster einer neuen kritischen Bewertung unterzieht und auch zu anderen Handlungskonsequenzen führt.

In diesem Sinnzusammenhang interessiert jedoch das Modell der „Multidimensionalen Patientenorientierung". Anhand der von ihr definierten Stufen ist es möglich, Pflegesituationen im Grad ihres Maßes an Patientenorientierung zu bewerten. WITTNEBEN analysiert selber eine ganze Reihe von Praxisbeispielen, die die unterschiedlichen Stufen repräsentieren. Sie unterscheidet insgesamt fünf Stufen der Patientenorientierung (a.a.O.: 151), die im Folgenden dargestellt werden.

a. Die verrichtungsorientierte Krankenpflege
Hierbei handelt es sich um eine arztbezogene krankheitsorientierte Pflege. Besonderes Kennzeichen ist eine exakte, aber „fragmentierte Krankenbeobachtung" (a.a.O.: 31). Die ermittelten Befunde werden ohne eigene Deutung den Ärzten/innen weitergeleitet. Pflegerische Handlungen erfolgen im Sinne reiner Assistenzaufgaben lediglich aufgrund ärztlicher Anweisung. Die Vorgehensweise ist technokratisch festgelegt; eigenmächtige Abweichungen von den Regeln durch die Pflegepersonen sind nicht vorgesehen. Begründungen für pflegerische Handlungen fehlen in der Regel. Erwartet wird die unkritische und unreflektierte Ausführung von Handlungsanweisungen. Der Handlungsrahmen von Pflegekräften wird von den Ärzten festgelegt. Eine solche Pflege erreicht den Tatbestand der Patientenignorierung.

b. Die symptomorientierte Krankenpflege
Bei der symptomorientierten Pflege handelt es sich um eine spezialisierte aber erkenntnisfreie Überwachung der Patienten. „Eine Krankenschwester oder ein Krankenpfleger, die/der den Bedeutungszusammenhang von Krankheitserscheinungen nicht erkennen, aber Einzelsymptome verlässlich registrieren und melden soll, die Wirkungen einer Therapie hinwiederum nicht beurteilen darf, die Therapie selber aber durchführen muss, wird in die Nähe eines gedankenlosen Roboters gerückt" (a.a.O.: 33). Die symptomorientierte Krankenpflege entspricht weitgehend der verrichtungsorientierten, allerdings ist die Qualität der Krankenbeobachtung in Richtung Genauigkeit und Zuverlässigkeit stärker ausgeprägt.

c. Die krankheitsorientierte Krankenpflege
Der entscheidende qualitative Unterschied zum Vorhergenannten besteht in der Tatsache, dass die Pflegekräfte zu einer eigenen kritisch-reflektiven Deutung von Situationen in der Lage sind. WITTNEBEN definiert diesen Typus daher wie folgt: „Eine krankheitsorientierte Krankenpflege bezieht sich auf die Überwachung und Durchführung ärztlich verordneter Maßnahmen der Diagnostik und Therapie, denen so umfassende Kenntnisse der Krankheitslehre zugrunde liegen, dass eine eigenständige Erkenntnis des Krankheitsbildes und Beurteilung der Therapie ermöglicht wird. Die die medizinische Diagnostik und Therapie unterstützenden pflegerischen Maßnahmen lassen sich einerseits als quantifizierende Methoden des Zählens und Messens von Patientendaten und andererseits als eine Methode des Verstehens kleinster Phänomene im Erscheinungsbild des Patienten charakterisieren.

Die durch Zählen, Messen und Verstehen von Patienten gewonnenen Wissensbestände tragen über die Sicherung der aktuellen Diagnose und Therapie zur Konstituierung der medizinwissenschaftlichen Forschung und letztlich der medizinischen Wissenschaft bei" (a.a.O.: 29).

d. Die verhaltensorientierte Krankenpflege

Ausführlich setzt sich WITTNEBEN mit der nächsten Stufe, der verhaltensorientierten Krankenpflege auseinander. Die Auswertungen empirischer Befunde über die Patientenzufriedenheit lassen darauf schließen, dass Patienten „unter den kontingenten Bedingungen der Krankenhausorganisation sowie der geplanten Diagnostik und Therapie nicht selten ziemlich schonungslos behandelt und gepflegt werden" (a.a.O.: 42). Unter expliziter Bezugnahme auf das Pflegemodell der „cholinergischen Reizpflege" von DU MONT (a.a.O.: 53ff.) definiert WITTNEBEN die verhaltensorientierte Krankenpflege: „Eine verhaltensorientierte Krankenpflege ist auf die adaptiven Bedürfnisse von Patienten bezogen. Sie ist einer krankheitsorientierten Krankenpflege übergeordnet und nimmt diese gleichsam in sich auf. Im Einzelnen bezieht sich die Verhaltensorientierung in der Patientenorientierung einerseits auf die Vermeidung oder Milderung einer *alpha-adrenergischen Dominanz* sowie eines *cholinergischen Gegenschlages*, andererseits auf die Provokation einer *cholinergen Dominanz*. Diese Form der verhaltensorientierten Krankenpflege wird als ‚cholinergische Reizpflege' bezeichnet.

Die durch eine rationale Verhaltensorientierung in der Pflege über Patienten gewonnenen Wissensbestände tragen über die Sicherung der aktuellen Qualität der Pflege hinaus zur Konstituierung einer pflegerischen Wissenschaft bei" (a.a.O.: S. 64). Dieses aus der Neurophysiologie abgeleitete Pflegemodell wird von WITTNEBEN anhand vieler Beispiele illustriert. Es gehört in die Gruppe der pflegetheoretischen Adaptationsmodelle in der Tradition des Behaviorismus. WITTNEBEN weist besonders darauf hin, dass im Unterschied zu moralischen Appellen an eine schonungsvolle Krankenpflege, die *cholinerge Reizpflege* mit der aktiven Gestaltung von Reizen argumentativ aus naturwissenschaftlichen Erklärungszusammenhängen abgeleitet und somit den moralischen Imperativen von Pflegenden deutlich überlegen ist.

Eine verhaltensorientierte Krankenpflege wird viele pflegerische Handlungen als starke und für den Patienten unangenehme „hochfrequente" Reiz identifizieren (z.B. Verletzung des Schamgefühls, ggf. Schmerzen bei der Durchführung von Maßnahmen) und eine aktive Unterstützung bei der Verarbeitung dieser „hochfrequenten" Reize leisten (z.B. besondere Maßnahmen zur Wahrung der Intimsphäre). Zudem werden sanfte sensorische Reize als „Niederfrequenzstimuli" besondere Berücksichtigung finden.[91] Die

---

91 WITTNEBEN nennt hierzu beispielhaft: Gedämpftes Licht, sanfte Sprache, Rauschen von Wasser, ruhige Streichbewegungen (vgl. ebd. S. 59).

Qualität der verhaltensorientierten Krankenpflege kann aber erst angenommen werden, wenn ausreichend plausible Begründungen der Pflegekräfte für ihre pflegerischen Handlungen vorliegen. Sie unterscheiden sich damit sehr deutlich von intuitiven oder standardisierten Handlungsvollzügen.

e. Die handlungsorientierte Krankenpflege

Diese Stufe stellt für WITTNEBEN die höchste Form der Patientenorientierung dar. Für den pflegetheoretischen Rahmen verwendet sie das Pflegemodell von OREM, dem sie eine Nähe zu PARSONs Handlungstheorie attestiert. Im Unterschied zu den zuvor genannten Stufen der objektorientierten Patientenorientierung versteht sich die handlungsorientierte Krankenpflege als subjektbezogen. „Eine handlungsorientierte Krankenpflege ist vor allem auf die Selbstpflegehandlungen von Patienten bezogen. Sie ist einer verrichtungs-, symptom-, krankheits- und verhaltenbezogenen Krankenpflege übergeordnet und nimmt diese gleichsam in sich auf. Im Einzelnen bezieht sich die Handlungsorientierung in der Patientenorientierung zum Einen auf die Einschätzung des Selbstpflege-Handlungsbedarfs, d.h. die Gesamtheit der Selbstpflege-Erfordernisse, auf die Beurteilung des Grades des Selbstpflege-Handlungsvermögens sowie auf die Feststellung des Selbstpflegedefizits, das aus einem Ungleichgewicht zwischen dem Selbstpflege-Handlungsvermögens und dem Selbstpflege-Handlungsbedarf resultiert. Zum anderen bezieht sich eine handlungsorientierte Krankenpflege auf den Entwurf und die Implementation eines Krankenpflege-Handlungssystems, das gänzlich kompensatorisch, partiell kompensatorisch oder unterstützend-edukativ strukturiert sein kann. Die durch eine zweckrationale Handlungsorientierung in der Pflege über die Patienten gewonnen Wissensbestände tragen über die Sicherung der aktuellen Qualität der Pflege hinaus zur Konstituierung einer pflegerischen Wissenschaft bei" (a.a.O.: 149).

Pflegerisches Handeln ist damit nicht mehr verlängerter Arm der Medizin, nicht im Dienste des medizinischen Hauptarbeitsgangs funktionalisiert, sondern legitimiert ihr Handeln aus einem originär pflegerischen Begründungszusammenhang, der sich aus den Pflegeerfordernissen der Patienten ableitet. Mit Hilfe von OREMs Modell könnten „tendenziell irrationale krankenpflegerische Akte ... theoretisch analysiert und bewertet sowie in zielgerichtete rationale Handlungen umgeleitet werden". An dem auch in dieser Arbeit übernommenen Beispiel der 96-jährigen Patientin (vgl. 2. Teil, Kap. 4.3.1) würde auf dem Boden des normativen Modells bedeutsam werden können, ob die Pflegeperson, „das geschwächte Selbstpflege-Handlungsvermögen einer alten Frau kompensiert, indem sie dem therapierenden Arzt unter ihrem klar artikulierten Werthorizont einer Selbstpflege und einer kompensatorischen Krankenpflege aktiv gegenübertritt" (a.a.O.: 142).

WITTNEBEN diskutiert im Weiteren den Entwurf der handlungsorientierten Krankenpflege auf der Grundlage HABERMAS' Theorie des kommunikativen Handelns und kommt zu dem Schluss, dass OREMs Modell „noch nicht voll dem hohen Anspruch rational-kommunikativer Handlungspostulate entspricht" (a.a.O.: 148). Gestützt auf HABERMAS kritisiert sie Pflegehandlungen, die zum Zwecke der Erfolgsoȷientierung eingesetzt werden. „Hingegen spricht Habermas von kommunikativen Handlungen, wenn die Handlungspläne der beteiligten Akteure nicht über egozentrische Erfolgskalküle, sondern über die Art der Verständigung koordiniert werden. Kommunikative Handlungen sind verständigungsorientierte Handlungen, die in sozialen Handlungssituationen vollzogen werden. Verständigungsprozesse zielen auf Einverständnis ab. Kompetente Sprecher in sozialen, verständigungsorientierten Handlungssituationen können ... intuitiv unterscheiden, wann sie auf andere ,einwirken' und wann sie sich mit ihnen ,verständigen' (a.a.O.: 142).

WITTNEBEN führt hier zumindest indirekt an eine bisher in der Pflegewissenschaft offene Frage heran: Woraus leiten Pflegekräfte ihren Handlungsauftrag ab, wenn die fachlich-technischen (expertokratischen) Handlungsstandards im Widerspruch zu den von den Patienten artikulierten Handlungsbedürfnissen stehen? Es ist dies der Widerspruch zwischen dem Respekt vor der Autonomie des Patienten und den Postulaten, die von fachlich-professionellen Standards ausgehen. Gemeinhin – so auch bei OREM – erscheint diese Differenz in den Handlungsorientierungen (ähnlich dem Non-Compliance-Problem der Medizin) als ein Informations- und Motivationsproblem, dem zweckrational – so im Sprachgebrauch OREMs – ein edukativ-unterstützendes pflegerisches Handlungssystem folgen würde. Im Sinne HABERMAS entspricht dies der ,erfolgsorientierten Handlung' mit den beiden Handlungssituationen des instrumentellen Handelns (Anwendung technischer Handlungsregeln) und des strategischen Handelns (soziale Handlungen) (vgl. Habermas 1997: 384f.). Dagegen sieht HABERMAS die Beteiligten des *kommunikativen Handelns* „nicht primär am eigenen Erfolg orientiert; sie verfolgen ihre individuellen Ziele unter der Bedingung, dass sie ihre Handlungspläne auf der Grundlage gemeinsamer Situationsdefinitionen aufeinander abstimmen können. Insofern ist das Aushandeln von Situationsdefinitionen ein wesentlicher Bestandteil der für kommunikatives Handeln erforderlichen Interpretationsleistungen" (a.a.O.).

Weiter als die Pflegewissenschaft, erscheint in der Frage der Handlungsorientierung die Sozialarbeitswissenschaft zu sein, die sich prinzipiell ähnlichen Problemen gegenüber sieht. DEWE u.a. kritisieren die „normativen Konzeptualisierungen des Professionalisierungsproblems", da „sie die handlungsstrukturellen Besonderheiten der Sozialarbeit mehr oder weniger ignorieren" (Dewe 1995: 135). Expertokratisches Handeln reduziert den ,beruflichen Gegenstandsbereich' auf wissenschaftliches Fachwissen und nutzen „konsequenterweise selbst Rücksprachen mit den Klienten nur als begleitende Maßnahme zur Akzeptanzsteigerung ihres Handelns ..., nicht aber, wie es professionalisierte Handelnde für sich in Anspruch nehmen, als unverzichtbaren Teil der professionsethischen ,Wahrheitsfindung' (a.a.O.:

136). So gesehen würde Professionalität als Handlungselement im Gegensatz zum Expertentum darauf abzielen, „einen vom Klienten/Patienten selbst als wertvoll erachteten Zustand wieder herzustellen auf der Basis der Bemühung, in der konkreten Klienten-Sozialabeiter-Interaktion einen sinnverstehenden Zugang zu den lebenspraktischen Bedürfnissen zu finden, wie er etwa paradigmatisch im Prozess der psychoanalytischen Rekonstruktion biographisch verschütteter Deutungsgehalte annäherungsweise realisiert wird" (a.a.O.: 137). In der professionellen Handlungsorientierung geht es also nicht darum, dass der Professional den Wünschen oder gar Weisungen der Klienten blind folgt. Vielmehr ist in vielen Situationen zu unterstellen, dass die Klienten selbst über „keine angemessenen Deutungsmuster zur Problembewältigung" verfügen. „Grundsätzlich kann davon ausgegangen werden, dass die zentralen Schwierigkeiten, die sich in der Lebenspraxis stellen und bei denen eine professionalisierte Unterstützung durch sozialarbeiterische Interventiontypen wie Beratung, Bildung, Therapie etc. ins Spiel kommt, sich stets dann ergeben, wenn die zu treffenden oder gar bereits getroffenen lebenspraktischen Entscheidungen aus der Sicht der Handelnden selbst nicht mehr subjektiv begründbar sind bzw. als solche erscheinen" (a.a.O.: 139). An die Stelle objektivistischer Rationalität, rezeptologischen Fachwissen und „Input technisch-instrumenteller Problemlösungsmittel" (a.a.O.: 138) tritt die Respektierung lebenspraktischer Autonomie, in der „fachliche Regeln nicht schlichtweg befolgt, sondern vielmehr ausgenutzt" werden (a.a.O.). Professionalität bedeutet somit die „Einhaltung der Dialektik von universeller Regelanwendung auf wissenschaftlicher Basis und hermeneutisch-therapeutischem Fallverstehen", (a.a.O.) und bedeutet eine Symmetrisierung der Interaktion, in dem der Professional „seine Überlegenheitsposition im Handlungsfeld tendenziell preisgeben muss" (a.a.O.: 137).

WITTNEBEN sieht selber die Gefahr der Herrschaftsausübung von Pflegenden über die Kranken, die vom OREMs Pflegemodell ausgeht. „Eine Pflegezielvorgabe der Selbstpflege durch die Pflegenden sowie selbst eine Pflegezielübernahme der Selbstpflege durch die Gepflegten impliziert die Gefahr eines höheren Potentials von Herrschaftsausübung von Pflegenden über Gepflegte" (Wittneben 1990: 141). Allerdings sei zu fragen, „inwieweit eine tatsächliche rational-kommunikative, symmetrische Verständigung zwischen „Kranken" (Gepflegten) und „Gesunden" (Pflegenden) möglich" ist und resümiert, dass die Pflege in der Beantwortung dieser Frage noch ganz am Anfang" steht (a.a.O.: 143).

1.4 Das Modell der Krankheitsverlaufskurve von Strauss, Corbin und Mitarbeitern

Der Begriff der Krankheitsverlaufskurve (illness-trajectory) geht zurück auf Beobachtungen, die der amerikanische Sozialwissenschaftler Anselm L. STRAUSS u.a. im Rahmen von Forschungsarbeiten über die Pflege von Sterbenden in den 60er Jahren anstellten (vgl. Corbin/Strauss 1998: 4). Hierbei machten sie „die Beobachtung, dass Sterben Zeit braucht und dass Pflege-experten, Familien und Sterbende zahlreiche Strategien einsetzen, um diesen Prozess zu bewältigen und zu gestalten" (a.a.O.). Dieser im Kontext einer eigenen Methodologie der „grounded theory" (vgl. a.a.O.: 8; Strauss 1994) erarbeitete Bezugsrahmen schlossen sich später vielfältige Forschungen über Patienten mit chronischen Krankheiten und ihren Versorgungssituationen an.

In dieser auf die Krankheitsverlaufskurve orientierten Perspektive machten STRAUSS u.a. die Beobachtung, dass die Behandlung im Krankenhaus auf die Versorgungserfordernisse akut Kranker ausgerichtet ist. „Die Hauptarbeit in Krankenhäusern besteht zunächst einmal darin, akut kranke Personen zu versorgen. Dies bedeutet die Diagnose und Behandlung der Krankheit des Patienten und schließt – falls möglich – ein, den Patienten in einem verbesserten Zustand nach Hause zu schicken" (Strauss u.a. 1980: 631). Insgesamt sei das spezielle Augenmerk, „auf physiologische und technische Aspekte der Versorgung gerichtet mit einer Betonung auf Intervention im Krankheitsverlauf" (a.a.O.). Die Arbeit des Krankenhauspersonals nach den „Vorstellungen von einer akuten Krankenversorgung" (a.a.O.) führt dazu, soziale und psychologische Aspekte gegenüber der „mehr biologisch orientierten Arbeit" zu vernachlässigen „und zwar so sehr, dass die Ersteren tendenziell gar nicht zu berücksichtigen sind, sie nicht einmal in die Krankenhausunterlagen eingehen, es sei denn unter bestimmten Bedingungen" (a.a.O.). Benötigt wird dagegen eine Konzeptualisierung von Krankheit, die über die Betrachtung somato-pathogener Prozesse deutlich hinausragt. „Unser zentrales Konzept ist das der *Verlaufskurve*. Es bezieht sich zum einen auf den physischen Krankheitsverlauf, zum anderen auf die Arbeit, die aufgrund der Krankheit notwendig ist. Zu einer Verlaufskurve gehören Verlaufskurvenphasen, Vorstellungen vom Krankheitsverlauf und vom Arbeitspensum sowie persönliche Lebensentwürfe für die nahe und die fernere Zukunft. Eine Verlaufskurve ist begleitet von unzähligen Konsequenzen für die Biographie eines Menschen; z.B. verändert sich die Beziehung zum eigenen Körper, zum Selbst, zum Gefühl für biographische Zeit. Bei einer chronischen Krankheit ist der Körper behindert oder von einer Behinderung bedroht, was sich auf die Aktivitäten des Betroffenen auswirkt, manchmal auch auf seine äußere Erscheinung. In einer solchen Situation muss der Kranke viel ,biographische Arbeit' leisten, d.h. er muss die Krankheit in sein Leben integrieren, sich mit seiner Krankheit abfinden, seine Identität wiederherstellen bzw. seine Biographie neu entwerfen" (Hervorh. i.O.) (Corbin/Strauss 1993: 11f.).

Für die Bewältigung von chronischen Krankheiten (Krankheitsmanagement) ist eine Reihe von organisatorischen Aspekten notwendig wie „Einsatz, Fertigkeiten, Personal, Raum, Zeit und andere Ressourcen ebenso wie deren Koordination" (Strauss u.a. 1980: 633). Für diesen Aufgabenbereich wurde das

Konzept der Arbeit geprägt, das sich aus einer größeren Anzahl von Arbeitstypen zusammensetzt (Maschinenarbeit, Sicherheitsarbeit, Komfortarbeit, Arbeit mit und an den Gefühlen, Artikulationsarbeit, Biographiearbeit, Fehlerarbeit, Informationsarbeit, Aushandlungsarbeit), jeweils verschiedene Aufgaben beinhaltet (z.b. Kontrolle von Symptomen, Überwachung, Vermeidung von Komplikationen, Durchführung von Behandlungsplänen usw.) und sich zu Hauptarbeitslinien konstituiert (vgl. Strauss 1980, Müller/Behrens 1989: 91, Corbin/Strauss 1993: 15, 1998: 17).

Berücksichtigt man, dass die Bewältigung chronischer Krankheiten i.d.R. nur zu einem kleinen Teil in der Institution Krankenhaus vollzogen wird (etwa zur Krisenintervention), dann wird der gewaltige Arbeitsanteil, den die Patienten und ihre Partner/Familien zu leisten haben, deutlich. CORBIN/ STRAUSS sehen bei der Bewältigung der Krankheitsverlaufskurve drei Hauptarbeitslinien, die sich gegenseitig beeinflussen: „die krankheitsbezogene Arbeit, die biographische Arbeit und die Alltagsarbeit". Neben der krankheitsbezogenen Arbeit (z.B. Einhalten der Diät) muss die Alltagsarbeit je nach krankheitsbedingten Einschränkungen mehr oder weniger neu arrangiert werden. Hierzu kann die berufliche Veränderung oder Berufsaufgabe gehören, der Neuzuschnitt der Familienrollen (Kindererziehung, Hausarbeit, Pflegebedürftigkeit), die Veränderung der zeitlichen Strukturen z.B. durch strenges Medikamentenregime und dergl. mehr (vgl. a.a.O.: 76). Alle Arbeiten müssen miteinander zu Arbeitsbündeln koordiniert werden und sie müssen in der Familie und ggf. mit professionellen Helfern kommuniziert und ausgehandelt werden.

Eine besondere Bedeutung nimmt die biografische Arbeit ein, indem der Kranke das „Leben wieder zu einem Ganzen" zusammensetzt (a.a.O.: 59). „Frühere Definitionen seines Körpers, seines Selbst, seines Handelns, der anderen Menschen, von Interaktionen, Ereignissen und Beziehungen müssen durch neue Definitionen ersetzt werden" (a.a.O.). Es sind vier einzelne, eng verbundene Prozesse, die diese biografische Arbeit leisten:

• *Die Krankheitsverlaufskurve wird in die Biografie integriert (Kontextualisierung).* Hierzu gehört eine Abschätzung der Krankheitsfolgen für die Biografie. Dieser Prozess ist nie abgeschlossen, vielmehr wird er immer wieder aktualisiert werden müssen, wenn sich Veränderungen in der Krankheitsverlaufskurve oder der Biografie ergeben. „Soll die Kontextualisierung Erfolg haben, so muss sich der Kranke bis zu einem gewissen Grad mit seiner Krankheit, den daraus resultierenden Einschränkungen und möglicherweise mit dem Gedanken an den Tod abfinden. Entweder lernt er damit zu leben, oder es bleiben ihm nur die Alternativen, seine Krankheit zu verleugnen, sich emotional von der Welt zurückzuziehen oder sich umzubringen. Die Krankheit in sein Leben einzubeziehen heißt *nicht*, sie voll und ganz akzeptieren, sondern sie so weit zu einem Teil des

Selbst machen, dass man das Nötige tut, um das physische wie auch das biographische Überleben zu sichern" (Hervorh. i. Orig.) (a.a.O.: 65).

- *Der Kranke kann die biografischen Konsequenzen aus konkretem oder möglichen gescheitertem Handeln verstehen oder akzeptieren (Akzeptieren).* "Akzeptieren heißt, dass ein Mensch einen Weg gefunden hat, seine Biografie durch verändertes Handeln der Krankheit anzupassen, und dass er dabei trotz anhaltender oder fortschreitender körperlicher Gebrechen seinem Leben einen Sinn geben kann" (a.a.O.: 67). Der Kranke beginnt, sich in sein ‚Schicksal' zu fügen; die Krankheit und die damit verbundenen Einschränkungen werden als unabänderlich hingenommen. Das Akzeptieren, indem dem Kranken das Scheitern von Handlungen bewusst wird, ist stark mit emotionalen Prozessen wie bspw. Wut, Trauer, Hoffnungslosigkeit, Verdrängen oder Resignation verbunden.

- *Die Identität wird in eine neue Konzeption von Ganzheit integriert (Wiederherstellung der Identität).* Ausgelöst wird der Identitätsbruch meistens mit der Mitteilung über die Diagnose einer chronischen Krankheit, bei der das "Gefühl von der Ganzheit des Selbst" verloren geht (a.a.O.: 69). Es wird bewusst, dass Teile des Selbst verloren gegangen sind oder gehen werden. Es bestehen zwei Möglichkeiten, die Identität wieder herzustellen. "Entweder schafft es der Kranke, wieder ein gewisses Vertrauen in seinen Körper zu gewinnen, indem er – durch dagegen Ankämpfen – dessen Grenzen ausprobiert ... Oder – die andere Möglichkeit – der Kranke kann sich in seinen Wertvorstellungen umorientieren und neue Prioritäten in dem, was in seinem Leben wichtig ist, setzen" (a.a.O.: 69f.).

- *Der Biografieverlauf erhält neue Richtungen (Neuentwurf der Biografie).* Das Selbst oder Teile von ihm sind entstrukturiert, d.h. der Kranke stellt fest, bestimmte Handlungen gegenwärtig oder zukünftig nicht mehr durchführen zu können. Eine Entstrukturierung ist nicht zwangsläufig mit dem Krankheitsverlauf verbunden, z.B. wenn der Kranke feststellt, "dass sich in seinem Leben nichts verändert hat oder dass er seine Ressourcen einfach neu organisieren und die Arbeit anders verteilen muss, um seinen gegenwärtigen Status zu erhalten" (a.a.O.: 74). Der Neuentwurf der Biografie wird eingeleitet, wenn "der Kranke allmählich oder plötzlich erkennt, welche Bedeutung die Beeinträchtigung für seine Biografie hat" (a.a.O.). Die Biografie wird somit neu strukturiert, was besser gelingen kann, wenn die Krankheitssituation zuverlässig eingeschätzt werden kann. "Eine gewisse Kontrolle über die Verlaufskurve ist notwendig, damit die zukünftige Biographie eines Menschen geplant werden kann. Grundlegend für diese Kontrolle sind klare Verlaufskurvenvorstellungen und Verlaufskurvenplanungen. ... Optimal ist die Bewältigung der Krankheit dann, wenn Verlaufskurve und Biographie in einem Zustand relativer Ausgewogenheit sind" (a.a.O.: 74f.).

Der Arbeitstyp, ihr zeitlicher Verlauf und ihre Intensität hängen sehr stark davon ab, in welchem Stadium sich die chronische Krankheit befindet. Es kann durch längeranhaltende Phasen der Beständigkeit, durch zwischenzeitliche Verbesserung (Aufwärtsbewegung) oder durch Verschlechterung (Abwärtsbewegung) gekennzeichnet sein (vgl. Strauss/Corbin 1998: 12, Tab. 5).

Tabelle 5: Definition und Einteilung der Stadien einer chronischen Krankheit (entn. Strauss/Corbin 1998: 13)

Stadium	Definition
• Vor der Pflege- und Krankheitsverlaufsku rve	vor Beginn der Krankheit, Prävention, keine Anzeichen oder Symptome einer Krankheit vorhanden
• Einsetzen der Pflege- und Krankheitsverlaufskurve	Auftreten von Anzeichen und Symptomen einer Krankheit, beinhaltet den Zeitpunkt der Diagnose
• Krise	lebensbedrohliche Situation
• akut	akuter Krankheitszustand oder Komplikationen, die einen Krankenhausaufenthalt notwendig machen
• stabil	Krankheitsverlauf und -symptome werden mit Hilfe von Heilprogrammen unter Kontrolle gehalten
• instabil	Krankheitsverlauf und -symptome können nicht länger mit Hilfe von Heilprogrammen unter Kontrolle gehalten werden, ein Krankenhausaufenthalt ist jedoch nicht notwendig
• Verfall	fortschreitende Verschlechterung der körperlichen und geistigen Verfassung gekennzeichnet durch zunehmende Behinderung und verstärktes Auftreten von Krankheitssymptomen
• Sterben	Stunden, Tage und Wochen unmittelbar vor dem Tod

Arbeit an den drei Hauptarbeitslinien Krankheitsverlaufskurve, Alltag und Biografie ist begleitet von Kommunikation und Interaktion. „Wenn wir im Zusammenhang mit Arbeit von Interaktion sprechen, meinen wir mehr als nur die Tatsache, dass Leute miteinander kommunizieren. Wir meinen den Prozess, in dem Menschen mittels Kommunikation mit ihrem Selbst und mittels Kommunikation mit anderen ihre Handlungen gemeinsam auf die Durchführung einer Form von Arbeit ausrichten" (Strauss/Corbin 1993: 107). Im Rekurs u.a. auf den Symbolischen Interaktionismus von G.H. MEAD gehen STRAUSS/CORBIN davon aus, dass die Handlungen der Individuen immer auch bereits in Reflexion auf andere vollzogen werden. Es sind zwei Gruppen von Bedingungen, die das Handeln konstituieren: *strukturelle* Bedingungen, die die politisch-ökonomischen Rahmenbedingungen (z.B. Finanzierungsbedingungen des Gesundheitssystems) bezeichnen und *inter-*

aktionale Bedingungen, die direkter mit den Aushandlungen verbunden sind und z.b. die spezifischen Interessen der Akteure betreffen. „Diese beiden Gruppen von strukturellen und interaktionalen Bedingungen beeinflussen den Prozess des Aushandelns; das Ergebnis wirkt seinerseits zurück in diese beiden Bedingungsgruppen, um wieder in den nächsten Kontext des Aushandelns einzugehen (a.a.O.: 109).

So gesehen fließt in den Managementkontext chronischer Krankheiten eine ganze Reihe von konstituierenden Bedingungen und Faktoren ein, „welche die Krankheitsbewältigung erleichtern, erschweren oder verzögern können. Zu den wichtigsten dieser Umstände gehören Art, Anzahl und Dauer der verwendeten Behandlungstechniken sowie Anzahl und Art ihrer Nebenwirkungen. ... Weitere Umstände, die diesen Prozess beeinflussen, sind das Vorhandensein bzw. Nichtvorhandensein von Ressourcen wie Pflegekräften, sozialer Unterstützung, Wissen, Information, Zeit und Geld. Darüber hinaus spielen folgende Faktoren eine Rolle:

• Die Erfahrung, die ein Patient bereits mit einer Krankheit und deren Behandlung gemacht hat

• Die Motivation des Patienten zur Ausführung notwendiger Dinge

• Der Schauplatz der Pflege, die in häuslicher Umgebung oder in einer Pflegeeinrichtung erfolgen kann

• Die Biographie und Überzeugungen des Patienten

• Die Art der Interaktion und der Beziehung zwischen den einzelnen Personen, die an der Behandlung beteiligt sind (z.B. Übereinstimmung oder offener Konflikt)

• Die Form der Krankheit bzw. des chronischen Leidens und

• Das Ausmaß der körperlichen Einschränkung

• Die Art der Symptome sowie des wirtschafts- und gesundheitspolitischen Klimas, welches die Gesetzgebung im Hinblick auf die Gesundheitspflege beeinflusst." (Corbin/Strauss 1988: 14).

Angesichts dieser vielfältigen Bedingungsfaktoren kann es nicht überraschen, wenn Interaktionen auch misslingen können. Die beruflichen Helfer entwerfen selber eine pflegerische oder ärztliche Vorstellung vom Verlauf der Krankheit und einen entsprechenden Interventionsplan. Hierbei orientieren sie sich an den diagnostischen Informationen und am eigenen Fachwissen. Diese Planung der Krankheitsverlaufkurve kann durchaus kollidieren mit den Vorstellungen und Planungen des Kranken und seiner Familie, da die Bezugssysteme deutlich divergieren. Ärzte und Pflegekräfte entwickeln die Krankheitsverlaufskurve vor dem Hintergrund medizinisch-pflegerischer constraints und Kalküle, wie sie sich aus der Logik der institutionellen Sicht des Krankenhauses ergeben. Der Patient nimmt die Arbeit der beruflichen Akteure im Krankenhaus entgegen und passt sich meistens ihren Vorstellungen an. Für die Kranken stellt der Krankenhausbesuch jedoch nur eine Episode eines häufig sehr langen Krankheitsprozesses dar, indem es zur Restrukturierung bisheriger Lebensentwürfe kommt, in dem mitunter sehr komplizierte, widersprüchliche und durchaus nicht immer erfolgreiche Arrangements zwischen Alltagsbewältigung, krankheitsgerechter Lebensführung und biografischer Neuorientierung getroffen werden müssen. CORBIN/STRAUSS schildern in ihren Falldarstellungen eindrücklich, wie schwierig es für Kranke und ihre Lebenspartner ist, die medizinischen Behandlungserfordernisse in das Leben zu integrieren und wie wenig Verständnis Ärzte mitunter aufbringen, wenn den ärztlichen Behandlungsplänen nicht durchgängig gefolgt wird oder die Maßnahmen nicht den erwarteten Erfolg bringen (vgl. Corbin/Strauss 1993: 86). Voraussetzung für erfolgreiche Interaktion bedeutet für Ärzte und Pflegekräfte v.a. die Bereitschaft, die Krankheitsverlaufskurve auf dem Boden der komplexen Lebenssituation des Kranken und seiner Biografie zu beleuchten. Erfolgreich werden die gemeinsamen Handlungen erst dann sein, wenn die medizinisch-pflegerische Planung diesen komplexen Bedingungen Rechnung trägt und wenn es auch den Kranken gelingt, medizinisch-pflegerische Erfordernisse in ihr Leben ‚einzubauen'. Ganz i.S. von MEAD meint dieser interaktionale Aushandlungsprozess die Fähigkeit zur Rollenübernahme (vgl. Mead 1998: 300). „Hat einer der Handelnden das Gefühl, dass Vereinbarungen nicht getroffen oder ausgeführt werden, liegt eine *falsche Ausrichtung* vor. Werden neue Vereinbarungen getroffen oder ausgeführt, geben die Akteure ihrem Handeln eine *erneute Ausrichtung*. Dem Handeln kann aber nur dann eine neue Richtung gegeben werden, wenn die Akteure erkannt haben, dass ihr bisheriges Handeln falsch ausgerichtet war" (Hervorh. i. Orig.) (Corbin/ Strauss 1993: 108f.).

Bewältigung chronischer Krankheiten vollzieht sich, wenn es dem Kranken und seinem Unterstützungssystem gelingt, Krankheit, Biografie und Alltagsleben in ein relatives Gleichgewicht zu bringen. Relativ ist dieses Gleichgewicht insofern, als dass es immer wieder neue Anpassungen erforderlich macht. Und selbst dann droht, dieses ausgewogene Verhältnis immer wieder ins Schwanken zu geraten. „Eine Krankheit kann z.B. außer Kontrolle geraten, die Behandlung keinerlei Fortschritte mehr bringen; der Tod ist unausweichlich geworden. Aber auch dann sind die Schmerzen und der Energieverlust noch so weit kontrollierbar, dass der Kranke seiner ihm noch verbleibenden Lebenszeit einen Sinn verleihen und sein Leben abschließen kann" (a.a.O.: 82). Ärzten und Pflegekräften kommt – so viel dürfte deutlich geworden sein – vor dem Hintergrund dieser Reflexionen die Anforderung zu, den Kranken und seine Familie in diesem Prozess zu begleiten und zu unterstützen und erschöpft sich nicht in dem Ausarbeiten und Durchführen von Behandlungs- und Pflegeprogrammen entlang fachlicher Überlegungen. STRAUSS u.a. betten mir ihrem theoretischen Entwurf das professionelle Akteurshandeln in ein komplexes zeitliches Bedingungsgefüge der Betroffenenbiografie und des gesamten Prozesses der Krankheitsbewältigung ein. Die Arbeitsaufgaben im Gesundheitswesen haben sich somit nicht nur an den unterschiedlich situativ gegebenen individuellen Anforderungen der Patienten zu richten, sondern sind in Bezug zu setzen zu seiner Biografie und seinem sozialen Bedingungsgefüge. Erst vor diesem Hintergrund sollten medizinische, pflegerische und weitere Versorgungsprozesse gestaltet werden. Nicht das medizinisch Sinnvolle im Selbstverständnis medizintechnischer Handlungsmöglichkeiten des Krankenhauses steht im Zentrum, sondern das, was dem Patienten und seiner Umwelt hilft, mit der Krankheit bestmöglich leben zu lernen.

1.5 Konzept der patientenorientierten Systemgestaltung nach Badura

BADURA integriert in seinen Entwurf eines patientenorientierten Krankenhauses sowohl Organisationsinstrumente des modernen Managements als auch patientenorientierte Handlungskonzepte. Mit dieser Synthese reicht er über eine vorwiegend betriebswirtschaftlich durchrationalisierte Systemgestaltung i.S. des monetarisierten Krankenhauses als auch über organisatorisch nicht eingebundene Handlungskonzepte der Patientenorientierung hinaus. Diese Variante der Patientenorientierung geht von der Annahme aus, dass die in der Abb. 4 aufgezeigten Steuerungskräfte im reflexiven Organisationsentwicklungsprozess zunehmend integrationsfähiger gestaltet werden (vgl. Badura 1994b: 255ff.).

Abbildung 4: Gestaltungsprinzipien des ‚lean management'
(Quelle: Badura 1994b: 256)

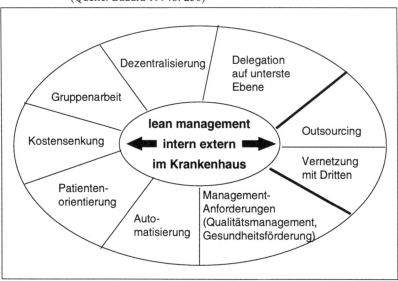

Ausgangspunkt seiner Überlegungen ist das Konzept des *lean manage-ments*, das bei erhöhter Wirtschaftlichkeit insgesamt zu einer betrieblichen Aufwertung des ‚menschlichen Faktors' im Organisationsgefüge führen würde (vgl. Badura 1994b: 255f.). Dieses Konzept setzt sich aus einer Reihe sich gegenseitig bedingenden Teilkonzepten zusammen, deren Wichtigstes nach Ansicht des Verfassers die *Gruppenarbeit* darstellt.

Gruppenarbeit dient Organisationen zum einen zur Koordination von spezialisierten Funktionen und zum anderen zur Optimierung der Problemlösungen durch Irrtumsausgleich (vgl. Hill/Fehlbaum/Ulrich 1994: 86; Badura 1994b: 270; auch Teil 2, Kap. 1.9). Sie bedeutet i.d.R. eine Ausweitung des Aufgabenspektrums und v.a. eine Delegation der Entscheidungsverantwortung auf die Ebene der Wertschöpfung, womit sich auch im Krankenhaus die Organisationsoption des Hierarchieabbaus stellt (vgl. Badura 1994b: 257, 270).

Gruppenarbeit führt nicht per se zu besseren Arbeitsergebnissen, vielmehr bergen gruppendynamische Verläufe immer auch destruktive Potenziale in sich, die ihren Ausdruck in Statuskämpfen, Konkurrenz, Neid und Missgunst der Beschäftigten finden können (vgl. Hill/Fehlbaum/Ulrich 1994: 86). Im Vergleich zur Industriearbeit weist die Gruppenarbeit im Krankenhaus zudem noch Besonderheiten und Probleme auf, die sich aus der Heterogenität der beteiligten Akteure im Hinblick auf Qualifikation und Bezahlung ergeben (vgl. Badura 1994b: 257). Von daher versteht es sich von selbst, „dass Gruppenarbeit gegenüber Einzelarbeit ein Mehr an sozialer Qualifikation erfordert, an Fähigkeiten zur zwischenmenschlichen Aushandlung, Problemlösung und Gefühlsregulierung. Insbesondere im Bereich personenbezogener Dienstleistungen werden *soziale Kompetenzen* damit zu so etwas wie einer Schlüsselqualifikation, weil sie gleichermaßen im Team wie auch im Behandlungsgeschehen interaktionsintensiver Dienstleistungen gefordert werden" (Hervorh. i.O.) (a.a.O.: 270). Psycho-soziale Kompetenz wird damit zu einer notwendigen, keineswegs aber hinreichenden Bedingung für berufsübergreifende Kooperation. Die Crux der psychosozialen Kompetenz ist jedoch, dass sie gleichzeitig Voraussetzung für Gruppenarbeit ist und auch nur anwendungsbezogen unter den kontingenten Bedingungen von Gruppenarbeit erzeugt werden kann. Damit wird sowohl der Bedarf an spezifischen Fortbildungen als auch an supervisorischer Begleitung von Gruppenprozessen deutlich.

BADURA vermutet in der *Gefühlskompetenz* ein wesentliches Element der sozialen Kompetenz, die sich:

• aus der diagnostischen Kompetenz, „z.B. freundliche und feindselige Gefühle alter egos wahrzunehmen, situationsgerecht zu deuten und zu bewerten",

• aus der Fähigkeit zur Gefühlsbeeinflussung „durch kognitive Bemühungen oder praktische Handlungen",

- aus der „Fähigkeit zum bewusst kalkulierten, den situativen Zwängen und eigenen Absichten entsprechenden verbalen und non-verbalen Gefühlsausdruck"

- und der „Fähigkeit, durch Verständnis, Geduld, Zuwendung, Information, praktische Hilfe und soziale Anerkennung („soziale Unterstützung") regulierend auf Gefühle alter egos einzuwirken" zusammensetzt (a.a.O.: 271f.).

Diese im Prinzip psychotherapeutische Fähigkeit, „die – mehr oder weniger gut ausgebildet – in jedem von uns steckt", ist hingegen nicht nur für die Arbeit in Gruppen wichtig, sondern ebenso „wegen der Bedeutung kommunikativer Prozesse für die Organisation der Versorgung" sowie zur „Erbringung interaktionsintensiver Leistungen" der patientenbezogenen Arbeit. (a.a.O.).[92]

BADURA kritisiert die Krankenhäuser unter Bezugnahme auf CORBIN/ STRAUSS wegen ihrer Ausrichtung am Leitbild der Akutversorgung. Hier verweist er auf das Konzept der Krankheitsverlaufskurve (s. oben), das er allerdings um Erkenntnisse der Stressforschung ergänzt, da Krankheitsbewältigung weit mehr als die Beherrschung somatischer Prozesse umfasst. Vielmehr würden „kognitive Prozesse, Gefühlsregulierung, physiologische Abläufe und praktische Lebensbewältigung auf das engste miteinander verbunden" sein, die mit dem Stresskonzept (vgl. Lazarus/Launier 1981) umgriffen werden können (vgl. Badura 1994b: 269f.). So verweist BADURA über STRAUSS hinausgehend, allerdings auf eine beginnende Perspektive, in der interaktionsorientierte Leistungen nicht nur zur Optimierung technikorientierten Handelns funktionalisiert werden, sondern auch Technik in einem gewissen Maße substituieren können. In diesem Zusammenhang nennt er die „therapeutische Bedeutung der Persönlichkeit des Arztes und der sowohl psychosomatischen wie auch verhaltensbeeinflussenden Wirkung interaktionsintensiver Leistungen" (a.a.O.: 42). Diese neue therapeutische Option findet ihre Bedeutung vor allem in der Behandlung chronisch Kranker. „Im Zeitalter chronischer Krankheiten greift eine hoch technisierte Akutversorgung ohne interaktionsintensive Flankierung und ohne interaktionsintensive Frührehabilitation buchstäblich zu ‚kurz', im therapeutischen und zeitlichen Sinne, bleibt der erzielbare Gesundheitsgewinn limitiert" (a.a.O.). Argumentiert wird dies besonders durch neue Erkenntnisse der Psychoneuroimmunologie, die auf der Basis von Stresstheorien zunehmend einen Blick auf die wechselseitigen Zusammenhänge von Kognition, Emotion und physiologischer Prozesse (bes. des Immunsystems) ermöglichen (vgl. a.a.O.). In der stärkeren Hinwendung auf Subjektorientierung bei Arzt und Patient lassen sich somit Iatrogenität vermindern und vermutlich auch öko-

---

92 Vgl. hierzu auch Bauer, der die ‚unspezifische' psychotherapeutische Wirksamkeit der Pflege herausgearbeitet hat (1998; 1999).

nomische Vorteile erschließen, indem das kostenträchtige Mehr-von-demselben-Prinzip in der Medizin-Technik-Spirale durchbrochen wird.

Die patientenorientierte Versorgung chronisch Kranker sieht der Verfasser durch die Etablierung von Rehabilitationsteams, die die Akutbehandlung und Rehabilitation als synchron zu bewältigende Prozesse betrachten. Dabei gilt es:

- „neben der somatischen auch die seelische Problemstellung und soziale Situation der Erkrankten;
- neben technikintensiven auch interaktionsintensive Diagnose und Therapie und, darin eingeschlossene, aktivierende Behandlung, d.h. Förderung persönlicher und sozialer Gesundheitspotentiale;
- neben stationären auch teilstationäre und ambulante Angebote;
- Ganzheitlichkeit, Kontinuität und Flexibilität in der Versorgung über die Phase der stationären Behandlung hinaus" zu berücksichtigen (a.a.O.: 273).

Rehabilitationsteams arbeiten im Selbstverständnis teilautonomer Arbeitsgruppen, indem sie fallbezogen die Einzelangebote der Behandelnden zu integrieren suchen und dadurch Synergieeffekte bewirken (vgl. a.a.O.: 275). Auf der Seite der Organisation (Objektseite) wird durch die Schaffung struktureller Voraussetzungen damit der Einstieg in eine moderne Arbeitsorganisation gesucht, die die Probleme der betrieblichen Ausdifferenzierung, berufsgruppen- und abteilungsbezogenen Borniertheiten und Egoismen sowie die mangelhafte Komplexitätsverarbeitung zu überwinden sucht (vgl. auch Teil 2, Kap. 4.2.4). Auf der Subjektseite der Organisationsmitglieder tritt eigenverantwortliches Handeln an die Stelle hierarchischer Bevormundung und somit wird den Erwartungen hoher Leistungsqualität und Arbeitszufriedenheit eher entsprochen. Berufsübergreifende Verständigung in Arbeitsteams befördert zudem „soziale und fachliche Qualifikationen und soziale Unterstützung unter den Mitgliedern, was wieder der Gesundheit der Beschäftigten zugute kommt" (Badura 1994b: 276).

Rehabilitationsteams sind durch ihre multiprofessionelle Besetzung charakterisiert. Neben Ärzten sind dort je nach Komplexität der Patientenprobleme bspw. Pflegekräfte, Physiotherapeuten, Ernährungsberater, Ergotherapeuten, Psychologen, Sozialarbeiter etc. beteiligt. BADURA schwebt dabei vor, dass die Fachkräfte prinzipiell gleichberechtigt zusammenarbeiten. Lediglich in Situationen der „Bekämpfung akuter Notfälle bzw. bei Bemühungen zur Erhaltung der Vitalfunktionen" sei die „Betonung der Medizin als Leitwissenschaft" gerechtfertigt (a.a.O.: 295). In der Langzeitversorgung könnten hingegen je nach Problemstellung „durchaus auch andere Disziplinen so etwas wie eine Leitfunktion übernehmen, allerdings auch dann nur als ‚primus inter pares', weil sonst das Prinzip der einzelfallbezogenen, interdisziplinären Zusammenarbeit im Team beeinträchtigt würde" (a.a.O.).[93]

So umfasst die Rehabilitation chronisch Kranker drei miteinander zu integrierende Teile: neben einer ‚umfassenden medizinischen Basisbehandlung' und ‚krankheitsspezifischen medizinischen Maßnahmen' kommt ‚verhaltensmedizinisch orientierten Therapiekonzepten' eine besondere Rolle zu, die auf „Veränderung des Krankheitsverhaltens, Vermittlung gesundheitsförderlicher Einstellungen und Verhaltensweisen, Verbesserung persönlicher und sozialer Handlungsfertigkeiten, Vermittlung eines adäquaten Krankheitsverständnisses, Verbesserung der kommunikativen Kompetenz und Konfliktlösungsfähigkeit sowie der Selbstwahrnehmung" abzielen (a.a.O.: 299).[94] Deutlich wird hieran, dass die verhaltensorientierte Medizin gegenüber der spezialisierten Akutmedizin aufgewertet werden soll und wegen ihrer präventiven gesundheitsförderlichen Wirkung darauf angelegt ist, die Reparaturfunktion medizintechnischer Intervention sukzessive zurückzudrängen.

Eine integrierte rehabilitative Versorgung, die neben den unterschiedlichen Berufsgruppen insbesondere auch einen erhöhten Koordinationsbedarf zwischen den an der Versorgung beteiligten Institutionen (Akutkrankenhaus, Reha-Klinik, Kurzzeitpflege, ambulante hausärztliche und pflegerische Betreuung, stationäre Langzeitbetreuung) erfordert, wird insbesondere auch durch die unterschiedlichen gesetzlichen Ressorts und Kostenträger (Krankenversicherungen, Pflegeversicherungen, Sozialhilfe, Privatleistungen) erschwert. HÖHMANN/MÜLLER-MUNDT/SCHULZ weisen bspw. darauf hin, dass die Patienten „vor mannigfachen Koordinationsanforderungen stehen, die zur Überbrückung von ‚Unzuständigkeiten' der einzelnen Einrichtungen und Berufsgruppen erbracht werden müssen" (1999: 72, vgl. auch Badura 1994b: 301f.). Die Verfasserinnen zeichnen anhand von Fallstudien zu den Krankheitsverlaufskurven eindrucksvoll die Informationslücken, Brüche in den Handlungsketten, widersprechende Handlungskonzepte und Versorgungslöcher nach, die im Kontext von Alter, Krankheit und Pflegebedürftigkeit entstehen und einen rapiden Abbau von Selbstkompetenz der Patienten zur Folge haben (vgl. auch Dash u.a. 2000).

Vor diesem Hintergrund der zersplitterten Versorgungslandschaft greifen die modernen Rehakonzepte, die lediglich auf die „administrativ festgelegte

---

93 Auch NAGEL schließt sich dieser Argumentation an, wenn er für die Klinik für Tumorbiologie (Freiburg i.B.) zwar die Letztverantwortung des Arztes (primus inter pares) unangetastet lässt, sehr wohl aber dem interprofessionellen Team die Festlegung der Ziele und Prioritäten der Patientenbetreuung zuschreibt, in der „sehr wohl die psychologische Betreuung Primärziel sein und die eigentliche Tumortherapie weit zurückstehen (kann), wie z.B. bei Patienten mit metastasierenden, medizinisch nicht heilbaren Krebserkrankungen" (Nagel 1997: 190).
94 Ausführlich zur Verhaltensmedizin vgl. Petermann (1997).

Regeldauer von 28 Tagen" abgestellt sind, zu kurz, da sie den „Versorgungsprozess im Ganzen" vernachlässigen (Badura 1994b: 299). Um der „Gefahr von Inkompetenzkaskaden" (Höhmann/Müller-Mundt/Schulz), die bspw. häufig ihren Ausgangspunkt in Bewegungseinschränkungen nehmen können, wirksam begegnen zu können, muss Rehabilitation bereits im Akutkrankenhaus beginnen.

Mit diesen zentralen Elementen sind die wesentlichen Konzeptbestandteile eines patientenorientierten Krankenhauses nach BADURA umschrieben. Die in der Abb. 4 angeführte Kostensenkung ergibt sich im Wesentlichen durch ein auf chronisch Erkrankte abgestimmtes Behandlungsparadigma, in dem nur noch therapeutisch sinnvolle Diagnostik betrieben wird, indem interaktionsintensive Leistungen aufgewertet werden (und wie an anderer Stelle ausgeführt, medizin-technische Leistungen z.T. substituieren können), sowie ein verbessertes Schmerzmanagement betrieben wird (das bspw. zur Verkürzung von Liegezeiten in der Intensivmedizin führt) (Badura 1994a: 56). Ebenso beinhalten aber auch die anderen Gestaltungsprinzipien des lean managements (Einführung integrierter Versorgungskonzepte, Automatisierung, Outsourcing, Vernetzungen, Delegation auf unterste Ebene) leicht nach zu vollziehende Sparpotentiale.[95]

Automatisierung wird vom Autor v.a. in der Verwaltungsarbeit und Leistungsdokumentation geortet. *Dezentralisierung* würde mit der Verantwortungsdelegation an Arbeitsgruppen vollzogen werden. Möglichkeiten des *Outsourcings* ergäben sich immer dann, wenn Leistungen anderen Ortes besser und billiger eingekauft werden könnten, z.B. bei der medizinischen Großgerätenutzung oder anderen technikintensiven Leistungen. Bei der *Vernetzung* spricht sich der Verfasser für die Hereinnahme niedergelassener Ärzte im Bereich der vor- und nachstationären Versorgung sowie für das ambulante Operieren und die Anbindung von Komplementärleistungen (Ambulatorien, Rehazentren) aus.[96]

Bei BADURAs Ansatz wird deutlich, dass Modelle moderner Unternehmensführung (die auch für das monetarisierte Krankenhaus gelten), die hier unter dem Gesamtkonzept des ‚lean managements' firmieren, im Entwicklungsprozess der Organisation immer im Hinblick auf ihre Potenziale auf mehr *Patientenorientierung* angesiedelt werden müssen. Patientenorientierung

---

95 Allerdings wird leicht übersehen, dass ein Großteil der Kostensenkungen, die sich durch optimiertes Fallmanagement ergeben, nicht den Krankenhäusern, sondern vielmehr der Volkswirtschaft zu Gute kommt. Verlängerte Patientenaufenthalte, Wiedereinweisungen sichern im System der Abrechnung nach tagesgleichen (Abteilungs-)Pflegesätze eben auch tagtäglichen Geldfluss und erhöhen damit die Einnahmeseite des Krankenhauses. Für die Krankenhäuser lässt sich aus diesen Kostensenkungen kein ökonomischer Anreiz herleiten.

96 Ein weiteres Gestaltungselement sieht BADURA in der Ausgestaltung des Qualitätsmanagements und der betrieblichen Gesundheitsförderung.

meint bei BADURA eben nicht die vordergründige Orientierung auf Kundenwünsche, sondern die Aufdeckung der ‚wirklichen' (a.a.O.: 262) Patientenbedürfnisse in einer um die Interaktionsorientierung erweiterten und korrigierenden Sichtweise medizinischen Handelns. Insbesondere die Situation chronisch Kranker gebietet es, Krankheitsverläufe und -interventionen im lebensgeschichtlichen und sozialen Kontext zu betrachten. „In Verknüpfung von Arbeitssoziologie und Stressansatz heißt *Systemgestaltung im Gesundheitswesen für uns: Unterstützung und Förderung persönlicher und sozialer Gesundheitspotentiale der Patienten durch Gestaltung von Arbeit und Organisation im Gesundheitswesen*" (Hervorh. i.O.) (Badura 1994b: 264).

Ein patientenorientiertes Krankenhaus versteht die Behandlung von Patienten mit chronischen Erkrankungen nicht als ein abgeschlossenes Geschehen, sondern als eine Episode im Krankheitsverlauf. „Die Dauerhaftigkeit des eingetretenen Schadens und die dadurch bedingte Dauerhaftigkeit seiner Behandlung und der Bewältigungsbemühungen erfordert eine Chronizität auch der seelischen und sozialen Anpassungsleistungen. Daraus ergibt sich für das Versorgungssystem die Notwendigkeit einer zugleich kontinuierlichen und auch flexiblen, der Situation des Einzelfalles gerecht werdenden Behandlung und Nachsorge, d.h. eine Langzeitversorgung, die neben der notwendigen Beobachtung und Behandlung des körperlichen Zustandes auch die dauerhafte Förderung der Anpassungsleistungen und Selbsthilfepotentiale der Betroffenen zum Ziele hat" (a.a.O.: 265).

Partizipation von Patienten erscheint somit nicht nur in einem Licht von einem Mehr an bloßer Information und Zustimmung zum Behandlungsgeschehen, sondern in einer aktiven Beziehungsgestaltung im Dienste einer verbesserten Krankheitsbewältigung, deren Basis Aushandelungsprozesse und Arbeitsbündnisse zwischen Patienten und dem therapeutischen Team darstellen. Erfolgsparameter eines sich so verstehenden Krankenhauses ist dann nicht zu reduzieren auf die Anzahl geglückter therapeutischer Verfahren, sondern die Indikationsbewertung erfolgt im Hinblick auf ihren Beitrag für eine nachhaltig verbesserte Krankheitsbewältigung. Für Indikationen stellen sich dann veränderte Fragestellungen. Solche Überlegungen sind nicht mehr vereinbar mit dem Zukunftsszenario eines industrialisierten, monetär gesteuerten Krankenhauses.

Die Behandlung und Betreuung der Patienten weisen – abgesehen von der Notfallbekämpfung – somit auch algorithmisierten Verfahren enge Grenzen. „Wegen der engen Wechselwirkungen zwischen somatischen, seelischen und sozialen Prozessen erfordern chronische Krankheiten eine ganzheitliche Versorgung, d.h. eine auf den Einzelfall abgestimmte Bündelung zahlreicher Kompetenzen. Wer die seelische und soziale Realität einer chronischen Krankheit vernachlässigt, handelt iatrogen, denn er vernachlässigt damit zugleich pathogene Rückwirkungen vermeidbarer seelischer oder sozialer Krankheitsfolgen" (a.a.O.: 265). ZIELKE stellt in diesem Zusammenhang fest, dass eine Entwicklung von standardisierten Behandlungsplänen zu individuellen Programmelementen zu verzeichnen ist, „die selbst bei Patienten mit gleicher Hauptsymptomatik zu unterschiedlichen Behandlungspaketen mit verschiedenen zeitlichen Entscheidungsabläufen führen können" (Zielke 1997: 60).

2. Medizin und Pflege im Dienste der Patientenorientierung

Mit diesem Abschnitt nähert sich das Ende der Studie. Zunächst wird versucht, auf der Grundlage der bisherigen Reflexionen zu den unterschiedlichen Konzepten ein grundlegendes Verständnis der Patientenorientierung zu konzeptualisieren um daran anschließend einen Entwurf einer Arbeitsteilung von Pflege und Medizin zu erstellen, der vom Grundsatz der Komplementarität getragen wird und die vorherrschende *Unwahrscheinlichkeit der Zusammenarbeit* konstruktiv zu überwinden versucht.

2.1 Konturen eines patientenorientierten Krankenhauses

In einer zusammenfassenden Betrachtung soll nunmehr versucht werden, die hier rezipierten Modelle und Konzepte in einen kontextuellen Entwurf eines patientenorientierten Krankenhauses einzubringen, um daraus dann im nächsten Kapitel die gemeinsamen und differenten Zukunftsanforderungen der Medizin und Pflege im Kontext der intendierten Kooperation von Medizin und Pflege abzuleiten. Zunächst sollen jedoch einige zusammenfassende Vorbemerkungen den Ausgangspunkt dieser Überlegungen markieren.

- Es konnte deutlich gemacht werden, dass das ökonomisch durchrationalisierte Krankenhaus und die von ihm generierte Systemlogik der *Kundenorientierung* keine hinreichend auf die Bedürfnisse chronisch Kranker adaptierte Versorgungsqualität erwarten lässt. Diese Ausführungen sind verwandt mit dem Zukunftsmodell BADURAs. Er geht davon aus, dass sich die „zukünftige Entwicklung der Krankenhäuser (..) vermutlich an zwei unterschiedlichen Vorstellungen orientieren (wird)": das „schlanke Krankenhaus", das für ein „hochspezialisiertes Zentrum der High-Tech-Medizin" steht und das „Krankenhaus ohne Mauern", in dem „die primäre Versorgung einer Region durch teils ambulante, teils stationäre Angebote zur Gesundheitsförderung, Prävention, Akutversorgung und Rehabilitation" im Vordergrund steht (Badura 1993: 38). Während der erste Typus stärker dem Paradigma der Akutversorgung folgen wird, ist der zweite auf die Bedürfnisse der chronisch Kranken ausgerichtet.[97] Gerade die-

---

97 Diese Ausdifferenzierung ist pragmatisch und würde insbesondere dem vernachlässigten Versorgungsbedarf chronisch Kranker entgegen kommen, zementierte aller-

ser Sektor darf nicht ökonomischer Handlungsrationalität untergeordnet werden. „Auf keinen Fall aufs Spiel setzen sollten wir zwei Grundpfeiler unseres Sozialstaates: das Bedarfs- und das Solidarprinzip" (Badura 1994b: 309). Auf die Gefahren, die durch eine Umprogrammierung des Krankenhauses durch markt- und wettbewerbliche Steuerungsprinzipien insbesondere bei der Versorgung chronisch Kranker entstehen, wurde bereits verwiesen. Nach einer Rationalisierungsphase wird es – so zeigen übrigens besonders auch die amerikanischen Erfahrungen (vgl. Altman/Wallack 1997) – auch nur vorübergehend zu volkswirtschaftlichen Kosteneinsparungen kommen, da die Marktlogik auf Expansion und nicht auf Reduktion angelegt ist (vgl. Rosenbrock 1998: 50), die Nachfrage nach Gesundheitsleistungen weitgehend unbegrenzt ist, und im Zweifel eben vom Arzt definiert wird (anbieterinduziert). Die Einsparungen werden die Lasten und Risiken, die derzeit von der Solidargemeinschaft getragen werden, zu Lasten des Einzelnen weiter privatisieren, worunter gerade diejenigen zu leiden haben, die die größten Gesundheitsrisiken zu tragen haben. Insofern versteht sich diese Arbeit auch als Plädoyer für den Erhalt des staatlichen Fürsorgeprinzips und der solidarischen Finanzierung. Wirtschaftliche Überlegungen haben sich diesen gemeinwohlorientierten Prinzipien unterzuordnen.

• Das Handlungsfeld von Medizin und Pflege wird widersprüchlicher. Versorgungserfordernisse von Patienten – und auch hier wieder in erster Linie von chronisch Kranken mit aufwändigen Behandlungsverfahren, hohem Rehabilitations- und Pflegeaufwand – werden zunehmend auch unter dem Blickwinkel ihrer Kostenverursachung bewertet werden müssen. Der Versuch, über die Stärkung betriebswirtschaftlicher Steuerungselemente Pflegende wie Ärzte betriebsökonomisch zu justieren, wird pflegerische Professionalisierungspotenziale unterdrücken, medizinische Professionalität weiter erodieren lassen und gesundheitspolitisch unerwünschte Selektionseffekte befördern. Aus professioneller und gemeinwohlorientierter Sicht muss es daher besser als bisher gelingen, in die Handlungslogik der Akteure die Selbstaufmerksamkeit der gesundheitlichen, aber auch der Kosteneffekte einzubauen. Insbesondere muss die zentrifugale Sys-

dings die Probleme der Akutversorgung als rein mit medizin-technischem Handlungsrepertoire zu bewältigende. Der Einzug einer integrierten bio-psycho-sozialen Sichtweise in der Akutmedizin, wie sie hier das Wort gesprochen wurde (Kap. 1.2), würde damit auf Dauer und vielleicht endgültig verhindert. Diese Arbeit wird sich aus zwei Gründen nicht weiter mit dieser Frage beschäftigen. Zum einen steht das Krankenhauswesen v.a. vor der Zukunftsherausforderung, chronisch Kranken ein adäquates Angebot innerhalb einer integrierten Versorgungslandschaft vorzuhalten. Zum anderen versteht sich diese Arbeit besonders als ein pflegewissenschaftlicher Beitrag. Wenn überhaupt, dann wird es der Pflege nur in der Versorgung chronisch Kranker gelingen, einen eigenständigen, gesellschaftlich relevanten und mithin auch wissenschaftlich ergiebigen Handlungsbereich aufzubauen (vgl. auch Schaeffer 1998: 7).

temlogik medizintechnischer Entwicklung durch die Perspektive ihrer interaktionsorientierten Substitution nachhaltig irritiert werden.

- Patientenorientierung kann nicht im Konzept der Kundenorientierung begriffen werden. Das heißt nicht, das kundenträchtige Gesichtspunkte wie Servicefreundlichkeit, kurze Wartezeiten, zuvorkommende Hotelleistungen, kundenfreundliches Ambiente, gute Aufklärung u. dgl. m. keine Rolle im Krankenhaus zu spielen haben. Bei genauerem Hinsehen ist es jedoch nicht hilfreich, Begriffe wie Patienten- oder Klientenorientierung gegen Kundenorientierung auszutauschen, denn Letzteres meint etwas anderes und implizierten in der Konsequenz eine professionsfeindliche Ausrichtung, die in der Handlungskontingenz weitergedacht, letztlich auf die *Kunden* selber zurückfällt. Besonders sensibel und mithin auch schutzwürdig ist das Kriterium *Loyalität* gegenüber mehr oder weniger abhängigen Patienten. Es taugt eben nicht für Marketing und Wettbewerb, sondern stellt eine Grundhypothek jedweder professioneller Arbeit dar, die eben nicht den verlängerten Arm der Kundenwünsche bedeutet. Loyalität darf nicht in markigen Managementkonzepten untergehen. Erste Erosionstendenzen, wie sie hier am Beispiel des Pflegemanagements aufgezeigt wurden, lassen sich auch für die Medizin kenntlich machen.

Unter Bezugnahme auf WANNER wurden oben die zentralen Konzepte der Patientenorientierung aufgeführt, die vor dem Hintergrund der weiteren theoretischen Durchleuchtung nunmehr einer genaueren Begriffsbestimmung zugeführt werden können. Für das *Gesundheits- und Krankheitsverständnis* konnten die Integrierte Psychosomatische Medizin (Uexküll) und das Modell der Krankheitsverlaufskurve (Corbin/Strauss) fruchtbar gemacht werden. Wenn auch beide theoretischen Ansätze von unterschiedlichen Fragestellungen, Problemkontexten und Vorannahmen ausgehen, so können sie durchaus miteinander verbunden werden. Die Integrierte Psychosomatik folgt einer konsequent systemtheoretischen Sicht, in der die analytischen Ebenen Körper, Geist, Seele und Soziales untrennbar miteinander zu einer interagierenden Einheit verschmolzen sind. Der Objektseite (den körperlichen Befunden) kommt dabei der Status von Indizien zu, die in Akut- und Notfallsituationen oftmals i.S. der pragmatischen Evidenz die einzigen handlungsleitenden Informationen bieten. Sind durch erfolgreiche körperliche Interventionen Krankheitskrisen überstanden, Zustände zumindest labiler Balance hergestellt, müssen diese Zeichen immer auch im Hinblick auf die Subjektseite der Wahrnehmung und des Erlebens gedeutet werden. Selbst eine Fülle gemessener biologischer Parameter darf nicht darüber hinweg täuschen, dass der diagnostische Prozess subjektive Rekonstruktionen darstellten, in denen so weit möglich, im kommunikativen Prozess mit den Patienten und seinen Nächsten Arbeitshypothesen aufgestellt werden, die eine Zeit lang handlungsleitend sind, bis sie durch bessere, alternative Arbeitsmodelle ersetzt werden können. Nicht die Suche nach der objektiv-wissenschaftlichen Wahrheit ist Ziel, sondern der fortdauernde Entwurf von bestenfalls gemeinsamen tragfähigen Rekonstruktionen, die i.S. der kommunikativen Evidenz zur Erklärung dienlich sind, bis sie eben geeigneteren Platz machen.

CORBIN/STRAUSS stoßen in ihrer Theorie der Krankheitsverlaufskurve nicht bis zu diesem – genau genommen – wissenschaftstheoretischem Erklärungsmodell eines integrierten Gesundheits- und Krankheitsverständnisses vor, revidieren damit dem Grundsatz nach nicht das medizinwissenschaftliche Erkenntnismodell, sondern ergänzen es um eine, auf die Besonderheiten chronischer Krankheiten erweiterten Sicht. Der hervorragende Nutzen ihrer Forschungen ist es, ein mehrdimensionales tragfähiges Modell zur Bewältigung chronischer Krankheitsverläufe entwickelt zu haben, das es Ärzten, Pflegenden und anderen Therapeuten ermöglicht, ein um Biografiearbeit und Alltagsbewältigung erweitertes mehrdimensionales Arbeitskonzept zu erhalten. STRAUSS/CORBINs Modell befindet sich sicherlich nicht im Widerspruch zur Integrierten Psychosomatik. In ihrem Interventionsansatz fokussieren sie aber weniger auf die Krankheitsentstehung und -verarbeitung (vergangenheits- und gegenwartsorientiert) und sind damit weniger psychotherapeutisch deutend. Stattdessen sind sie stärker pragmatisch auf die Bewältigung der Krankheitsverlaufskurve orientiert (zukunftsorientiert). Langwierige psychotherapeutische Interventionen werden in diesem Verständnis nicht ausgeschlossen, sondern müssten sich in diesem Verständnis daran messen lassen, inwieweit sie geeignet sind, bei der Krankheitsbewältigung in den Dimensionen der krankheitsbezogenen, der biografischen und der Alltagsarbeit hilfreich zu sein. Das Konzept ‚Arbeit' greift deutlich über den engen Korridor medizintechnischer und körperfunktionsorientierter Pflege und Medizin hinaus, indem es – gestützt auf die erhaltenen Gesundheitsressourcen – auf die mehrdimensionalen Anstrengungen (Arbeitstypen) auf Patienten- und therapeutischer und Seite hinweist, die zur Krankheitsbewältigung erforderlich sind.

BADURA nimmt explizit Bezug auf STRAUSS und Mitarbeiter und ergänzt um das transaktionale Stresskonzept von LAZARUS, das innerhalb der Diskussion um Krankheitsbewältigung zweifellos einen festen Platz eingenommen hat, indem es die Beziehungen zwischen Umwelteinflüssen, persönlichen Bedingungen und kognitiven Bewertungen systematisch zu erklären versucht (vgl. auch Hampel/Petermann 1997). Diese Ergänzung vermag dem STRAUSSschen deskriptiven Ansatz ein heuristisches Modell mit verbessertem theoretischen Erklärungsgehalt hinzuzufügen, vermittelt zum psychosomatischen Konzept und legt auch die Interventionsstrategie in Richtung Verhaltensmedizin nahe. Das therapeutische Arsenal der Verhaltensmedizin reicht von:

- psychosozialer und Funktionsdiagnostik,
- Patientenschulungsgrogrammen,
- Gesundheitstrainings,

- Entspannungstrainings,
- Stressbewältigungsprogrammen,
- Vermittlung von Problemlösungsstrategien
- Selbstsicherheits- und Selbstbehauptungstrainings,
- Aktivitätsübungen,
- Verhaltensmodifikation,
- kognitiv-therapeutischen Interventionen,
- psychologischer Bewältigung von Schmerzen, Therapiebelastungen und -nebenwirkungen
- bis hin zur themenzentrierten (Kurz-)Psychotherapie (vgl. Petermann 1997: 17f.).

Die Verhaltensmedizin ist sicherlich ebenso wirksam wie umstritten. Sie befindet sich in der Tradition des Behaviorismus, der wegen seiner Ausblendung psychischer Verarbeitungsprozesse und seiner Verkürzung des Menschen auf eine Reiz-Reaktionsmaschine insbesondere bei den anderen psychotherapeutischen Schulen (Psychoanalyse und Gesprächspsychotherapie) stark in der Kritik steht. Wenn sie auch dem Grundsatz nach einem – hier verworfenem – objektivistischen Behandlungsverständnis mit operationalisierbaren Begriffen und replizierbaren Techniken verpflichtet ist, so haben allerdings insbesondere kognitive Prozesse eine immer größere Bedeutung in der Verhaltensmedizin erlangt (Vogel/Weber-Falkensammer 1997: 87). Sie integriert neben der behavioristischen Lerntheorie auch „die Erkenntnisse und Ansätze der Klinischen Psychologie, der Sozialpsychologie, der Motivationsforschung, der Entwicklungs- und der kognitiven Psychologie, sodass eine hinreichende theoretische Fundierung gegeben ist" (a.a.O.). Unübersehbar ist offenbar auch die Versöhnung der Verhaltensmediziner mit der Denktradition der humanistischen Psychotherapie, die auf ein stärker *partnerschaftlichen* Kooperationsverhältnis ausgerichtet ist, „indem sie (die Verhaltensmediziner, P.S.) den Patienten selbst, seine Ziele, Wünsche und Fähigkeiten ernst nehmen, mit ihm gemeinsam nach Veränderungszielen suchen und Vorgehensweisen herausarbeiten" (a.a.O.: 94). So überrascht es nicht, dass neben den lerntheoretischen Grundlagen und verhaltenstherapeutischen Qualifikationen insbesondere auch der Ausbildung in Gesprächsführung hoher Wert beigemessen wird. „Therapeutische Gespräche brauchen Zeit und müssen qualifiziert geführt werden. Die Mitarbeiter benötigen dazu auch entsprechende Supervision" (a.a.O.: 95).

Der Indikationsbereich der Verhaltensmedizin wird unterschiedlich bewertet. Z.T. wird sie von der Verhaltenstherapie dadurch unterschieden, indem sie sich nicht als Psychotherapie versteht und somit an somatisch Erkrankte adressiert ist (vgl. a.a.O.: 88). Damit wird allerdings die Dichotomie, die insbesondere durch die Integrierte Psychosomatik überwunden werden soll, wieder heraufbeschworen. In diesem hier nachgezeichneten erweiterten

Verständnis spricht nichts für die Gegensatzbildung von somatischen und psychosomatischen Krankheiten. Dieser Anspruch muss dann auch für die Indikationen der Interventionsstrategien gelten. Genau wie in der somatischen Behandlung unterschiedlich weitgehende Interventionstiefen zum Einsatz kommen (bspw. von der Massage bis zum radikalen chirurgischen Schnitt), hat dieser Grundsatz auch für kognitive und psychotherapeutische Verfahren zu gelten, die von Schulungsangeboten über Verhaltensmodifikationen bis hin zu ausgesprochenen Psychotherapien reichen können. Letztere gehören dann allerdings unzweifelhaft in die Hände von eigens zu diesem Zweck ausgebildeten Psychotherapeuten. In diesem skizzierten Selbstverständnis ist dann Verhaltensmedizin Psychosomatik expressis verbis (vgl. auch a.a.O.: 89).

WANNER sieht in der Rezeption der patientenorientierten Pflege widersprüchliche *Menschenbilder*. Einerseits würden Patienten als selbstbestimmungsfähige, aktive und eigenverantwortliche Menschen begriffen, andererseits – besonders im christlichen Menschenbild – werden sie als schutz- und hilfsbedürftig verstanden. Aus dieser Widerspruchskonstruktion von Fürsorgeverantwortung und Autonomie lassen sich so alternative Handlungsentwürfe ableiten. Wer Patienten als selbstbestimmt versteht, fordert Eigenentscheidung und Souveränität im Umgang mit dem Selbst heraus und unterstellt auch prinzipiell die hierfür notwendigen klientenbezogenen Voraussetzungen. Auch offensichtliche Fehlentscheidungen von Patienten würden so wegen der besonderen Achtung des Autonomiewertes grundsätzlich akzeptiert werden müssen. Im Selbstverständnis der Fürsorgeorientierung steht dagegen das Handeln und Entscheiden von Helfern zum Wohle des Patienten im Vordergrund. Legitim ist dieses Handeln, da davon ausgegangen wird, Patienten hätten häufig nicht die notwendigen Voraussetzungen zum eigenverantwortlichen Entscheiden.

Bei WITTNEBEN und DEWE u.a. wurde dieser Widerspruch konkretisiert in der Unterscheidung des zweckrationalen Handelns (Parson) vom kommunikativen Handeln (Habermas), bei dem an Stelle von Manipulation kooperative Verständigung tritt. HABERMAS Vorstellung ist, dass sich in der Handlung nicht Macht und Herrschaft durchsetzen, sondern der rationale herrschaftsfreie Diskurs (kooperative Wahrheitssuche), in dem nichts gilt außer dem besseren Argument. Das kommunikative Handeln, das dem Leitbild der *Emanzipation* verpflichtet, ist allerdings an Voraussetzungen gekoppelt. Die Kommunikationspartner müssen es wollen und können, und die Handlungssituation muss frei von jeglichem Handlungsdruck sein (vgl. Jank/Meyer 1991: 89). Bei pflegerischen und ärztlichen Handlungssituationen wird anzuerkennen sein, dass es sich häufig um andere Situationen handelt, als die, die HABERMAS beim kommunikativen Handeln vorschwebten. Sie sind sehr häufig nicht frei vom Handlungsdruck, sondern erfordern im Gegenteil oft schnelle Entscheidungen (Krisenintervention) und sind überdies in übergeordnete Sachzwänge (z.B. Indikationsstellungen, Finanzierungsrestriktionen) eingebaut. Aber auch bei näherer Betrachtung des Verhältnisses von Ärzten/Pflegenden und Klienten fällt häufig Asymmetrie auf: Experten, mit Fachwissen ausgestattet auf der einen Seite, Laienwissen auf der anderen Seite; emotionale Distanz und Souveränität einerseits, emotionale Desintegration, Gefühle existenzieller Bedrohung, Betroffenheit, Hoffnungslosigkeit, Empfinden körperlicher Versehrtheit, Zukunftsängste u. dergl. m. andererseits. Aus dieser Asymmetrie ließe sich schnell gut gemeinte Fürsorgehaltung rechtfertigen (den Anderen schützen, für ihn eintreten, Anwalt sein, für ihn sorgen, Entscheidungslasten nehmen), die aber untrennbar immer auch paternalistische Herrschaftsausübung beinhaltet. Immer dann, wenn Pflegende und Ärzte über Klienten entscheiden, üben sie Herrschaft aus.

Dieser Umstand der Herrschaftsausübung macht die Kritik von HABERMAS im Allgemeinen und WITTNEBEN im Speziellen am zweckrationalen Handeln so gewichtig, wie gerade auch sehr deutlich an dem unreflektierten Machteinsatz von Pflegenden zur Durchsetzung ihrer eigenen Handlungskalküle zu beobachten ist (vgl. 2. Teil, Kap. 4.4.3). Herrschaftsausübung widerspricht grundsätzlichen gesellschaftlichen Postulaten und Werten nach Freiheit, Selbstbestimmung und Emanzipation, die den Menschen aufgegeben sind. Herrschaftsausübung handlungswirksam in therapeutischen Beziehungen wirksam werden zu lassen, bedarf somit ganz besonderer Rechtfertigung.

Aus diesem grundsätzlichen Widerspruch zwischen Autonomie und Fürsorge können Pflegende und Ärzte (wie alle helfenden Berufe) nicht entlassen werden. Dabei geht es nicht nur um die Dyade Klient und Pflegeperson/Arzt, sondern auch um die kritische Reflexion der Zwänge und gesellschaftlichen Verwertungsinteressen, denen beide Akteursseiten ausgesetzt sind und die ihre Freiheitsgrade einschränken (z.B. ökonomische Handlungszwänge). Mit diesen Widersprüchen (Autonomie versus Fürsorge und individuelle Bedürfnisse versus gesellschaftliche Handlungszwänge) verantwortungsvoll und reflektiert umzugehen, ist den therapeutischen Berufen aufgegeben, sie können und dürfen sich dieser Verantwortung nicht entziehen.

Wie an der Kritik des expertokratischen Handelns (DEWE u.a.) deutlich gemacht werden konnte, darf der berufliche Gegenstandsbereich nicht auf wissenschaftliches Fachwissen reduziert werden. Professionelles Handeln zielt ganz im Gegensatz zum Expertentum darauf ab, einen Zustand wieder herzustellen, der vom Klienten als wertvoll erachtet wird. Basis hierfür ist die Bemühung, in der konkreten Interaktion zum Patienten einen sinnverstehenden Zugang zu den lebenspraktischen Bedürfnissen zu finden. Diese Bedürfnisse sind aber nicht einfach abzufragen, sondern sie können in der biografischen Entwicklung des Klienten verschüttet worden und somit im Bewusstsein der Klienten nicht repräsentiert sein. In der Kommunikation i.S. der verstehenden Interaktion kommt es also darauf an, diese biografisch verschütteten Deutungsgehalte zu rekonstruieren – wenn man so will, hinter die Kulissen vordergründig artikulierter Wünsche und Bedürfnisse zu blicken. Gerade auch aus diesem Sinnhorizont heraus werden dem Leitmotiv der Kundenorientierung Grenzen zugewiesen. Bei genauer Betrachtung stellt sich der Widerspruch in den Handlungsorientierungen zwischen Autonomie und Fürsorge nicht als unlösbarer Widerspruch, sondern als eine dialektische Beziehung dar, die zwei Seiten einer Medaille trägt und im reflexiven Prozess der Interaktion immer wieder aufs Neue austariert werden müssen. Die therapeutische Beziehung wird in der verstehenden Beziehung die Patientenautonomie zum Ziele haben, aber auch akzeptieren, wenn angesichts von Leid und Versehrtheit das verantwortliche Handeln für den Anderen in Etappen des Prozesses zeitweise oder auch dauerhaft erforderlich ist.

Medizinische und pflegerische Handlungen sind dann so gesehen nicht richtige Medizin und Pflege oder fehlerfreies Handeln, kann sich in erster Linie gar nicht auf das Handlungsprodukt (der erfolgreichen Intervention) beziehen, sondern sie ist das gesellschafts- und selbstkritische reflektierte Bemühen von Ärzten, Pflegekräften und anderen Therapeuten, mit dem Widerspruch zwischen Autonomie und Fürsorge in der sinnverstehenden Kommunikation (kommunikativen Evidenz) mit dem Patienten verantwortungsvoll umzugehen.

Der Begriff der *Ganzheitlichkeit* erscheint nunmehr in einer differenzierteren Sicht. Er steht in dem hier entworfenen Verständnis der Patientenorientierung aus einer ganzen Reihe von Gestaltungsprinzipien. Zum Einen repräsentiert sich Ganzheitlichkeit in dem integriertem bio-psycho-sozialen Gesundheits- und Krankheitsverständnis und im umfassenden Konzept der Krankheitsbewältigung. Sie steht zum Zweiten in der Ausgestaltung institutionenübergreifender integrierter (vernetzter) Versorgungsketten, in der Rehabilitation mit der Akutbehandlung einsetzt. Drittens gehört dazu auch die Umgestaltung der krankenhausbezogenen Arbeitsorganisation: die Bildung von multiprofessionellen Rehabilitationsteams, die Delegation der Patientenverantwortung an diese Teams i.S. der Zusammenführung von Entscheidung und Ausführung (Abflachung von Hierarchien) und die konsequente Umstellung der stationären pflegerischen Arbeitsorganisation zur Bezugspflege bzw. zum primary nursing.

Mit dem Konstrukt der Reha-Teams fordert Badura eine *Emanzipation* der therapeutischen und pflegerischen Berufsgruppen. Die Dominanz der Medizin hält er nur in besonders zu rechtfertigenden Situationen für angemessen, die sich am Versorgungsbedarf auszurichten haben und nicht am Berufsstatus. Diese Forderung ist angesichts der komplexen Probleme, die chronisch Kranke zu bewältigen haben, ein logische und unverzichtbare Folgerung.

In einer radikalen systemtheoretischen Perspektive ist patientenorientiertes Handeln im Krankenhaus nicht zuverlässig an quantifizierbaren Ergebnissen im medizin- und pflegetechnischen Output und auch nicht an der Klientenzufriedenheit zu messen, sondern an ihrem relationalen Beitrag zur Unterstützung einer optimalen Funktionsweise des Klientensystems, das weiter begriffen werden muss als die Person des Patienten und zumindest das nächste soziale Umfeld einzubeziehen hat. Technische Handlungen haben sich nicht an ihrer selbstgenerierten Eigenlogik und ihren selbst hervorgebrachten Erfolgskalkülen zu orientieren, sondern stehen in Dienste des Managements von Krankheiten, das im ‚ganzheitlichen' Zusammenhang von Individuum, Bezugssystem (Familie), Umwelt und Zeit zu betrachten ist.

Professionelle medizinische und pflegerische Handlungskompetenz besteht nach diesem Entwurf neben den ihren je eigenen spezifischen fachwissenschaftlichen Erkenntnissen und Standards aus den berufsgruppenübergreifenden Schlüsselkonzepten:

- Integriertes bio-psycho-soziales Gesundheits- und Krankheitsverständnis,
- Krankheitsverlaufskurve mit den Teilkonzepten der krankheitsbezogenen, biografischen und Alltagsarbeit,
- handlungsorientierte Deutungskompetenz (hermeneutische Fallkompetenz),
- Interaktionsorientierung mit dem konkreten Handlungsrepertoire der Verhaltensmedizin,
- berufsübergreifende autonome Behandlungsteams
- sowie einem Organisationssetting, der diese Kompetenzen fördert, fordert und durch strukturelle Ressourcen und prozessuale Bedingungen generiert.

In ihrem strukturierten Vorgehen orientieren sich professionelle patientenorientierte Medizin und Pflege am ‚Managementkreislauf' (Behandlungs- und Pflegeprozess) mit den Einzelschritten: Diagnose, Planung, Aktion/ Durchführung, Auswertung (vgl. zum Managementkreislauf Becker/Langosch 1995: 52). Abschließend sollen beispielhaft einige Anforderungen patientenorientierten Handelns den Phasen des Managementkreislaufes zugeordnet werden, die sich aus diesem systemtheoretischen Bezugsrahmen ableiten lassen.

Diagnose:

- Ärzte und Pflegende[98] müssen deutende Fähigkeiten haben, das Klientensystem beobachten und verstehen zu können (u.a. Deutung von Körpersymptomen; offizielle u. inoffizielle Regeln, Tabubereiche, psychologische Rationalisierungen, Verleugnungen, Handlungsmuster identifizieren können, die sich *nicht* aus der Objektseite erschließen lassen).

- Sie müssen über klientenbezogene Gesprächsführungskompetenzen verfügen, um ihre Deutungen und Hypothesen im gemeinsamen kommunikativen Prozess mit dem Patienten (und ggf. seinem Bezugssystem) entwickeln, widerrufen und neu entwerfen zu können.

- Sie müssen erkennen können, was zum Zusammenbruch des bisherigen gesundheitlichen Gleichgewichts geführt hat (Anlässe und Verläufe) und warum die bisherige Bewältigungsmöglichkeiten unzulänglich sind.

- Sie müssen die Ressourcen und Restriktionen des bisherigen formellen und informellen Versorgungssystems einschätzen können.

- Sie müssen verstehen können, welche gemeinsamen und unterschiedlichen Vorstellungen über den gesundheitsbezogenen Versorgungsbedarf zwischen Patient und seiner Familie, aber auch bei anderen beteiligten Helfern (z.b. Hausarzt, ambulanter Pflegedienst) vorliegen.

- Sie müssen verstehen können, welche gemeinsamen, aber auch unterschiedlichen Bedeutungen externe medizinische und pflegerische Unterstützung haben (Erwartungen, Befürchtungen, Entlastungen) sowohl für den direkten Patienten als auch für die Bezugspersonen.

- Sie müssen die Hauptarbeitslinien Krankheits- u. Pflegeverlaufskurve, Alltagsarbeit und Biografiearbeit in ihrer wechselseitigen Verschränktheit im Klientensystem deuten können.

- Sie müssen einschätzen können, ob ihre Dienstleistungen einen wirksamen Beitrag für das Klientensystem leisten können.

- Sie müssen sich ihrer eigenen Rollen und Funktion bewusst sein. Das bedeutet:

  - die eigenen (institutionellen, medizinisch-technischen und pflegerisch-technischen) Handlungskontingenzen wahrzunehmen und hierzu eine kritische Position zu entwickeln;

  - zu erkennen, für welche Rolle (Retter, Engel, Advokat, Richter, Autorität, Vermittler u.Ä.) sie von den anderen Systemmitgliedern (Therapeutenbezugssystem und Klientenbezugssystem) instrumentalisiert werden und welche Widersprüche sich daraus ergeben.

  - ...

---

98 Selbstverständlich gelten die genannten Anforderungen grundsätzlich auch für die anderen Mitglieder des Reha-Teams.

Planung:
- Ärzte und Pflegende müssen über ein Repertoire verschiedener Informations-, Anleitungs- und Beratungstechniken verfügen (z.B. Spiegelungen, Sondierungen, Konkretisierungen, Zielvereinbarungen etc.[99]) sowie über fundierte Kenntnisse verhaltensmedizinischer Interventionen verfügen.

- Sie müssen im interaktiven Austausch- und Aushandlungsprozess mit dem Klientensystem realistische Ziele und Lösungsansätze für bestehende Probleme vereinbaren können, wobei – nochmals – bei den Zielen nicht die größtmögliche Unabhängigkeit des Pflegebedürftigen vordergründig ist, sondern die bestmögliche Funktionsweise des Klientensystems. Beide Zielperspektiven können, müssen sich aber nicht widersprechen.

- Die einzelnen Aufgaben und Handlungsschritte werden für Arzt und Pflegekraft und die einzelnen Systemmitgliedern aus der Diagnose abgeleitet und vor dem Hintergrund der antizipierten Anschlussversorgung im kommunikativen Prozess mit dem Klienten und seinem Bezugssystem reflektiert und bewertet. Sie müssen in der Gesamtheit einen widerspruchsfreien Beitrag für das Krankheits- und Pflegemanagement (Hauptarbeitslinien) liefern. Sie müssen von den Systemmitgliedern gewollt und gekonnt werden, wofür ggf. zunächst die Voraussetzungen (z.B. Schulung und Beratung von Patienten und Angehörigen) zu schaffen sind.

- ...

Aktion:
- Arzt und Pflegekraft müssen in Krisensituationen auch auf der Grundlage weniger Informationen so handeln, dass die Krise bestmöglich überwunden werden kann (pragmatische Evidenz).

- Arzt und Pflegekraft und die Mitglieder des Klientensystems setzen die getroffenen Vereinbarungen praktisch um.

- Arzt und Pflegekraft müssen über ein medizintechnisches bzw. pflegetechnisches, wissenschaftlich begründetes Know-how verfügen, das geeignet ist, Risiken und Folgeschäden der Patienten zu minimieren.

- ...

Auswertung:
- Arzt und Krankenschwester müssen regelmäßig die Lösungen und Zielerreichungen gemeinsam mit dem Klientensystem überprüfen und ggf. neu formulieren.

- Sie müssen die Wirkungen ihres Handelns und das der anderen Systemmitglieder auf das Klientensystem und die Rückwirkungen des Klientenhandelns auf sich selber beobachten können. Dies gilt insbesondere für den Einsatz von Macht (Herrschaft). Es gilt, Macht so wenig und so re-

---

99 Vgl. hierzu bspw. Culley (1996).

flektiert wie nur möglich und nur im Interesse einer verbesserten systemischen Funktionsweise des Klientensystems im o.g. Sinne einzusetzen. Eine symmetrische, partnerschaftliche Beziehung stellt dabei häufig nicht die Voraussetzung, sondern das Ziel der Beziehungsarbeit dar.

● ...

Für ein patientenorientiertes Krankenhaus dieses Zuschnitts könnte eine zunehmend professionalisierte Pflege in der Tat einen wesentlichen Beitrag leisten, wenn es ihr gelänge, universelles pflegerisches Wissen in pflegerische Expertise zu transferieren. Ein patientenorientiertes Krankenhaus versteht sich teamorientiert in dem Sinne, dass Behandlung, Pflege und Betreuung in multidisziplinären Gruppen aufs Engste miteinander abgestimmt sind. Pflege würde als therapeutische Arbeit aufgewertet und böte in einer kritischen Hinwendung ein unerlässliches Regulativ und Korrektiv für medizinisches Handeln.

Diese Ausführungen sollen für die Skizzierung eines patientenorientierten Krankenhauses ausreichen. Deutlich wird, dass es ein Expertenbetrieb bleiben würde, dessen Sinnsystem sich im Wesentlichen nach den wissenschaftlichen Erkenntnissen und Standards sowie den selbst auferlegten professionellen ethischen Werten und Handlungsnormen generiert, aber dieses Sinnsystem hat Anschluss gefunden an die Patientenwelt und rekurriert damit auf deren ‚wirkliche' Bedürfnisse. Die genannten Elemente betrieblicher Systemgestaltung (Badura) können dabei den Rahmen einer dezentralen Kontextsteuerung abgeben, die Selbstbeschreibung, Selbstthematisierung, Selbstreflexion ermöglichen und mithin die Chance einer raumgreifenden Gegenrationalität eröffnen.

Kosteneinsparung und Gewinnerzielung stellen in einem patientenorientierten Krankenhaus nicht Hauptmotive für die Handlungsorientierung dar, sondern stellen sich nicht zuletzt im Zuge partieller Substitution von technikintensiver in interaktionsintensiver Tätigkeiten als positive Nebenerscheinung ein. Hierbei kommt insbesondere den klinischen Diagnosefähigkeiten der sinnlichen Wahrnehmung eine größere Bedeutung als bisher zu.

Es sollte nun deutlich geworden sein, worin die Perspektive der Krankenhaussteuerung liegt, die sich als patientenorientiert versteht: in der Integration der Sinnsysteme Interaktionsorientierung, Medizin- und Pflegewissenschaft und Ökonomie. Ausgangspunkt und Legitimationsfolie stellt der gesellschaftlich produzierte Bedarf an Krankenhausleistungen dar, der jedoch durch wissenschaftlichen Erkenntnisgewinn und Ressourcenverbrauch begrenzt wird. „Es gilt, unter den gegebenen Bedingungen Kompromisse zwischen der Orientierung am gesundheitlichen, sozialen und ethischen Bedarf und den Imperativen der dominierenden politischen Ökonomie zu finden" (Kühn 1995: 158). Sicherlich hat dies nicht im missionarischen Eifer zu geschehen, sondern durch behutsame sinnstrukturierende und sinnproduzierende dezentrale Kontextsteuerung. Neben einer gesundheitspolitischen Weichenstellung bedarf es in den Organisationen hierfür vor allem der Entwicklung tragfähiger formaler Kommunikations- und Entscheidungsstrukturen.

Aus einem patientenorientierten Krankenhaus gehen vor allem die chronisch kranken Patienten und ihre Bezugssysteme mit einem effektiveren Nutzen von Gesundheitsleistungen für ihre Lebensqualität als Gewinner hervor. Positive Effekte für die Integration des gesamten Gesundheitssystems können aber auch auf der gesellschaftlichen Ebene vermutet werden. Gesellschaftliche Ressourcen für die Gesundheitsversorgung ließen sich damit längerfristig effektiver nutzen. Pflegearbeit würde (bei entsprechender Qualifikation) zu einem unverzichtbarer Bestandteil interdisziplinärer Teamarbeit aufgewertet werden und würde einen höheren Grad an Professionalisierung erreichen können. Medizin könnte ihr öffentliches Bild restaurieren und damit der schleichenden Erosion ihres Professionsstatus entgegensteuern.

So gesehen, dürften eigentlich alle Subsysteme und auch das Supersystem zu Gewinnern des Systemwechsels gedeihen. Grund für eine optimistische Prognose dürfte dennoch skeptisch beurteilt werden. Es darf die Selbstreferentialität und Autopoiese des medizin-technischen Systems nicht unterschätzt werden, die sich eben nur zum Teil aus der „Modellierung der medizinischen Akteursstrukturen" (Feuerstein) konstituiert. Systeme folgen nun mal nicht der Logik ‚besserer' Einsichten und der Intentionen einzelner Akteure. Um die Chance einer intendierten Veränderung zu erhöhen, bedürfen sie multilinearer und weitaus stärkerer Anreize als sie bisher von der Gesundheitspolitik ausgehen.

Zum anderen stellt sich die Frage, ob durch das unverkennbare Vordringen betriebswirtschaftlicher Steuerungslogik nicht bereits Optionen für ein patientenorientiertes Krankenhaus auf Dauer verspielt worden sind. „Mit Geld lassen sich auch noch gut verdienende Professionelle, auch noch Multimillionäre und noch Billionäre steuern. Selbst extreme Ausmaße von Reichtum lassen sich beliebig steigern" (Willke 1995: 183).

2.2 Komplementärfunktionen von Medizin und Pflege im patientenorientierten Krankenhaus

Im patientenorientierten Krankenhaus obigen Zuschnitts werden die Dienstleistungen arbeitsteilig erbracht und in multiprofessionellen Behandlungsteams patientenbezogen koordiniert. Das in der konventionellen Arbeitsteilung zwischen Medizin und Pflege eingelagerte Leitbild wird allerdings den gestellten Anforderungen nicht gerecht. So wird auch bei BADURA an vielen Stellen erkenntlich, dass die Arbeitsteilung zwischen Ärzten in Richtung auf technikzentrierte Leistungen und Pflegende mit interaktionsorientierter Akzentuierung keine brauchbare Option darstellt. Dafür sind beide Handlungskontingenzen zu widersprüchlich, um sie zu einem Handlungssetting zusammenfügen zu können. Es geht nicht mehr – wie noch zu Beginn der Krankenhausentwicklung – nur um eine humanisierende Ummantelung medizintechnischen Wirkens, sondern um eine kritische Reflexion diagnostischer und therapeutischer Rationalität aus dem Blickwinkel gesundheits-, sozial- und pflegewissenschaftlicher Erkenntnisse. Nach Ansicht BADURAs müsse bereits in der Ausbildung von Ärzten die Relevanz psycho-sozialer, interaktiver Prozesse konstituierend einbezogen werden, nicht daran gestrickt – wie heute üblich – sondern medizinisches Denken überformend. Daran dürfte auch nach dieser Analyse kein Zweifel mehr bestehen. Die soziale Verantwortung des Arztes erfordert verstärkt eine sozialwissenschaftlich fundierte und kommunikative Kompetenz mit ausgeprägter Teamfähigkeit. Die Chancen für die Veränderung klinischer Arbeit sieht BADURA in dreierlei Konsequenzen:

- „eine Aufwertung interaktionsintensiver Leistungen und der sozialen Kompetenz der Beschäftigten,
- eine Aufwertung vor allem der Pflegetätigkeit und schließlich
- eine Aufwertung der Beiträge der Erkrankten selbst und ihrer Angehörigen zur Akutversorgung, Frührehabilitation und Langzeitbewältigung einer chronische Krankheit" (Badura 1994: 18).

Eine stärkere Orientierung des Krankenhauses auf interaktionsintensive Leistungen geht nach BADURA mit einer Aufwertung pflegerischer Arbeit einher, „die nur in Verbindung mit einer größeren Selbständigkeit der Pflegekräfte und mit ihrer Professionalisierung realisierbar sein wird" (a.a.O.: 55). Er bemängelt in der aufkeimenden Pflegewissenschaft die Unterrepräsentierung der Erforschung von Pflegepraxis. So setze eine „Aufwertung interaktionsintensiver Leistungen (...) ein genaues Verständnis dieser Leistungen voraus, d.h. ihre differenzierte Betrachtung und die Evaluation ihrer Wirkungen". Und weiter erkennt er präzise, dass „der hier in der Pflege bestehende Qualifikationsbedarf (...) überhaupt noch nicht erkannt" ist (a.a.O.: 56, vgl. auch Schaeffer 1998: 7).

Eine interaktionsorientierte Neuorientierung in den Handlungsoptionen des Krankenhauses wird nur über eine Neuorientierung des ärztlichen Selbstverständnisses möglich werden. Die Ärzte sind die Berufsgruppe, die das Leistungsgeschehen des Krankenhauses im Wesentlichen definieren. Patienten kommen primär wegen der ärztlichen Behandlung ins Krankenhaus. Pflegearbeit im Krankenhaus ist damit untrennbar an die ärztliche Arbeit gekoppelt. Dieser Grundsatz gilt auch bei chronisch Kranken, die in der Regel zur medizinischen Krisenintervention in die Krankenhäuser kommen. Allerdings ist bei dieser Klientel der Bedarf und die Bedeutung pflegerischer und anderweitig therapeutischer Leistungen sehr viel größer. Dennoch wird auch das Krankenhaus der Zukunft auf eine relative Vorrangstellung der Medizin nicht verzichten können. Die Zukunft des Krankenhauses wird damit sehr stark von der Veränderungsfähigkeit der Medizin abhängen und nicht von der Pflege erzwungen werden können.

Dieses Verständnis von Pflege als einer der Krankenhausmedizin beigeordneten und sie ergänzenden Krankenhausarbeit geht von dem angemahnten Wandel medizinischer Handlungsweisen aus. Pflege folgt in diesem Zukunftsentwurf damit keineswegs kritiklos medizinischen Imperativen mit ihrem Überschuss an medizin-technischer Rationalität, sondern bietet im Gegenteil alltägliche und unermüdliche *wissenschaftlich fundierte, kritische Instanz* für ärztliches Handeln und mündet in der grundlegenden Vorstellung, dass Ärzte ihr Handeln vor dem Hintergrund der intersubjektiven Begegnung mit dem Patienten, seiner Lebenswelt und Biografie zu reflektieren haben; ebenso pflegerische Vorstellungen und Bedenken einzubeziehen haben, wie die anderer Gesundheitsberufe – also sich im besten Sinne teamorientiert zu verhalten haben.[100]

Dieses Verständnis beinhaltet keine Abwertung pflegerischer Kompetenz, meint aber nicht eine auf sich selbst bezogenen Pflegekompetenz, sondern wird verstanden als rückbezogen auf eine zweckmäßige, bedürfnisgerechte umfassende Versorgung, deren Kern medizinische Behandlung in dem hier skizzierten umfassenden Sinn darstellt. Diese Modellierung pflegerischen Selbstverständnisses widerspricht keineswegs der von BADURA eingeklagten Aufwertung von Pflegetätigkeiten, im Gegenteil sie unterstreicht und präzisiert sie, und sie modelliert eine Vernetzung der Subsysteme von Medizin und Pflege im Krankenhaus. Im Interesse einer adäquaten bedarfsgerechten Versorgung chronisch Kranker müssen sich die verschiedenen Spezialisten mit ihren auf den ‚Fall' bezogenen je eigenen Sichtweisen zu einem teamorientierten interdisziplinären Arbeiten zusammenfinden. Hierbei müssen, um Brüche in der Versorgungskette zu vermeiden, auch die Grenzen institutionsbezogenen Handelns durchschritten und nachgelagerte Versorgungsprozesse frühzeitig antizipiert werden.

Im patientenorientierten Krankenhaus ist Pflege nicht im medizinischen Arbeitsbogen zu umgreifen, aber sie ist (nichtärztliche) Therapie (vgl. auch Meier-Baumgartner 1994: 376). Sie ist Therapie, wenn sie Patienten hilft, ihre verloren gegangenen Fähigkeiten wieder zu erwerben; sie ist es, wenn sie Patienten die endgültig verlorenen Fähigkeiten ersetzt; sie ist es, wenn sie Patienten bei der lebenspraktischen Bewältigung des Alltags unter Beschränkung und Behinderung unterstützt. Sie ist Therapie selbst dann, wenn ärztliche Therapien längst eingestellt wurden, indem sie eine wertschätzen-

---

100 Auch bei den Aufgaben, die die Pflegekräfte im Rahmen von Diagnostik und Therapie auf Weisung von Ärzten auszuführen haben, geht es zukünftig nicht um kritiklose Gefolgschaft, sondern vielmehr eine kritisch-konstruktive Begleitung ärztlicher Handlungen. Dieses Verständnis entspricht der „krankheitsorientierten Krankenpflege", wie es von WITTNEBEN definiert wurde (vgl. Wittneben 1990; 3. Teil, Kap. 1.3).

de und würdevolle Haltung gegenüber stark Pflegeabhängigen einnimmt und Sterbende begleitend umsorgt.

Das rehabilitative Potenzial der Pflege schlägt sich nicht nur in ihrem aktivierend-therapeutischen Bemühen nieder, die „Patienten ... zu ermuntern, Dinge, die sie selbst tun können, gegebenenfalls mit Hilfestellungen, auch selbst durchzuführen" (a.a.O.: 375), sondern lässt sich darüber hinaus mittlerweile auch empirisch bestätigen. Im Kontext der „Ganzheitlich-Rehabilitierender Prozesspflege" konnte in einer vergleichenden Untersuchung die Überlegenheit dieses Konzepts eindrucksvoll nachgewiesen werden. „Im Vergleich zur Basisuntersuchung traten bei PatientInnen weniger Sekundärerkrankungen auf; darüber hinaus konnte bei allen PatientInnen der Primärpopulation ein hohes Maß an Unabhängigkeit in den für sie relevanten Aktivitäten des Lebens und in ihrem Umgang mit existentiellen Erfahrungen erreicht werden" (Krohwinkel 1993: 273). Mittlerweile rezipieren Pflegende auch z.T. ein recht beachtliches Repertoire originär therapeutischer Konzepte wie bspw. Inkontinenztraining, Orientierungstraining, Basale Stimulation, Bobath-Konzept, Validation.

Eine Trennung von Pflege und Therapie entspricht zwar der Logik des Versicherungsrechts und dem professionellen Statusdenken der Medizin, aber schon heute nicht mehr gelebter Wirklichkeit.[101] Die therapeutischen Potenziale der Pflege werden bei Weitem nicht gesehen, kaum genutzt und v.a. nicht strategisch entwickelt. Dabei hat Pflege auch im Krankenhaus günstige Ausgangsbedingungen. Sie stellt die größte Beschäftigtengruppen und verfügt wie kein anderer Gesundheitsberuf über lange Kontaktzeiten zum Patienten und häufig auch zu dessen Angehörigen. Der Charakter intensiven körperlichen Kontakts und intimer Begegnungen schaffen eine Grundhypothek vertrauensvoller Zusammenarbeit, die sich andere Berufsgruppen erst mühevoll erarbeiten müssen. Pflegekräfte lernen Patienten umfassend kennen, erfahren viel über ihre Biografien, Lebens-, Wohn- und Arbeitsbedingungen. Es entspricht einer aus volkswirtschaftlicher Perspektive unverantwortlichen Ressourcenvergeudung, diese Potenziale nicht besser als bisher auszuschöpfen und für das Management chronischer Krankheiten nutzbar zu machen. Vor diesem Hintergrund ist es nahe liegend, Pflegekräfte viel stärker bei Beratung, Schulung und Anleitung und darüber hinaus auch im Rahmen verhaltensmedizinischer Intervention einzusetzen.

Die nachfolgende Abbildung 5 soll in vereinfachter Form darstellen, wie Medizin und Pflege sowohl ihre je eigenen spezialisierten Fähigkeiten und Erkenntnisprozesse haben, als auch immer im Hinblick auf eine multidisziplinäre (hier nur durch Pflege und Medizin dargestellt) Perspektive zu re-

---

101 In Bezug zum Bobath-Konzept referiert Urbas bspw. den therapeutischen Gehalt, der die Grenze von der Pflege zur Therapie überschreitet (Urbas 1995: 78).

flektieren haben und im Hinblick auf ein gemeinsames Handlungssetting integrieren.

Abbildung 5: Komplementärfunktionen von Medizin und Pflege

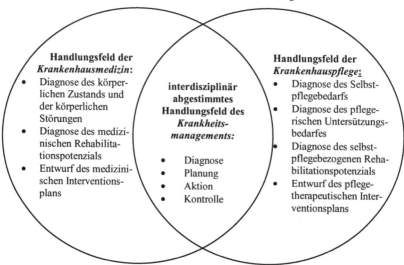

Handlungsfeld der Krankenhausmedizin:
- Diagnose des körperlichen Zustands und der körperlichen Störungen
- Diagnose des medizinischen Rehabilitationspotenzials
- Entwurf des medizinischen Interventionsplans

interdisziplinär abgestimmtes Handlungsfeld des Krankheitsmanagements:
- Diagnose
- Planung
- Aktion
- Kontrolle

Handlungsfeld der Krankenhauspflege:
- Diagnose des Selbstpflegebedarfs
- Diagnose des pflegerischen Untersützungsbedarfes
- Diagnose des selbstpflegebezogenen Rehabilitationspotenzials
- Entwurf des pflegetherapeutischen Interventionsplans

Die Ausgrenzung meist willkürlich vollzogener sog. berufsfremder Arbeit aus den pflegerischen Handlungsvollzügen ist in diesem Entwurf nicht aufrechtzuerhalten. Die strenge Orientierung der Krankenhausarbeit auf die Versorgungserfordernisse der Patienten macht es sinnvoll, integrierte Arbeitsbündel und Arbeitsprozesse zu definieren, die mit einem möglichst geringen Ausmaß an Kooperations-, Kommunikations- und Integrationsaufwand auskommen (vgl. auch Kunk/Stratmeyer 2001: 64). Aus diesem Blickwinkel kann es sinnvoll sein, dass Pflegende bspw. Blutentnahmen, intravenöse Kurzzeitinfusionen u.Ä. verrichten, die sie in ihre Arbeitsvollzüge der pflegerischen Patientenversorgung einpassen. Genauso kann es aber auch vernünftig sein, wenn Stationsärzte Patienten zu Untersuchungen begleiten, die sie selber bei ihnen durchführen werden. Es spricht nicht viel dafür, strenge Regeln der Arbeitsteilung den Stationsteams zu verordnen. Vielmehr sollte (selbstverständlich im Rahmen der haftungsrechtlichen Grenzen) jeweils ein Korridor pflegerischer und ärztlicher Tätigkeiten vorgegeben werden, der eine größere Schnittmenge aufweist, die im Team eigenverantwortlich geregelt oder auch situativ ausgehandelt werden kann. Die empirischen Befunde der Literaturrecherche lassen jedenfalls erkennen, dass die Arbeitsteilung immer dann am besten gelingt, wenn sie durch ein gegenseitiges Geben und Nehmen gekennzeichnet ist und auf dem Boden gegenseitigen Verständnisses beruht.

Die Anstrengungen auf dem Weg zu einem patientenorientierten Krankenhaus sind immens und berühren tief greifende Fragen der *Ausbildungskon-*

struktionen von Pflege und Medizin, der Modellierung des *gesundheitspolitischen Anreizsystems* i.S. dezentraler Kontextsteuerung der Systemumwelt und natürlich auch der *patientenorientierten Organisationsgestaltung.* Interventionen – insbesondere halbherzige – wie sie als Reformbemühungen von der Gesundheitspolitik nun schon seit vielen Jahren versucht werden, sind insgesamt nicht mächtig genug, um einen radikalen Systemwechsel zu initiieren. Weder die Verpflichtung der Krankenhäuser, Qualitätsmanagement zu betreiben, noch die Umstellung auf ein Festpreissystem (DRGs) geben hinreichende Handlungsanreize, die Krankenhausprozesse auf effektive und effiziente Versorgung insbesondere chronisch Kranker zu programmieren.

Reformen der Medizinerausbildung müssen von einem erweiterten Krankheitsverständnis getragen werden, indem nicht alleine funktionelle und morphologische Befunde erkenntnis- und handlungsleitend sind, sondern Befindensstörungen und Beeinträchtigungen von Körperfunktionen „unter verschiedenen kognitiven und pragmatischen Bezugsdimensionen" beurteilt werden (Murrhardter Kreis 1995: 61). Das didaktische Ausbildungskonzept hat dieser erweiterten Sicht durch eine deutliche Veränderung der Lerninhalte und durch neue Aneignungsweisen, wie etwa dem ‚problemorientierten Lernen' Rechnung zu tragen.[102] Noch einen Schritt weiter geht BADURA, der eine Ausdifferenzierung des Medizinberufes in zwei Richtungen für notwendig hält. „Die soziale Verantwortung des Arztes erfordert eine verstärkt sozialwissenschaftlich fundierte und kommunikative Kompetenz. Die Entwicklung eines Fachgebietes fordert dagegen eine verstärkte somatische Spezialisierung und technische Kompetenz. Qualifizierung heißt u.E. unter diesen Bedingungen Reduzierung der Komplexität durch Ausdifferenzierung des ärztlichen Berufs in zwei Richtungen: in die des *biotechnischen Spezialisten mit ausgeprägter Teamfähigkeit,* weil die kompetente Akutversorgung und Rehabilitation chronisch Kranker längst nicht mehr durch den Arzt allein zu leisten ist, und die des auch sozialepidemiologisch und psychophysiologisch qualifizierten, sozial kompetenten *Allgemeinarztes,* der physische Defekte, insbesondere chronische Krankheiten, im Kontext sozialer und persönlicher Voraussetzungen jedes einzelnen Patienten zu deuten und zu behandeln weiß" (Hervorh. i.O.) (Badura 1994: 47f.).

Soll patientenorientierte Pflege nicht weiter lediglich zu einem ideologischen Kampfbegriff gegen die Medizin instrumentalisiert werden, sondern handlungsleitendes Potenzial entfalten, so ist auch hierfür eine radikale Ausbildungsreform notwendig. Die Analyse des *pflegerischen Ausbildungssystems* dürfte keine Zweifel gelassen haben, dass der notwendige Qualifikationsbedarf nicht im Rahmen beruflicher Ausbildung zu erreichen

---

102 Vgl. auch MURRHARDTER KREIS, der ein ausführliches Curriculum zur Reform des Medizinstudiums vorgelegt hat, das sich auf eine systematische Analyse des derzeitigen und zukünftigen Arztbildes stützt (1995).

ist. Daher besteht dringender Handlungsbedarf, eine pflegerische *Erstausbildung* auf Hochschulniveau zu etablieren. Diese Ausbildung sollte besonders auf den Versorgungsbedarf chronisch Kranker und pflegebedürftiger alter Menschen ausgerichtet sein (vgl. Schaeffer 1998: 7). Die Absolventen dieser Studiengänge sollten dazu qualifiziert werden, verantwortliche Stellen in der patientennahen Versorgung (primary nurses; Bezugspflegende; Pflegeexperten) besetzen zu können und damit die fachliche Leitung gegenüber nachgeordneten Pflegekräften zu übernehmen. Nur über wissenschaftlich qualifizierte Pflegekräfte, die an prominenten Stellen der pflegerischen Versorgung eingesetzt werden, kann auch die gegenseitige Anschlussfähigkeit der Krankenhauspraxis an die Pflegewissenschaft erhöht werden.

Die pflegerische Ausbildung im Rahmen des nichtakademischen Berufsbildungssystems bedarf ebenso einer durchgreifenden Reform, in der v.a. auch der Zwergschulen- und Inselcharakter mit nahezu aussichtsloser externer Steuerungsmöglichkeit durchbrochen wird:

• Krankenpflegeschulen haben sich zu größeren Ausbildungsverbünden zusammenzuschließen und einen von den betrieblichen Verwertungsinteressen unabhängigen Organisationsrahmen zu etablieren, der die Akzente auf die pädagogischen und qualifikatorischen Erfordernisse setzt.

• Die Qualifizierung der Lehrkräfte hat auf solidem pflegewissenschaftlichen Niveau zu erfolgen, die abgesehen von wenigen Spezialfächern auch die gesamten Ausbildungsfächer unter einem originär pflegewissenschaftlich legitimierten Curriulum zu unterrichten haben. Nur so kann die Medizindominanz innerhalb der Ausbildung zugunsten einer Pflegeorientierung im gemeinten komplementären Sinne verschoben werden.

• Die Ausbildungsaufsicht gehört in die Hände pädagogisch und pflegewissenschaftlich qualifizierter Personen. Darüber hinaus muss die Regelungsdichte in Inhalten und Gestaltung der Ausbildung landesrechtlich erhöht werden. Die personellen Bedingungen für eine wirksame Aufsicht müssen behördlicherseits geschaffen werden.

• Die praktische Ausbildung muss durch landeseinheitlich geregelte strukturelle Rahmenbedingungen besser als bisher vor dem ungezügelten Durchschlagen betrieblicher Verwertungsinteressen geschützt werden. Damit kann der Transfer pflegewissenschaftlicher Konzepte in die Ausbildungspraxis erhöht werden. Hierzu liegen auch bereits weitreichende Vorschläge vor (vgl. z.B. Stratmeyer/Weber 1994).

Bei der Frage nach einer *patientenorientierten Organisationsgestaltung* gehört zuförderst die tradierte versäulte Aufbauorganisation auf den Prüfstand. Im ärztlichen Bereich ist ein dringender Demokratisierungsbedarf mit der Absenkung patientenbezogener Verantwortung auf die Ebene des

Stationsarztes (Bezugsarztes[103]) anzumahnen, der i.S. des von BADURA vorgeschlagenen Allgemeinarztes zu qualifizieren ist. Komplementär hierzu besteht ein Hierarchisierungsbedarf für den Pflegebereich. Es müssen Stellen geschaffen werden, die formal legitimiert, die verantwortlichen patientenbezogenen Entscheidungen mit den Patienten und den Kooperationspartnern vereinbaren können. Diese *primary nurses* oder *Bezugspflegenden* sind die Hauptkooperanten der Bezugsärzte innerhalb des Behandlungsteams. Andere Pflegekräfte und Hilfskräfte arbeiten auf Weisung der Bezugspflegenden. Das hierfür geeignete Pflegesystem ‚primary nursing' ist in den Vereinigten Staaten und England hinreichend auf Praktikabilität geprüft und seit vielen Jahren erfolgreich eingeführt (vgl. Ersser/Tutton 2000).

Über diese grundsätzliche aufbauorganisatorische Strukturreform sind eine Reihe von Organisationsinstrumenten zu etablieren, die die berufsübergreifende Kooperation strukturell absichern. Hierzu gehören alltägliche Treffen zur vorausschauenden Tagesplanung (sog. Jourfixe, vgl. Höhmann/Müller-Mundt/Schulz 1999: 270; Grobe/Steinhagen de Sánchez 1998: 187) und v.a. die tägliche gemeinsame Visite zwischen Bezugsarzt, Bezugsschwester und weiteren Mitgliedern des Behandlungsteams. Die Visite ist nach einem patientenorientierten Ablauf neu zu strukturieren (vgl. Grobe/Steinhagen de Sánchez 1998: 188ff.). Für die interdisziplinäre Bearbeitung komplexer Patientenprobleme, wie sie gerade bei chronisch Kranken, Multimorbiden und Pflegebedürftigen häufiger zu erwarten sind, sind je nach Bedarf sog. Fallbesprechungen zu etablieren. Fallbesprechungen sind immer dann sinnvoll, wenn die Patientenversorgung einen erhöhten Koordinationsbedarf verschiedener Berufsgruppen erfordert (vgl. Höhmann/Müller-Mundt/Schulz 1999: 268f.). Insbesondere auch zur Entlassungsvorbereitung kann es sinnvoll sein, an diesen Besprechungen auch die anschließenden Versorgungseinrichtungen (z.B. Hausarzt, ambulanter Pflegedienst) zu beteiligen (vgl. a.a.O.: 388f.).

Die besondere Belastung, die eine hier eingeforderte psycho-soziale Dienstleistung für die Beschäftigten bedeutet, ist angemessen durch eine adäquate Betreuung zu flankieren, damit Stress reduziert, aber auch die Betreuungsqualität gewährleistet wird. Hierfür haben sich seit vielen Jahren Teamsupervisionen bewährt, in denen sowohl an patientenbezogenen als auch teambezogenen Konflikten bearbeitet werden (vgl. bspw. Scobel 1997).

Hiermit dürften wesentliche Grundpfeiler einer patientenorientierten Organisationsgestaltung umrissen sein. Weitere grundlegende Anforderungen liegen im Aufbau eines krankenhausbezogenen Wissensmanagement, das es erlaubt, evaluierte Erfahrungen mit Patientenverläufen informationstechno-

---

103 Zur Rolle des Bezugsarztes innerhalb des Krankenhauses vgl. z.B. Hofer 2000: 156f.; Kerres/Lohmann 2000: 68f.

logisch abzubilden und somit zur organisationalen Wissensbasis zu generieren. Eine ganz besondere Bedeutung für den Anreiz zur professionellen ärztlichen und pflegerischen Handlungsorientierung dürfte darüber hinaus im Aufbau eines suffizienten Personalenwicklungsmanagements liegen, das gleichermaßen Fragen der gewissenhaften Personalauslese entlang definierter Anforderungskriterien einzubeziehen hat wie geeignete Qualifizierungsangebote und die Förderung und kritische Begleitung durch Vorgesetzte, bspw. durch Implementierung eines sog. Führungs-Coachings (vgl. z.B. Decker 1995).

Die hier nur kusorische Auflistung der Elemente zur patientenorientierten Organisationsgestaltung sollen signalisieren, dass multiple Anstrengungen der dezentralen Kontextsteuerung erforderlich sind, um ein Krankenhaus angemessen auf die eingangs erwähnten Zukunftsherausforderungen vorzubereiten.

Schlussbetrachtungen

Die vorliegende Studie wurde angetreten, zwei Fragen zu klären. Zum Einen sollte ein über die bisherigen Analysen hinausgehendes Verständnis der Kooperationsbeziehung von Pflegenden und Ärzten innerhalb des komplexen Systems Krankenhaus vorgenommen werden. Und zum Anderen sollte die Kritik an den bestehenden Verhältnissen konstruktiv gewendet werden, indem konstituierende Bedingungen eines patientenorientierten Krankenhauses umrissen werden. Beide Fragen sind beantwortet.

Der Nutzen der Analyse des Medizinsystems liegt für Interessierte möglicherweise darin, dass hier nicht nur auf die bereits bekannten Aspekte der Expertenorganisation einerseits und der medizintechnischen Handlungsübersteuerung andererseits abgehoben wurde, sondern beide Gesichtspunkte in ein übergeordnetes komplexeres Systemverständnis von krankenhausärztlichem Handeln eingebunden wurden. Hierbei wurden auch Systemeinflüsse berücksichtigt, die bisher bei der Systemrekonstruktion der Krankenhausmedizin eher vernachlässigt werden: die Bedeutung der beruflichen Sozialisation und v.a. die Prozessierung von Macht und Herrschaft. Nach den Erkenntnisse dieser Arbeit dürften m.E. keine Zweifel mehr bestehen, dass die Krankenhausärzte der unteren Hierarchieebene unter dem Eindruck von Pflegenotstand und Sparzwang die eigentlichen *Modernisierungsverlierer* der neueren Entwicklungen sind. Sie sind schlecht ausgebildet, überlastet, hochgradig abhängig und stellen neben den persönlichen Kosten der Überforderung damit auch ein relevantes Qualitätsrisiko für die Patientenversorgung dar. Hier besteht dringender Handlungsbedarf für eine umfassende Reform.

Die Analyse des Pflegesystems hat mit einer ganzen Reihe von Mythen aufgeräumt. Damit hat sich etwas der Nebel um die Krankenhauspflege gelichtet, der sich aus Vorstellungen einer *bösartiger Unterdrückung durch die Ärzte* und *Ganzheitlichkeit für die Patienten* nährte. Es konnte glaubhaft gemacht werden, dass die Probleme, in denen die Pflege steckt, durch Fehlsteuerungen wenigstens der letzten 20 Jahre begünstigt wurden und eher in den Weg einer beruflichen Sackgasse führen als zur Professionalisierung. Der potenzielle professionelle Beitrag der Pflege beim Management von chronischen Krankheiten ist bei Weitem nicht ausgeschöpft. Auch hier besteht dringender Handlungsbedarf.

Der Berufsgruppenvergleich hat sich für die Systemanalyse als außerordentlich fruchtbar und erkenntnisstiftend erwiesen, werden doch Systeme durch die Feststellung von Differenzen beobachtet. So sind die jeweiligen

Besonderheiten, Stärken und Schwächen der einzelnen Berufsgruppen besonders deutlich hervorgetreten, die sonst eher unauffällig bleiben. Gerade die Ungleichheit der Berufsgruppen lässt die These von der *Unwahrscheinlichkeit der Zusammenarbeit* evident erscheinen. Es konnte aber auch gezeigt werden, dass das konkurrenzvolle Arrangement beider Berufsgruppen einem Modell der Komplementarität weichen könnte, wenn die jeweiligen Voraussetzungen geschaffen werden. Allerdings sind die Wege, die hierfür zu beschreiten sind, und die Zukunftsaufgaben, die die Berufsgruppen zu bewältigen haben, zwar sehr unterschiedlich gelagert, sie sind aber in beiden Fällen immens.

Ein besonderes Anliegen dieser Arbeit war es, Kooperation von Pflege und Medizin nicht als einen sich selbst genügenden Zweck zu verstehen – und wie sonst eher üblich –, ihre Bedeutung für die Qualität schlichtweg zu unterstellen, sondern es sollte genauer herausgearbeitet werden, wie gut oder schlecht beide Berufsgruppen auf eine patientenorientierte Versorgung im Zeitalter chronischer Krankheiten vorbereitet sind. Die Bilanz ist für beide Berufsgruppen gleichermaßen ernüchternd. Mit dem konzeptuellen Entwurf der *Konturen eines patientenorientierten Krankenhauses* sollten wesentliche Schlüsselkonzepte vorgestellt und in systematische Beziehung gebracht werden. Die Beurteilung, ob es sich dabei lediglich um eine eklektizistische Ansammlung verschiedener Modellvorstellungen oder um eine brauchbare theoretische und normative Fundierung der Krankenhausarbeit handelt, ist den Kritikern und Kritikerinnen dieser Studie vorbehalten. Hierzu ist endlich eine dringende berufsübergreifende kontroverse Diskussion in Deutschland erforderlich, die die dominierende Debatte um die wirtschaftliche Sicherung der Krankenhäuser auf den zweiten Rang – als Gestaltung von Nebenbedingungen einer bedarfsgerechten Gesundheitsversorgung – zu verweisen hat.

Lediglich durch einige Eckpfeiler wurde die Organisation eines patientenorientierten Krankenhauses umrissen. Ein schlüssiges Organisationskonzept ist damit bei Weitem nicht vorgelegt. Die nähere Auseinandersetzung mit modernen Konzepten der Organisationsgestaltung, der Mitarbeiterführung und des umfassenden Qualitätsmanagements ist durch den Rekurs auf BADURA zwar angedeutet, aber nicht vollzogen. Es bleibt zu hoffen, dass in diese Diskussion über die Frage der Kundenorientierung hinausgehend, vermehrt differenzierte Aspekte der Patientenorientierung einfließen. Sollte dieses Buch für die Organisationsreform des Krankenhauses Impulse geben können, die sowohl die Seite des Korrekturbedarfes der Medizin als auch die Seite des Entwicklungsbedarfes der Pflege berücksichtigen und auch die Grenzen berufsständischer Borniertheit hinter sich lassen, so wäre das ein beachtlicher Erfolg.

Sicherlich wird sich diese Arbeit zwei Vorwürfen auszusetzen haben. So ist eine Tendenz zur überzeichnenden Negativdarstellung nicht zu übersehen.

Dies liegt z.T. an der Literaturlage, in der überwiegend Probleme bearbeitet werden. Diese Negativauslese vermittelt leicht das Bild von generalisierten Wahrheiten, die überall anzutreffen sind. Sowohl in der Literatursichtung als auch aus eigener Erfahrung weiß ich von Beispielen gelungener Zusammenarbeit zwischen Ärzten und Pflegenden, die als wertschätzend und produktiv wahrgenommen wird. Allerdings beziehen sich diese Beispiele überwiegend auf Arbeitsbereiche, die nicht aus somatischen Kliniken stammen, sondern aus der Psychiatrie und Psychosomatik, was im Kontext dieser Arbeit auch nicht verwundern kann, da dort technikorientierte Handlungsüberformungen eine geringere Rolle spielen, andere berufliche Sozialisationen kultiviert werden und Kooperationsstrukturen wie bspw. Fallbesprechungen, Teamsupervision ohnehin eine lange Tradition haben. So gesehen bedeuten diese positiven Beispiele eher eine Bestätigung der vorgelegten Theorie.

Die zugegeben etwas undifferenzierte negative Darstellung verfolgte aber auch den Zweck der verbesserten Veranschaulichung. Beobachtungen werden durch das Feststellen von Differenzen vorgenommen, und die lassen sich nun eben am Besten erkennen, wenn sie deutlich gekennzeichnet werden.

Eine weitere Kritik wird sich bei dem vorgelegten Konzeptentwurf auf die inhaltliche Überfrachtung und auf die mithin geringen Umsetzungschancen beziehen. Diesem Vorwurf setze ich mich gerne aus. So ist die Arbeit auch weniger an Praktiker adressiert, die an schnellen Umsetzungserfolgen interessiert sind, als mehr an Menschen, die sich über die Zukunftsoptionen des Krankenhaus Gedanken machen und die wie ich, selber nicht davon überzeugt sind, dass sich große Probleme, die sich langfristig systemisch prozessiert haben, mit kleinen und schnellen Interventionen gelöst werden können.

So bleibt die abschließende Frage, warum sich ein Krankenhaus überhaupt auf den Weg zu einem wie hier entworfenen patientenorientierten Krankenhaus machen sollte. Der Weg ist hürdenreich und riskant. Er gewährleistet keine schnellen Erfolge. Nicht einmal wäre es redlich zu behaupten, es würde gegenüber dem raumgreifenden Modell des *monetarisierten Krankenhauses* eine höhere Viabilität aufweisen, da es weniger betriebswirtschaftliche Kalküle und mehr die Perspektive einer langfristigen Versorgung chronisch Kranker im Auge hat. Die Berufsgruppen Medizin und Pflege sind zudem auf Patientenorientierung schlecht vorbereitet, die Patienten wären wegen des veränderten interaktionsintensiven psychosomatischen und verhaltensmedizinischen Behandlungsangebots irritiert. Es gibt auf diese Frage nur eine einfache und erschöpfende Antwort: weil eine patientenorientierte Umgestaltung der Krankenhäuser (sozial-)medizinisch, (sozial-)pflegerisch, gesundheitswissenschaftlich, politisch und v.a. menschlich geboten ist und weil ein patientenorientiertes Krankenhaus auch ein Beitrag zur Humanisierung der Arbeitswelt im Krankenhaus impliziert.

Literatur

Abholz, H. (1986): Das Dilemma medizintechnischer Innovation. In: Medizin und Technologie. Argument Sonderband 141. Berlin: Argument, S. 29-48

Altman, S. H.; Wallack, S. (1997): Gesundheitsausgaben: Können die Vereinigten Staaten sie kontrollieren?: In: Arnold, M.; Lauterbach, K. W.; Preuß, K.-J. (Hrsg.): Managed Care: Ursachen, Prinzipien, Formen und Effekte. Stuttgart; New York, S. 53-74

Anderson, S. (1987): Herzalarm – Beruflicher Druck – Persönliche Konflikte: Schwestern und Helfer im Krankenhaus. Stuttgart

Argument-Sonderband 162 (1989): Der ganze Mensch und die Medizin. Argument-Sonderband 162. (o. Hg.) Berlin: Argument-Verlag

Anonym (1989): Wie lange noch; Chef? Initiativen zur Verringerung der Arbeitslosigkeit von Ärzten in Berlin. In: Dr. med. Mabuse. Zeitschrift im Gesundheitswesen 14. Jg. Heft 62. Frankfurt/M.: Mabuse, S. 46-47

Anonym (1989a): Von der Theorie über den Standards zur patientenorientierten Pflege. In: Die Schwester/Der Pfleger. 28. Jg., Heft 4. Melsungen: Bibliomed, S. 254

Arnold, M. (1993): Die Rolle des Akutkrankenhauses im Versorgungssystem der Zukunft. In: Badura, B.; Feuerstein, G.; Schott, T. (Hrsg.): System Krankenhaus. Arbeit, Technik und Patientenorientierung. Weinheim, München: Juventa

Ax; R. (1999): Ergebnisse der Arbeitsgruppen. In: Stratmeyer, P.: Patientenorientierung: Ein studentisches Fachprojekt des Studiengangs Pflege. Fachhochschule Hamburg, Fachbereich Sozialpädagogik (Hrsg.). Hamburg: Fachhochschule, Eigenverlag, S. 18-19

Axmacher, D. (1991): Pflegewissenschaft – Heimatverlust der Krankenpflege. In: Rabe-Kleberg, U. u.a. (Hrsg.): Dienstleistungsberufe in Krankenpflege, Altenpflege und Kindererziehung: Pro Person. Bielefeld: KT-Verlag, S. 120-138

Badura; B. (1993): Systemgestaltung im Gesundheitswesen: das Beispiel Krankenhaus. In: Badura, B.; Feuerstein, G.; Schott, T. (Hrsg.): System Krankenhaus. Arbeit, Technik und Patientenorientierung. Weinheim, München: Juventa, S. 28-40

Badura, B. (1994): Arbeit im Krankenhaus. In: Badura, B; Feuerstein, G.: Systemgestaltung im Gesundheitswesen. Zur Versorgungskrise der hoch technisierten Medizin und den Möglichkeiten ihrer Bewältigung. Weinheim, München: Juventa, S. 21-82

Badura, B. (1994a): Patientenorientierte Systemgestaltung im Krankenhaus. In: Badura, B; Feuerstein, G.: Systemgestaltung im Gesundheitswesen. Zur Versorgungskrise der hoch technisierten Medizin und den Möglichkeiten ihrer Bewältigung. Weinheim, München: Juventa, S. 255-310

Badura, B. u.a. (1995): Qualitätsforschung im Gesundheitswesen. Ein Vergleich ambulanter und stationärer kardiologischer Rehabilitation. Weinheim, München: Juventa

Bals, T. (1997): Schulsystem. In: Bundesausschuss der Länderarbeitsgemeinschaften der Lehrerinnen und Lehrer für Pflegeberufe (Hrsg.). Stuttgart; New York: Thieme, S. 95-103

Baraldi, C.; Corsi, G.; Esposito, E. (1998[2]): Glossar zu Niklas Luhmanns Theorie sozialer Systeme. Frankfurt/M.: Suhrkamp

Bartholomeyczik, S (1995): Pflegestandards kritisch betrachtet. In: Die Schwester/Der Pfleger 34. Jg., Heft 10 Melsungen: Bibliomed, S. 888-892

Bartholomeyczik, S. (1996): Pflege. Zwischen Wissenschaftsanspruch und ritualisiertem Handwerk. In: Dr. med. Mabuse. Zeitschrift im Gesundheitswesen 21. Jg. Heft 100. Frankfurt/M.: Mabuse, S. 42-46

Bauer, R. (1997): Beziehungspflege. Berlin; Wiesbaden: Ullstein Mosby

Bauer, R. (1998): Eine dialektische Betrachtung der psychotherapeutischen Wirksamkeit pflegerischer Interventionen. Teil I und II. In: Pflege. Wissenschaftliche Zeitschrift für die Pflege. 11. Heft 6, 305-311 und 12. Jg., Heft 1, S. 5-10. Bern: Hans Huber, S. 219-226

Baumann, H. (1994): Theorie und Praxis der Pflegevisite. 3. Folge: Pflegevisite als Instrument der Qualitätssicherung. In: Die Schwester/Der Pfleger 33. Jg., Heft 10. Melsungen: Bibliomed, S. 819-822

Becker, H.; Langosch, I. (1995[4]): Produktivität und Menschlichkeit: Organisationsentwicklung und ihre Anwendung in der Praxis. Stuttgart: Enke

Benner, P. (1994): Stufen zur Pflegekompetenz: From Novice to expert. Bern u.a.: Hans Huber

Bertram, W. (1994[3]): Integrierte Psychosomatische Medizin: von der Raritätensammlung zur Akademie. In: Integrierte Psychosomatische Medizin in Praxis und Klinik. Uexküll, T. Hg.: Adler R. Frankfurt/M; New York: Schattauer

Bienstein; C. (1995): Pflegestandards. Eine Hilfe zur Qualitätssicherung – Teil 1. Pflege aktuell Heft 1

Bischoff, C. (1982): Krankenpflege als Frauenberuf. In: Jahrbuch für kritische Medizin. Bd. 8. Pflege und Medizin im Streit. Berlin: Argument

Bischoff, C. (1984): Frauen in der Krankenpflege. Zur Entwicklung von Frauenrolle und Frauenberufstätigkeit im 19. und 20. Jahrhundert. Frankfurt/M., New York: Campus

Bischoff, C. (1994): Ganzheitlichkeit in der Pflege. Anmerkungen zu einem strapazierten Begriff. In: Dr. med. Mabuse. Zeitschrift im Gesundheitswesen 19. Jg. Heft 91 Frankfurt/M.: Mabuse, S. 37-41

Bischoff, C. (1994a): Krankenpflege heute. In: Münch, G.; Reitz, J.: Lehrbuch für Krankenpflege: ein prinzip- und praxisorientiertes Arbeitsbuch. Berlin; New York: de Gruyter, S. 739-752

Bock-Rosenthal; E. (1999): Von der Krankenschwester zur Managerin – Akademisierung oder Professionalisierung. In: Ders. (Hrsg.): Professionalisierung zwischen Praxis und Politik. Bern u.a.: Huber, S. 17-41

Bonn; E.; Isenberg, T.; Malzahn, J. (1996): Endloses Drama? Reform des Medizinstudiums. In: Dr. med. Mabuse. Zeitschrift im Gesundheitswesen 21. Jg. Heft 102 Frankfurt/M.: Mabuse, S. 52-55

Borsi, G. M. (1994): Das Krankenhaus als lernende Organisation. Zum Management von individuellen, teambezogenen und organisatorischen Lernprozessen. Heidelberg: Asanger

Borsi, G.; Schröck, R. (1995): Pflegemanagement im Wandel: Perspektiven und Kontroversen. Berlin; Heidelberg, New York: Springer

Borsi, G. M: (1997): Neue Fragen zum Begriff „Personalentwicklung" im Krankenhaus. In: Ders. (Hrsg.): Führen und Management im Krankenhaus. Göttingen u.a.: Hogrefe, S. 110-146

Bossong, Bernd (1992): Die Ausbildung im Krankenhaus: Wachsender Stress und fehlende Perspektiven. In: Die Schwester/Der Pfleger. 31 Jg., Heft 7. Melsungen: Bibliomed

Botschafter-Leitner (1982): Patientenorientierung – Personalorientierung: Ein Konflikt mit falschen Fronten. In: Jahrbuch für kritische Medizin. Berlin: Argument-Verl.

Botschafter, P.; Steppe, H. (1994): Theorie- und Forschungsentwicklung in der Pflege. In: Schaeffer, D.; Moers, M.; Rosenbrock, R. (Hrsg.): Public health und Pflege: zwei neue gesundheitswissenschaftliche Disziplinen. Berlin: Ed. Sigma, S. 72-86

Bräutigam, W.; Christian, P.; Rad, M. v. (1992[5]): Psychosomatische Medizin. Stuttgart; New York: Thieme

Brauer, H.-P.; Stobrawa, F. (1994): Approbationsordnung für Ärzte (ÄappO) Bundesärzteordnung (BÄO): Mit Erläuterungen und praktischen Hinweisen. Köln: Deutscher Ärzte-Verlag GmbH

Brearley, G.; Birchley, P. (1995): Beratung und Gesprächsführung bei Krankheit und Behinderung. Berlin; Wiesbaden: Ullstein Mosby

Brenner, G.; Adelhardt, M. (1983): Rechtskunde für das Pflegepersonal und andere Berufe im Gesundheitswesen: Lehrbuch und Nachschlagewerk für die Praxis. Stuttgart; New York: Fischer

Breymann, R.; Schahn, K. (1992): Psychische Belastungen in der stationären Krankenpflege. Reihe Projekt Band 5. Weiterbildungsstudium Arbeitswissenschaft – Universität Hannover (Hrsg.). Eigenverlag

Brinkbäumer, K.; Emcke, C.; Ludwig, U. (2000): Tödlicher Pfusch. In: Der Spiegel. Heft 5. Hamburg: Spiegel-Verlag, S. 54-60

Brodehl, R. (1990): Die Pflegevisite als Voraussetzung für die Einführung des Pflegeprozesses. In: Deutsche Krankenpflege-Zeitschrift. 43.Jg., Heft 8. Stuttgart: Kohlhammer, S. 597-601-10

Büssing, A.; Perrar, K.-M. (1994): Die Messung von Burnout. Untersuchungen einer deutschen Fassung des Maslach Burnout Inventory (MBI-D). In: Deutsche Krankenpflegezeitschrift. 47. Jg. Heft 3, Beilage. Stuttgart: Kohlhammer, S. 20-29

Büssing, A. (1997): Neue Entwicklungen in der Krankenpflege. Reorganisation von der funktionalen zur ganzheitlichen Pflege. In: Büssing, A. (Hrsg.): Von der funktionalen zur ganzheitlichen Pflege. Reorganisation von Dienstleistungen im Krankenhaus. Göttingen: Verlag für angewandte Psychologie, S. 15-48

Bundesärztekammer (Arbeitsgemeinschaft der Deutschen Ärztekammern) (1998[2]): Leitfaden zum Qualitätsmanagement im Krankenhaus. München; Wien; New York: Zuckerschwerdt

Bundesanstalt für Arbeitsschutz (Hrsg.): Arbeitszeit und Arbeitsbedingungen im Krankenhaus. Schriftenreihe der Bundesanstalt für Arbeitsschutz. Bremerhaven: Verlag für neue Wissenschaft GmbH

Burchgart, J. (1996): Lasst Taten sprechen. In: Pflegezeitschrift. 49. Jg., Heft 11. Stuttgart: Kohlhammer. Beilage S. 6-10

Burow, O.-A.; Scherpp, K. (1981): Lernziel: Menschlichkeit. Gestaltpädagogik – eine Chance für Schule und Erziehung. München: Kösel

Busch, J. (1996): Was der Patient sagt. Die Reflexion der Krankenpflege in Autobiographien von Patienten. BVS

Busse, R. u.a. (1988): Flaschenhals. AiP wird rechtskräftig. In: Demokratisches Gesundheitswesen. Heft 7-8. Bonn. Pahl-Rugenstein, S. 26

Capra, F. (1992[2]): Wendezeit. Bausteine für ein neues Weltbild. München: dtv

Clade, H. (1998): Noch immer gilt die „Kuli-Ordnung". In: Deutsches Ärzteblatt, Jg. 95, Heft 17, S. A-998-A-998

Chalmers, A.F. (1989[2]): Wege der Wissenschaft. Einführung in die Wissenschaftstheorie. Berlin; Heidelberg; New York: Springer

Corbin, J. M.; Straus, A. L. (1993): Weiterleben lernen: Chronisch Kranke in der Familie. München: Piper

Corbin, J. M.; Straus, A. L. (1998): Ein Pflegemodell zur Bewältigung chronischer Krankheiten. In: Woog, P. (Hrsg.): Chronisch Kranke pflegen: das Corbin-und-Strauss-Pflegemodell. Wiesbaden: Ullstein, S. 1-30

Calley, S. (1996): Beratung als Prozess: Lehrbuch kommunikativer Fertigkeiten. Weinheim, Basel: Beltz

Dahlgaard, K., van den Bussche, H. (1995): Kollegiale Abteilungsleitung (II). Ein Modellprojekt im Landesbetrieb Krankenhäuser der Freien und Hansestadt Hamburg – In: das Krankenhaus, Heft 2. Stuttgart: Kohlhammer, S. 89-91

Danzer, G. (1993): Zwänge und Effekte des Technikeinsatzes in der klinischen Kardiologie. In: Badura, B.; Feuerstein, G.; Schott, T. (Hrsg.): System Krankenhaus. Arbeit, Technik und Patientenorientierung. Weinheim, München: Juventa, S. 163-169

Darmann, I. (2000): Anforderungen der Pflegeberufswirklichkeit an die kommunikative Kompetenz. In: Pflege. Wissenschaftliche Zeitschrift für die Pflege. 13. Jg., Heft 4. Bern: Hans Huber, S. 219-226

Dash, K. (2000): Entlassungsplanung und Überleitungspflege. München; Jena: Urban & Fischer

Decker, F. (1995): Die neuen Methoden des Lernens und der Veränderung: Lern- und Organisationsentwicklung mit NLP, Kinesiologie und Mentalpädagogik. München: Lexika Verl. Rumpf

Deppe, H.-U.; Regus, M. (Hrsg.) (1975): Seminar: Medizin, Gesellschaft, Geschichte: Beiträge zur Entwicklungsgeschichte der Medizinsoziologie. Frankfurt/M.: Suhrkamp

Deutsche Krankenhaus Verlagsgesellschaft mbH (1994[4]): Krankenhausrecht. Rechtsvorschriften des Bundes und der Länder. Düsseldorf, S. 549-791

Dewe, B. u.a.: (1995[2]): Professionelles soziales Handeln: soziale Arbeit im Spannungsfeld zwischen Theorie und Praxis. Weinheim, München: Juventa

Domscheit, S.; Wingenfeld, K.; Grusdat, M. (1994): Gutachten zur praktischen Krankenpflegeausbildung in Berlin. Senatsverwaltung für Gesundheit. Referat Kranken- und Altenpflege (Hrsg.)

Eichhorn, S. (1987) Krankenhausbetriebslehre. Band III. Stuttgart.

Elkeles, T. (1988): Arbeitsorganisation in der Krankenpflege: Zur Kritik an der Funktionspflege. Köln: Pahl-Rugenstein

Elkeles (1997): Kritik an der Funktionspflege. In: Büssing, A. (Hrsg.): Von der funktionalen zur ganzheitlichen Pflege: Reorganisation von Dienstleistungen im Krankenhaus. Göttingen: Verlag für angewandte Psychologie, S. 49-63

Engelhardt, M.; Herrmann, C. (1999): Humanisierung im Krankenhaus: empirische Befunde zur Professionalisierung. Weinheim, München: Juventa

Engelke, D.-R. (1994): Pflege-Fallpauschalen: ein Instrument zur Planung und Steuerung des Pflegeaufwandes. Gerlingen: Bleicher

Ersser, S.; Tutton, E. (Hrsg.) (2000): Primary Nursing: Grundlagen und Anwendung eines patientenorientierten Pflegesystems. Bern: Huber

Faltermaier, T. (1988): Aushalten oder aussteigen. In: Demokratisches Gesundheitswesen. Heft 7-8. Bonn. Pahl-Rugenstein, S. 42-45

Feldmann, H. R. (1996): Der theoretische Bezugsrahmen. In: Pflegeforschung. Methoden, kritische Einschätzung und Anwendung. LoBiondo-Wood, G.; Haber, J. (Hg. i. Orig.). Zegelin, A. (deutsche Hg.). Berlin; Wiesbaden: Ullstein Mosby, S. 163-182

Feuerstein, G. (1993): Systemintegration und Versorgungsqualität. Über Schnittstellen im Behandlungsgeschehen und ihre Bedeutung für die Analyse und Gestaltung komplexer Versorgungsstrukturen. In: Badura, B.; Feuerstein, G.; Schott, T. (Hrsg.): System Krankenhaus. Arbeit, Technik und Patientenorientierung. Weinheim, München: Juventa

Feuerstein, G. (1994a): Zielkomplexe und Technisierungsprozesse im Krankenhaus. In: Badura, B; Feuerstein, G.: Systemgestaltung im Gesundheitswesen. Zur Versorgungskrise der hoch technisierten Medizin und den Möglichkeiten ihrer Bewältigung. Weinheim, München: Juventa, S. 83-154

Feuerstein, G. (1994b): Schnittstellen im Gesundheitswesen – Zur (Des-)Integration medizinischer Handlungsstrukturen. In: Badura, B; Feuerstein, G.: Systemgestaltung im Gesundheitswesen. Zur Versorgungskrise der hoch technisierten Medizin und den Möglichkeiten ihrer Bewältigung. Weinheim, München: Juventa, S. 211-254

Feuerstein, G. (1994c): Ausdifferenzierung der kardiologischen Versorgungsstruktur und Kliniklandschaft. In: Badura, B; Feuerstein, G.: Systemgestaltung im Gesundheitswesen. Zur Versorgungskrise der hoch technisierten Medizin und den Möglichkeiten ihrer Bewältigung. Weinheim, München: Juventa, S. 155-210

Fink, R. (1989): Tarifverhandlungen. Im Pflegebereich geht's nicht nur um Geld. In: Dr. med. Mabuse. Zeitschrift im Gesundheitswesen 14. Jg. Heft 59. Frankfurt/M.: Mabuse, S. 26

Focault, M. (1973): Die Geburt der Klinik, München: Fischer Wissenschaft

French, W. L.; Bell, C. H. (1994[4]): Organisationsentwicklung. Sozialwissenschaftliche Strategien zur Organisationsveränderung. Bern; Stuttgart; Wien: Haupt

Freter, H.; Glasmacher, C. (1996): Messung der Patientenzufriedenheit im Krankenhaus. In: führen und wirtschaften im Krankenhaus. 13. Jg., Heft 3. Melsungen: Bibliomed, S. 436-441.

Frewer, A. (1995): Zur ethischen Kultur im Medizinstudium. Grundsatzfragen und das Beispiel Berlin. In: Dr. med. Mabuse. Zeitschrift im Gesundheitswesen 20. Jg. Heft 97. Frankfurt/M.: Mabuse, S. 30-31

Gauss, U.; Huber, J.; Stöcker, G. (1997): Pflegerische Qualifikationskerne. In: Bundesausschuss der Länderarbeitsgemeinschaften der Lehrerinnen und Lehrer für Pflegeberuf (Hrsg.): Bildung und Pflege. Stuttgart; New York: Thieme, S. 50-89

Geißler, H. (1995[2]): Grundlagen des Organisationslernens. Reihe System und Organisation Bd. 2, König, E. (Hrsg.), Weinheim, Deutscher Studien Verlag

Gerster, E. (1996): Krankenpflegelehrerinnen und -lehrer beklagen in Fürth: „Der Pflege fehlt die grundlegende sprachliche Kompetenz". In: Pflegezeitschrift. 49. Jg., Heft 7. Stuttgart: Kohlhammer, S. 437-440

Gertz, B. E. (1996): Die Pflegedienstleistung: ein Leitfaden für das praktische Management. Bern u.a.: Huber

Glaser, J. (1997): Aufgabenanalyse in der Krankenpflege: eine arbeitspsychologische Analyse und Bewertung pflegerischer Aufgaben. New York; München; Berlin: Waxmann

Göbel, E. (1994): Dämpfer. Reform der Medizinerausbildung ist vorerst gescheitert. In: Dr. med. Mabuse. Zeitschrift im Gesundheitswesen 19. Jg. Heft 89. Frankfurt/M.: Mabuse, S. 40

Göbel, E. (1996): Unendliche Geschichte: Seehofer und die Reform der Ärzteausbildung. In: Dr. med. Mabuse. Zeitschrift im Gesundheitswesen 21. Jg. Heft 99. Frankfurt/M.: Mabuse, S. 46-48

Göpel, E. (1997): Sozial- und gesundheitspolitische Rahmenbedingungen. In: Bundesausschuss der Länderarbeitsgemeinschaften der Lehrerinnen und Lehrer für Pflegeberufe (Hrsg.): Bildung und Pflege. Stuttgart; New York: Thieme

Göckenjan, G. (1985): Kurieren und Staat machen. Gesundheit und Medizin in der bürgerlichen Welt. Frankfurt/M.: Suhrkamp

Görres, S. (1995): Welche LehrerInnen braucht die Pflege?. Aspekte eines pflegespezifischen Bildungskonzeptes. Vortagsmanuskript: Universität Osnabrück

Grahmann, R.; Gutwetter, A. (1966): Konflikte im Krankenhaus: ihre Ursachen und ihre Bewältigung im pflegerischen du ärztlichen Bereich. Bern u.a.: Huber

Gräulich, A.; Thiele, G.; Thiex-Kreye, M. (1997): Prozessmanagement im Krankenhaus. Heidelberg: v. Decker, S. 41-60

Grobe, J.; Steinhagen de Sánchez, U. (1998): Qualitätssicherung in der Patientenbehandlung und -betreuung. In: Kooperation im Krankenhaus: Strukturwandel, Kostendruck, Qualitätsansprüche, mit Handlungsempfehlungen für Reorganisationsprozesse in Krankenhäusern. Bern; Göttingen; Toronto; Seattle: Verl. Hans Huber, S. 183-210

Grossmann, R. (1993): Leitungsfunktionen und Organisationsentwicklung im Krankenhaus. In: Badura, B.; Feuerstein, G.; Schott, T. (Hrsg.): System Krankenhaus. Arbeit, Technik und Patientenorientierung. Weinheim, München: Juventa, S. 310-321

Grossmann, R.; Heller, A. (1997): Leiten im Krankenhaus – eine qualitätssichernde Dienstleistung. In: Grossmann, R. (Hrsg.): Besser Billiger Mehr. Zur Reform der Expertenorganisationen Krankenhaus, Schule, Universität. Wien; New York: Springer, S. 62-67

Grossmann, R.; Prammer, K. (1995): Die Reorganisation eines OP-Betriebs: Zur Optimierung zentraler Leistungsprozesse im Krankenhaus. In: Organisationsentwicklung Heft 3. Basel: Organisationsentwicklung und Management AG, Zurich, S. 14-26

Grossmann, R., Pellert, A.; Gotwald, V. (1997): Krankenhaus, Schule, Universität: Charakteristika und Optimierungspotentiale. In: Grossmann, R. (Hrsg.): Besser Billiger Mehr. Zur Reform der Expertenorganisationen Krankenhaus, Schule, Universität. Wien; New York: Springer, S. 24-35

Haag, Antje, Stuhr, Ulrich (1994): Über den Nutzen integrierter Psychosomatik im Allgemeinen Krankenhaus. In: Uexküll, T. u.a.: Integrierte Psychosomatische Medizin in Praxis und Klinik. Hg. Adler, R. u.a. Stuttgart; New York: Schattauer, S. 43-52

Habermas, J. (1997[2]): Theorie des kommunikativen Handelns. Frankfurt/M.: Suhrkamp

Hackmann, M. (1990): „Was will das Weib?" Männermeinungen zu Medizin und Pflege des letzten Jahrhunderts. In: Dr. med. Mabuse. Zeitschrift im Gesundheitswesen 15. Jg. Heft 67. Frankfurt/M.: Mabuse, S. 40-41

Halbach, G. u.a. (1989): Übersicht über das Recht der Arbeit. Bundesministerium für Arbeit und Sozialordnung (Hrsg.). Bonn

Halfar, B. (1993): Technische Ensembles in der Medizin: Wirkungen und Nebenwirkungen. In: Badura, B.; Feuerstein, G.; Schott, T. (Hrsg.): System Krankenhaus. Arbeit, Technik und Patientenorientierung. Weinheim, München: Juventa, S. 191-206

Hampel, P.; Petermann, F. (1997^2): Patientenschulung und Patientenberatung – zur Bedeutung der Stresskonzepte. In: Petermann, F. (Hrsg.): Patientenschulung und Patientenberatung: ein Lehrbuch. Göttingen u.a.: Hogrefe, S. 23-52

Hannoversche Allgemeine Zeitung (17.04.1996): Nordstadtkrankenhaus: Wenn die Stühle tief fliegen. Hannover: Verlag Madsack

Hannoversche Allgemeine Zeitung (25.03.1997): Niedersächsischer Chefarzt ohrfeigt Assistenten: Marburger Bund klagt über Mobbing in deutschen Krankenhäusern/ .... Hannover: Verlag Madsack

Hannoversche Allgemeine Zeitung (08.11.1997): „Ausbeutung von Klinikärzten muss bestraft werden". Hannover: Verlag Madsack

Hannoversche Allgemeine Zeitung (23.12.1998): Studenten fühlen sich schikaniert. Hannover: Verlag Madsack

Hannoversche Allgemeine Zeitung (17.02.2001): Konkurrenzkampf im weißen Kittel. Hannover: Verlag Madsack

Hannoversche Allgemeine Zeitung (27.02.2001): Zu wenig Zeit für Patienten. Hannover: Verlag Madsack

Hasenfuß, S.; Poser, M. (1994): Qualität und Kooperation in Krankenhäusern. Osnabrück: Niedersächsische Akademie für Fachberufe im Gesundheitswesen e.V.

Haubrock, M. (1999): Ökonomisierung der Pflege – ein Ausweg aus der Krise des Gesundheitswesens. In: Bock-Rosenthal (Hrsg.): Professionalisierung zwischen Praxis und Politik. Bern u.a.: Huber, S. 42-64

Haug, K. (1997): Strukturen in der Pflege: Das Beispiel Deutschland und England. In: Büssing, A. (Hrsg.): Von der funktionalen zur ganzheitlichen Pflege. Reorganisation von Dienstleistungen im Krankenhaus. Göttingen: Verlag für angewandte Psychologie, S. 65-87

Heering, C. u. K. (1994): Theorie und Praxis der Pflegevisite. 1. Folge: Pflegeverständnis. In: Die Schwester/Der Pfleger. 33. Jg. Heft 5. Melsungen: Bibliomed, S. 372-377

Heering, K. (1995): Theorie und Praxis der Pflegevisite: In: Die Schwester/Der Pfleger. 34. Jg. Heft 4. Melsungen: Bibliomed, S. 302-306

Heering, C.; u.a. (1997): Pflegevisite und Partizipation. Berlin; Wiesbaden: Ullstein Mosby

Heilberger, P. (1992): Nicht unerheblicher artifizieller Pflegenotstand. In: Deutsches Ärzteblatt Jg. 89, Heft 3, S. B-62

Heger, I. (1993): Einführung der Bereichspflege. In: Die Schwester/Der Pfleger. 32 Jg., Heft 7, Melsungen: Bibliomed, S. 609-615

Heim; E.; Willi, J. (1986): Psychosoziale Medizin. Gesundheit und Krankheit in bio-psycho-sozialer Sicht. Bd. 2 Klinik und Praxis. Berlin; Heidelberg; New York: Springer

Heller, A. (1994): Qualifizierungserfordernisse in der Weiterbildung von Pflege-kräften – Personal- und Organisationsentwicklung. In: Schaeffer, D.; Moers, M.; Rosenbrock, R.: Public Health und Pflege. Berlin: Ed. Sigma.S. 279-295

Heller, A. (1997): Wie werden konfessionelle Krankenhäuser intelligentere Organisationen. Dokumentation: 2. Katholischer Krankenhauskongress. Erfurt

Henke, R. (1997): Halb umsonst und ganz umsonst. Ausbeutung in der ärztlichen Weiterbildung. In: Dr. med. Mabuse. Zeitschrift im Gesundheitswesen 22. Jg. Heft 109. Frankfurt/M.: Mabuse, S. 16-17

Henke, R. (2000): Ärztestreik in Rostock: Überbelastung ist kein Einzelfall. In: Dr. med. Mabuse. Zeitschrift im Gesundheitswesen 25. Jg. Heft 124. Frankfurt/M.: Mabuse, S. 16-18

Henning, K. u.a. (1998): Problemstellung und Kontext des Forschungsvorhabens. In: Kooperation im Krankenhaus: Strukturwandel, Kostendruck, Qualitätsansprüche, mit Handlungsempfehlungen für Reorganisationsprozesse in Krankenhäusern. Bern; Göttingen; Toronto, Seattle: Verl. Hans Huber, S. 15-32

Hermann, I. (1986): Wirklichkeit und Anspruch der Krankenpflege heute. In: Die Schwester/Der Pfleger. 25. Jg., Heft 6. Melsungen: Bibliomed.

Herrmann, M.; Uexküll, T. v. (2000): Evidenz-basierte und patientenorientierte Medizin – zwei Modelle und ihr Zusammenhang. In: Institut der Deutschen Zahlärzte (Hrsg.): Evidence-based dentistry: evidenz-basierte Medizin in der Zahn-, Mund- und Kieferheilkunde. Köln; München: Dt. Zahnärzteverlag DÄV-Hanser, S. 87-93

Herschbach, P. (1993): Arbeitssituation und Arbeitsbelastung bei Ärzten und Ärztinnen im Krankenhaus. In: Badura, B.; Feuerstein, G.; Schott, T. (Hrsg.): System Krankenhaus. Arbeit, Technik und Patientenorientierung. Weinheim, München: Juventa, S. 122-136

Heß; M. (1995): TQM/Kaizen-Praxisbuch: Qualitätszirkel und verwandte Gruppen im Total-Quality-Management. Köln: Verl. TÜV Rheinland

Hildebrandt, H.; Rippmann, K.; Seipel, P. (2000): Integrierte Versorgung: So führt sie zum Erfolg. In: führen und wirtschaften im Krankenhaus. 17. Jg., Heft 4. Melsungen: Bibliomed, S. 390-394

Hill, W., Fehlbaum, R., Ulrich, P. (1992[5]): Organisationslehre 2. Theoretische Ansätze und praktische Methoden der Organisation sozialer Systeme. Bern; Stuttgart: Haupt

Hoefert, H.-W. (1997): Berufliche Sozialisation und Zusammenarbeit im Krankenhaus. In: Ders. (Hrsg.): Führen und Management im Krankenhaus. Göttingen u.a. Hogrefe, S. 23-49

Höhmann, U.; Weinrich, H.; Gätschenberger, G. (1996): Die Bedeutung des Pflegeplanes für die Qualitätssicherung in der Pflege. Bundesministerium für Arbeit und Sozialordnung (Hrsg.). Bonn

Höhmann, U.; Müller-Mundt, G.; Schulz, B. (1999[2]): Qualität durch Kooperation – Gesundheitsdienste in der Vernetzung. Frankfurt/M.: Mabuse

Hofer, M. (1987): Patientenbezogene Krankenhausorganisation. Berlin; Heidelberg; New York: Springer

Holm, S. (1999): Ende eines Traumberufs. In: Der Spiegel. Heft 29. Hamburg: Spiegel-Verlag, S. 38-39

Hontschik, B. (19943): Lebenskrise und chirurgischer Eingriff: In: Uexküll, T. v. u.a.: Integrierte Psychosomatische Medizin in Praxis und Klinik. Hg. Adler, R. u.a. Stuttgart; New York: Schattauer, S. 53-62

Horn, J. (1990): Krankenpflege im Krankenstand. In. Deutsches Ärzteblatt. Jg. 87, Heft 18, S. C-888-C-891

Huth, K. (1992): ... Aus der Sicht der Ärzte. In: Die Schwester/Der Pfleger. 31 Jg., Heft 6, Melsungen: Bibliomed, S. 516-521

Igl, G. (1998): Öffentlich-rechtliche Grundlagen für das Berufsfeld Pflege im Hinblick auf vorbehaltene Aufgabenbereiche. Arbeitsgemeinschaft Deutscher Schwesternverbände und Pflegeorganisationen u.a. (Hrsg.). Göttingen: Druckhaus Göttingen

Ippendorf, P. (1990): Pflegestandards. Der (Alp-)Traum von der Professionalisierung. In: Dr. med. Mabuse. Zeitschrift im Gesundheitswesen 15. Jg. Heft 67. Frankfurt/M.: Mabuse, S. 38-39

Isenhardt, I.; Grobe, J. (1998): Kommunikations- und Kooperationsstrukturen. In: Kooperation im Krankenhaus: Strukturwandel, Kostendruck, Qualitätsansprüche, mit Handlungsempfehlungen für Reorganisationsprozesse in Krankenhäusern. Bern; Göttingen; Toronto, Seattle: Verl. Hans Huber, S. 65-124

Jank, W.; Meyer, H. (1991): Didaktische Modelle. Frankfurt/M.: Cornelsen

Johns; H. (1991): Computerisierung des Krankenhauses: Stand, Trends und Folgen für die Krankenpflege. In. Jahrbuch für kritische Medizin Bd. 16. Berlin. Argument, S. 135-147

Jordan, J./Krause-Girth, C. (1986): Technologische Entwicklung der Medizin aus psychosomatischer Sicht. In: Medizin und Technologie. Argument Sonderband 141, S. 69-85. Berlin: Argument

Jungmann-Ginkel, E.; Kober, K. (1993): Krankenhausbetriebslehre für Führungskräfte der Krankenpflege. Lorsch: H. u. D. Möllenhoff

Kaltenbach, T. (1993[2]): Qualitätsmanagement im Krankenhaus: Qualitäts- und Effizienzsteigerung auf der Grundlage des Total-quality-Managements. Melsungen: Bibliomed

Kalvelage, B. (1988): Demokratisches Gesundheitswesen. Heft 3. Bonn: Pahl-Rugenstein, S. 32-33

Kappauf, H.; Gallmeier, M. (1994[3]): Schwerpunkt Onkologie an der 5. Medizinischen Klinik Nürnberg. In: Uexküll, T. v. u.a.: Integrierte Psychosomatische Medizin in Praxis und Klinik. Hg. Adler, R. u.a. Stuttgart; New York: Schattauer, S. 201-220

Karrer, D. (1995): Der Kampf um Unterschiede – Medizinisches Feld und Wandel des Pflegeberufs. In: Pflege. Wissenschaftliche Zeitschrift für die Pflege. Bd. 8. Heft 1. Bern: Hans Huber, S. 43-48

Kellnhauser, E. (1995): Theorie und Praxis der Pflegevisite. 8. Folge: Die Rolle der Pflegedirektorin/Pflegedienstleitung bei der Durchführung von Pflegevisiten. In: Die Schwester/Der Pfleger 34. Jg., Heft 8. Melsungen: Bibliomed, S. 684-686

Kerres, M.; Lohmann, H. (2000): Der Gesundheitssektor: Chance zur Erneuerung: vom regulierten Krankenhaus zum wettbewerbsfähigen Gesundheitszentrum. Wien: Wirtschaftsverlag Ueberreuter

Kirchberger, S. (1986): Technischer Fortschritt in der Medizin Strukturen der Kostenentwicklung und der Leistungserbringung. In: Medizin und Technologie. Argument Sonderband 141, S. 7-28. Berlin: Argument

Kirchner, H. (1997): Kundenfreundlichkeit wird die Stellung des Krankenhauses bestimmten. In: Deutsche Krankenpflegezeitschrift. 50. Jg. Heft 4. Stuttgart: Kohlhammer, S. 192-195

Kli/gb (1991): Berufspartner der Ärzte: Theorie und Praxis: 27. Konsultativtagung deutschsprachiger Ärzteorganisationen. In: Deutsche Ärzteblatt. 88. Jg. Heft 31/32, S. C 1478-1479

Klingberg, L. (1984[6]): Einführung in die Allgemeine Didaktik. Vorlesungen. Leipzig: Volk und Wissen. Volkseigener Verlag Berlin

Knoben/Wolff; G. (1994): Burnout bei Schülern/-innen einer Krankenpflegeschule: Ergebnisse einer Untersuchung und Überlegungen für eine Prävention durch die Unterrichtsgestaltung. In: Deutsche Krankenpflegezeitschrift. 47. Jg. Heft 3, Beilage. Stuttgart: Kohlhammer, S. 16-20

Köhler, T. (1991): Ein langsamer Tod. Arm, alt, krank – Endstation Chronikerabteilung. Eine wahre Geschichte. In: Dr. med. Mabuse. Zeitschrift im Gesundheitswesen 16. Jg. Heft 74. Frankfurt/M.: Mabuse, S. 42-46

Kohlen, H. (1999): Sicherung des Patientenwillens durch „Ethikvisite" und „Pflegevisite". In: Zeitschrift für medizinische Ethik. 45. Jg., Heft 3.Ellwangen: Schwabenverlag, S. 197-204

Krämer; W. (1992): Bedarf, Nachfrage und Inanspruchnahme von Gesundheitsleistungen. In: Andersen, H. H.; Henke, K.-D.; Schulenburg, J.-M. v. d. (Hrsg.): Basiswissen Gesundheitsökonomie. Berlin: Ed. Sigma, S. 63-82.

Kühn; H. (1996): Ethische Probleme einer ökonomisch rationalisierten Medizin. Veröffentlichungsreihe der Arbeitsgruppe Public Health des Wissenschaftszentrum Berlin für Sozialforschung (P96-207). Berlin:

Kühne, A. (1997): Supervision – ein Beitrag zur beruflichen Weiterbildung in Kliniken. In: Hoefert, H.-W. (Hrsg.): Führen und Management im Krankenhaus. Göttingen u.s. Hogrefe, S. 169-182

Kürten, C. (1987): Texte zur Patientenwirklichkeit. München

Krause-Girth, C.; Jordan, J. (1989): Psychosomatik im selbstgewählten Abseits. In: Frankfurter Beiträge zur psychosozialen Medizin, Frankfurt/M.: VAS

Kriz, J. (1999): Systemtheorie für Psychotherapeuten, Psychologen und Mediziner: eine Einführung. Wien: UTB für Wissenschaft

Krohwinkel, M. (1993): Der Pflegeprozess am Beispiel von Apoplexiekranken: Eine Studie zur Erfassung und Entwicklung ganzheitlich-rehabilitierender Prozesspflege. Bundesministerium für Gesundheit (Hrsg.). Baden-Baden: Nomos

Kuhlmann, E. (2000): Ärztliche Aufklärungspraxis im Spannungsfeld zwischen Patienteninteresse und Budget. In: Gerlinger, T. u.a. (Hrsg.): Jahrbuch für kritische Medizin 33. Hamburg: Argument-Verlag, S. 37-52

Kunk, M.; Stratmeyer, P. (2001): Trugschlüsse bei Umstrukturierungsprozessen im Pflegebereich. In: Wolf, G,; Dörries, A. (Hrsg.): Grundlagen guter Beratungspraxis im Krankenhaus. Göttingen u.a.: Hogrefe, S. 57-71

Labisch, A. (1992). Gesundheit und Medizin in der Neuzeit. Zum Wesen ärztlichen Handelns in der Moderne. In: Deutsche Krankenpflege-Zeitschrift. 45. Jg. Heft 12. Stuttgart: Kohlhammer, S. 853-856

Laga, G.; Böttger, A.; Schmidt, D. (1997): Ergebnis einer Befragung zur Situation der Pflegeberufe. In: Fehr, J.; Laga G. (Hrsg.): Beiträge zur Professionalisierung der Pflegeberufe. Reihe: Theorie und Praxis. Bd. 66. Hannover: Universität Hannover, S. 146-167

Laga, G. (1999): Probleme der beruflichen Bildung am Beispiel des Pflegesektors. In: Bönsch, M.; Vahedi, M. (Hrsg.): Zukunft der Bildungsfragen – Bildungsfragen der Zukunft aus interdisziplinärer Sicht – Texte zu einem wichtigen, aber ungeklärten Thema. Reihe: Theorie und Praxis. Bd. 70. Hannover: Universität Hannover

Lazarus, R. S.; Launier, R. (1981): Stressbezogene Transaktion zwischen Person und Umwelt. In: Nitsch (Hrsg.): Stress: Theorien, Untersuchungen, Maßnahmen. Bern; Stuttgart; Wien: Hans Huber

Leuzinger, A. (1994[2]): Mitarbeiterführung im Krankenhaus: Spital, Klinik und Heim. Bern u.a.: Huber

Lindemeyer, T. (2001): Der Pflegedienst im Rahmen der Leitungsstruktur des Krankenhauses sowie Direktoriale versus kollegiale Abteilungsleitung – Münchner Modell. In: Eichhorn, S.; Schmidt-Rettig (Hrsg.): Krankenhausmanagement: Zukünftige Struktur und Organisation der Krankenhausleitung. Stuttgart; New York: Schattauer, S. 115-122)

Lingenberg, E.; Reimann, R. (1995[5]): Der Pflegedienst im Krankenhaus. Grundlagen zur Organisation einer Pflegeeinheit. Hannover: Schlütersche Verlagsanstalt

Locher, H. (1995): Unternehmensberatung im Gesundheitswesen. In: Wohlgemuth, A. C.; Teichler, C. (Hrsg.): Unternehmensberatung und Management: die Partnerschaft zum Erfolg. Zürich: Versus

Louvet, S. (1999): Ergebnisse der Arbeitsgruppen. In: Stratmeyer, P.: Patientenorientierung: Ein studentisches Fachprojekt des Studiengangs Pflege. Fachhochschule Hamburg, Fachbereich Sozialpädagogik (Hrsg.). Hamburg: Eigenverlag, S. 16-17

Luhmann, N. (1971[2]): Soziologische Aufklärung 1. Opladen: Westdeutscher Verlag

Luhmann, N. (1975): Soziologische Aufklärung 2. Opladen: Westdeutscher Verlag

Luhmann, N. (1983): Anspruchsinflation im Krankheitssystem: Eine Stellungnahme aus gesellschaftstheoretischer Sicht. In: Herder-Dornreich, Ph.; Schuler, A. (Hrsg.): Die Anspruchsspirale. Schicksal oder Systemdefekt? Stuttgart u.a., S. 28-49

Luhmann, N. (1999[7]): Soziale Systeme: Grundriss einer allgemeinen Theorie. Frankfurt/M.: Suhrkamp

Markward, R.; Münch, G. (1994): Zur Geschichte der Krankenpflege. In: Münch, G.; Reitz, J. (Hrsg.): Lehrbuch für Krankenpflege: ein prinzip- und praxisorientiertes Arbeitsbuch. Berlin; New York: de Gruyter, S. 709-725

Mead, G. H. (1998[11]): Geist, Identität und Gesellschaft aus der Sicht des Sozialbehaviorismus. Frankfurt/M.: Suhrkamp

Medizinabteilung des Königlich Preußischen Ministeriums des Innern (Hrsg.) (1913[3]): Krankenpflege-Lehrbuch. Berlin: Verl. v. August Hirschwald

Meier, J. (1996): Wird die Menschlichkeit aus dem Krankenhaus vertrieben? In: Pflegezeitschrift. 49. Jg. Heft 4 Stuttgart: Kohlhammer: S. 250-252

Meier, M (1989): Die Bedeutung des Begriffes Ganzheitlichkeit der Pflege bei verschiedenen Autoren. In: Pflege. 2. Jg. Heft 1. Bern u.a.: Hans Huber, S. 27-35

Meier-Baumgartner (1994[3]): Das Albertinen-Haus – ein Modell für geriatrische Rehabilitation. In: Uexküll, T. u.a.: Integrierte Psychosomatische Medizin in Praxis und Klinik. Hg. Adler, R. u.a. Stuttgart; New York: Schattauer, S. 369-382

Meurer, U.; Riegl, G. F. (1997): In Search of Excellence in US-Hospitals. Was man von guten amerikanischen Krankenhäusern lernen kann. In: führen und wirtschaften im Krankenhaus. 14. Jg., Heft 6. Melsungen: Bibliomed, S. 478-484

Meyer, H. (1994[13]): Trainingsprogramm zur Lernzielanalyse. Weinheim: Beltz

Meyer-Faje, A. (1985): Der Betrieb im Wandel: Konsequenzen für Struktur, Kommunikation, Motivation und Autorität als wesentliche Inhalte einer modernen Führungslehre. Bern; Stuttgart: Haupt

Meyer-Hörstgen, H. (1987): Hirntod. Frankfurt/M.: Suhrkamp

Metzger, W.; Löble, M (1995): Am Rande des Existenzminimums. Über die Arbeits- und Lebensbedingungen im AIP. In: Dr. med. Mabuse. Zeitschrift im Gesundheitswesen 20. Jg. Heft 96. Frankfurt/M.: Mabuse, S. 12

Mischo-Kelling, M.; Pahl, H. (1989): Über die Ausbildungssituation in der Krankenpflege, Entwicklungsmöglichkeiten vor dem Hintergrund der Situation auf dem Arbeitsmarkt und der Bevölkerungsentwicklung. Untersuchung im Auftrag der Freien und Hansestadt Hamburg, Behörde für Arbeit, Gesundheit und Soziales

Ministerium für Arbeit, Gesundheit und Soziales des Landes Nordrhein-Westfalen (Hrsg.) (1994): Patientenorientierung und Arbeitszufriedenheit im Krankenhaus. Düsseldorf

Moers, M. (1997): Aktuelle Probleme der Pflegeausbildungen. In: PflegePädagogik. 7. Jg. Heft 2. Mönchaltorf, S. 3-36

Mühlbauer, B. H. (1998): Die Krankenpflege schmort in ihrem eigenen Saft. Krankenpflege 2010 oder: Das Licht am Ende des Tunnels als Stirn des entgegenkommenden Zuges? BALK-Info. 9. Jg. Heft April. Wiesbaden, S. 16-20

Müller, M.-L. (1997): Professionalisierung im Pflegemanagement. Professionalisierung der unternehmerischen Funktion des Pflegemanagements. In: Balk-Info. 8. Jg. Heft 25. Wiesbaden, S. 38-39

Müller; R.; Behrens, J. (1989): Krankenhausarbeit als Gegenstand von Medizinsoziologie und Arbeitswissenschaft. In: Deppe, H.-U.; Friedrich, H.; Müller, R. (Hrsg.): Das Krankenhaus: Kosten, Technik oder humane Versorgung. Frankfurt; New York: Campus, S. 82-98

Müller-Mundt, G. (1993): Zum Spannungsfeld von Technikorientierung und psycho-sozialem Handlungsbedarf in der klinischen Kardiologie. In: Badura, B.; Feuerstein, G.; Schott, T. (Hrsg.): System Krankenhaus. Arbeit, Technik und Patientenorientierung. Weinheim, München: Juventa, S. 170-184

Müller-Mundt, G. u.a. (2000): Patientenedukation – (k)ein zentrales Thema in der deutschen Pflege? In: Pflege und Gesellschaft 5. Jg. Heft 2. Duisburg, S. 42-53

Münch, E. (1996): Fallzahlenanstieg und Ausgabenentwicklung. Welche Zukunft hat das Krankenhaus? Unveröffentlichtes Vortragsmanuskript. Seminarunterlagen

Murrhardter Kreis (1995[3]): Das Arztbild der Zukunft: Analysen künftiger Anforderungen an den Arzt; Konsequenzen für die Ausbildung und Wege zu ihrer Reform. Arbeitskreis Medizinerausbildung d. Robert Bosch Stiftung. Gerlingen: Bleicher

Nagel, G. A. (1997): Ganzheitliche Medizin im Krankenhaus – Konsequenzen für das Management. In: Hoefert, H.-W. (Hrsg.): Führung und Management im Krankenhaus. Göttingen; Stuttgart: Verl. für Angewandte Psychologie, S. 185-192

Niehoff, J.-U. (1995): Sozialmedizin systematisch. Lorch: Uni-Med

Niedersächsische Krankenhausgesellschaft (1986): Mitteilung Nr. 137/86. Hannover

Nolte, A. (1992): Zusammenarbeit zwischen Ärzten und Pflegenden aus Sicht der Pflege. In: Die Schwester/Der Pfleger 31. Jg., Heft 5 Melsungen: Bibliomed, S. 511-516

Oelze, A. (1991): Zum Lachen. Leserbrief in: Dt. Ärzteblatt, Jg. 88, Heft 41, S. C-1903

Orendi; B. (1993): Veränderung der Arbeitssituation im Krankenhaus: Systemisch denken und handeln. In: Badura, B.; Feuerstein, G.; Schott, T. (Hrsg.): System Krankenhaus. Arbeit, Technik und Patientenorientierung. Weinheim, München: Juventa, S. 137-160

Ostner, I; Beck-Gernsheim, E. (1979): Mitmenschlichkeit als Beruf. Eine Analyse des Alltags in der Krankenpflege. Frankfurt/M., New York: Campus

Overbeck, G. (1984): Krankheit als Anpassung. Der sozio-psychosomatische Zirkel. Frankfurt/M.: Suhrkamp

Overlander; G. (1994): Die Last des Mitfühlens: Aspekte der Gefühlsregulierung in sozialen Berufen am Beispiel der Krankenpflege. Frankfurt/M.: Mabuse

Perleth, M. (1992a): Ist Multiple Choice heilbar? Neue Prüfungsverfahren für das Medizinstudium. In: Dr. med. Mabuse. Zeitschrift im Gesundheitswesen 17. Jg. Heft 78. Frankfurt/M.: Mabuse, S. 44-45

Perleth, M. (1992b): Theorie contra Praxis. Das Gespräch zwischen Arzt und Patient in der medizinischen Ausbildung. In: Dr. med. Mabuse. Zeitschrift im Gesundheitswesen 17. Jg. Heft 81. Frankfurt/M.: Mabuse, S. 47-49

Petermann., F. (Hrsg.) (1997²): Rehabilitation: ein Lehrbuch zur Verhaltensmedizin. Göttingen u.a.: Hogrefe

Petermann, F. (1998): Einführung in die Themenbereiche. In: Petermann, F. (Hrsg.): Compliance und Selbstmanagement. Göttingen u.a.: Hogrefe, S. 9-21

Priester, K. (1997³): Neue Arbeitszeitmodelle in Krankenhäusern: Entstehungsbedingungen, Umsetzungsprobleme, Vorschläge zur Optimierung. Frankfurt/M.: Mabuse

Raven, U. (1989): Professionelle Sozialisation und Moralentwicklung. Zum Berufsethos von Medizinern. Wiesbaden: Deutscher Universitäts-Verlag

Raven, U. (1995): Handlungskompetenz in der Pflege und ihre Bedeutung für die Professionalisierung des Berufsfeldes. In: Pflege. Die wissenschaftliche Zeitschrift für die Pflegeberufe. 8. Jg., Heft 4. Bern: Verlag Hans Huber, S. 347-355

Recken, H.; Stiegler, I.. (1991): Pflegecurriculum. Zur curricularen Reform der Krankenpflegeausbildung in Hessen. In: Dr. med. Mabuse. Zeitschrift im Gesundheitswesen 16. Jg. Heft 74. Frankfurt/M.: Mabuse, S. 61-63

Remstein, S. (1993): Studienreform erlaubt. Sachverständigengruppe legt Abschlussbericht vor. In: Dr. med. Mabuse. Zeitschrift im Gesundheitswesen 18. Jg. Heft 83. Frankfurt/M.: Mabuse, S. 52-54

Ries, H.C.: Rhön-Klinikum. Not der Krankenhäuser – Chance für Übernahmen. In: Frankfurter Allgemeine Zeitung v. 30.5.1996.

Robert-Bosch-Stiftung (Hrsg.) (1996⁵): Pflege braucht Eliten. Denkschrift der Kommission der Robert-Bosch-Stiftung zur Hochschulausbildung für Lehr- und Leitungskräfte in der Pflege. Beiträge zur Gesundheitsökonomie Bd.28. Gerlingen: Bleicher

Robert-Bosch-Stiftung (Hrsg.) (1996⁵): Pflege im Wandel. Neubestimmung beruflicher Positionen. In: Ders.: Pflege braucht Eliten. Denkschrift zur Hochschulausbildung für Lehrer- und Leitungskräfte in der Pflege. Gerlingen: Bleicher Verl., S. 102-112

Rommeswinkel, B. (1989). Uns reicht's! Pflegenotstand! Pflegeaufstand?. In: Dr. med. Mabuse. Zeitschrift im Gesundheitswesen 14. Jg. Heft 59. Frankfurt/M.: Mabuse, S. 22-23

Roper, N.; Logan; W.; Tierney, A. (1987): Die Elemente der Krankenpflege. Basel: Recom

Rosenbrock, R. (1998): Gesundheitspolitik. Einführung und Überblick. Veröffentlichungsreihe der Arbeitsgruppe Public Health des Wissenschaftszentrum Berlin für Sozialforschung ((P98-203). Berlin: Eigenverlag

Rückriem, G. M. (1984): Der gesellschaftliche Zusammenhang der Erziehung. In: Klafki, W. u.a. (Hrsg.). Funk-Kolleg Erziehungswissenschaft. Bd. 1. Frankfurt/M.: Fischer, S. 257-322

Sachverständigenrat für die konzertierte Aktion im Gesundheitswesen (1996): Gesundheitswesen in Deutschland: Kostenfaktor und Zukunftsbrache; Sondergutachten. Baden-Baden: Nomos Verl.-Ges.

Schaeffer, D. (1994): Zur Professionalisierbarkeit von Public Health und Pflege. In: Schaeffer, D.; Moers, M.; Rosenbrock, R. (Hrsg.): Public Health und Pflege. Zwei neue gesundheitswissenschaftliche Disziplinen. Berlin: Ed. Sigma, S. 103-128

Schaeffer, D. (1998): Neugestaltung der Pflege: Innovations- und Professionalisierungschancen in einem sich ökonomisierenden Gesundheitswesen. In: Pflege und Gesellschaft 3. Jg. Heft 4. Duisburg, S. 6-10

Schaeffer, D. (2001): Innovations- und Professionalisierungschancen. http://www.dv-pflegewissenschaft.de/P_G/Abstracts/A34Schaeffer.htm. Ausdruck vom 25.02.01

Schäfer; D. (1997): Die Bedeutung des Betriebsklimas: Eine „verschworene Gemeinschaft" leistet gute Pflege. In: Pflegezeitschrift. 50. Jg. Heft 1. Stuttgart: Kohlhammer: S. 853-856

Schagen, U. (1989): Ärztliche Weiterbildung – Aufgabe des Krankenhauses? In: Deppe, H.-U.; Friedrich, H.; Müller, R. (Hrsg.): Das Krankenhaus: Kosten, Technik oder humane Versorgung. Frankfurt; New York: Campus, S. 99-118

Schara, Jürgen (1990): Intensivmedizin: Partnerschaftliche Aufgabe für Pflegekräfte und Ärzte. In: Die Schwester/Der Pfleger. 29. Jg. Heft 5. Melsungen: Bibliomed, S. 430-434

Scheller, I. (1987²): Erfahrungsbezogener Unterricht: Praxis, Planung, Theorie. Frankfurt/M.: Scriptor

Schelter, W. (1994): Marktlogik. Die Auswirkungen des GSG auf die Krankenhäuser. In: Dr. med. Mabuse. Nr. 89, 19. Jg. Frankfurt/M.: Mabuse, S. 34-37

Schelter, W. (2000): Vom Selbstkostendeckungsprinzip zum Profit-Center-Konzept – Gesundheitspolitische Rahmenbedingungen für das Krankenhaus. In. Dahlgaard, K.; Jung, K.; Schelter, W.: Profit-Center-Strukturen im Krankenhaus: Potentiale, Risiken und (Neben-)Wirkungen. Frankfurt/M.: Mabuse

Schlettig, H.-J. (1997): Qualitätsmanagement unter der Perspektive der Bezugspflege. In: Büssing, A. (Hrsg.): Von der funktionalen zur ganzheitlichen Pflege. Reorganisation von Dienstleistungen im Krankenhaus. Göttingen: Verlag für angewandte Psychologie, S. 223-244

Schlüter, G. (1994): Arbeitsbelastungen und Arbeitszufriedenheit beim Krankenhauspersonal. In: Die Schwester/Der Pfleger, Heft 4. 33. Jg. Heft 4. Melsungen: Bibliomed.

Schmiemann, G. (1994): Problemorientiert statt frontal: Neue Lernkonzepte für das Medizinstudium. In: Dr. med. Mabuse. Zeitschrift im Gesundheitswesen 19. Jg. Heft 91. Frankfurt/M.: Mabuse, S. 42-43

Schönleben, K. (1998): Ärzteschaft – Pflegedienst „Nie kehrst du wieder, goldene Zeit ...“ oder kann aus Konfrontation wieder Kooperation werden? In: Deutsche Gesellschaft für Chirurgie – Mitteilungen. Heft 4. Berlin, S. 256-257

Schreiner, P.-W. (1986): Die Zusammenarbeit im Stationsalltag. In: Deutsche Krankenpflegezeitschrift. Stuttgart: Kohlhammer, S. 309-313

Schröck, R. (1997): Des Kaisers neue Kleider? Bedeutung der Pflegetheorien für die Entwicklung der Pflegewissenschaft in Deutschland. In: Dr. med. Mabuse. Zeitschrift im Gesundheitswesen 22. Jg. Heft 107. Frankfurt/M.: Mabuse, S. 39-45

Schulte-Sasse, H. (1997): Kooperation zwischen Ärzten und Pflegenden. In: das Krankenhaus, Heft 1 Stuttgart: Kohlhammer, S. 26-27

Schulze, T. (1991): Pädagogische Dimensionen der Biographieforschung. In: Hoerning, E. M. u.a.: Biographieforschung und Erwachsenenbildung. Bad Heilbrunn: Klinkhardt, S. 135-181

Schwandtner, G. (1991): Vorschläge für ein neues Verhältnis zwischen pflegerischen und ärztlichem Dienst. In: Deutsche Krankenpflegezeitschrift. Jg. Heft 5, Stuttgart: Kohlhammer, S. 358-362

Schwarz, R. (1997): Wer nicht umdenkt, verschwindet vom Mark. In: führen und wirtschaften im Krankenhaus. 14. Jg., Heft 6. Melsungen: Bibliomed, S. 494-496

Schweitzer, J. (1989): Gelingende Kooperation: systemische Weiterbildung in Gesundheits- und Sozialberufen. Weinheim, München: Juventa

Scala, K. (1997): Brillen für den Supervisionsprozess. In: Scala, K.; Grossmann, R.: Supervision in Organisationen: Veränderung bewältigen – Qualität sichern – Entwicklung fördern. Weinheim, München: Juventa, S. 65-80

Scobel, W. A. (1997[4]): Was ist Supervision? Göttingen: Vandenhoeck & Ruprecht

Selbmann, H.-K. (1997): Managed Care. ein Ansatz zur Verbesserung der Qualität der Krankenversorgung? In: Arnold, M.; Lauterbach, K. W.; Preuß, K.-J. (Hrsg.): Managed Care: Ursachen, Prinzipien, Formen und Effekte. Stuttgart; New York, S. 253-258

Siegrist, J. (1988): Medizinische Soziologie. München; Wien; Baltimore: Urban u. Schwarzenberg

Simon, M. (1996): Die Zukunft der Krankenhausfinanzierung ist noch offen. In: Deutsche Krankenpflegezeitschrift. Jg. 49, Heft 5. Stuttgart: Kohlhammer, S. 332-333

Simon, M. (1997): Das Krankenhaus im Umbruch. Neuere Entwicklungen in der stationären Krankenversorgung im Gefolge von sektoraler Budgetierung und neuem Entgeltsystem. Veröffentlichungsreihe der Arbeitsgruppe Public Health des Wissenschaftszentrum Berlin für Sozialforschung (P97-204). Berlin: Selbstverlag

Simon, M. (2000): Kein Ende des Experimentierens: Zur geplanten Einführung eines DRG-basierten Fallpauschalensystems. In: Gerlinger, T. u.a. (Hrsg.): Jahrbuch für kritische Medizin 33. Hamburg: Argument-Verlag, S. 10-36

Skowronnek, O.; Bader T. (1997): Prozessorientierte IT-Unterstützung im Krankenhaus. In: Gräulich, A.; Thiele, G.; Thiex-Kreye, M.: Prozessmanagement im Krankenhaus. Heidelberg: v. Decker, S. 41-60

Statistisches Bundesamt (2000): Gesundheitswesen: Fachserie 12. Reihe 6.1 Grunddaten der Krankenhäuser und Vorsorge- oder Rehabilitationseinrichtungen. Wiesbaden: Metzler Poeschel

Steppe, H. (1985): Die historische Entwicklung der Krankenpflege als Beruf. In: Deutsche Krankenpflegezeitschrift. 38. Jg. Heft 5, Beilage. Stuttgart: Kohlhammer

Steppe, H. (1992): Pflegereferat in Hessen: Interview mit Hilde Steppe, Pflegereferentin im Ministerium für Jugend, Familie und Gesundheit. In: Dr. med. Mabuse. Nr. 80, 17. Jg. Frankfurt/M.: Mabuse, S. 54-56

Stratmeyer, P. (1994): Entwicklungspsychologische Theorien und ihre Bedeutung in der Krankenpflegeausbildung. In: PflegePädagogik. 4 Jg. Heft 4. Möchnaltorf, S. 7-14

Stratmeyer, P. (1995): Die Ganzwaschung von Patienten im historischen Vergleich von Pflegelehrbüchern. Unveröffentlichte Hausarbeit im Fach ‚Geschichte der Pflege' im Studiengang Diplompflegepädagogik an der Humboldtuniversität Berlin.

Stratmeyer, P. (1996): Wie fühlt sich ein Fakir auf Nägeln? Empathielernen in der Pflegeausbildung. In: PflegePädagogik. 6. Jg. Heft 6. Mönchaltorf, S. 28-41

Stratmeyer, P. (1996a): Projektbericht: Die Ausbildung zur Pflegeexpertin/zum Pflegeexperten: Mai 1993 bis Oktober 1996. Unveröffentlichte Hausarbeit. Berlin: Humboldtuniversität

Stratmeyer, P. (1997): Dynamisches Qualitätsmanagement oder zertifizierte Bürokratie? In: krankenhaus umschau. 66. Jg. Heft 4. Kulmbach: Baumann, S. 260-262

Stratmeyer, P. (1997a): Ein historischer Irrtum der Pflege? Plädoyer für einen kritisch-distanzierten Umgang mit dem Pflegeprozess. In: Dr. med. Mabuse. Nr. 106, 22. Jg. Frankfurt/M.: Mabuse, S. 34-38

Stratmeyer (1997b): Bedarf, Einsatz und Qualifizierung von Pflegeexperten/innen im Krankenhaus. In: PflegeexpertInnen im Krankenhaus. Bedarf, Einsatz und Qualifizierung. In: Dr. med. Mabuse. Nr. 110, 22. Jg. Frankfurt/M.: Mabuse, S. 30-33

Stratmeyer (1999): Lehrpläne, Curricula, Curriculumkonstruktion. In: PflegePädagogik. 9. Jg. Heft 9. Mönchaltorf, S. 12-21.

Stratmeyer; P. (1999a): Patientenorientierung: Ein studentisches Fachprojekt des Studiengangs Pflege. Fachhochschule Hamburg, Fachbereich Sozialpädagogik (Hrsg.). Hamburg: Eigenverlag

Stratmeyer, P. (2000): Kundenorientierung: Kritische Anmerkungen zur Rezeption des Dienstleistungsmarketings in der Gesundheitsversorgung und sozialen Arbeit. In: standpunkt: sozial. Hamburg: Fachhochschule Hamburg, Fachbereich Sozialpädagogik, Heft 1/2000, S. 73-80

Stratmeyer, P. (2000a): Die Mythen von der Krankenhausqualitätssicherung. In: Gerlinger, T. u.a. (Hrsg.): Jahrbuch für kritische Medizin 33. Hamburg: Argument-Verlag, S. 53-71

Stratmeyer, P.; Weber, P. (1994): Praktische Ausbildung in der Kranken- und Kinderkrankenpflege in Niedersachsen. Konzept für ein Gesamtsystem. Reihe Anstöße, Heft 1. Bildungsvereinigung Arbeit und Leben, Nds. e.V und

Gewerkschaft Öffentliche Dienste, Transport und Verkehr, Bezirksverwaltung Niedersachsen (Hrsg.).

Stratmeyer; P.; Weber, P. (1997): Pflegeexperten/innen im Krankenhaus: Entwicklung eines bedarfsgerechten Qualifizierungskonzeptes. In: Fehr, J.; Laga G. (Hrsg.): Beiträge zur Professionalisierung der Pflegeberufe. Reihe: Theorie und Praxis. Bd. 66. Hannover: Universität Hannover, S. 97-119

Strauss, A. L. et al. (1980): Gefühlsarbeit. Ein Beitrag zur Arbeits- und Berufssoziologie. In: Kölner Zeitschrift für Soziologie und Sozialpsychologie. Jg. 32, S. 629-651

Strauss, A. L. et al. (1994): Grundlagen qualitativer Sozialforschung. Datenanalyse und Theoriebildung in der empirischen und soziologischen Theoriebildung in der empirischen und soziologischen Forschung. München: Fink

Taubert, J. (o.J.): Was müssen wir ändern und wie? In: Die Schwester/Der Pfleger. Melsungen: Bibliomed

Taubert, J. (1994): Die Pflege auf dem Wege zu einem neuen Selbstverständnis Berufliche Entwicklungen zwischen Diakonie und Patientenorientierung. Frankfurt/M.: Mabuse

Teegen, F. (1987): Ganzheitliche Gesundheit. Der sanfte Umgang mit uns selbst. Hamburg: Rowohlt

Thielhorn, Ulrike (1999): Zum Verhältnis von Pflege und Medizin: Bestandsaufnahme und Handlungsalternativen. Stuttgart; Berlin; Köln

Tuschen, K. H. (2000): Das zustimmungsfreie GKV-Gesundheitsreformgesetz 2000. In: führen und wirtschaften im Krankenhaus. 17. Jg., Heft 1. Melsungen: Bibliomed, S. 6-12

Uexküll, T. von (1994[3]): Was ist und was will „Integrierte Psychosomatische Medizin"? In: Uexküll, T. v. u.a.: Integrierte Psychosomatische Medizin in Praxis und Klinik. Hg. Adler, R. u.a. Stuttgart; New York: Schattauer, S. 17-34

Uhde, C. (1996): Die Pflegevisite als Instrument des Pflegemanagements. In PflegeManagement, Heft 1, S. 8-11

Ulrich; G. (1993): Macht und Ohnmacht. Die moderne Medizin zwingt zur ganzheitlichen Versorgung. In: Dr. med. Mabuse. Nr. 84, 18. Jg. Frankfurt/M.: Mabuse, S. 22-25

Ulsenheimer, K. (1997): Neue Wege zur Organisation der Verantwortungsbereiche ärztlicher und pflegerischer Tätigkeit. In: das Krankenhaus, Heft 1 Stuttgart: Kohlhammer, S. 22-26

Urbas, L. (1995): Das Bobath-Konzept in der Krankenpflege: Die Grenzen zur Therapie überschreiten. In: Pflegezeitschrift. 48. Jg. Heft 2. Stuttgart: Kohlhammer. S. 78-81

Viefhues, H. (1989): Medizinische Ethik in einer offenen Gesellschaft. In: Medizin und Ethik. Stuttgart: Reclam

Vogel, H.; Weber-Falkensammer (19972): Grundbegriffe und Trends der Verhaltensmedizin. In: Petermann, F. (Hrsg.): Rehabilitation. Ein Lehrbuch zur Verhaltensmedizin. Göttingen u.a.: Hogrefe, S. 85-100

Waller, H. (1985): Sozialmedizin. Grundlagen und Praxis für psychosoziale und pädagogische Berufe. Stuttgart; Berlin; Köln: Kohlhammer

Wanner, B. (1993[2]): Lehrer zweiter Klasse?. Historische Begründung und Perspektiven der Qualifizierung von Lehrerinnen und Lehrern der Pflege. Frankfurt/M.; Berlin; New York: Peter Lang

Weber, P.; Fehr, J.; Laga, G. (1997): Professionalisierung der Pflegeberufe: Einstellungen und Einschätzungen von Pflegekräften zur Situation und zukünftigen Entwicklungen im Berufsfeld: In: Fehr, J.; Laga G. (Hrsg.): Beiträge zur Professionalisierung der Pflegeberufe. Reihe: Theorie und Praxis. Bd. 66. Hannover: Universität Hannover, S. 168-186

Weidner, F. (1995): Professionelle Pflegepraxis und Gesundheitsförderung. eine empirische Untersuchung über Voraussetzungen und Perspektiven des beruflichen Handelns in der Krankenpflege. Fankfurt/M.: Mabuse

Weingarten, M. (1998): Autopoiesis: Zwischen Naturtheorie und Weltanschauung. In: Der ganze Mensch und die Medizin. Argument Sonderband 162. Hamburg. Argument-Verlag

Wendl, M. (1989): Wege aus dem Pflegenotstand. Tarifpolitik muss sozial gestaltend wirken. In: Dr. med. Mabuse. Zeitschrift im Gesundheitswesen 14. Jg. Heft 62. Frankfurt/M.: Mabuse, S. 30-32

Wieland, W. (1989): Strukturtypen ärztlichen Handelns. n: Medizin und Ethik. Stuttgart: Reclam

Wilhelm, J.; Batzer, E. (1989): Intensivpflege zwischen Patient und Medizin – Soziologische Untersuchungen zum Verhältnis von Pflegenden und Ärzten auf Intensivstationen. In: Deppe, H.-U.; Friedrich, H.; Müller, R.: Das Krankenhaus: Kosten, Technik oder humane Versorgung. Frankfurt; New York: Campus, S. 169-189

Willke, H. (1995): Systemtheorie. 3. Steuerungstheorie. Grundzüge einer Theorie der Steuerung komplexer Systeme. Stuttgart: Fischer

Willke, H. (1996a[5]): Systemtheorie. 1. Grundlagen. Eine Einführung in die Grundprobleme der Theorie sozialer Systeme. Stuttgart: Lucius & Lucius

Willke, H. (1996b[2]): Systemtheorie. 2. Interventionstheorie

Willke, H. (1998): Wissensmanagement als Basis organisationalen Lernens. In: Dehnbostel, P.; Erbe, H.-H.; Novak, H.: Berufliche Bildung im lernenden Unternehmen: zum Zusammenhang von betrieblicher Reorganisation, neuen Lernkonzepten und Persönlichkeitsentwicklung. Berlin: Ed. Sigma, 243-260

Witteben, K (1990): Pflegekonzepte in der Weiterbildung zur Pflegelehrkraft. Über Voraussetzungen und Perspektiven einer kritisch-konstruktiven Didaktik der Krankenpflege. Frankfurt/M.; Bern; New York: Peter Lang

Wörmann, C. (2000): Praktische Auswirkungen des Hamburger Dekubitusprojektes am Beispiel eines Krankenhauses. Unveröff. Diplomarbeit. Fachhochschule Hamburg, FB Sozialpädagogik

Zielke, M. (1997[2]): Struktur und Inhalte verhaltenstherapeutischer Basismethoden in der Rehabilitation. In: Petermann, F. (Hrsg.): Rehabilitation. Ein Lehrbuch zur Verhaltensmedizin. Göttingen u.a.: Hogrefe, S. 57-84

Zopfy, I. (1986): Arbeitsabläufe im Krankenhaus – patientenorientiert? In: Die Schwester/Der Pfleger. 25. Jg. Melsungen: Bibliomed, Heft 6